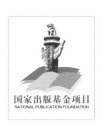

U0215904

中国中药资源大典

内蒙古卷

1

黄璐琦 / 总主编

李旻辉　伊乐泰　斯琴巴特尔 / 主　编

北京科学技术出版社

图书在版编目（CIP）数据

中国中药资源大典．内蒙古卷．1 / 李旻辉，伊乐泰，斯琴巴特尔主编．—北京：北京科学技术出版社，2022.1
ISBN 978-7-5714-1960-8

Ⅰ．①中… Ⅱ．①李… ②伊… ③斯… Ⅲ．①中药资源－资源调查－内蒙古 Ⅳ．①R281.4

中国版本图书馆 CIP 数据核字（2021）第 254335 号

策划编辑：李兆弟　侍　伟
责任编辑：侍　伟　李兆弟　王治华
责任校对：贾　荣
图文制作：樊润琴
责任印制：李　茗
出 版 人：曾庆宇
出版发行：北京科学技术出版社
社　　址：北京西直门南大街16号
邮政编码：100035
电　　话：0086-10-66135495（总编室）　0086-10-66113227（发行部）
网　　址：www.bkydw.cn
印　　刷：北京捷迅佳彩印刷有限公司
开　　本：889 mm×1194 mm　1/16
字　　数：992千字
印　　张：44.75
版　　次：2022年1月第1版
印　　次：2022年1月第1次印刷
审 图 号：GS（2021）8727号
ISBN 978-7-5714-1960-8

定　　价：490.00元

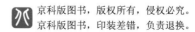

《中国中药资源大典·内蒙古卷》

编写委员会

总 主 编 黄璐琦（中国中医科学院）

主 编 李旻辉（内蒙古自治区中蒙医药研究院）

伊乐泰（内蒙古自治区中医医院）

斯琴巴特尔（内蒙古自治区中蒙医药研究院）

副 主 编 张春红（内蒙古科技大学包头医学院）

王晓琴（内蒙古医科大学）

张重岭（内蒙古大兴安岭森林调查规划院）

渠 弼（内蒙古医科大学）

李 烨（内蒙古自治区中医医院）

包海鹰（吉林农业大学）

孙亚红（呼伦贝尔市科学技术局）

于 蕾（内蒙古自治区中医医院）

编 委 （按姓氏笔画排序）

于 娟（内蒙古医科大学）

于 蕾（内蒙古自治区中医医院）

马建军（磴口县中蒙医院）

王 佳（内蒙古科技大学包头医学院）

王天宝（中国内蒙古森林工业集团有限责任公司）

王文乐（内蒙古自治区中蒙医药研究院）

王立志（内蒙古大兴安岭林业生态研究院）

王素巍（内蒙古医科大学）

王晓琴（内蒙古医科大学）

王爱祥（内蒙古自治区中蒙医药研究院）

王聪聪（内蒙古科技大学包头医学院）

云晓花（呼伦贝尔市蒙医医院）

牛　慧（内蒙古科技大学包头医学院）

牛肖铃（内蒙古自治区中医医院）

乌云龙（内蒙古民族大学）

乌日嘎（呼伦贝尔市蒙医医院）

石如玉（内蒙古科技大学包头医学院）

石贵荣（包头市中心医院）

布和朝鲁（内蒙古医科大学）

布和巴特尔（内蒙古民族大学）

田　野（内蒙古大杨树森林工业有限责任公司）

田景民（内蒙古医科大学）

付海琪（内蒙古医科大学）

白　珍（呼伦贝尔市蒙医医院）

包海鹰（吉林农业大学）

冯　旭（内蒙古自治区中蒙医药研究院）

冯　超（内蒙古农业大学）

毕雅琼（内蒙古自治区中蒙医药研究院）

吕　颖（赤峰市产品质量检验检测中心）

朱翔慧（内蒙古自治区中蒙医药研究院）

乔　继（内蒙古大兴安岭森林调查规划院）

伊乐泰（内蒙古自治区中医医院）

向昌林（内蒙古赛罕乌拉国家级自然保护区管理局）

全瑞国（内蒙古科技大学包头医学院）

刘　倩（内蒙古科技大学包头医学院）

刘　湉（内蒙古自治区中医医院）

刘一波（内蒙古医科大学）

刘宇超（内蒙古科技大学包头医学院）

刘岳青（内蒙古科技大学包头医学院）

闫宇美（内蒙古科技大学包头医学院）

那木汗（内蒙古自治区中蒙医药研究院）

孙亚红（呼伦贝尔市科学技术局）

孙淑英（内蒙古大学）

红　梅（内蒙古医科大学）

纪明月（内蒙古科技大学包头医学院）

苏　蕾（内蒙古医科大学）

李　星（内蒙古科技大学包头医学院）

李　胜（中国内蒙古森工集团图里河森林工业有限公司）

李　烨（内蒙古自治区中医医院）

李　祥（内蒙古自治区中医医院）

李　雪（内蒙古医科大学）

李　彪（内蒙古工业大学）

李文勇（中国内蒙古森林工业集团有限责任公司）

李向东（内蒙古自治区中医医院）

李志军（内蒙古民族大学）

李沁瑜（内蒙古科技大学包头医学院）

李旻辉（内蒙古自治区中蒙医药研究院）

李学粉（内蒙古自治区中医医院）

李思琪（内蒙古科技大学包头医学院）

李彩峰（内蒙古自治区中蒙医药研究院）

李福全（呼伦贝尔市蒙医医院）

杨小亮（内蒙古自治区中医医院）

杨志勇（内蒙古自治区中医医院）

何　倩（内蒙古科技大学包头医学院）

宏　岭（内蒙古自治区中医医院）

张　茹（内蒙古科技大学包头医学院）

张　娜（内蒙古科技大学包头医学院）

张　敏（内蒙古科技大学包头医学院）

张子彦（内蒙古医科大学）

张明旭（内蒙古科技大学包头医学院）

张春红（内蒙古科技大学包头医学院）

张春杰（内蒙古科技大学包头医学院）

张重岭（内蒙古大兴安岭森林调查规划院）

张海涛（赤峰市产品质量检验检测中心）

张家桦（内蒙古民族大学）

张婷昱（内蒙古自治区中医医院）

张慧文（内蒙古医科大学）

阿日汗（呼伦贝尔市蒙医医院）

阿木古楞（内蒙古自治区中医医院）

陈　元（内蒙古医科大学）

陈　凯（内蒙古自治区中医医院）

陈紫葳（内蒙古科技大学包头医学院）

陈苏依勒（阿拉善盟蒙医医院）

尚宏宇（内蒙古自治区中医医院）

畅佳音（内蒙古科技大学包头医学院）

呼和木仁（内蒙古医科大学）

岳　鑫（内蒙古医科大学）

金　军（呼伦贝尔市蒙医医院）

周长凤（内蒙古自治区中医医院）

周保昌（内蒙古医科大学）

郑锐萱（内蒙古自治区中医医院）

孟祥玺（内蒙古科技大学包头医学院）

赵玉莲（内蒙古科技大学包头医学院）

赵金花（内蒙古农业大学）

胡和珠拉（内蒙古民族大学）

哈斯巴特尔（阿拉善盟蒙医医院）

段永清（中国内蒙古森林工业集团有限责任公司）

侯兴坤（内蒙古自治区中医医院）

侯佳辰（内蒙古自治区中医医院）

姜　斌（内蒙古自治区中医医院）

娜布其（内蒙古自治区中蒙医药研究院）

娜荷雅（内蒙古自治区中医医院）

贺　斌（内蒙古自治区中医医院）

袁竞伟（内蒙古自治区中医医院）

贾　鑫（内蒙古医科大学）

贾俊英（内蒙古民族大学）

钱　浩（内蒙古医科大学）

徐　玲（内蒙古大学）

高　玉（内蒙古自治区中蒙医药研究院）

高　原（内蒙古自治区中蒙医药研究院）

高　峰（内蒙古医科大学）

高春雪（内蒙古民族大学）

郭小龙（内蒙古自治区中医医院）

郭文芳（内蒙古自治区中蒙医药研究院）

郭文欣（内蒙古科技大学包头医学院）

郭春燕（齐齐哈尔医学院）

郭静霞（内蒙古科技大学包头医学院）

席琳图雅（锡林郭勒盟蒙医医院）

黄聪颖（内蒙古科技大学包头医学院）

黄璐琦（中国中医科学院）

龚　雪（内蒙古科技大学包头医学院）

常　虹（内蒙古科技大学包头医学院）

崔卉芸（内蒙古自治区中医医院）

崔宏伟（内蒙古医科大学附属医院）

麻剑南（内蒙古医科大学）

渠　弼（内蒙古医科大学）

梁　华（内蒙古自治区中医医院）

梁　慧（内蒙古自治区中蒙医药研究院）

斯琴巴特尔（内蒙古自治区中蒙医药研究院）

蒋林林（内蒙古医科大学）

朝乐蒙（内蒙古大兴安岭森林调查规划院）

温　荣（内蒙古科技大学包头医学院）

鄢长华（内蒙古医科大学）

雷露静（内蒙古自治区中蒙医药研究院）

路晓松（内蒙古大兴安岭森林调查规划院）

臧二欢（内蒙古科技大学包头医学院）

额尔定达来（包头市蒙医中医医院）

薛　焱（内蒙古医科大学）

魏欣欣（内蒙古大学）

《中国中药资源大典·内蒙古卷1》

编写人员

总 主 编 黄璐琦

主　　编 李旻辉　伊乐泰　斯琴巴特尔

副 主 编 包海鹰　孙亚红　渠弼　于蕾

编　　委 （按姓氏笔画排序）

于　蕾　王文乐　王爱祥　布和朝鲁　　布和巴特尔　　付海琪

包海鹰　冯　旭　吕　颖　毕雅琼　朱翔慧　伊乐泰　刘一波　孙亚红

红　梅　苏　蕾　李　雪　李旻辉　李彩峰　宏　岭　张子彦　张慧文

陈　元　呼和木仁　　周保昌　胡和珠拉　　侯兴坤　娜布其

钱　浩　徐　玲　高　玉　高　原　高　峰　高春雪　郭文芳　黄璐琦

崔卉芸　崔宏伟　渠　弼　梁　慧　斯琴巴特尔　　蒋林林　鄂长华

雷露静　魏欣欣

《中国中药资源大典·内蒙古卷 1》

编辑委员会

主任委员 章　健

委　　员 （按姓氏笔画排序）

王治华　吕　慧　严　丹　李兆弟　李阳阳　陈媞颖

侍　伟　庞璐璐　赵　晶　贾　荣　陶　清　黄立辉

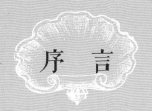

序 言

　　内蒙古自治区以雄浑壮阔的蒙古高原为主体，东至大兴安岭，西接浩瀚荒漠，中部有阴山山脉横亘其中。内蒙古自治区拥有得天独厚的自然环境和悠久灿烂的历史文化。物种和文化的多样性，使内蒙古自治区孕育出了丰富的中药资源，这些中药资源奠定了内蒙古自治区中医药传承的基础，催发了内蒙古自治区中医药事业发展的强劲动力。对中药资源保护和可持续发展的探索，极大地助力了人民健康水平的提升，促进了生态文明和物质文明的协调。随着第四次全国中药资源普查内蒙古自治区中药资源普查的开展，普查队员们走遍了内蒙古自治区的山川密林、荒漠戈壁、草原湿地，调查了中药资源的生境分布特征、资源现状及传统用药情况，对中药资源的应用价值和资源现状有了更广泛的认识。为了全面展示此次中药资源普查的成果，本书编写委员会对此次野外普查工作及相关文献资料进行了系统的梳理，最终汇编成《中国中药资源大典·内蒙古卷》一书。

　　本书涵盖了内蒙古自治区中药资源情况，记载了中药、蒙药及其他传统用药等信息，全面反映了第四次全国中药资源普查内蒙古自治区中药资源普查成果和相关前沿进展。

本书记述的每一种中药资源的情况，既涵盖了在普查工作中的实际调查成果，也汇集了前人的诸多药用基础资料。本书是目前收录内蒙古自治区中药资源范围最广泛、种类最齐全的专著。

本书的出版旨在为中医药相关的教学、科研和科普工作提供基础依据，为内蒙古自治区中药资源的管理、保护及开发利用奠定基础，深入推进内蒙古自治区野生药用植物珍稀濒危物种的保护，推动内蒙古自治区大宗道地药材的有序利用。

乐为之序。

中国工程院院士
中国中医科学院院长
第四次全国中药资源普查技术指导专家组组长

2021 年 7 月

前　言

　　内蒙古自治区作为我国北方重要的生态安全屏障，东起大兴安岭山地，与嫩江平原和西辽河平原接壤；西至阿拉善荒漠区，与河西走廊交界，同新疆荒漠区相接；南部以鄂尔多斯高原为界，与陕、甘、宁、晋的黄土高原相连；北部与蒙古国的蒙古高原相连。内蒙古自治区由东北向西南斜伸，呈狭长形，全区基本属高原型的地貌区，涵盖高原、山地、丘陵、平原、沙漠、河流、湖泊等地貌；全区以温带大陆性季风气候为主，自东北向西南分布着湿润、半湿润、半干旱、干旱和极干旱等气候区。

　　内蒙古自治区蕴藏着丰富的植物资源，涵盖森林植被、草原植被、草甸植被、沼泽植被、水生植被、沙生植被等多种植被类型。据《内蒙古植物志》（第三版）记载，内蒙古自治区境内搜集到的种子植物和蕨类植物有2 897种，其中野生植物2 619种，分属144科737属。全区乔灌树种丰富，乔木、灌木和草本植物交错生长，山地、河流、湖泊、草原、林下植物种类繁多，植被类型复杂多样，这为各类动物提供了良好的栖息环境，同时也为肉苁蓉、锁阳、黄芪、甘草、赤芍、柴胡、黄芩等道地中药资源提供了适宜的生长环境。

内蒙古自治区是一个多民族聚居地，各民族在历史的长河中创造了丰富的物质文明和精神文明，其中蒙古族、鄂温克族、达斡尔族、鄂伦春族等民族在长期的生活和生产实践中，不断总结医药知识和经验，形成了独具特色的民族医药学文化，也发展出多元的民族药用资源。以蒙医药为例，随着蒙医学理论体系的不断发展和完善，新的蒙药资源不断被开发，蒙药品种日益增多。

2012年9月，第四次全国中药资源普查内蒙古自治区中（蒙）药资源普查试点工作启动，这是自1987年第三次全国中药资源普查结束以来，在中药资源种类、分布、数量、质量和应用都发生巨大变化的情况下，内蒙古自治区所组织开展的最全面的中药资源普查试点工作。2013年，内蒙古自治区卫生健康委员会（原内蒙古自治区卫生厅）下发《关于内蒙古自治区中（蒙）药材资源普查实施方案的通知》，内蒙古自治区的中（蒙）药资源普查工作全面启动，在国家中医药管理局、中国中医科学院中药资源中心、内蒙古自治区卫生健康委员会的组织和领导下，132家科研院所、高校、医疗卫生机构的1632名普查队员，穿山越岭，跋山涉水，历时10年，探明了内蒙古自治区12个盟、市中103个旗（县、市、区）的中（蒙）药资源的种类、分布、生产加工、传统用药知识及重点中（蒙）药材的资源情况。

为了切实做好中药资源普查成果的转化，彰显地方特色，发扬民族性、地域性文化，我们承担了《中国中药资源大典·内蒙古卷》的编写任务，以内蒙古自治区中蒙医药研究院、内蒙古自治区中医医院、内蒙古科技大学包头医学院、内蒙古医科大学、内蒙古大兴安岭森林调查规划院、内蒙古民族大学、内蒙古农业大学、呼伦贝尔市蒙医医院、锡林郭勒盟蒙医医院等机构中，多年参与第四次全国中药资源普查内蒙古自治区中（蒙）药资源普查并担任技术指导的专业技术人员为主体，同时吸纳内蒙古大学、吉林农业大学、内蒙古赛罕乌拉国家级自然保护区管理局、呼伦贝尔市科学技术局等单位的专业技术人员共同组成编写委员会。在编写过程中，我们以第四次全国中药资源普查内蒙古自治区中（蒙）药资源普查成果为基础，同时参考《中华人民共和国药典》《中国植物志》《中华本草·蒙药卷》《内蒙古植物志》《阴山中蒙药资源图志》《内蒙古植物药志》等有关资料，对内蒙古自治区中（蒙）药资源进行系统的整理，历时数年，完成了对本书的编写。

《中国中药资源大典·内蒙古卷》分为上篇、中篇和下篇。上篇主要介绍内蒙古自治区自然环境、第四次中药资源普查实施情况、优势药材品种、种质资源调查与评价、中药资源区划、中（蒙）药材生产与加工、中（蒙）药资源动态监测和传统医药。中篇主要介绍内蒙古自治区的道地、大宗中药资源，共 30 种。下篇主要介绍内蒙古自治区的中（蒙）药用植物资源，共收录 150 科 1 481 种药用植物，全面、系统地呈现了第四次全国中药资源普查内蒙古自治区中（蒙）药资源普查工作的丰硕成果。

本书在编写过程中，得到了 2012 年中医药部门公共卫生专项"国家基本药物所需中药原料资源调查和监测项目"（财社〔2012〕13 号）、2017 年中医药公共卫生服务补助专项"全国中药资源普查项目"（财社〔2017〕66 号）、2018 年中医药公共卫生服务补助专项"全国中药资源普查项目"（财社〔2018〕43 号）、2019 年医疗服务与保障能力提升补助资金（中医药事业传承与发展部分）"全国中药资源普查项目"（财社〔2019〕39 号）、2020 年蒙医药中医药补助资金"蒙药中药资源普查项目"（内卫蒙中综合字〔2020〕92 号）、中央本级重大增减支项目（2060302）、科技基础资源调查专项"一带一路"国家传统草药品种本底整理及数据库建设（2018FY100702）、国家重点研发计划政府间／港澳台重点专项"蒙古国常用传统蒙药材及方剂调查整理与开发研究"（2021YFE0190100）、2019 年内蒙古自治区发展与改革委员会认定的"道地药材蒙古黄芪种植与开发内蒙古自治区工程研究中心"、中药（蒙药）种质资源保护与利用自治区高等学校重点实验室(培育)、国家中医药管理局全国中药特色技术传承人才培训项目(国中医药人教函〔2018〕204 号)、2020 年度内蒙古自治区"草原英才"工程青年创新创业人才和国家出版基金的大力支持和资助。

从文献资料收集、标本采集鉴定、照片选取到本书的编写完成和顺利出版，内蒙古自治区中（蒙）药资源普查队队员及各位编委均倾注了大量心血，在此一并表示衷心的感谢。

由于本书体量大，加之编写时间和经验有限，书中难免有不足或疏漏之处，恳请读者批评指正，以期在之后的修订中进一步完善。

编　者

2021 年 8 月

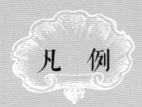

凡 例

（1）本书共收录内蒙古地区药用植物资源1511种，撰写过程中主要参考了《中华人民共和国药典》《中国植物志》《中华本草·蒙药卷》《内蒙古植物志》《阴山中蒙药资源图志》《内蒙古植物药志》等。

（2）本书分为上篇、中篇、下篇。上篇为"内蒙古自治区中药资源概论"，是第四次内蒙古中药资源普查成果的集中体现；中篇为"内蒙古自治区道地、大宗中药资源"，详细介绍了30种内蒙古道地、大宗中药资源；下篇为"内蒙古自治区中药资源各论"，依次介绍了真菌、苔藓植物、地衣植物、蕨类植物、裸子植物和被子植物等中药资源。本书共5册，为检索方便，本书在第1册正文前收录1～5册总目录，本书目录在页码前均标注了其所在册数（如"[1]"），同时，本书还于第5册正文后附有1～5册所录中药资源的中文拼音索引、拉丁学名索引。

（3）本书下篇"内蒙古自治区中药资源各论"在介绍每种中药资源时，以中药资源名为条目名，下设植物别名、蒙文名、药材名、形态特征、生境分布、资源情况、采收加工、药材性状、功能主治、用法用量、附注项。每种中药资源各项的编写原则简述如下。

1）植物别名、蒙文名。记述物种的别名、蒙文名，未查到别名或蒙文名的物种，该项内容从略。

2）药材名。记述物种的药材名、药用部位、药材别名。同一物种作为多种药材的来源时，分别列出药材名、药用部位、药材别名。未查到药材别名的物种，其药材别名内容从略。

3）形态特征。记述物种的形态，突出其鉴别特征，并附以反映其形态特征的原色照片。其中，药用植物资源形态特征的描述顺序为习性、营养器官、繁殖器官。

4）生境分布。记述物种分布区域的海拔高度、地形地貌、周围植被、土壤等生境信息，同时记述其在内蒙古的主要分布区域（具体到市级或县级行政区域）。

5）资源情况。记述物种的野生、栽培情况和其药材来源情况。若该物种在内蒙古无野生资源，则其野生资源情况从略。同样，若该物种在内蒙古无栽培资源，则其栽培资源情况从略。资源情况用"丰富""较丰富""一般""较少""稀少"描述，如"野生资源丰富，栽培资源较少"。药材来源用"野生"或"栽培"描述，如"药材主要来源于野生"。

6）采收加工、药材性状、功能主治、用法用量。记述药材的采收时间、采收方式、加工方法、性状特征、性味、归经、毒性、功能、主治病证、用法、用量。当相应内容在文献记载中缺失时，其内容从略。

7）附注。记述物种的拉丁学名在《中国植物志》英文版（*Flora of China*，FOC）中的修订情况，或该物种在内蒙古的传统用药情况等。

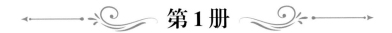

第 1 册

上 篇

内蒙古自治区中药资源概论

中 篇

内蒙古自治区道地、大宗中药资源

内蒙古自治区中药资源各论

第 2 册

第 3 册

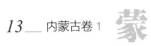

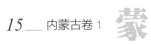

第 4 册

第 5 册

附 篇

内蒙古自治区动物药、矿物药资源

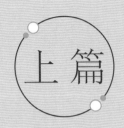

上 篇

内蒙古自治区
中药资源概论

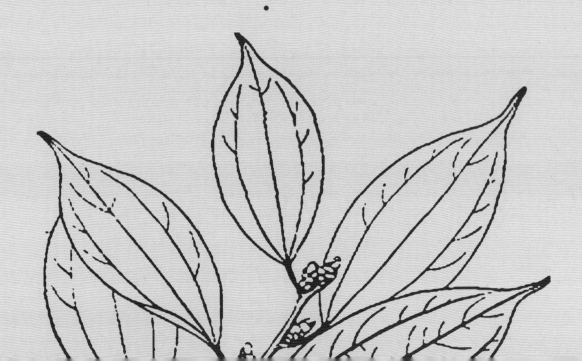

内蒙古自治区自然环境

一、地理环境

内蒙古 ① 地处亚洲大陆中东部，属于北半球中纬度地区，位于北纬 37° 30′ ～ 53° 20′，东经 97° 10′ ～ 126° 02′，其中大部分处于北纬 40° ～ 50°，东西长约 3 000 km，南北最大宽度约 1 700 km，平均宽度 400 km，总面积 118.3 万 km²，常住人口 2539.6 万人。内蒙古东起大兴安岭山地，与嫩江平原和西辽河平原接壤，西至阿拉善荒漠区，与河西走廊交界，同新疆荒漠相接，南部以鄂尔多斯高原为界，和陕、甘、宁、晋的黄土高原相连，北部与蒙古国的蒙古高原连成一体。大兴安岭和阴山山脉横贯东西，分离了亚洲中部内陆流域和太平洋流域。内蒙古远离海洋，属于典型的内陆地区。由东到西从温带湿润区、半湿润区过渡到半干旱区、干旱区以至极干旱区，因此形成了寒温性针叶林植被、温带夏绿阔叶林植被、温带草原植被和温带荒漠植被。

二、地貌条件

内蒙古东部为大兴安岭西麓的山前丘陵与高原，地表水系较为发达，故而以沼泽、河滩、灌丛、草甸为主；中东部是高原草原，由丘陵或低山东、南、北三面环绕，地域辽阔，主要由第三纪的泥质、砂砾质岩层组成，形成了以荒漠草原为主的植被类型；中西部北靠阴山山脉，南指黄河"几"字弯，中间是位于鄂尔多斯高原和阴山山脉之间的河套平原，没有典型性植被类型，由于地表侵蚀和堆积的土质适合灌溉和农耕，故而自然植被很大程度上被农田代替；西部为地处内蒙古高原最西端的阿拉善高原沙漠地区，盐生荒漠与盐生植被占优势。在大自然的作用下，内蒙古形成了复杂的以高原地形为主的地貌，并形成了和地貌相适应的丰富、多元的土地资源。

三、气候条件

内蒙古属于典型的内陆地区，具有典型的温带大陆性气候特点，加之东有长白山，南有燕山、太行山、吕梁山等山系，且有大兴安岭及阴山山脉的阻隔，使得海洋季风的影响由东南向西北逐渐减弱；但也因为这种地形，冬季受蒙古高压影响，来自北方的气流受南部山地的阻挡，使冷空气长期滞留，所以冬季比较漫长。内蒙古日照丰富，各地年日照时数 2 500 ～ 3 400 小时，日照百分率为 55% ～ 78%，是我国日照最丰富的地区之一。热量分布虽与不同纬度的太阳辐射量有关，但由于受地形条件、地表组成物质和下垫面等因素影响，内蒙古的热量分布自东北向西南递增。降水量从东南向西北递减，东部地区年降水量 400 ～ 500 mm，中东部地区（大兴安岭西部、

---

① 本书正文除篇、章、节等标题外，"内蒙古自治区"通常简称"内蒙古"。

呼伦贝尔至锡林郭勒高原及鄂尔多斯高原中部）年降水量约 300 mm，中部地区（西辽河流域、阴山南麓的平原和丘陵及鄂尔多斯高原东部）年降水量不少于 400 mm，向西年降水量逐渐减少到 200 mm，阿拉善西部地区年降水量甚至仅几十毫米。冬、春两季大风频发，受蒙古高压影响，冬季以西北风为主，夏季则以偏南或东南风为主。

四、植被资源

受水热组合和生态地理环境影响，内蒙古演化出丰富的植被类型和复杂的群落结构。如内蒙古丘陵、高原及平原地带的温带草原植被和温带荒漠植被，此外还有山地森林、灌丛草原植被及低湿地草甸、草本沼泽、灌丛、河滩林与盐生植被等。

截至目前，在内蒙古发现种子植物 2 551 种、蕨类植物 68 种（不含栽培植物及种以下分类单位）。内蒙古土地面积约占全国国土总面积的 12%，而内蒙古维管植物科数占全国维管植物总科数的 47.5%，属占比为 22.9%，种占比为 8.2%。这些数据反映了内蒙古植物区系多样性的地区特征：区域生态环境严酷化导致种的数量偏少，植物区系漫长的分化变异与迁移融合使科、属的多样性较高。

五、自然保护区现状

截至 2020 年年末，内蒙古全区各级自然保护区共计 182 个，其中，国家级 29 个，自治区级 60 个；保护区总面积 12.67 万 km²，占全区土地面积的 10.71%。自然保护区的建立，高质量地保护了全区约 85% 的典型生态系统、85% 的野生动物种群与 65% 的野生植物群落。

内蒙古自治区第四次中药资源普查实施情况

一、组织工作

按照《全国中药资源普查技术规范》的要求，由省级分管领导及中医药管理部门领导组成省级中药资源普查领导小组，并从各相关单位专家中筛选组成省级普查专家委员会，提出、制定普查实施方案，并对普查实施进行指导和评估、验收，最终提出中药资源保护、管理规划建议。由各盟市、旗县的医疗、教育等相关机构组建中药资源普查队，负责中药资源普查的具体实施（外业调查、表格填写、内业整理、数据上报），完成指定资源普查任务。

二、调查方法

根据全国中药资源普查专家指导组审定的《全国中药资源普查实施方案》，按照传统野外调查与现代技术结合的方法进行调查。传统调查以线路调查、样方调查（表 1-2-1）和座谈访问等方法采集中药资源品种、分布、数量、种类及开发利用、资源变化、用药经验等信息。同时利用现代技术，如"3S"技术（即全球定位系统 GPS、地理信息系统 GIS、遥感 RS）、计算机网络技术术及数据库软件技术，完成样地坐标记录、样地面积测算、数据汇总、数据共享及数据保存工作。

表 1-2-1　样方设计内容及要求

内容	大小	数量	位置	主要用途
代表区域	大于县域面积的 1%	< 10	县域内	估算分布面积和蕴藏量
样地	1 km × 1 km	> 36	代表区域内	估计蕴藏量
样方	10 m × 10 m	1	样地内	调查乔木类药用植物数量
样方	5 m × 5 m	1	10 m × 10 m 样方内	调查灌木类药用植物数量
样方	2 m × 2 m	4	10 m × 10 m 样方内	调查草本类药用植物数量

三、调查范围

根据国家和自治区卫生健康委员会的要求及全区的实际情况，历经 7 年时间，完成了对全区 103 个旗、县、区全面的中（蒙）药资源调查工作，调查面积达 118.3 万 km²。通过中（蒙）药资源调查及与之相关的传统知识和市场调查，掌握全区中（蒙）药资源本底资料，建立中（蒙）药资源普查数据库，引导开展中（蒙）药材野生变家种。

具体调查范围如下。

（1）调查掌握普查区域内中（蒙）药资源的种类、分布、栽培情况及重点药材蕴藏量等本底资料。

（2）调查掌握区域内传统用药情况，收集与中（蒙）药资源相关的传统用药知识，建立传统用药知识保护名录，进行传统用药知识挖掘整理。

（3）调查掌握区域内中（蒙）药资源蕴藏量、资源变化趋势、传统用药知识、野生与栽培情况、收购量、需求量等本底资料。

四、调查工作

建立自治区中（蒙）药资源动态监测体系，促进内蒙古自治区中（蒙）药资源可持续发展；各普查队和旗县承担单位负责执行外业调查、内业整理和数据填报及上传工作，省级普查办公室负责指导和协助工作；根据普查目录将此次普查工作中收集的腊叶标本、药材样品、种质资源上交全国中药资源普查办公室；开展中（蒙）药资源普查专题研究，进行县级自查和省级验收，各旗县、普查队及省级普查办公室相互配合，协助进行县级自查和省级验收，并形成相应的自查和验收报告。

五、调查结果

2012—2021 年，历经 10 年，内蒙古中（蒙）药资源普查工作完成了野生药用植物资源调查（包括野生药用植物资源调查方案设计、野生一般品种调查和野生重点品种调查），栽培药用植物资源调查（包括走访调查和现地调查），腊叶标本采集、鉴定与保存，中（蒙）药材种质资源收集与保存，影音资料收集与存储，中（蒙）药材市场调查，传统用药知识调查等任务。此次中（蒙）药资源普查试点工作覆盖了 89 个旗、县、区，共实地调查代表区域 321 个，代表区域面积 103.5 万 km²；调查样地 2 765 个、样方套 13 722 个；调查野生品种 2 258 种、有重量记录的品种 986 种、栽培品种 57 种、病虫害种类 86 种；调查市场主流品种 387 种、市场代用品 14 种；收集传统用药知识 1 811 条；采集腊叶标本 1 475 种、19 465 份（分属 133 科 589 属），药材标本 274 种、928 份，种质资源 175 种、1 643 份；上传国家数据库照片 348 567 张。

内蒙古自治区的优势药材品种

因其特定的自然环境及生态条件，内蒙古形成了部分产量大、品质优的优势药材品种，其丰富的野生蕴藏量以及在药材人工种植、野生抚育、产地加工方面的悠久历史和丰富经验，为中蒙医传统医疗及产业化发展提供了物质保障。部分优势药材品种的发展现状如下。

一、赤芍

赤芍为毛茛科植物芍药 *Paeonia lactiflora* Pall. 的干燥根。内蒙古产的赤芍俗称"粉赤芍"，是内蒙古道地药材之一，主产于内蒙古牙克石市、鄂伦春自治旗、扎兰屯市、鄂温克族自治旗、多伦县等广袤的东部地区，药材主要来源于野生。内蒙古产的赤芍槽皮粉渣、气味微香，因质量上乘而享誉海内外，是我国唯一能够出口的赤芍。内蒙古多伦县更是享有"赤芍之乡"的美誉。

二、桔梗

桔梗为桔梗科植物桔梗 *Platycodon grandiflorum* (Jacq.) A. DC. 的干燥根。内蒙古野生桔梗主要分布于东部的呼伦贝尔市、兴安盟、通辽市和赤峰市。得益于其砂土资源丰富、地域辽阔及桔梗生长周期短等优势，内蒙古现已发展为我国最大的桔梗产区。其中，赤峰市喀喇沁旗牛家营子镇桔梗种植面积最大，其 2018 年的种植面积约达 13 万亩 [①]，种植总量占全国桔梗种植总量的 50% 以上。

三、枸杞子

枸杞子为茄科植物宁夏枸杞 *Lycium barbarum* L. 的干燥成熟果实。20 世纪 60 年代，内蒙古从宁夏引种宁夏枸杞，主要栽培于乌拉特前旗、杭锦后旗等地。其中，乌拉特前旗先锋镇为枸杞子的主要种植区，种植面积达 6.8 万亩，户均 5.6 亩，人均 1.5 亩，年产量 1 万～1.3 万 t，占全国枸杞子产量的 14.3%。2005 年，先锋镇被内蒙古自治区农牧厅认定为无公害枸杞生产基地；2013 年，先锋镇被中国经济林协会授予"中国枸杞之乡"称号；2016 年，先锋镇投资 500 万元建设占地 2.5 万 m² 的枸杞文化园，沿枸杞种植带建成一条 15 km 的长廊，为发展集枸杞子采摘体验、旅游观光、农家乐为一体的休闲旅游经济打下基础。作为内蒙古唯一一个以枸杞子产业为主导特色产业的乡镇，先锋镇已发展为内蒙古最大的枸杞子集散地。

---

① 亩为中国传统土地面积单位，一亩约等于 667 m²。在中药材生产实践中，亩为常用面积单位，本书未作换算。

四、甘草

甘草为豆科植物甘草 *Glycyrrhiza uralensis* Fisch.、胀果甘草 *Glycyrrhiza inflata* Bat. 或光果甘草 *Glycyrrhiza glabra* L. 的干燥根和根茎。内蒙古野生甘草主要分布于杭锦旗、鄂托克前旗，赤峰市也有分布。甘草别名乌拉尔甘草，是品质最好的甘草药材基原，而产自鄂尔多斯市西南部的"梁外甘草""王爷地甘草"更是传统道地药材，已有数百年的开发利用历史。2000 年，内蒙古在鄂尔多斯市设立甘草自然保护区以保护乌拉尔甘草。目前内蒙古仍是我国甘草药材的主产地之一。实验表明，敖汉旗、翁牛特旗、乌审旗及鄂托克前旗所产甘草中甘草苷的含量为 1.75% ~ 2.26%，甘草酸的含量为 2.17% ~ 4.12%，药材有效成分含量远高于《中国药典》标准，品质优于我国其他大部分产地的甘草，具有道地性优势。

五、黄芪

黄芪为豆科植物蒙古黄耆 *Astragalus membranaceus* (Fisch.) Bunge var. *mongholicus* (Bunge) P. K. Hsiao 或膜荚黄耆 *Astragalus membranaceus* (Fisch.) Bunge 的干燥根。内蒙古的蒙古黄耆和膜荚黄耆呈替代分布：蒙古黄耆主要分布于中西部的鄂尔多斯市、呼和浩特市、包头市、乌兰察布市等地，另外赤峰市也有分布；膜荚黄耆主要分布于东北部的呼伦贝尔市、兴安盟及赤峰市。其中，由武川县及固阳县蒙古黄耆所加工的黄芪条直径粗、纤维少、粉性足，黄芪甲苷等有效成分含量高，被称为"绵芪"或者"正北芪"。由于蒙古黄耆品质稳定、侧根少、药性强，全区以栽培蒙古黄耆为主。

六、肉苁蓉

肉苁蓉为列当科植物肉苁蓉（荒漠肉苁蓉）*Cistanche deserticola* Y. C. Ma 或管花肉苁蓉 *Cistanche tuhulosa* (Schenk) Wight 的干燥带鳞叶的肉质茎。内蒙古肉苁蓉主要分布于阿拉善地区的荒漠草原和沙漠地带中，种类以荒漠肉苁蓉为主，并零散分布有盐生肉苁蓉和沙苁蓉。荒漠肉苁蓉因其药用功效显著，有着"沙漠人参"的美誉。人们对肉苁蓉日益增长的需求导致野生肉苁蓉濒临灭绝，被列为国家二级保护植物，明令禁止采挖。随着肉苁蓉种子萌发及寄生机制的明确、病虫害防治措施的完善，内蒙古肉苁蓉种植面积已达约 30 万亩。

七、锁阳

锁阳为锁阳科植物锁阳 *Cynomorium songaricum* Rupr. 的干燥肉质茎。内蒙古是锁阳的道地产区，锁阳的年收购量居全国第一。锁阳主要分布在内蒙古西部的阿拉善盟、鄂尔多斯市西北部、锡林郭勒盟北部、乌兰察布市北部和巴彦淖尔市等地区。因市场需求增加，锁阳的价格一路飙升，牧民开始大量采挖锁阳，2011 年内蒙古的锁阳产量达 700 t。内蒙古锁阳资源较丰富，目前仍以自然产出为主，供应情况良好。

八、麻黄

麻黄为麻黄科植物草麻黄 *Ephedra sinica* Stapf、中麻黄 *Ephedra intermedia* Schrenk et Mey. 或木贼麻黄 *Ephedra equisetina* Bge. 的干燥草质茎。分布于内蒙古阿拉善盟（阿拉善左旗）、乌兰察布市（兴和县）、呼和浩特市（回民区、土默特左旗、武川县、新城区）、包头市（达尔罕茂明安联合旗）、巴彦淖尔市（乌拉特中旗）。药材麻黄与麻黄根来源于同一植物，但药理作用不同，由于产地加工粗糙、收购及药材入库验收把关不严等原因，容易将麻黄和麻黄根相混，因此在采收、收购及使用过程中一定要分别筛选、分开处理，避免因混用或误用而损害身体健康。

九、郁李仁

郁李仁为蔷薇科植物欧李 *Prunus humilis* Bge.、郁李 *Prunus japonica* Thunb. 的干燥成熟种子。欧李、郁李的道地产区为内蒙古包头市、呼和浩特市、巴彦淖尔市（乌拉特前旗、杭锦后旗、临河区）、乌兰察布市（卓资县）。郁李仁药材主要来源于野生，亦有少量栽培。中华人民共和国成立以后，郁李仁被列为三类品种，由市场调节产销。尽管收购出现过波动，但市场供应比较稳定，属于基本可以满足市场需要的品种。20 世纪 50 ～ 60 年代，年购销量基本在 50 ～ 70 t；70 ～ 90 年代，随着药用需求的增加，年购销量大幅上升，达到 100 t 左右。

第四章

内蒙古自治区种质资源调查与评价

一、资源概况

药用植物种质资源是各个国家重要的生物战略资源，珍贵的药用植物基因资源也是各国争夺的对象。内蒙古拥有丰富的药用植物种质资源。第四次全国中药资源普查结果显示，内蒙古52个旗的野生药用植物有1 566种，分属126科626属，分布在内蒙古山地（大兴安岭北部、大兴安岭北段东坡、燕山山脉北部、阴山及贺兰山）、丘陵平原及草原（大兴安岭西部的山前丘陵、乌兰察布高原、蒙古高原草原区、西辽河平原、燕山北麓丘陵平原及阴山南部丘陵草原）和荒漠（鄂尔多斯高原中西部至阿拉善盟）。

由于地形复杂，除了常见的药用植物种质如蒙古黄耆、锁阳、黄芩、宁夏枸杞、甘草、草麻黄、防风、芍药、银柴胡、知母、苍术外，内蒙古还分布着特有药用植物种质，如贺兰山的羽叶丁香 *Syringa pinnatifolia* Hemsl.、肉苁蓉 *Cistanche deserticola* Y. C. Ma、阴山蒲公英 *Taraxacum yinshanicum* Z. Xu et H. C. Fu 等。蒙医药在民族医药中占有重要地位，除内蒙古外，我国东北和西北其他地区的蒙古族聚居地也有应用，蒙药需求量大。内蒙古共有蒙药926种，常用500余种，民族专用药260种，蒙汉共用药材400余种。具有民族特色的蒙药种质有：窄叶蓝盆花 *Scabiosa comosa* Fisch. ex Roem. et Schult.、沙棘 *Hippophae rhamnoides* L.、金莲花 *Trollius chinensis* Bunge、紫筒草 *Stenosolenium saxatiles* (Pall.) Turcz.、狼毒 *Stellera chamaejasme* L.、苦豆子 *Sophora alopecuroides* L. 等。

内蒙古西部地区野生药用植物主要分布于鄂尔多斯市，其次为阿拉善盟、巴彦淖尔市，药用植物以肉苁蓉、锁阳、甘草、草麻黄等为主；东部地区以大兴安岭西侧的呼伦贝尔市、锡林郭勒盟、兴安盟和赤峰市为多，主要分布有防风、芍药、黄芩、知母等。栽培药材则集中于黄河河套平原以东的丘陵地区，如包头市、巴彦淖尔市、赤峰市、呼伦贝尔市、兴安盟等，种植品种有甘草、草麻黄、防风、黄芩、蒙古黄耆、桔梗、知母、芍药、苍术、沙棘、宁夏枸杞等40余种，其中宁夏枸杞、蒙古黄耆、芍药、北沙参、桔梗等大宗药材的种植面积均达5万亩以上。

二、存在问题

（一）野生种质资源流失严重，生态环境脆弱

尽管全区药用植物资源丰富，但对资源长期的掠夺式开发和不合理应用导致生态环境破坏严重，药用植物资源分布范围日益缩小，大量蕴含优良基因的种质资源流失，部分物种甚至濒临灭绝。其中，被誉为"沙漠人参"的肉苁蓉的问题尤为突出。在经济利益的驱使下，肉苁蓉遭到大量采挖，数量急剧减少，濒临灭绝，目前已被列入《濒危野生动植物种国际贸易公约》（CITES）附录。

此外，野生甘草蕴藏量从 20 世纪 50 年代的 200 多万 t 骤减至目前的不到 35 万 t。同处于濒危状态的还有一些具有地方特色或者独有的草本植物或灌木，如羽叶丁香、泡囊草等，这些植物均有明确且重要的药用价值。据统计，内蒙古珍稀濒危植物共 53 科 103 属 127 种，其中药用植物 63 种。同时，在人工种植过程中，忽略了对种质资源的开发和保护，致使药用植物种质资源出现混杂、退化等现象。例如，《中国药典》明确要求防风采收部位为未抽花茎植株的干燥根，在内蒙古东部，药农在其开花结种前已完成采收，导致防风种质资源大量减少，目前防风已被列为国家三级保护野生植物。虽然现已开始大面积种植防风，但其种质资源依然来源于野生，由于只种不选，种质资源混杂、退化现象严重。这些药用种质资源的丢失是基因资源的重大损失，也是我国生物战略资源的巨大损失，重点而广泛的种质资源收集保存势在必行。同时，中（蒙）药材的乱采滥挖又导致生态环境恶化，草原沙漠化严重，如此形成恶性循环。

（二）缺乏种质资源保护研究

内蒙古中（蒙）药种质资源研究大多停留在收集、鉴定和保存等方面，对全区大宗药材或特色道地药材种质资源缺乏全面的考察、收集和系统的评价。同时，研究技术手段相对落后，目前仍然依靠一些传统方法（如性状、显微、薄层鉴别）对药用植物种质资源进行研究，较少应用现代生物技术，未能从形态学水平上升到分子水平。目前，内蒙古专门从事药用植物种质资源研究的机构或者团体寥寥无几，利用生物技术手段进行种质创新及珍稀药用种质保存的研究更加稀少。另外，很多药用植物为无性繁殖，其种质保存涉及营养器官的保存，相关技术更是少之又少，缺乏相应研究成果的支持。此外，中（蒙）药材水肥栽培、良种繁育体系不健全，技术推广应用面积小，缺乏药用植物种质区域试验体系。与粮食作物育种相比，药用植物育种存在特殊性与复杂性，其种质种类繁多，加之缺乏植物育种人才和团队，多数企业购买外地种质直接种植，并且只注重短期利益，只种不选，没有将培育新种质作为发展重点，导致内蒙古没有产生新种质。

（三）缺乏种质质量评估体系

内蒙古中（蒙）药材生产一直处于自由发展的状态，对药用植物种质资源的评价不够科学和完善，缺乏系统性与连续性，难以为后续的保护利用和深层次的开发提供可靠的技术支持。当前，药用植物种质评价体系沿袭农作物品质评价体系，仅将农艺性状和几个化学成分含量作为评价标准，不能全面地反映药材的质量优劣。同时，药用植物种类繁多，由于无法对每种植物都做全面的化学成分分析和药理、毒理试验，因此需要借鉴已有的研究结果及方法，通过寻找新思路来打破研究瓶颈。

目前，内蒙古中（蒙）药材发展正处于艰难的时期，但也是最好的时期，国家和自治区政府将中（蒙）药材发展放在极其重要的位置，并给予大力支持，同时人才引进政策也为内蒙古中（蒙）药材行业注入了新的活力。药用植物种质资源是中（蒙）药材发展的重中之重，虽然面临很多亟待解决的问题，但在国家和自治区的政策支持下，依靠科技和人才力量稳步发展，相信内蒙古药用植物种质资源会得以保护并被进一步研究利用，从而更好地为中（蒙）药材产业和全区经济的发展打下坚实的基础。

参考文献：

[1] 肖培根，陈士林，张本刚，等. 中国药用植物种质资源迁地保护与利用 [J]. 中国现代中药，2010，12（6）：3-6.

[2] 毕雅琼，伊乐泰，李彩峰，等. 内蒙古自治区中蒙药资源现状分析与对策 [J]. 中国现代中药，2017，19（7）：895-900.

[3] 中国药材公司. 中国中药资源 [M]. 北京：科学出版社，1995：43-50.

[4] 刘哲荣. 内蒙古珍稀濒危植物资源及其优先保护研究 [D]. 呼和浩特：内蒙古农业大学，2017.

[5] 陈士林，郭宝林. 中药资源的可持续利用 [J]. 世界科学技术——中医药现代化，2004，6（1）：1-8，76.

内蒙古自治区中药资源区划

一、内蒙古中药资源区划概述

中药资源是我国传统的优势资源,也是中医药事业和中药产业健康持续发展的物质基础,中药资源的可持续利用和发展对我国经济、社会、生态影响巨大。中药资源区划是研究中药资源及其地域系统的空间分布规律,并按照这种差异性和规律性对其进行区域划分。我国的中药资源区划研究开始于20世纪90年代,以第三次全国中药资源普查工作成果为基础。随着第四次全国中药资源普查工作的开展及计算机技术(尤其是地理信息技术)的蓬勃发展,各地加大了对当地中药资源区划的研究。

内蒙古位于我国北部边疆,地跨北纬37° 30′ ~ 53° 20′,东经97° 10′ ~ 126° 02′,总面积达118.3万 km²,具有丰富的中药资源。随着内蒙古地区中药产业的发展,资源产业压力越来越大,因此对中药资源区划的研究越发重要。受生态因素的影响,内蒙古中药资源存在分布不均衡的现象。这种分布是指一定时间内中药资源在地理空间内的分布、聚散和组合情况,是重要的自然现象和社会经济现象。中药资源的不平衡分布是自然资源分布的一种常态,不同区域间自然条件、社会资源等差异的客观性,决定了区域间中药资源空间分布差异的客观性。对内蒙古中药资源区域分布情况的研究揭示了该地区中药资源空间分布的规律性,对预测物种的适宜分布区域、合理制定中药资源政策、促进区域资源与环境的协调发展具有十分重要的意义。目前,我们根据已有的内蒙古地区中药资源区划研究结果,建立了中药资源动态监测站,以有效保护野生中药资源,科学指导各地区规划中药材种植产业发展,杜绝盲目引种栽培、浪费资源情况的发生。

二、内蒙古阴山地区中药资源区划

以第四次全国中药资源普查的阶段性成果为基础,运用探索性空间数据分析、趋势面分析、空间自相关、地理探测器等统计学方法,对阴山地区31个旗县的中药资源空间分布特征进行了区域划分。

(一)阴山地区中药资源总体分布规律

内蒙古阴山山脉周边各旗、县、区的中药资源种类数目不同,具有明显的空间分布差异。从整体来看,阴山地区中药资源种类自西向东呈递减趋势,西部和中部地区的中药资源种类相对丰富,东部地区的中药资源种类相对稀少,如图1-5-1所示。

(二)阴山地区中药资源种类水平方向的分布规律

阴山山脉东西跨度广,地形和植被类型水平分布的差异对该地区的生物多样性产生了显著的

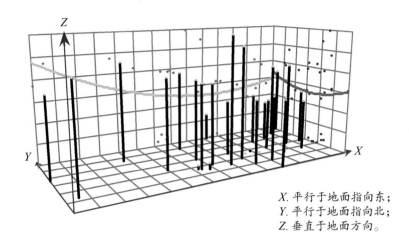

X. 平行于地面指向东；
Y. 平行于地面指向北；
Z. 垂直于地面方向。

图 1-5-1　阴山地区中药资源分布趋势

影响。生物多样性会因某一生态因子（如气候、水分、土壤条件）的梯度而表现出规律性的变化。阴山中部地区处在气候和植被类型变化的过渡区，多种生态因子的交叉作用进一步丰富了该地区的生物多样性，为该地区及周边区域的中药资源种类多样性奠定了物质基础。

1. 阴山地区中药资源种类全局空间自相关分析结果

在正态分布假设条件下，莫兰指数（Moran's I）值及其标准化统计量 Z 值显示，阴山地区的中药资源种类在空间分布上呈正相关性，具有聚集分布特征且高度显著（图 1-5-2）。

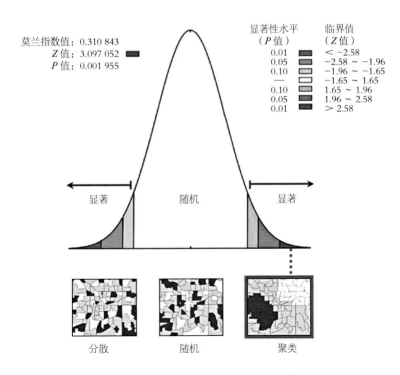

图 1-5-2　阴山地区中药资源种类莫兰指数图

2.阴山地区中药资源种类局部空间自相关分析结果

在莫兰散点图中，第一象限为资源种类丰富且周边地区资源种类也丰富的地区；第二象限为资源种类稀少且周边地区资源种类丰富的地区；第三象限为资源种类稀少且周边地区资源种类也稀少的地区；第四象限为资源种类丰富且周边地区资源种类稀少的地区（图1-5-3）。

LISA指数分析结果（95%的显著性水平）显示，阴山地区的中药资源种类具有一定的局部空间正相关性，但大部分地区仍不具有显著性。位于高－高区域的旗、县、区共6个，分别为乌拉特中旗、乌拉特后旗、固阳县、石拐区、土默特右旗和托克托县；低－低区域的旗、县、区共4个，分别为卓资县、回民区、新城区和赛罕区；无旗、县、区处于高－低区域和低－高区域。

热点分析工具可以计算不同区域的中药资源种类数的G指数，对具有显著统计学意义的G指数正值来说，G指数越高，则具有高值中药资源种类数的区域聚集越紧密；对具有显著统计学意义的G指数负值来说，G指数越低，则具有低值中药资源种类数的区域聚集越紧密。通过计算阴山地区中药资源种类数G指数，使用自然断点法将阴山地区的旗、县、区分为5类，使用自然断点法将结果分为5类：冷点地区、次冷点地区、温点地区、次热点地区、热点地区。热点地区有4个，分别为固阳县、石拐区、土默特右旗和托克托县，该地区具有丰富的中药资源种类；次热点地区有3个，分别为乌拉特前旗、乌拉特中旗和乌拉特后旗，该地区具有较丰富的中药资源种类；次

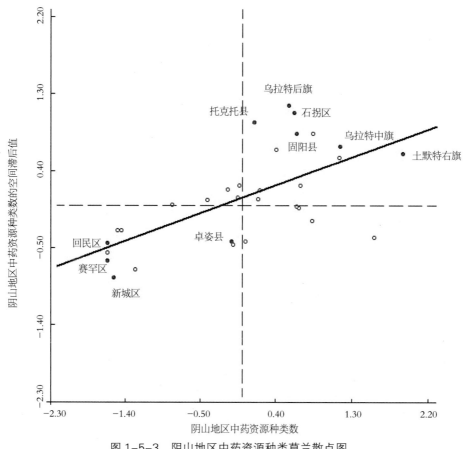

图1-5-3　阴山地区中药资源种类莫兰散点图

冷点地区有 3 个，分别为青山区、赛罕区、玉泉区，该地区具有较稀少的中药资源种类；冷点地区有 2 个，为回民区、新城区，该地区具有稀少的中药资源种类；其余为温点地区，共 19 个，分别为磴口县、九原区、青山区、东河区、武川县、达尔罕茂明安联合旗、四子王旗、察哈尔右翼前旗、察哈尔右翼中旗、察哈尔右翼后旗、商都县、化德县、兴和县、卓资县、丰镇市、凉城县、和林格尔县、清水河县、土默特左旗。

阴山各地区植被类型的占比如图 1-5-4 所示。热点地区主要为一年一熟粮食作物及耐寒经济作物、落叶果树园，以及温带丛生禾草典型草原，分别占 54.48% 和 23.58%；次热点地区以温带丛生矮禾草、矮半灌木荒漠草原，以及温带半灌木、矮半灌木荒漠为主，分别占 35.55% 和 22.14%；温点地区作为过渡地区，主要为温带丛生禾草典型草原，以及温带丛生矮禾草、矮半灌木荒漠草原，分别占 22.44% 和 21.25%；次冷点地区以一年一熟粮食作物及耐寒经济作物、落叶果树园为主，占比 70.20%；冷点地区主要为温带落叶阔叶林，以及一年一熟粮食作物及耐寒经济作物为主，分别占 26.10% 和 20.20%。冷点地区和次冷点地区位于包头市和呼和浩特市，城区含有大面积的一年一熟粮食作物及耐寒经济作物耕地，这极大地影响了物种资源多样性。同时，阴山中部的热点地区的植被类型主要为一年一熟粮食作物及耐寒经济作物、落叶果树园，耕地、果园及人类行为的影响本应使该地区的植被类型大量减少，但在实际调查中，在该地区的山脉中依然采集到了极为丰富的野生物种资源，因此，阴山山脉的存在在一定程度上减小了耕地开垦对于物种多样性的影响，并对生物多样性的保持产生了极为重要的影响。保护山地生物多样性对于促进中药资源的开发利用具有重要意义，需要有关部门进一步加大对山地自然保护区的建设；盲目的耕地扩张会造成生物多样性减少，需要政府制定合理、有效的退耕还林政策。

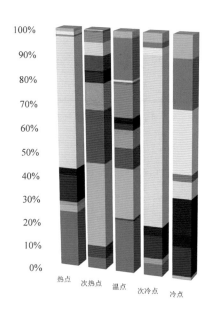

图 1-5-4　阴山各地区植被类型占比

（三）阴山地区不同海拔中药资源种类差异

将阴山地区各旗、县、区的物种数与海拔进行叠加，结果显示，不同海拔地区的中药资源种类分布存在差异。使用自然断点法将该地区的海拔划分为6个区段，第1组970～1 087 m，第2组1 088～1 233 m，第3组1 234～1 372 m，第4组1 373～1 490 m，第5组1 491～1 609 m，第6组1 610～1 809 m，得到不同海拔所对应的中药资源种类数目，结果如图1-5-5所示。使用地理探测器方法对不同海拔区段的中药资源种类数目的差异性进行分析，结果如表1-5-1所示。第6组与第1组具有显著差异（$P \leqslant 0.05$），第4组与第1组、第2组、第3组、第5组均有显著差异（$P \leqslant 0.05$）。

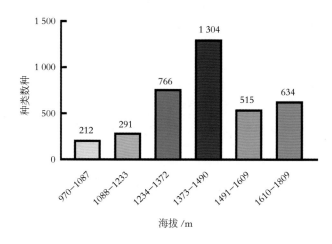

图1-5-5　阴山地区不同海拔中药资源种类数目

表1-5-1　地理探测器风险区探测显著性结果

分组	1	2	3	4	5	6
1	—	N	N	Y	N	Y
2	N	—	N	Y	N	N
3	N	N	—	Y	N	N
4	Y	Y	Y	—	Y	N
5	N	N	N	Y	—	N
6	Y	N	N	N	N	—

注：Y表示差异性显著（$P \leqslant 0.05$）；N表示差异性不显著（$P > 0.05$）。

山地因其垂直方向的海拔变化，可以集中反映自然地理的生态学特征，而且由于山地生境差异性较大、人类影响相对较小，因此更容易孕育多样的植物区系及植被类型。地理探测器分析结果显示，不同海拔地区的中药资源种类数目具有明显的差异，其中，海拔1 373～1 490 m区段的资源种类数目与其他海拔区段的资源种类数目差异明显。

三、内蒙古中药资源分布区划及品质区划研究

（一）内蒙古地区黄芪品质区划研究

黄芪为蒙古黄耆 *Astragalus membranaceus* (Fisch.) Bunge var. *mongholicus* (Bunge) P. K. Hsiao 或膜荚黄耆 *Astragalus membranaceus* (Fisch.) Bunge 的干燥根，味甘，性微温，归肺、脾经，是中医常用药，具有抗衰老、抗癌、抗菌、抗病毒、调节血糖、改善血液系统功能等作用。蒙古黄耆是十分宝贵的药用植物资源，内蒙古则是蒙古黄耆的道地产区。但是对野生蒙古黄耆资源长期地无节制开采，严重破坏了野生蒙古黄耆的生态平衡，导致野生蒙古黄耆资源几近枯竭，不能满足庞大的市场需求。因此，目前黄芪药材资源主要来源于栽培。

由于蒙古黄耆存在连作障碍的问题，要想满足不断增长的市场需求，就需要开辟新的种植基地。如果种植基地选址不当，会导致蒙古黄耆品质不佳和土壤微循环破坏等诸多问题。因缺乏科学的指导，栽培蒙古黄耆选址不当，造成了土地资源浪费及蒙古黄耆减产，导致种植黄芪的经济效益下降，许多农户已放弃种植，这在一定程度上对中药资源产业的发展造成了不利影响。

为了充分开发利用蒙古黄耆资源，本团队进行了蒙古黄耆在内蒙古的适宜生长区域研究及其在适宜生长区域的品质研究。在内蒙古地区进行蒙古黄耆样品采集，通过相关性分析和最大熵模型软件，将生态因子与蒙古黄耆采样点结合进行分析，构建蒙古黄耆的适宜性分布区划图。同时，选择 4 个黄酮类化合物（包括毛蕊异黄酮苷、毛蕊异黄酮、芒柄花苷、芒柄花素）和 3 个皂苷类化合物（包括黄芪甲苷、黄芪皂苷Ⅰ、黄芪皂苷Ⅱ）作为蒙古黄耆品质的评价指标，通过 ArcGIS 软件将有效成分含量与蒙古黄耆生境的主要生态因子相关联，制作出蒙古黄耆品质区划图。以建模过程的计算结果为依据，探讨不同地区蒙古黄耆的生长适宜性和品质优劣，并对筛选出的主要生态因子进行区划分析，找出品质最佳的地区。

最适宜蒙古黄耆生长的地区有包头市土默特右旗、鄂尔多斯市达拉特旗北部；较适宜蒙古黄耆生长的地区为巴彦淖尔市乌拉特前旗、包头市固阳县及达尔罕茂明安联合旗（简称"达茂旗"）南部、鄂尔多斯市达拉特旗及准格尔旗、呼和浩特市武川县及托克托县、乌兰察布市察哈尔右翼后旗及兴和县、锡林郭勒盟锡林浩特市及太仆寺旗、赤峰市翁牛特旗及喀喇沁旗、通辽市霍林郭勒市、兴安盟扎赉特旗；其余地区预测为不适宜蒙古黄耆生长的地区。

所产黄芪黄酮类和皂苷类化合物含量高的地区多位于阴山山脉范围内，其中，含量较高者位于巴彦淖尔市乌拉特前旗，包头市固阳县、土默特右旗，鄂尔多斯市达拉特旗，呼和浩特市武川县以及乌兰察布市察哈尔右翼后旗；鄂尔多斯市准格尔旗，巴彦淖尔市乌拉特中旗，赤峰市翁牛特旗，通辽市霍林郭勒市，兴安盟扎赉特旗所产黄芪有效成分含量积累低，品质一般。据实地考察，蒙古黄耆生长适宜性区划结果与品质区划结果符合内蒙古蒙古黄耆人工栽培区实际生产情况，区划结果中适宜种植蒙古黄耆的地区在实际生产中就是高产质优的地区，因此本研究区划结果准

确度高，可用于指导生产实践。

（二）内蒙古阿拉善地区肉苁蓉品质区划研究

肉苁蓉为列当科植物肉苁蓉 *Cistanche deserticola* Y. C. Ma 或管花肉苁蓉 *Cistanche tuhulosa* (Schenk) Wight 的干燥带鳞叶的肉质茎，具有补肾壮阳、抗衰老、润肠通便等功效。内蒙古为肉苁蓉的道地产区，所产肉苁蓉质量远高于其他地区。近年来，由于土地荒漠化和气候环境的剧烈变化，肉苁蓉的适宜分布地区也发生了变化，因此在引种栽培时，人们不仅要注重引种栽培技术标准化的发展，还要进一步确认适宜肉苁蓉生长分布的区域。通过对肉苁蓉的区划研究，确认适合肉苁蓉分布的生态环境和地区。以2种苯乙醇苷（松果菊苷、毛蕊花糖苷）作为对肉苁蓉品质的评价指标，通过化学分析方法，定量分析不同采样点样品的有效成分含量，通过 ArcGIS 软件将有效成分含量与肉苁蓉生境的主要生态因子相关联，制作出肉苁蓉品质区划图，筛选出适宜肉苁蓉生长且有效成分含量高的地区。

最适宜肉苁蓉生长的地区为阿拉善左旗吉兰泰镇，阿拉善右旗塔木素布拉格苏木部分地区，额济纳旗东风镇、达来呼布镇部分地区；适宜区为达来呼布镇另一部分地区；较适宜肉苁蓉生长的地区为阿拉善左旗巴彦诺日公苏木、银根苏木，阿拉善右旗塔木素布拉格苏木另一部分地区、阿拉腾敖包镇等地区，额济纳旗马鬃山苏木、赛汉陶来苏木；其余地区多为不适宜区。

所产肉苁蓉有效成分含量较高的地区主要为额济纳旗达来呼布镇部分地区、马鬃山苏木部分地区，阿拉善右旗阿拉腾敖包镇、曼德拉苏木部分地区；含量一般的地区主要为阿拉善左旗吉兰泰镇；其余地区所产药材有效成分含量极低。

参考文献：

[1] 陈梓贤，施明毅，刘晓芬. GIS 技术在中药资源领域的应用 [J]. 中国民族民间医药，2018，27（15）：63-65.

[2] 朱寿东，张小波，黄璐琦，等. 中药材区划20年——从单品种区划到区域区划 [J]. 中国现代中药，2014，16（2）：91-95，99.

[3] 张小波，黄璐琦. 中国中药区划 [M]. 北京：科学出版社，2019：68-69.

[4] 贺金生，陈伟烈. 陆地植物群落物种多样性的梯度变化特征 [J]. 生态学报，1997，17（1）：91-99.

[5] 内蒙古植物志编辑委员会. 内蒙古植物志：第1卷 [M]. 2版. 呼和浩特：内蒙古人民出版社，1985：65.

[6] 张红军，赵伟峰，郑谦. 基于 GeoDa 的安徽省区域经济差异时空演变分析 [J]. 湖南工业大学学报，2019，33（4）：66-72.

[7] 王根绪，邓伟，杨燕，等. 山地生态学的研究进展、重点领域与趋势 [J]. 山地学报，

2011，29（2）：129-140.

[8] 余坤子，刘靖，洪浩，等. 黄芪种植产地与生态环境及饮片规格的调查研究 [J]. 中国中药杂志，2010，35（9）：1112-1115.

[9] 毕萃萃，刘银路，魏芬芬，等. 肉苁蓉的主要化学成分及生物活性研究进展 [J]. 药物评价研究，2019，42（9）：1896-1900.

第六章

中（蒙）药材生产与加工

一、中（蒙）药材产业发展现状

中（蒙）药材产业是能耗低、污染少、影响范围大、覆盖面广、附加值高、产业链长的朝阳产业，是我国的战略性新兴产业，是大健康产业的重要组成部分。近年来，国家大力扶持、发展中（蒙）药材产业，相继出台了《中药材保护和发展规划（2015—2020年）》《中医药健康服务发展规划（2015—2020年）》和《中医药发展战略规划纲要（2016—2030年）》等文件，内蒙古也出台了《内蒙古自治区蒙医药中医药发展战略规划纲要（2016—2030年）》《内蒙古自治区人民政府关于扶持和促进蒙医药中医药事业发展的决定》等文件。随着人们健康意识的增强，对中（蒙）药和其他健康产品的需求日益增加，作为原料保障基础的中（蒙）药材产业也随之快速发展，成为农业结构调整、农民增收致富的新兴特色产业。全面深入了解中（蒙）药材产业发展现状对于产业健康、可持续发展有着重大意义。

2017年，中央一号文件提出"做大做强优势特色产业"和"进一步优化农业区域布局"，并要求"制定特色农产品优势区建设规划，建立评价标准和技术支撑体系，鼓励各地争创园艺产品、畜产品、水产品、林特产品等特色农产品优势区"；农业部等9部门于2017年4月联合印发了《关于开展特色农产品优势区创建工作的通知》（农市发〔2017〕3号），确定特色主导品种为园艺产品、畜产品、水产品、林特产品等；2017年8月，农业部等3部门印发了《关于组织开展"中国特色农产品优势区"申报认定工作的通知》（农市发〔2017〕8号）；2017年10月，国家发展和改革委员会等3部门联合印发了《特色农产品优势区建设规划纲要（2017—2020年）》，要求按照国家级特优区和省级特优区两级架构，分别进行创建、认定和管理；2017年12月，农业部等9部门认定了《中国特色农产品优势区名单（第一批）》，全国第一批中国特色农产品优势区共有62处，其中，中药材类中国特色农产品优势区有7处；2019年1月，农业农村部等9部门认定了《中国特色农产品优势区名单（第二批）》，全国第二批中国特色农产品优势区共有84处，其中，中药材类中国特色农产品优势区有7处。这14处中药材类中国特色农产品优势区中，3处的主导特色农产品为多种道地药材，11处的主导特色农产品为1种道地药材（含药食两用）；3处为地级市或州，11处为县或县级市。这14处中药材类中国特色农产品优势区分布于五大道地药材产区，其中，东北道地药材产区1处、华北道地药材产区2处、华东道地药材产区3处、西南道地药材产区5处、西北道地药材产区3处。这14处中药材类中国特色农产品优势区分布于吉林、河北、山西、安徽、江苏、重庆、贵州、云南、四川、甘肃、宁夏、青海等12个省份。内蒙古地区目前尚无中药材类中国特色农产品优势区。

历史上我国的中（蒙）药材产品供应主要依靠野生资源。从20世纪50年代起，我国大力发展中（蒙）药材的栽培和养殖产业。虽然目前仍有约70%的中（蒙）药材品种来源于野生资源，但其余约30%栽培或养殖的药材品种的产量却占到了中（蒙）药材供应量的70%以上。据统计，国内中（蒙）药材品种中，树木药材有80种，占40%；不计算野生药材面积，2017年全国常用树木药材产出面积约423.33万亩，蕴藏面积超过4 300万亩。中药材种植指南网对药材市场上956个中（蒙）药材品种价格的统计数据显示，2018年价格与2017年同比上涨的药材品种有344个、持平的有255个，2017年956个中（蒙）药材品种单价之和为267 407元，2018年为278 080元，上涨4%，整体呈缓慢攀升趋势。国内外对中（蒙）药材的需求量逐年上升，且呈现快速增长的趋势，据统计，2017年，国际市场的中（蒙）药材交易额已超过400亿美元，全球有约80%的人在使用中草药产品。此外，国家中（蒙）药材生产扶持项目资金从"十一五"的2 100万元/年提高至"十二五"的2亿~5亿元/年。在国内外需求增加、国家政策支持的时代背景下，大力发展中（蒙）药材产业，是实现美丽中国梦和中华民族伟大复兴的重要内涵之一。

二、中（蒙）药材产品及加工技术的重要作用

药用植物资源作为医药产业持续、稳定发展的物质保障，已成为国家重要的战略性资源。面对目前野生药用植物资源濒危现状，重视特色药用植物资源的保护利用、建立中（蒙）药材产品及加工技术集成基地对实现中（蒙）药资源可持续利用具有重要的意义。通过建立中（蒙）药材产品及加工技术集成基地，了解全国中（蒙）药材资源和产业的相关情况，分析存在的问题，建立种植保护基地，提出有利于长远发展的战略性意见。梳理中（蒙）药材古籍，掌握传统用药知识，建立相关数据库，为中（蒙）药研究提供理论基础，制定中（蒙）药材标准，建立交易平台，利用平台指导种植方向，提高道地药材种植量和产量，统一生产、销售，减少流通中不必要环节，在保障药材品质的同时降低药材价格，提高行业竞争力。

（一）中（蒙）药材产品及加工技术是医药产业发展的保障

近年来，世界范围内"回归自然"的热潮和蒙中医药学的蓬勃发展使人们对中（蒙）药材的需求不断增加，与之相反，大量采挖使野生资源逐年减少，甚至许多珍稀药材资源已经枯竭，特色药用植物资源的生物多样性受到严重的破坏。面对资源约束趋紧、生态系统退化的严峻形势，中药资源已经上升为影响国家社会安全和经济安全的战略资源。目前第四次全国中药资源普查工作已普查到1.3万种野生药用资源，发现新物种79种，其中60%以上的物种具有潜在的药用价值。但是，由于存在在利益驱使下对中药资源乱采乱挖、无序地开发利用，保护和开发利用技术落后等问题，中药资源急剧下降，很多中药资源由丰富到渐危，直至濒危、枯竭。有关资料显示，我国动植物药材蕴藏量以每年30%的速度递减，一些急需的重要药材缺口达80%以上。更重要的是随着各种野生特色药用植物资源的减少，病虫害猖獗、生态环境破坏不断升级而引发了严重的生态危机。

近年来，蒙中医药产业一直保持着较快的增长速度，药材产值年平均增长 30% 以上。与此同时，国际植物药市场交易额也以每年 10% ~ 20% 的速度递增。随着蒙中医药产业的飞速发展，全球范围内对中（蒙）药资源的需求急剧增加。"传统中医药是国粹，也是优势产业"，而这一切都必须建立在丰富的药材资源的基础上。药用动植物资源的品种短缺、产量减少和品质问题已成为当前严重制约蒙中医药产业发展的主要因素。特色药用植物资源是我国蒙中医药事业发展的物质基础，同时也是药材生产的源头，是优质药材的基础，是保证临床用药疗效的前提，对保障人民健康和民族繁衍有着不可忽视的作用。一些特色药用植物资源及大宗药物的消失或严重供应不足势必会影响整个蒙中医药事业的发展。因此，必须采取有效的措施保护好药用植物资源，为中（蒙）药材产品及加工技术的发展提供保障，以确保蒙中医药持续、稳定发展。

（二）中（蒙）药材产品及加工技术为中（蒙）药材大数据综合应用技术支撑平台的建立奠定了基础

通过研究和走访调查全国多个地区的自然条件、地理特征、植被分布情况等信息，充分利用已有的特色中（蒙）药材资源调查数据，分别在不同地区开展了不同中（蒙）药材的选育和推广工作。良种选育是提高道地药材产量和质量的重要措施，也是发展道地药材生产的基本保障之一，同时为各项标准的研究奠定了基础。

基于大数据计算，搭建中（蒙）药材大数据综合应用技术支撑平台，对组织内部数据进行梳理加工，采集通用和定向互联网数据以作为组织内部数据的补充。对中（蒙）药材数据资源进行统一的梳理、加工、分类，建立中（蒙）药材数据资源的统一管理体系。依托基础数据资源、共享数据资源、开放数据资源、涉密数据资源等不同的数据类型，为决策层提供决策支持，在政府各部门间实现数据交换共享，面向社会提供数据开放创新服务。在未来一段时间内，应以中（蒙）药材大数据应用规划建设带动全国中（蒙）药材重点领域、行业和企业的大数据应用，引导社会中（蒙）药材行业实现数据生成的自动化、数据收集的多元化、数据共享的全面化、数据分析的科学化、数据应用的广泛化、数据服务的产业化，形成一批具有市场竞争力和自主知识产权的大数据产品，推动中（蒙）药材大数据产业发展壮大，促进社会经济转型升级，提升社会经济运行质量。

三、中（蒙）药材生产与加工存在的问题

（一）中（蒙）药材缺少规范化、规模化、标准化种植经验

中（蒙）药农业具有独特的应用及市场特性。我国中（蒙）药农业生产基础薄弱，加之对药材生物学特性与生境间的相互影响缺乏深刻认识，忽视生态环境的保护，导致药材质量与产量问题非常突出，主要表现为野生品种人工驯化栽培成功率低。此外，虽然国家中医药管理局、自治

区政府等相关部门对中（蒙）药材产业日渐重视，全国各地也开始兴起中（蒙）药材种植热潮，但很多基地种植不规范、重量轻质、滥用化肥农药、技术水平落后、管理粗放，导致中（蒙）药材品质下降。同时缺乏相关技术指导和跟踪服务，不能对中（蒙）药材生长过程进行监测预报与田间规范化管理，往往造成中（蒙）药材品质良莠不齐，难以实现药材质量标准化，缺少可借鉴的中（蒙）药材规范化、规模化、标准化种植经验，规模化的中（蒙）药材产品及加工技术集成基地建设仍需摸索前行。此外，由于中（蒙）药材种植规模较小且分散、普遍缺乏规范化种植经验，未能系统性构建种子种苗质量检测、种植田间管理、减肥增效、野生抚育、病虫草害绿色防控等技术，种植技术相对滞后。中（蒙）药材的种植过程直接影响其药效质量，但目前种植过程中仍缺乏有效监管。

（二）中（蒙）药材产地加工过程客观问题多

（1）由于药材常富含糖类等营养成分，采收后如果不及时干燥，就会出现腐烂、变质，有效成分亦随之流失，严重影响药材质量及疗效。不同干燥方法对不同药材的影响不同，难以把握各类中（蒙）药材有效的干燥方法。例如，丹参药材晒干与阴干差异较小，而在高温下有效成分含量降低（由于丹参中水溶性丹酚酸类成分及脂溶性丹参酮类成分具有热不稳定性，因此晒干、阴干及低温烘干法有利于 2 类成分的保留；此外，丹参酮类成分对光照敏感，长时间阳光暴晒容易导致该类成分损失）；研究表明，采用不同干燥方法的银杏叶的药用品质由高到低依次为：80 ℃烘干 >60 ℃烘干 >45 ℃烘干 > 晒干 >35 ℃烘干 > 阴干。

（2）药材采收后，为加速干燥，常进行"发汗"处理，将药材覆盖堆放或密闭堆放，促使其发热，使内部水分向外扩散。"发汗"会使药材温度升高，影响药材中酶的活性，从而改变或降低药性，导致药材品质降低。

（3）药材加工时温度对药效的影响复杂，难以把握各类中（蒙）药材有效的加工方法。例如，红参中甾醇脂肪酸酯的含量大于生晒参（采用蒸制灭活法，可以保留甾醇脂肪酸酯）；芍药中的芍药苷在一定温度、湿度下水解为具有挥发性的蒎烷衍生物，导致药效降低，同时没食子酸、儿茶素含量增加。

（4）为防止药材霉变、腐烂，并起到杀菌作用，药材加工常用硫黄熏法处理，但此方法易造成二氧化硫残留量超标，危害人们的身体健康，同时也会使药材漂白、增色，导致药材有效成分含量降低，药性减弱。

（三）中（蒙）药材产地加工与炮制一体化研究处于起步阶段，部分饮片加工问题难以克服

目前国内外有关产地加工与炮制一体化的研究较少，很多中（蒙）药材的生产加工仍停留在产地药农的经验性、小规模加工阶段，饮片质量良莠不齐。虽然近年来饮片加工机械的行业标准在不断完善，但仍存在较多问题，导致各生产厂家无章可循，各行其道，造成饮片加工机械质量低，

主要问题有材质混乱、做工粗糙、焊接不牢、不易清洁、智能化低等。此外，饮片生产企业炮制工艺粗糙，缺乏科学、合理的工艺参数，严重制约了饮片质量的提升。因此，亟待发展能满足规模化、产业化生产需求的中（蒙）药材产地加工与炮制一体化生产技术，以规范并提高饮片质量。

（四）中（蒙）药材产品产出问题制约产业链的发展

目前，我国中（蒙）药农业以分散种植为主，农户是中（蒙）药材种植的主体，中（蒙）药农业产业还处于"靠天吃饭"的初级阶段。我国中（蒙）药材种植大多以分散的小规模经营为主，生产效率低，组织化程度低，且易受季节影响，导致中（蒙）药材的产量和价格波动较大；中（蒙）药饮片加工和中（蒙）成药制造环节以大规模生产为主，组织化程度较高，对中（蒙）药材需求量较大且稳定。中（蒙）药材种植环节和中（蒙）药加工环节在生产水平、生产规模、经营方式等方面存在巨大差异，导致经常出现上游优质中（蒙）药材产量远远不能满足下游中（蒙）药工商业需求的现象。同时，市场传导机制阻滞使需求在产业链中流动不畅。中（蒙）药材种植和中（蒙）药（饮片、成药等）加工是紧密相连的两大环节，二者对市场需求变化的应对能力差异很大，例如，市场上对某种中（蒙）成药的需求突然急剧增加，加工环节可以通过产能调整来满足生产需求，但中（蒙）药材种植环节因种植周期较长，供给结构不能适应需求结构的变化，供给反应相对于中（蒙）药材市场需求的正常变动而常显滞后。这种市场反应机制的差异，导致整个产业链对市场反应的速度常常受限于某个或某几个环节，而无法达到对市场需求的快速反馈。

参考文献：

[1] 贾海彬. 2019 年中药材行业呈六大趋势 [N]. 中国医药报，2019-05-09（4）.

[2] 赵军，杨广源. "地多人少"的欠发达地区拓展中药材种植面积需创新管理模式 [J]. 中医药管理杂志，2019，27（23）：13-15.

[3] 张磊，毕雅琼，晓花，等. 呼伦贝尔市中蒙药资源现状分析与对策 [J]. 中国民族医药杂志，2019，25（3）：37-41.

[4] 李剑飞，田成雍，贺雅琴，等. 中药全产业链质量追溯系统研究 [J]. 中国医药导刊，2019，21（10）：619-622.

第七章

内蒙古自治区中（蒙）药
资源动态监测

目前，中（蒙）药资源存在中（蒙）药材生产盲目、中（蒙）药资源产地及市场供求信息不对称的问题，这导致中（蒙）药材产量和质量不稳定、药材价格变动大，对中（蒙）药材产业发展和临床用药安全产生了严重影响，已引起社会的高度重视和关注。中（蒙）药资源动态监测是指在一定时间和空间范围内，运用各种信息采集和处理方法，对中（蒙）药资源状态进行系统的测定、观察、记录、分析和评价，从而揭示内蒙古全区资源变动过程中各种因素的关系和变化的内在规律，预测全区中（蒙）药资源的变化趋势，实现合理的资源管理，走可持续健康发展道路，保护中（蒙）药资源的多样性，以实现中（蒙）药的可持续发展。

2014 年，内蒙古成立了首个省级中药原料质量监测技术服务中心（以下简称"省级中心"），负责统筹全区中药资源动态监测信息与技术服务工作，组织协调第四次全国中药资源普查中内蒙古地区工作的开展，督导所辖喀喇沁旗监测站（依托于喀喇沁旗中蒙医院、赤峰荣兴堂药业有限责任公司、赤峰市药品检验所）、呼伦贝尔监测站（依托于呼伦贝尔市盛博生态科技农牧业发展有限公司）和乌拉特前旗监测站（依托于乌拉特前旗蒙中医医院）3 个动态监测站的建设与运营，在摸清野生资源家底的同时，实现了中（蒙）药野生与种植资源监测、服务的常态化，为有限资源的科学管理和有序开发提供了科学依据。2015 年，相继组织建设了 8 种道地药材的稀缺中（蒙）药种苗基地及中（蒙）药药用植物重点物种保存圃，保障了药用资源稳定、充足的种质物质基础，并促进了生物多样性能力建设，同时实现了科研与科普的有效结合，达到科研公益性最大化。

中（蒙）药资源动态监测体系的工作业务主要包括信息服务与技术服务两大类。其中，信息服务包括中（蒙）药材种植信息服务、中（蒙）药材产新信息服务、中（蒙）药材交易信息服务、中（蒙）药材从业者数据信息服务、中（蒙）药材报告信息服务、中（蒙）药材其他信息服务。技术服务则包括中（蒙）药材基原和真伪鉴定服务、中（蒙）药材质量检测服务、中（蒙）药材外源污染物检测服务、中（蒙）药材种植基地和品种选择服务、中（蒙）药材种子种苗质量检测服务、中（蒙）药材种植技术服务、中（蒙）药材病虫草害防治服务、中（蒙）药材采收加工服务、人员培训和技术推广服务、中（蒙）药材样品和标本采集服务。根据以上服务内容，填报系统内置了市场调查表、产地调查表、抽样检测表、医院监测表、药企监测表、病虫草害调查表、进出口情况调查表、技术培训与服务表（技术培训表、信息服务表、技术服务表）、客户信息表、供需信息表、中（蒙）药材种植与产新情况调查表及野生药材产量估测表等 12 种表单，以满足中（蒙）药资源动态监测体系运行的调查、统计需求，并可根据实际需求随时调整调查内容与范围。喀喇沁旗监测站产地调查的品种包括桔梗、北沙参、牛膝、黄芩、防风、黄芪、板蓝根和党参，市场调查的品种包括桔梗、北沙参、牛膝、黄芩、防风、黄芪、板蓝根、党参、柴胡、赤芍、白鲜皮、苍术、知母、桃仁、杏仁、麻黄、蒲公英、茵陈和蒲黄；呼伦贝尔监测站产地调查的品种包括苍术、防风、赤芍、桔梗、白鲜皮和升麻，市场调查的品种包括赤芍、白芍、苍术、白芷、防风、玉竹、黄芩、甘草、杜香、桔梗、知母、草乌、柴胡、升麻、白鲜皮、龙胆草、北沙参、草苁蓉、水飞蓟和金莲花；乌拉特前旗监测站产地调查的品种包括黄芪、甘草、肉苁蓉、锁阳、枸杞子和麻黄，市场调查的品种包括菟丝子、白芍、金银花、柴胡、黄芪、甘草、肉苁蓉、锁阳、枸杞子、麻黄、桔梗、赤芍和黄芩。

内蒙古省级中心及各监测点积极响应国家政策号召，大力发展全区中（蒙）药材产业。截至目前，全区产地调查和市场调查数据共填报 15 250 条，其中，乌拉特前旗监测站填报 5 795 条，喀喇沁旗监测站填报 4 873 条，呼伦贝尔监测站填报 4 582 条。根据调查数据，绘制道地药材价格与成交量对比图等统计图，及时向国家及自治区反映当地大宗特色药材野生和栽培状况、产量和价格等本底情况。通过对中（蒙）药资源动态变化趋势进行分析，促进全区经济发展并指导农民进行规范化、科学化种植，提供销售平台，提升中（蒙）药材产业信息化水平和政府服务能力，解决中（蒙）药材产业发展信息不对称问题，为中（蒙）药材产业和地方经济发展提供服务。

目前，全区 3 个动态监测站的建立，保证了中（蒙）药材价格的及时性和透明化，为农民提供及时而透明的药材价格信息，为企业生产提供原材料信息，为中（蒙）药材市场监管提供策略依据，为科学化、规范化、规模化种植和销售中（蒙）药材提供基础数据，从而促进中（蒙）药资源的可持续发展。

参考文献：

[1] 兰青山，付春梅. 中药资源产业发展现状及其投资策略分析 [J]. 中国现代中药，2019，21（7）：965-970.

[2] 陈士林，周应群，张本刚，等. 濒危中药资源动态监测体系构建 [J]. 世界科学技术——中医药现代化，2005（6）：1-6，89.

[3] 牛江涛，曹瑞，杨韬，等. 基于中药资源普查经历对中药资源保护与可持续利用的几点思考 [J]. 时珍国医国药，2017，28（3）：700-701.

[4] 张小波，李大宁，郭兰萍，等. 关于建立中药资源动态监测机制的探讨 [J]. 中国中药杂志，2013，38（19）：3223-3225.

第八章

内蒙古自治区传统医药

一、蒙医药发展概况

蒙医药的应用至今已有 2 800 多年的历史，传统蒙医药学起源于远古时期；至公元 11 ~ 12 世纪，发展出较多药剂学知识；蒙元时期，蒙医药的临床经验、治疗方法及药物应用迅速发展，医药管理机构逐步健全；北元及清朝时期，蒙医药学进一步完善，蒙医药理论体系逐渐形成，传统疗法如针刺疗法、放血疗法、灸疗法、罨疗法、浸浴疗法、色布苏疗法、按摩疗法、震荡疗法、盐 - 沙疗法、油疗法、拔罐疗法、巴日乎疗法、熏蒸疗法、挂药疗法、饮食疗法等不断在实践中得以推广和发展。蒙古族人民在长期和疾病的斗争中，开创了蒙医药学，并不断吸纳其他古代游牧民族和藏、回、印度医学，融入宗教文化，逐渐形成了以三根、七素、三秽学说为核心，包括脏象学、六因及六因辨证学等主要内容，并涵盖寒热、脏腑等理论的医学理论体系。

现代以来，蒙医药的标准化管理和现代科学技术的应用促进了特有蒙药及传统药方的分析和研究。目前蒙药材有 2 200 多种，基原涉及植物、动物、矿物等，其中较常用的蒙药材有 1 342 种，包括植物类 926 种，动物类 290 种，矿物类 98 种，其他类 28 种。内蒙古常用蒙药材有 500 余种，专用蒙药材有 260 种。据统计，50% 的蒙药材产于内蒙古，约有 40% 产于云南、四川、广东、青海、新疆、西藏等地，还有部分药材由泰国、印度、马来西亚等国家进口。内蒙古野生蒙药资源种类最丰富的地区是大兴安岭、阴山山地和贺兰山山地，药用资源种类有芍药 *Paeonia lactiflora* Pall.、桔梗 *Platycodon grandiflorus* (Jacq.) A. DC.、珊瑚菜 *Glehnia littoralis* Fr. Schmidt ex Miq.、红柴胡 *Bupleurum scorzonerifolium* Willd.、地榆 *Sanguisorba officinalis* L.、升麻 *Cimicifuga foetida* L.、五味子 *Schisandra chinensis* (Turcz.) Baill. 等；而大宗药材的主产区则主要集中于内蒙古辽阔的草原和荒漠地区，如甘草 *Glycyrrhiza uralensis* Fisch.、膜荚黄耆 *Astragalus membranaceus* (Fisch.) Bunge、草麻黄 *Ephedra sinica* Stapf、肉苁蓉 *Cistanche deserticola* Y. C. Ma、锁阳 *Cynomorium songaricum* Rupr. 等。为了满足实际需求，常用蒙药品种已基本实现引种栽培。《中华本草·蒙药卷》收载的 421 种蒙药材中约 320 种已进行栽培实验。蒙药种植地区分布不均，东部主要集中在呼伦贝尔市、兴安盟、赤峰市、锡林郭勒盟等地，西部集中在鄂尔多斯市、阿拉善盟、巴彦淖尔市等地。大宗药材赤芍、北沙参、桔梗、黄芪、水飞蓟、枸杞子等品种种植面积均在 5 万亩以上。其中，内蒙古阿拉善盟的肉苁蓉、鄂尔多斯市的甘草、包头市的黄芪、大兴安岭的鹿茸作为优质道地药材畅销国内外。

在蒙医药发展历史中，长期迁徙的生活方式和口耳相承的传承方式，造成蒙药材同名异物、同物异名的问题严重，不同科属的基原在不同地区等同入药现象比较普遍，例如达克沙的基原有 3 科 3 属 17 种，萨日德玛来源于豆科 5 属 9 种植物的干燥全草等。蒙药材是蒙医药体系的源头和基石，源头不详、基石不坚势必会影响其临床疗效及用药安全。中华人民共和国成立后，蒙医药的品种整理工作陆续开展。1986 年，内蒙古自治区卫生厅颁布了内蒙古第一部蒙药材标准——《内蒙古蒙药材标准》，收载药材 322 种；1998 年国家卫生部颁布《中华人民共和国卫生部药品标准·蒙药分册》，收载药材 57 种；2015 年内蒙古自治区食品药品监督管理局颁布了《内蒙古蒙药材标准》（增补本），收载药材 51 种。这 3 部蒙药材标准共明确了 370 种蒙药材的法定基原。2015 年版《中国药典》已收载广枣、冬葵果、沙棘、草乌叶等 4 种蒙古族习用药材和十六味冬青丸、八味清心沉香散等 12 种蒙古族验方，有效推进了蒙医药标准化进程。此外，《蒙药正典》《中华本草·蒙药卷》《蒙药学》等一系列蒙医药本草书籍的出版和信息挖掘也为蒙药材基原鉴定整理工作提供了依据。在未来的一段时间内，品种整理、现代用药探索工作仍是蒙医药研究的重点之一。

二、"三少民族"传统医药发展概况

鄂温克族、达斡尔族、鄂伦春族主要聚居于内蒙古呼伦贝尔地区，被称为"三少民族"。他们的传统医药是内蒙古传统医药的重要组成部分，在少数民族的繁衍发展进程中发挥着治病疗伤、医疗保健的重要作用。由于长期生活在寒冷、潮湿的深山老林中，因此"三少民族"对呼吸系统、消化系统、损伤和中毒、肌肉骨骼系统和结缔组织方面的疾病用药广泛；另外，由于地域和生活方式相近，他们在药用品种的组成、入药方法及主治疾病等方面具有相似性，但在具体药用品种使用和疾病治疗方面呈现出明显差异，具有鲜明的民族特色。

鄂温克族起源于乌苏里江、绥芬河、图们江下游等流域的山林，截至第七次全国人口普查，呼伦贝尔市的鄂温克族人口数为 11 882 人，占全国鄂温克族人口数的 88.9%。该市鄂温克族人主要从事畜牧业，少部分从事种植业。根河地区敖鲁古雅鄂温克族人仍保持传统的游猎及驯鹿养殖，并对鹿产品的药用价值有着深刻的认识，他们将鹿胎、鹿鞭、鹿筋、鹿尾等同黄花、手掌参协同使用，以发挥药材舒筋活血的作用；其关于鹿胎的炮制工艺也趋于成熟。时至今日，鹿产品的药用资源商业化开发也成为他们主要的生存和发展方向之一，其民族药资源广泛用于药品、食品及生活日常的诸多方面。据现有调查信息汇总可知，鄂温克族民族药涵盖了 28 科 40 属 44 种的药用植物以及 15 科 22 种的药用动物。其部分资源（如蒙古口蘑、白桦、华北大黄等）的药用部位与蒙药相同，这充分体现了不同民族对药用价值认知的一致性；但鄂温克族在草麻黄 *Ephedra sinica* Stapf、山刺玫 *Rosa davurica* Pall.、平车前 *Plantago depressa* Willd. 等资源的药用部位上较蒙古族更为丰富，也体现了不同民族用药的差异性；特有药用品种白山蒿和东北岩高兰在中医和蒙医中均未见药用记载，在《内蒙古植物药志》和《全国中草药汇编》中均未见收录，这体现了鄂温克族用药的特异性及其独特价值。在鄂温克族，野生植物除药用外，还可作蔬菜、水果及调味品使用，其中，黄花菜 *Hemerocallis citrina* Baroni、越桔 *Vaccinium vitis-idaea* L.、蓝靛果忍冬 *Lonicera caerulea* L. var. *edulis* Turcz. et Herd.、水葡萄茶藨子 *Ribes procumbens* Pall.、野韭 *Allium ramosum* L.、柳叶蒿 *Artemisia integrifolia* L. 等药用资源对鄂温克族具有重要的经济和药用价值。另外，"斑布花""止血红花"等地方药名有待于进一步明确与规范。

达斡尔族民族药包括 21 科 34 属 37 种的药用植物以及 14 科 19 种的药用动物，主要用于某些传染病和寄生虫病、消化系统疾病、损伤、中毒、外伤、肌肉骨骼系统疾病和结缔组织疾病等，用于上述疾病的药材品种占达斡尔族全部药用品种的一半以上。达斡尔族人民在与自然环境和各种疾病的斗争中，逐渐形成了具有当地民族特色的医药知识，其传统药物柳叶蒿 *Artemisia integrifolia* L. 和香鳞毛蕨 *Dryopteris fragrans* (L.) Schott 已引起医学界的广泛关注，正被进行深入研究。

鄂伦春族是我国人口较少的民族，主要分布于大兴安岭腹地，内蒙古鄂伦春自治旗、莫力达瓦达斡尔族自治旗等地均有分布，黑龙江北部也有较多分布。中华人民共和国成立前鄂伦春族人民散居于山林中，过着半原始的游猎生活，后逐渐弃猎从农。鄂伦春族特色用药较为丰富，民族药包括 50 科 106 属 110 种的药用植物以及 23 科 29 种的药用动物。在呼吸系统、消化系统和传染性疾病方面的用药与另外 2 个民族类似。治疗损伤、中毒、外伤和皮肤组织类疾病的药材品种与鄂温克族相似且更为丰富，治疗疾病种类达 20 余种，药材在外伤、关节疼痛、骨折、疮疡等方面疗效更加突出。除此之外，大兴安岭丰富的植物还为鄂伦春族提供了多样的食物来源，山刺玫 *Rosa davurica* Pall.、金莲花 *Trollius chinensis* Bunge、蒲公英 *Taraxacum mongolicum* Hand.-Mazz. 等的广泛食用体现了鄂伦春族天然、健康的饮食文化和多样化的药物应用。

截至目前，在"三少民族"的民族药特色应用中，已挖掘出许多特色药物资源和特色用法。如在鄂温克族医药中，尖叶假龙胆 *Gentianella acuta* (Michx.) Hulten 用作心脏病特效药，东北岩高兰 *Empetrum nigrum* (L.) var. *japonicum* K. Koch 作为肝病特效药，白山蒿 *Artemisia lagocephala* (Fisch. ex Bess.) DC. 治疗咳嗽、哮喘疗效显著。

"三少民族"人口较少，且没有自己的民族文字，由于历史变迁、生活环境改变、语言障碍等，民族药传承出现了青黄不接的问题，加之受到中医药的影响，逐渐产生融合现象，其用药的民族特色正逐渐消失。加快民族传统医药知识挖掘式整理，对实现有效传承和发展具有重要意义，民族药、医技和医法、疾病防治和养生保健知识的整理和挖掘迫在眉睫。基于民族药的发展现状，在第四次全国中药资源普查过程中，也广泛开展了药用资源、传统知识调查和民族药的专项调查，深入挖掘传统医药知识，以解决资源不清、用药不明的问题。

目前，各民族通过不断深化构建医药传承人体系和加强语言文化的学习，增强人们对民族传统医药的认同感，实现民族医药这一非物质文化遗产的传承与发展。蒙古族与"三少民族"的医药是内蒙古地区传统医药的代表，随着新时代的发展，其与民族特色结合的旅游产业也如火如荼地开展着，民族药中蒙古口蘑、柳蒿芽、木耳等绿色旅游产品的打造，越桔、蓝靛果忍冬等功能性饮料的开发，鹿制品的深度加工，将在"民族药－旅游"的结合过程中，实现民族旅游的文化价值和经济价值，并推进民族药在现代社会中的进一步发展。

参考文献：

[1] 王宝丽，马志强，林瑞超. 蒙药的研究进展及思考 [J]. 中国医药导报，2017，14（10）：123-126.

[2] 白长明，石淑惠. 关于蒙医药学的形成发展与展望 [J]. 中国民族医药杂志，2004（4）：43-44.

[3] 刘大炜，宋丽弘. 蒙医药的历史、特点及其地位探析 [J]. 亚太传统医药，2020，16（1）：18-20.

[4] 刘圆，尚远宏，刘超，等. 蒙药的历史与研究现状、发展前景 [J]. 西南民族大学学报（自然科学版），2006，32（2）：281-285.

[5] 张春红，陈苏依勒，张娜，等. "地格达类"蒙药研究进展 [J]. 中国中药杂志，2013，38（24）：4362-4368.

[6] 张雄杰，盛晋华，色仁那木吉拉. 呼和浩特地区中蒙药材资源概况及开发利用进展 [J]. 中国民族医药杂志，2012，18（9）：31-34.

[7] 张春红，满达，邬国栋，等. 特色蒙药资源保护与开发利用现状及发展战略简析 [J]. 中国中药杂志，2015，40（5）：771-777.

[8] 毕雅琼，伊乐泰，李彩峰，等. 内蒙古自治区中蒙药资源现状分析与对策 [J]. 中国现代中药，2017，19（7）：895-900.

[9] 花拉. 试论蒙药学的起源与发展 [J]. 中国民族医药杂志，2000（S1）：95-97.

[10] 毕力夫，吴岩，常福厚. 继承和发展蒙医药，加快蒙医药的研究和发展 [J]. 内蒙古医学院学报，2007（3）：186-189.

[11] 张春红，赵志英，哈斯巴特尔，等. 蒙药——从传统实践到科学发展 [J]. 中国中药杂志，2015，40（13）：2492-2495.

[12] 布日额. 蒙医用达克沙的品种整理与质量研究 [J]. 中国民族医药杂志，2002（2）：37-40.

[13] 柳白乙拉. 蒙药正典 [M]. 北京：民族出版社，2006：287-291.

[14] 内蒙古自治区卫生厅. 内蒙古蒙药材标准 [M]. 赤峰：内蒙古科学技术出版社，1987.

[15] 中华人民共和国卫生部药典委员会. 中华人民共和国卫生部药品标准：蒙药分册 [M]. 北京：出版者不详，1998.

[16] 内蒙古自治区食品药品监督管理局. 内蒙古蒙药材标准（增补本）[M]. 呼和浩特：内蒙古人民出版社，2017.

[17] 国家药典委员会. 中华人民共和国药典一部 [M]. 北京：中国医药科技出版社，2015.

[18] 王布和朝鲁. 《认药白晶鉴》植物药品种整理研究 [D]. 通辽：内蒙古民族大学，2012.

[19] 毕雅琼，伊乐泰，孙宇，等. 内蒙古地区"三少民族"的民族药应用与分析 [J]. 中国中药杂志，2019，44（15）：3162-3169.

[20] 乌尼尔，春亮，哈斯巴根. 内蒙古呼伦贝尔地区鄂温克族民间药用植物调查 [J]. 中国野生植物资源，2008，27（6）：27-29，43.

[21] 乌尼尔，春亮，哈斯巴根. 鄂温克族民间药用植物及其与蒙古医药的比较 [J]. 中国民族民间医药，2009，18（17）：156-158.

[22] 包羽，伊乐泰，刘荣臻. 鄂温克传统医药初探 [J]. 中国民族医药杂志，2009，15（4）：6-9.

[23] 乌尼尔. 呼伦贝尔鄂温克民族植物学的研究 [D]. 呼和浩特：内蒙古师范大学，2005.

[24] 包羽，伊乐泰，娜仁其其格，等. 鄂温克民族医用植物药材调查报告 [J]. 中国民族医药杂志，2010，16（10）：72-73.

[25] 包德春. 鄂伦春民族药调查简介 [J]. 中药材，1994（3）：16-17.

[26] 于凤丽，陈伟莉，刘冬影. 生态学视域下鄂伦春族聚居区植物资源利用探究 [J]. 黑河学院学报，2018，9（2）：179-180.

[27] 邓群. 少数民族医药传承困境和发展策略研究——以阿勒泰哈萨克族医药为例 [D]. 北京：中央民族大学，2017.

[28] 刘凯. 敖鲁古雅鄂温克民族乡生态旅游业的发展 [J]. 价值工程，2017，36（27）：49-50.

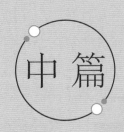

中 篇

内蒙古自治区道地、大宗中药资源……

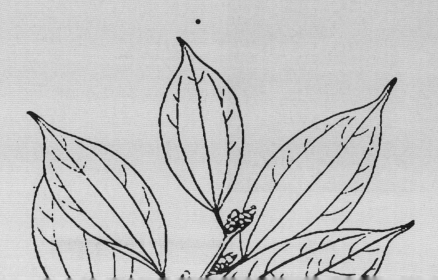

灵芝科 Ganodermataceae 灵芝属 Ganoderma

赤芝 *Ganoderma lucidum* (Leyss. ex Fr.) Karst.

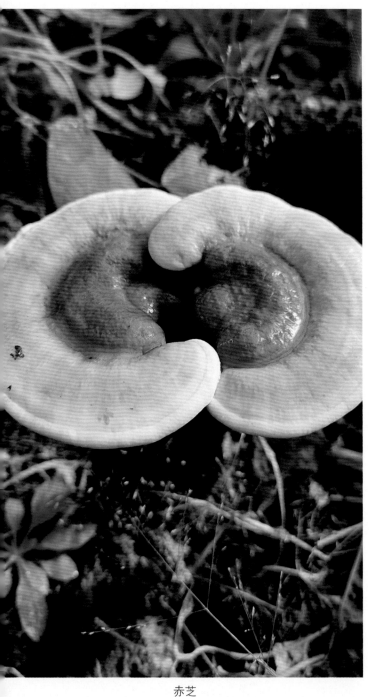

赤芝

| 植物别名 |

红芝、丹芝。

| 蒙 文 名 |

毕力格图－德乐杜。

| 药 材 名 |

灵芝（药用部位：子实体）。

| 形态特征 |

子实体呈伞状，菌盖肾形、半圆形或近圆形，直径 10 ~ 18 cm，厚 1 ~ 2 cm。皮壳坚硬，黄褐色至红褐色，有光泽，具环状棱纹和辐射状皱纹，边缘薄而平截，常稍内卷。菌肉白色至淡棕色。菌柄圆柱形，侧生，少偏生，长 7 ~ 15 cm，直径 1 ~ 3.5 cm，红褐色至紫褐色，光亮。孢子细小，黄褐色。气微香，味苦、涩。

| 野生资源 |

野生赤芝多生于林内阔叶树伐木桩旁，或木头、倒木、树墩上。分布于内蒙古呼伦贝尔市、兴安盟、通辽市、赤峰市、呼和浩特市等东部及中部地区。

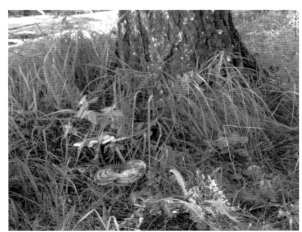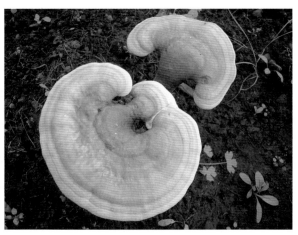

| 栽培资源 | （1）栽培技术。菌种分离和培养菌种分离可用马铃薯葡萄糖琼脂培养基（以下简称 PDA 培养基，马铃薯 200 g 去皮后煮水 1 000 ml，加入琼脂 20 g、葡萄糖 20 g），高压灭菌后倒入无菌培养皿内一薄层，将新鲜赤芝以 75% 乙醇进行表面消毒，切取菌盖与菌柄之间的一小块组织，接种于培养基上；也可在无菌条件下采孢子，播种于培养基上，在 25 ~ 28 ℃下培养 3 ~ 4 天，菌丝发出后转管即为母种。将母种转接在 PDA 培养基上，扩大培养成原种，即可用来接二级菌种。

（2）栽培方法。人工栽培可采用瓶（袋）栽或段木栽培。①瓶栽和袋栽。以瓶栽较为普遍，也可用塑料袋栽。二级菌种培养基成分为阔叶树锯木屑 70%、麸皮 28%、蔗糖 2%，调至含水量 200%，装瓶或袋。高压灭菌 [压力 147.1 kPa（1.5 kg/cm²），2 小时] 后，接入原种，温度控制在 28 ℃左右，15 ~ 20 天菌丝即可长好，即为二级菌种。栽培种培养基成分及温度等条件与培养二级菌种的相同，也可用棉籽皮 75%、麸皮 25%，加水后灭菌，接入二级菌种，在室内暗光下培养，约 25 天菌丝便可长满瓶或袋。打开瓶盖温度控制在 26 ~ 28 ℃，相对湿度为 85% ~ 95%，在散射光、通气良好的条件下，45 ~ 60 天便可完成现蕾、子实体成熟、放出孢子等过程。②段木栽培。在 100 ml 水中加入蔗糖 2 g、麦麸 5 g 配制成营养液，选取硬质树枝截成 2 cm 长的小节，放入营养液中煮 30 分钟，取出后将树枝 4 份与麦麸和木屑 1 份混合，装瓶灭菌后接入原种，菌丝长满后即可接段木。选取直径为 8 ~ 15 cm 的榆树、杨树、桦树、栎、桉、刺槐等树种，秋冬落叶后砍伐，截成段，架晒，翌年 5 月下旬接种，在段木含水量达 40% ~ 45% 时，于其上打孔，放入少量木屑菌种后打入菌枝，如用纯木屑菌种，加盖后用蜡封孔。接种后码成"井"字形，高 1 m，用塑料薄膜覆盖，保持 25 ~ 28 ℃下发菌，并常翻堆，使发菌均匀，20 ~ 30 天发菌结束，

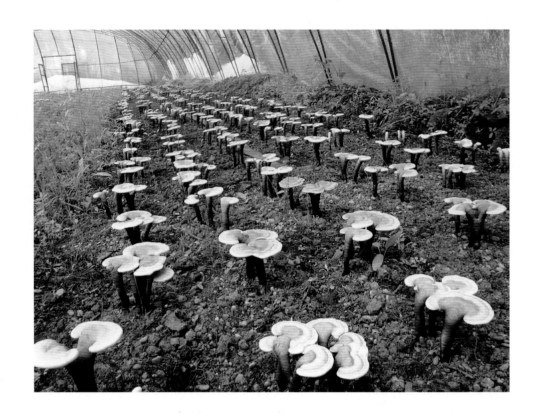

使段木横卧于地面，用湿砂土覆盖，保持一定的湿度，用塑料薄膜覆盖，并搭设荫棚，常浇水以保湿，越冬加厚盖木，翌年清明前后取出染菌棒，截成长为15～20 cm的长节，垂直埋入酸性砂壤土中，深度为段木全长的2/3～3/4，露出地面3～4 cm，加强遮阴、喷水等措施，保持芝场空气的相对湿度为90%左右，2个月后即可采收。

| **采收加工** | 全年均可采收，除去杂质，剪除附有的朽木、泥沙或培养基质的下端菌柄，阴干或在40～50 ℃下烘干。当赤芝菌盖不再增大、盖面色泽同菌柄、边缘颜色由白色完全变成红色、孢子未弹射时便可采收。

| **药材性状** | 本品呈伞状，菌盖肾形、半圆形或近圆形，直径10～18 cm，厚1～2 cm。皮壳坚硬，黄褐色至红褐色，有光泽，具环状棱纹和辐射状皱纹，边缘薄而平截，常稍内卷。菌肉白色至淡棕色。菌柄圆柱形，侧生，少偏生，长7～15 cm，直径1～3.5 cm，红褐色至紫褐色，光亮。孢子细小，黄褐色。气微香，味苦、涩。

| **功能主治** | 甘，平。归肺、心、脾经。补气安神，止咳平喘，健脾益胃。用于虚劳，心悸，失眠，头晕，冠心病，硅肺病，慢性支气管炎，支气管哮喘，白细胞减少症，心律失常，急性病毒性肝炎，神经衰弱，风湿和类风湿疾病，糖尿病，过敏性疾病。

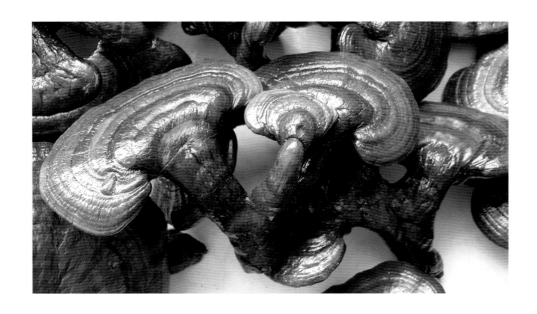

| 用法用量 | 内服煎汤，6～9 g。孢子粉，2 g，冲服。

| 附　　注 | （1）物种鉴别。《中国药典》收载的灵芝基原除赤芝外，还包括紫芝和栽培品。紫芝皮壳紫黑色，有漆样光泽，菌肉锈褐色，菌柄长 17～23 cm。栽培品子实体较粗壮、肥厚，直径 12～22 cm，厚 1.5～4 cm，皮壳外常被有大量粉尘样的黄褐色孢子。

（2）市场信息。灵芝作为药用真菌在我国具有悠久的应用历史。野生灵芝的产量极低，很难形成产业化销售。20 世纪 80 年代以后，随着灵芝人工栽培技术的日趋成熟，灵芝这种既往仅在深山老林中偶然被发现的野生真菌才开始作为保健食品原料使用。市场上出售的灵芝产品有灵芝子实体切片、灵芝孢子粉和灵芝孢子油。

（3）资源利用与可持续发展。灵芝的主要成分为多糖类、三萜类、肽类、氨基酸类、麦角甾醇类、腺嘌呤、核苷、生物碱、有机锗和各种矿物质等，其药理作用非常广泛，主要包括增强人体免疫力、抗肿瘤、抗衰老和促进机体新陈代谢，同时具有美容作用。灵芝孢子可作为保健品使用。随着破壁技术的日趋成熟，我国成为全球最大的灵芝孢子粉原料基地。

麻黄科 Ephedraceae 麻黄属 Ephedra 凭证标本号 150523200707159LY

草麻黄
Ephedra sinica Stapf

| 植物别名 | 麻黄、华麻黄。

| 蒙 文 名 | 哲格日根呐。

| 药 材 名 | **中药** 麻黄（药用部位：草质茎。别名：龙沙、狗骨、卑相）、麻
黄根（药用部位：根及根茎。别名：色道麻、结力根）。
蒙药 哲日根（药用部位：草质茎）。

| 形态特征 | 草本状灌木，高达 30 cm，自基部多分枝，丛生。木质茎短或呈
匍匐状；小枝直立或稍弯曲，具细纵槽纹。叶 2 裂，鞘占全长的
1/3 ~ 2/3，裂片锐三角形，长 0.5 ~ 0.7 mm，先端急尖，上部薄膜质，
围绕基部的变厚，几乎全为褐色。雄球花复穗状，长约 14 mm，具
总梗，苞片常为 4 对，淡黄绿色，雄蕊 7 ~ 8（~ 10），花丝合生或

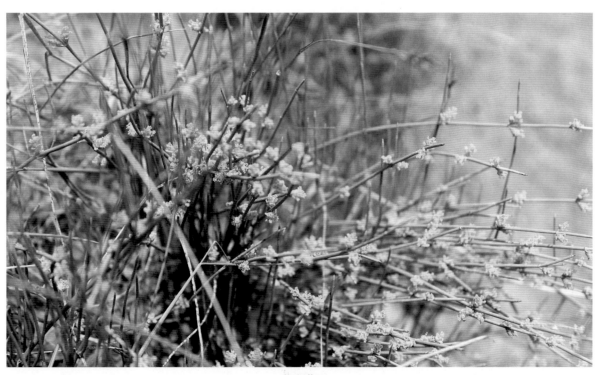

草麻黄

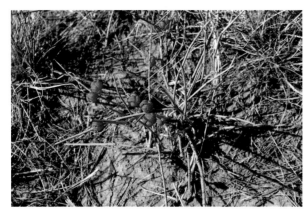
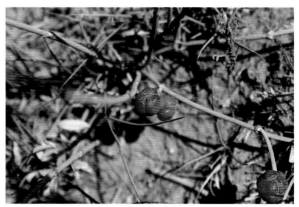

先端稍分离。雌球花单生，顶生于当年生枝，腋生于老枝，具短梗，幼花卵圆形或矩圆状卵圆形，苞片 4 对；雌花 2，珠被管长 1 ～ 1.5 mm，直立或先端稍弯曲，管口裂缝窄长，占全长的 1/4 ～ 1/2，常疏被毛；雌球花成熟时红色，肉质，矩圆状卵形或近圆球形，长 6 ～ 8 mm，直径 5 ～ 6 mm。种子通常 2，包于红色肉质苞片内，长卵形，长约 6 mm，直径约 3 mm，深褐色。花期 5 ～ 6 月，种子 8 ～ 9 月成熟。

| **野生资源** | 生于丘陵坡地、平原、沙地。分布于内蒙古呼伦贝尔市（新巴尔虎右旗）、通辽市（科尔沁区、科尔沁左翼中旗、奈曼旗、扎鲁特旗、库伦旗）、赤峰市（林西县、喀喇沁旗、巴林左旗、阿鲁科尔沁旗、宁城县、翁牛特旗、巴林右旗）、锡林郭勒盟（锡林浩特市、太仆寺旗、苏尼特左旗、西乌珠穆沁旗、正镶白旗、苏尼特右旗、二连浩特市、阿巴嘎旗、东乌珠穆沁旗、正蓝旗、多伦县）、乌兰察布市（集宁区、商都县、四子王旗、察哈尔右翼后旗、察哈尔右翼中旗、兴和县、丰镇市、察哈尔右翼前旗、卓资县、凉城县、化德县）、呼和浩特市（清水河县、和林格尔县、土默特左旗、武川县、托克托县）、包头市（固阳县、土默特右旗）、鄂尔多斯市（鄂托克前旗、鄂托克旗、达拉特旗、伊金霍洛旗、乌审旗）、巴彦淖尔市（磴口县、乌拉特后旗、乌拉特中旗）。

| **栽培资源** | （1）栽培条件。草麻黄可在 −35 ～ 42.6 ℃的气温条件下生存，兼有嗜热、耐寒的特性，为广幅生态种，在极端生态环境下具有较高的生存概率。草麻黄耐干旱，分布在湿度低、水分少的地区；草麻黄耐贫瘠，适宜在砂壤土中生长，适宜生长在海拔 1 400 ～ 1 700 m 的河床、岩石、斜坡和草地。
（2）栽培区域。主要栽培于内蒙古赤峰市、鄂尔多斯市。赤峰市的主要产区被誉为我国的麻黄之乡，据调查，其草麻黄栽培面积为 103.3 万亩，蕴藏量达

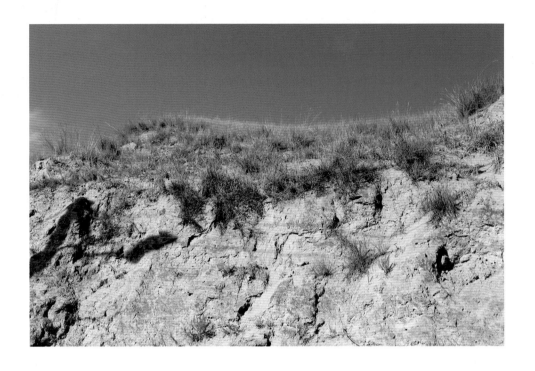

56 000 t，其中 30% 用于医药工业。

（3）栽培要点。①育苗地的选择。育苗地应选择地势较高、地面平坦、水源充足、易于排涝的地块。土壤以砂壤土、中性偏酸性为宜。育苗的前一年秋季深翻地 20 ~ 30 cm。翻后重耙 1 次，以利于保墒、除去杂草、消灭害虫。翌年春季每亩均匀地施入农家肥 4 m³、磷酸氢二铵 10 kg。育苗床规格为高 15 cm、宽 120 cm。②种子的处理。选用前一年采集的种粒饱满、无虫蛀、无霉变的种子，去除杂质和秕粒。种子消毒后浸种 4 小时，捞出后混沙放于温暖的室内进行催芽，沙子与种子的混合比为 2∶1。混沙催芽 3 ~ 4 天，有 1/3 的种子发芽即可进行播种。③播种。宜在 5 月上旬至 5 月下旬进行。播种前在床面开浅沟，沟距 10 cm，沟深 2 cm，播幅 4 ~ 5 cm，控制播种量为每亩 5 kg。播种后用钉耙轻轻将沟搂平，覆土 1 ~ 2 cm 后踏实，浇水，保持床面湿润。播种 10 天后苗可出齐。④苗期管理。播种后，浇 1 次透水。出苗前为了提高地温，防止床面干燥，可喷水 3 ~ 4 次，这样有利于幼苗出土。10 天后苗出齐后再灌水。幼苗期浇水要少量多次，少浇勤浇，待苗高 2 ~ 3 cm 后再灌大水。苗高到第 5 节时，追施尿素 45 ~ 75 kg/hm²。8 月中旬后控制水肥的使用，施入磷肥 75 kg/hm²，以促其木质化，保证苗木安全越冬。⑤病虫害防治。苗期蝼蛄的防治采用糖醋诱杀法，蚜虫的防治采用 40% 乐果乳油 300 倍液喷雾法。⑥苗木越冬。草麻黄耐寒，露天越冬即可，但要灌足防冻水。⑦苗木出圃。浇化冻水可使苗木提前解冻，吸足水分，以利于栽后成活。起苗时深挖 25 ～ 30 cm，保证苗木根系完整。随起苗随假植，运输前沾好泥浆，若为长途运输要打包。出圃标准为苗高 25 cm、根长 25 ～ 30 cm、分枝 2 ～ 4 枝。⑧栽植。栽培地最好选择有灌水条件的砂土地，无灌水条件的砂土地、受风沙侵袭较少的流动沙丘和半流动沙丘、固定沙丘也可。栽前首先对入选地进行平整细耙，有条件的可每亩施农家肥 15 ～ 20 kg。栽植前起垄，垄距 60 cm。有灌水条件的地块宜在 4 月上旬栽植，采用大垄双行栽植的方式，行距 20 cm，株距 30 cm。栽植后灌定植水。没有灌水条件的地块则要根据当地气候条件灵活掌握栽植时间。若春季土壤墒情较好，可春季栽植；若春季土壤干旱，则可改在雨季栽植。栽植后，要根据苗木生长情况做好灌水、施肥、除草、松土等工作，以保证苗木的正常生长发育。

（4）栽培面积与产量。内蒙古的栽培面积约 4 300 亩，平均亩产量约 500 kg，年产量达 1 630 t。

| **采收加工** | **中药** 麻黄：秋季采割绿色的草质茎，晒干，除去木质茎、残根及杂质，切段。
麻黄根：立秋后采挖，除去须根及茎苗，晒干。

蒙药 哲日根：秋季采割绿色的草质茎，晒干，除去木质茎、残根及杂质，切段。

| **药材性状** | **中药** 麻黄：本品呈细长圆柱形，少分枝；直径 1 ～ 2 mm，有的带少量木质茎。表面淡绿色至黄绿色，有细纵脊线，触之微有粗糙感。节明显，节间长 2 ～ 6 cm。节上有膜质鳞叶，长 3 ～ 4 mm；叶裂片 2，稀 3，锐三角形，反曲，基部联合成筒状，红棕色。体轻，质脆，易折断，周边绿黄色，髓部红棕色，近圆形。气微香，味涩、微苦。

麻黄根：本品多呈圆柱形，略弯曲，长 8 ～ 25 cm，直径 0.5 ～ 1.5 cm。表面呈红棕色或灰棕色，有纵皱纹及支根痕，外皮粗糙，易呈片状剥落；上端较粗，偶有膨大的根头，下部较细，常扭曲。根茎粗细均匀，具凸起的节，节间长 0.7 ～ 2 cm。体轻，质硬脆，易折断，断面皮部黄白色，木部淡黄色或黄色，射线放射状排列，根茎中部有髓。无臭，味微苦。

| **功能主治** | **中药** 麻黄：辛、微苦，温。归肺、膀胱经。发汗解表，宣肺平喘，利水消肿。用于风寒感冒，咳嗽气喘，风水水肿。

麻黄根：甘、微涩，平。归肺经。固表止汗。用于自汗，盗汗。

蒙药 哲日根：苦、淡、涩，寒、钝、燥、轻、糙。清肝，止血，破痞，消肿，愈创，发汗。用于肝损伤，肝脾热，鼻衄，功能失调性子宫出血，咯血，吐血，

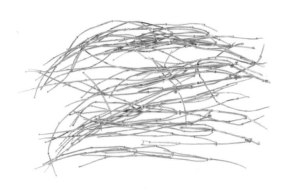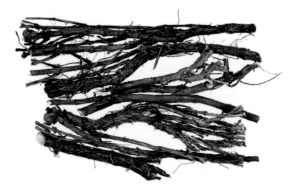

便血，创伤出血，伤热，劳热，搏热，希日热，痞症，新陈热。

| **用法用量** | **中药** 麻黄：内服煎汤，1.5 ~ 10 g；或入丸、散剂。外用适量，研末搐鼻；或研末敷。

麻黄根：内服煎汤，3 ~ 10 g；或入丸、散剂。外用适量，研末扑。

蒙药 哲日根：内服多配方使用。外用作药浴用。

| **附　注** | （1）物种鉴别。历版《中国药典》收载的麻黄基原除草麻黄外，还包括中麻黄和木贼麻黄。中麻黄 *Ephedra intermedia* Schrenk ex Mey. 为灌木，高 20 ~ 100 cm。茎直立或匍匐斜上，粗壮，基部分枝多。叶 3 裂及 2 裂混见，下部约 2/3 合生成鞘状，上部裂片钝三角形或窄三角状披针形。雄球花通常无梗，数个密集于节上，呈团状；雌球花 2 ~ 3 成簇，对生或轮生于节上。种子包于肉质、红色的苞片内。花期 5 ~ 6 月，种子 7 ~ 8 月成熟。木贼麻黄 *Ephedra equisetina* Bge. 为直立小灌木；茎直立；叶褐色，大部分合生；花近卵圆形；种子窄长卵圆形。花期 6 ~ 7 月，种子 8 ~ 9 月成熟。

（2）市场信息。草麻黄产量大，中麻黄次之，两种商品常混用；木贼麻黄产量小，多自产自销。麻黄受到的市场监管力度较大，需有资质者方能经营，其行情基本保持稳定，目前麻黄的售价在 12 元 /kg 左右。内蒙古全草统货的售价在 10 元 /kg 左右，色青切断货的售价在 12 元 /kg 左右，麻黄根的售价在 6 元 /kg 左右。

（3）资源利用。草麻黄是用来提取麻黄碱的主要植物。

壳斗科 Fagaceae 栎属 Quercus 凭证标本号 152201190717193LY

蒙古栎
Quercus mongolica Fisch. ex Ledeb.

| **植物别名** | 柞树。

| **蒙 文 名** | 查日苏。

| **药 材 名** | **中药** 柞树皮（药用部位：树皮）、柞树叶（药用部位：叶）。
蒙药 查日苏（药用部位：果实）。

| **形态特征** | 落叶乔木，高达 30 m；树皮灰褐色，纵裂。幼枝紫褐色，有棱，无毛。顶芽长卵形，微有棱，芽鳞紫褐色，有缘毛。叶片倒卵形至长倒卵形，长 7 ~ 19 cm，宽 3 ~ 11 cm，先端短钝尖或短突尖，基部窄圆形或耳形，叶缘具 7 ~ 10 对钝齿或粗齿，幼时沿脉有毛，后渐脱落，侧脉每边 7 ~ 11；叶柄长 2 ~ 8 mm，无毛。雄花序生于新枝下部，长 5 ~ 7 cm，花序轴近无毛；花被 6 ~ 8 裂，雄蕊通常 8 ~ 10；雌

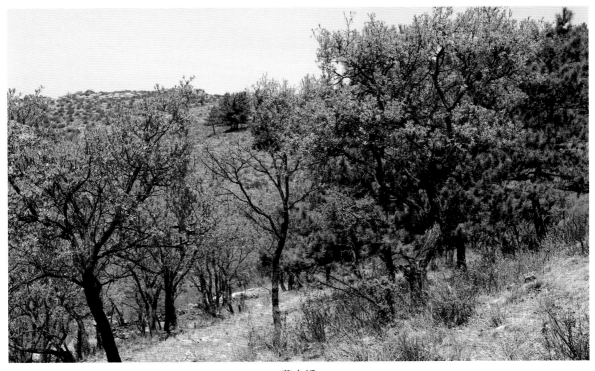

蒙古栎

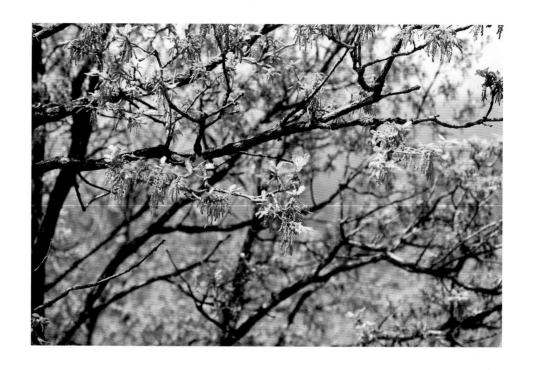

花序生于新枝上部叶叶腋，长约 1 cm，有花 4 ~ 5，通常只 1 ~ 2 发育，花被 6 裂，花柱短，柱头 3 裂。壳斗杯形，包着坚果的 1/3 ~ 1/2，直径 1.5 ~ 1.8 cm，高 0.8 ~ 1.5 cm，壳斗外壁小苞片三角状卵形，呈半球形瘤状凸起，密被灰白色短绒毛，伸出口部边缘，呈流苏状。坚果卵形至长卵形，无毛，果脐微凸起。花期 4 ~ 5 月，果期 9 月。

| **野生资源** | 生于土壤深厚、排水良好的坡地。分布于内蒙古呼伦贝尔市（扎兰屯市、鄂伦春自治旗、莫力达瓦达斡尔族自治旗、阿荣旗）、兴安盟（科尔沁右翼中旗）、通辽市（库伦旗）、赤峰市（林西县、巴林左旗、克什克腾旗、巴林右旗）、锡林郭勒盟（西乌珠穆沁旗、东乌珠穆沁旗）、呼和浩特市（武川县、土默特左旗）。

| **栽培资源** | （1）栽培条件。蒙古栎根深且发达，喜光，抗寒，耐瘠薄，不耐盐碱，不耐移植，有很强的萌蘖性，所以在选择立地条件时，可选向阳干燥、中性或酸性的砂壤土和壤土。

（2）栽培区域。内蒙古广泛栽培。

（3）栽培要点。①采种。蒙古栎种子的成熟盛期在每年的 9 月中旬，可选择粗壮、健康、无病虫害、树龄适中的母树，挑取种子。成熟的种子会掉落至地面，挑选发育饱满、未被病虫侵蚀的种子。②种子选择及处理。可选择 10 月上旬至 11 月上旬进行秋播，也可在 4 月中旬至 5 月上旬进行春播。春播需对种子进行

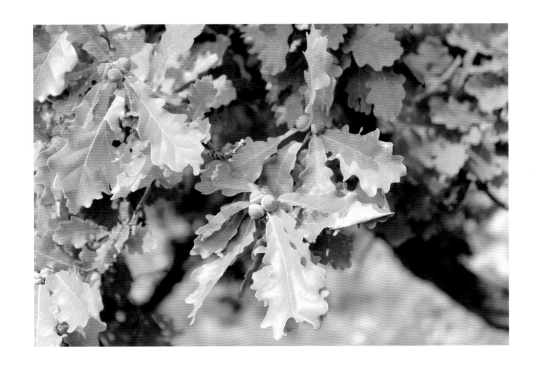

层积贮藏。将种子与干沙混放，1层沙1层种子，沙子厚8～10 cm，种子厚约50 cm，置于阴凉通风处，每7天翻动1次，防止种子霉烂。待到翌年春季，准备播种前的10天左右将种子筛出，在阳光下翻晒，当裂嘴达30%以上时即可播种。③选地、整地。在播种之前要对土壤进行深翻，一般深翻30～40 cm，去除土块、草根、石粒后对土壤进行施基肥和消毒处理，每亩用量为有机肥1.5 t、农家肥5 kg、硫酸亚铁4 kg、辛硫磷2.5 kg。床面一般高20 cm、宽1.1 cm，步道宽40 cm。④播种。根据地径、苗高和出苗量，播种量为每亩130～200 kg，播种床面幅为1 m，播种后覆土4 cm进行镇压。也可采用点播种植，播种前浇足底水，株行距8 cm×10 cm，深度5～6 cm，点播量为每亩100～130 kg，每穴放1粒种子，种脐向下，覆土4～5 cm进行镇压；秋播在10月下旬或11月上旬对床面进行覆盖，做防寒处理，翌年春季温度达到10 ℃以上可去掉覆盖层。⑤田间管理。因蒙古栎的种子较大，覆土较厚，播种后需保持土壤湿润。在幼苗具4片真叶时，切断主根以促进须根生长，留长6 cm左右的主根，然后填土踩实并浇透水。果实膨大期确保满足生长发育的水分需求，以后可根据土质、降水量、气候等条件适时浇水。大风过后要及时检查地表裂缝，及时扶踩、浇水。⑥间苗修整。树苗进入高生长速生期后，要根据土壤肥力、苗木生长状况去除病苗、弱苗，疏散密苗，栽植补苗，留苗密度为60～80株/m²。间苗和补苗后要灌水，以防漏风吹伤苗根。伴随除草适时进行松土，松土深度为2～5 cm。⑦遮光处理。因蒙古栎属于短日照作物，适宜中等强度的光照条件，每天12小时以内的短日照条件有利于雌花的提早形成及其数目的增加，以及节位的降低。晚春和夏季适当进行遮阴处理可防止植株萎蔫和发生病毒病，促进雌花分化。⑧追肥。蒙古栎苗木当年会有 3 次生长期，为增加地力、补充苗木所需营养，应追肥 2 次，6 月中下旬第 1 次封顶后进行第 1 次追肥，喷洒硝酸铵溶液 5 g/m²；7 月中下旬苗木第 2 次封顶后进行第 2 次追肥，喷洒硝酸铵溶液 7 g/m²。每次追肥可同时配合进行灌水。

| 采收加工 | **中药** 柞树皮：春、秋季采割，刮去外层粗皮，晒干或煅灰。
柞树叶：夏、秋季采摘嫩叶，鲜用或晒干。
蒙药 查日苏：秋季果实成熟后采摘，晒干。

| 药材性状 | **中药** 柞树皮：本品外表面暗灰色，纵深裂，内表面灰白色，平滑。气微，味苦、涩。
柞树叶：本品多破碎，完整叶片呈倒卵形至长椭圆状倒卵形，长 7 ~ 17 cm，宽 4 ~ 10 cm，先端钝或急尖，基部耳形，边缘具 7 ~ 10 对深波状钝齿，幼叶脉有毛，老叶无毛，侧脉 7 ~ 11 对；叶柄长 2 ~ 5 mm。气微，味淡、微涩。

| 功能主治 | **中药** 柞树皮：微苦、涩，平。归脾、大肠经。清热利湿，解毒消肿。用于痢疾，肠炎，小儿消化不良，支气管炎，黄疸，痔疮。
柞树叶：微苦、涩，平。归脾、大肠经。清热止痢，止咳，解毒消肿。用于痢疾，

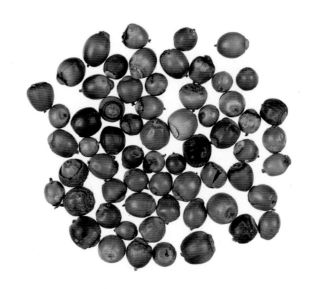

肠炎，消化不良，支气管炎，痈肿，痔疮。

蒙药 查日苏：止泻，止血，祛黄水。用于血痢，腹痛，肠刺痛，小肠痧，痔疮出血。

| **用法用量** | **中药** 柞树皮：内服煎汤，5 ~ 10 g；或入丸、散剂。外用适量，煎汤熏洗；或捣敷。

柞树叶：内服煎汤，3 ~ 10 g；或研末冲服，1 ~ 1.5 g，小儿酌减。外用适量，捣敷。

蒙药 查日苏：多配方使用。

| **附　注** | 物种鉴别。与蒙古栎容易混淆的有以下 3 种。辽东栎 *Quercus wutaishansea* Mary 叶缘具 5 ~ 7 对波状裂片；壳斗鳞片扁平。粗齿蒙古栎 *Quercus mongolica* Fisch. ex Ledeb. var. *grosseserrata* (Bl.) Rehd. Wils. 叶较窄长，叶缘具向上弯曲的粗锯齿，侧脉较多，通常每边 14 ~ 18。大果蒙古栎 *Quercus mongolica* Fisch. ex Ledeb. var. *macrocarpa* H. W. Jen et L. M. Wang 壳斗、坚果较大，壳斗直径 2.2 ~ 2.8 cm，坚果直径 1.8 ~ 2.3 cm，高 2 ~ 2.4 cm，果脐直径 0.9 ~ 1.3 cm；叶片较大，长 15 ~ 23 cm，宽 6 ~ 14 cm。

苋科 Amaranthaceae 牛膝属 Achyranthes 凭证标本号 150525180712210LY

牛膝
Achyranthes bidentata Blume

| 植物别名 | 牛磕膝。

| 蒙 文 名 | 希如布森 - 温都苏。

| 药 材 名 | 牛膝（药用部位：根）。

| 形态特征 | 多年生草本，高 70 ~ 120 cm。根圆柱形，直径 5 ~ 10 mm，土黄色。茎有棱角或四方形，绿色或带紫色，被白色柔毛或近无毛。叶柄长 5 ~ 30 mm，被柔毛；叶片椭圆形或椭圆状披针形，长 4.5 ~ 12 cm，宽 2 ~ 7.5 cm，先端尾尖，基部楔形，被柔毛。穗状花序顶生及腋生，长 3 ~ 5 cm；总花梗长 1 ~ 2 cm，被白色柔毛；花多数，密生，苞片宽卵形，长 2 ~ 3 mm，先端长渐尖；小苞片刺状，长 2.5 ~ 3 mm，先端弯曲，基部两侧各具 1 小裂片，卵形，膜质；花被片披针形，

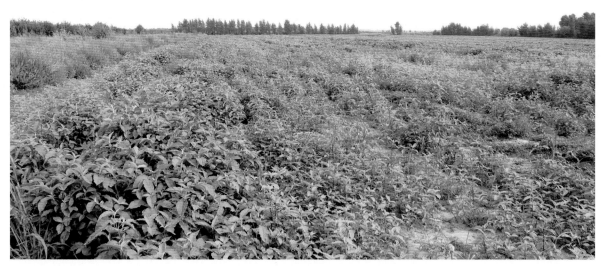

牛膝

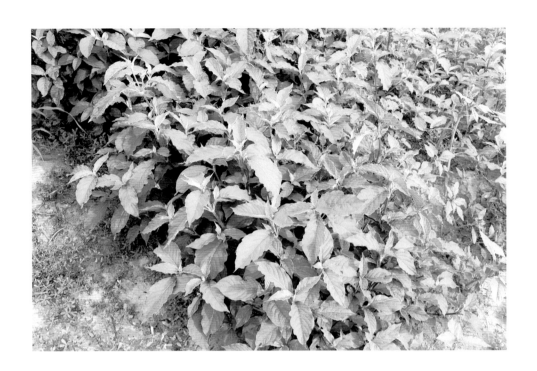

长 3 ~ 5 mm，先端急尖，有 1 中脉；雄蕊长 2 ~ 2.5 mm，退化雄蕊先端平圆，稍有缺刻状细锯齿。胞果矩圆形，长 2 ~ 2.5 mm，黄褐色，光滑；种子矩圆形，长约 1 mm，黄褐色。花期 7 ~ 9 月，果期 9 ~ 10 月。

| **野生资源** | 内蒙古无野生分布。

| **栽培资源** | （1）栽培条件。本种喜温暖的气候条件，怕高温，不耐严寒，气温降至 −17 ℃ 时大多数植株会因受冻而死亡。牛膝为深根性植物，适宜生长于腐殖质丰富的微黏性壤土、砂壤土，栽培要求土层深厚，土壤疏松肥沃，排水良好。黏性板结土壤、涝洼盐碱地不适宜种植。不忌轮作，但根表面出现瘤状突起时要换茬。

（2）栽培区域。主要栽培于内蒙古赤峰市（喀喇沁旗、敖汉旗）、通辽市（奈曼旗）、呼伦贝尔市（陈巴尔虎旗）等地。

（3）栽培要点。①种子的选择及处理。生产中多采用二年生"打子"进行播种。播种前选择发芽率达 80% 以上的饱满种子，晒种 2 ~ 3 天后，于 30 ℃ 温水中浸种 4 小时，捞出晾干，按 1∶30 的比例拌细砂土或草木灰后播种。②播种。在内蒙古，适宜在 5 月下旬至 6 月中旬播种，最迟不要晚于 6 月底。采取条播。行距 15 ~ 20 cm，沟深 2 ~ 3 cm，覆土厚度 1.5 cm 左右，播后轻压，播种量为每亩 2 ~ 2.5 kg。可每亩施磷酸氢二铵 8 ~ 10 kg、硫酸钾 5 ~ 7 kg。播种后 7 ~ 10 天可齐苗。③田间管理。中耕除草：苗高 2 ~ 3 cm 时，进行中耕松土，同时进行间苗除草。苗高 5 cm 时定苗。适量浇水：出苗前及苗期应保持畦面湿润，如遇干旱要及时浇水，以表土干松、下层土壤湿润为度，以利于根向下生长。到 8 月中旬以后，主根基本不再向地下生长，应适当加大灌水量，以利于主根加粗，提高产量。及时追肥：牛膝生长期间应追肥 1 ~ 2 次，以磷钾肥为主，一般前期不追肥，当植株高达 25 cm 时，每亩追施磷酸二氢铵 4 ~ 5 kg、尿素 10 kg、磷酸二氢钾 2 ~ 3 kg。打顶促根：进入 8 月份，对植株生长过旺田留 30 ~ 40 cm 株高进行打顶，可减少养分消耗，促进主根加粗。④病虫害防治。病害主要有白锈病和叶斑病。白锈病的主要表现是叶片背面生白色疱状病斑，叶斑病的表现是受害叶片上产生褐色病斑。对病害的防治方法是收获后清园，集中处理病残株；还可以喷 1∶1∶120 波尔多液，每 10 天 1 次，连喷 2 ~ 3 次。虫害主要是尺蠖（俗名"量步虫"）幼虫咬食叶片、嫩茎。对虫害的防治方法是在幼虫一、二龄期喷 90% 敌百虫 800 ~ 1 000 倍液。

（4）栽培面积与产量。内蒙古产区牛膝主要种植于赤峰市牛家营子镇等周边乡镇，刚开始种植面积在 2 000 亩左右，年产量不足千吨，到 2014 年种植面积扩大到 4 000 亩左右，年产量约达 1 600 t。内蒙古产区产新时间早，且单产产量高，一般亩产干品 350 ~ 400 kg，高者可达 500 kg。近几年种植户的收入普遍在 5 000 ~ 6 000 元 / 亩，高者每亩地的收益达 8 000 元。高收益可激发药农种植的积极性，目前牛膝生产相对稳定，年总产量保持在 3 500 ~ 4 000 t。

| **采收加工** | 冬季茎叶枯萎时采挖或翌年萌发前采收。采挖时先从畦的一端开始挖沟，沟宽 60 cm、深 60 ~ 80 cm，然后将整株连根挖出，注意不要挖断根条。除去泥沙、毛须、侧根后理直根条，每 10 根扎成 1 把，暴晒，晒至八成干时将其堆积于通风干燥的室内，盖上草席，使其"发汗"，2 天后再晒至全干，切去芦头，即成"毛牛膝"。

| **药材性状** | 本品呈细长圆柱形，挺直或稍弯曲，长 15 ~ 70 cm，直径 0.4 ~ 1 cm。表面灰黄色或淡棕色，有微扭曲的细纵皱纹、排列稀疏的侧根痕和横长皮孔样的突起。质硬脆，易折断，受潮后变软，断面平坦，淡棕色，略呈角质样而油润，中心维管束木部较大，黄白色，其外周散有多数黄白色点状维管束，断续排列成 2 ~ 4 轮。气微，味微甜而稍苦、涩。

| **功能主治** | 苦、甘、酸，平。归肝、肾经。逐瘀通经，补肝肾，强筋骨，利尿通淋，引血下行。用于经闭，痛经，腰膝酸痛，筋骨无力，淋证，水肿，头痛，眩晕，牙痛，口疮，吐血，衄血。

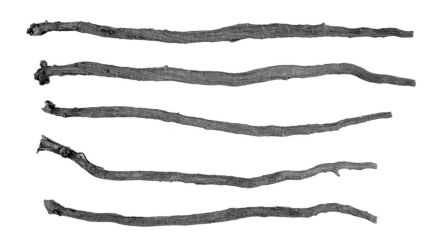

| **用法用量** | 内服煎汤，5 ~ 12 g；或浸酒；或熬膏；或入丸、散剂。外用适量，捣敷。 |

| **附　　注** | （1）物种鉴别。内蒙古栽培的牛膝为苋科植物牛膝 *Achyranthes bidentata* Blume，其与川牛膝 *Cyathula officinalis* Kuan 的主要区别为川牛膝具不育花，位于花球团外侧，苞片为具钩的坚硬芒刺，根断面异常维管束 4 ~ 11 轮。 |

（2）市场信息。牛膝市场年需求量为 5 000 ~ 5 500 t，牛膝总产量在 5 500 ~ 6 000 t，基本不存在供求矛盾。内蒙古作为主产区，牛膝生产相对稳定，年总产量保持在 3 500 ~ 4 000 t，约占市场需求量的 2/3。近年来牛膝的交易价格较稳定，为 8.5 ~ 13 元 /kg。

毛茛科 Ranunculaceae 芍药属 Paeonia 凭证标本号 150703200619009LY

芍药
Paeonia lactiflora Pall.

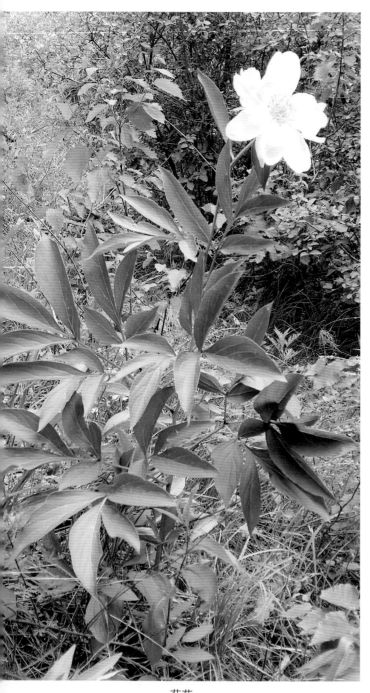

芍药

| 植物别名 |

别离草。

| 蒙 文 名 |

乌兰 – 查娜。

| 药 材 名 |

中药 赤芍（药用部位：根）、白芍（药用部位：根）。

蒙药 乌兰 – 查娜（药用部位：根）。

| 形态特征 |

多年生草本。根圆柱形，长约 50 cm，直径约 3 cm。茎高 50 ~ 70 cm，无毛。下部茎生叶为二回三出复叶，上部茎生叶为三出复叶；小叶狭卵形、椭圆形或披针形，先端渐尖，基部楔形，边缘具白色骨质细齿，背面沿叶脉疏生短柔毛。花顶生与腋生，直径 8 ~ 11.5 cm；苞片 4 ~ 5，披针形；萼片 4，宽卵形或近圆形，长 1 ~ 1.5 cm，宽 1 ~ 1.7 cm；花瓣 9 ~ 13，倒卵形，长 3.5 ~ 6 cm，宽 1.5 ~ 4.5 cm，白色、粉红色或紫红色；雄蕊多数，花丝长 0.7 ~ 1.2 cm，黄色；花盘浅杯状，包裹心皮基部，先端裂片钝圆；心皮 3 ~ 5，无毛。蓇葖果卵状圆

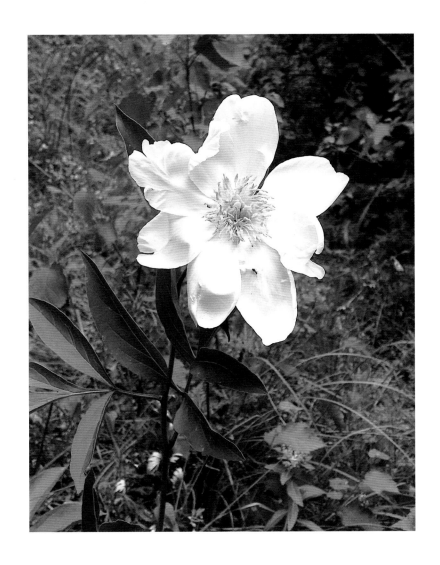

锥形，长 2.5 ～ 3cm，直径 1.2 ～ 1.5cm，先端具喙；种子近球形，直径约 6 mm，紫黑色。花期 5 ～ 7 月，果期 7 ～ 8 月。

| 野生资源 |　生于森林带、草原带的山地和石质丘陵的灌丛、林缘、山地草甸、草甸草原。分布于内蒙古呼伦贝尔市（额尔古纳市、根河市、牙克石市、鄂伦春自治旗、阿荣旗、扎兰屯市、海拉尔区、陈巴尔虎旗、鄂温克族自治旗、新巴尔虎左旗）、兴安盟（科尔沁右翼前旗、科尔沁右翼中旗、扎赉特旗、阿尔山市）、通辽市（库伦旗、科尔沁左翼后旗、科尔沁左翼中旗）、赤峰市（阿鲁科尔沁旗、巴林左旗、巴林右旗、喀喇沁旗、宁城县、敖汉旗、翁牛特旗、克什克腾旗、林西县）、锡林郭勒盟（东乌珠穆沁旗、西乌珠穆沁旗、正蓝旗、正镶白旗、多伦县、太仆寺旗、锡林浩特市）、乌兰察布市（兴和县、商都县、凉城县、卓资县）、呼和浩特市（土默特左旗、武川县、和林格尔县）、包头市（土默特右旗、青山区）。

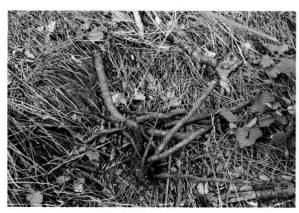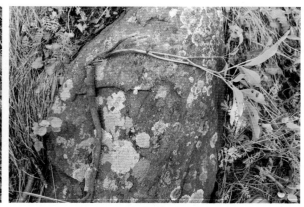

| 栽培资源 | （1）栽培条件。本种喜温和气候，耐寒，在内蒙古栽培可培土越冬。喜光，在荫蔽条件下不适宜生长。对土壤的要求不严，以壤土和砂壤土最为适宜，砂土次之，黏土较差。抗干旱，怕潮湿，忌积水。

（2）栽培区域。主要栽培于内蒙古呼伦贝尔市（鄂伦春自治旗、海拉尔区、扎兰屯市、牙克石市）、赤峰市（林西县）、乌兰察布市（商都县）、鄂尔多斯市（达拉特旗）等地。

（3）栽培要点。①育苗繁殖。采用种子或分根繁殖。7～8月种子成熟后要适时播种，9～10月为发根期。分根繁殖需在秋季收集种根，要求种根必须具有芽苞及完整、健壮的宿根。栽种前，在畦面挖穴，控制株行距为40 cm×50 cm。再将种根植于穴内，须使幼芽向上，每穴栽种1株，一般每亩栽种3 000株左右。在栽种后的前2年可在畦边栽种玉米、大豆等作物适当遮阴，芍药忌连作。②田间管理。施肥：基肥可选择腐熟的有机肥，将其施于穴底，为种根出苗提供养分。第1次追肥可于春初出苗时，在植株间挖穴施入，然后覆土，以后每年在春、秋季各施1～2次。灌水：在芍药的栽培管理过程中要保证土壤见干见湿。中耕除草：施肥的同时要注意中耕清除杂草，以免其抢占植株的养分。摘蕾：在芍药每年结蕾开花时，为了保证其根系养分充足，要将其花蕾摘除，减少养分消耗。③病虫害防治。芍药的病害主要有灰霉病和锈病。灰霉病的病菌会侵害植株的叶、茎、花等部位，一般在花期发作，阴雨季节病害最为严重。一旦发现病害后，应及时将被害枝叶摘除，烧毁或深埋，再喷洒波尔多液防治。锈病主要危害植株的叶片，一般在7～8月病害最为严重。可在收获时将田间的残枝落叶集中烧毁，减少菌源，再喷洒敌锈钠溶液防治。虫害主要有蛴螬、地老虎、蝼蛄等，它们主要危害植株的根部，可将锌硫磷和土壤混合制成毒土，结合整地撒入土壤中以进行毒杀，但要注意调配剂量，以免对植株造成损害。

（4）栽培面积与产量。内蒙古的栽培面积约 2 700 亩，年产量约达 14 900 t。

| **采收加工** | 有性繁殖的芍药 4 ～ 5 年收获，芽头繁殖的 3 ～ 4 年收获。8 ～ 9 月选择晴天采挖为宜，割去地上茎叶，挖出根部，除去须根，洗净泥土，按粗细长短分开，捆成小把即可。其中，直接晒干者为赤芍或蒙药乌兰 – 查娜，置沸水中煮后除去外皮或去皮后再煮、晒干者为白芍。

| **药材性状** | **中药**　赤芍：本品呈圆柱形，稍弯曲，长 5 ～ 40 cm，直径 0.5 ～ 3 cm。表面棕褐色，粗糙，有纵沟和皱纹，并有须根痕和横长的皮孔样突起，有的外皮易脱落。质硬而脆，易折断，断面粉白色或粉红色，皮部窄，木部放射状纹理明显，有的有裂隙。气微香，味微苦、酸、涩。

白芍：本品呈圆柱形，平直或稍弯曲，两端平截，长 5 ～ 18 cm，直径 1 ～ 2.5 cm。表面类白色或淡棕红色，光洁或有纵皱纹及细根痕，偶有残存的棕褐色外皮。质坚实，不易折断，断面较平坦，类白色或微带棕红色，形成层环明显，射线放射状。气微，味微苦、酸。

蒙药　乌兰 – 查娜：同"赤芍"。

| **功能主治** | **中药**　赤芍：苦，微寒。归肝经。清热凉血，散瘀止痛。用于热入营血，温毒发斑，吐血衄血，目赤肿痛，肝郁胁痛，经闭痛经，癥瘕腹痛，跌仆损伤，痈肿疮疡。

白芍：苦、酸，微寒。归肝、脾经。养血调经，敛阴止汗，柔肝止痛，平抑肝阳。用于血虚萎黄，月经不调，自汗，盗汗，胁痛，腹痛，四肢挛痛，头痛眩晕。

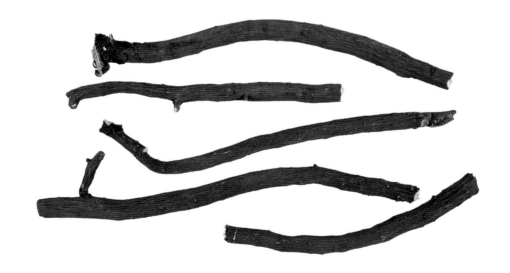

蒙药 乌兰 – 查娜：酸、苦，微寒。清血热，祛瘀血，止痛。用于瘀血疼痛，闭经，月经不调，子宫痞，关节肿胀。

| **用法用量** | **中药** 赤芍：内服煎汤，9 ~ 15 g；或入丸、散剂。

白芍：内服煎汤，6 ~ 15 g；或入丸、散剂。

蒙药 乌兰 – 查娜：研末冲服，3 ~ 5 g；或煮散剂，3 ~ 5 g；或入丸、散剂。

| **附 注** | （1）物种鉴别。有些地方将草芍药 *Paeonia obovata* Maxim.、毛叶草芍药 *Paeonia obovata* Maxim. var. *willmottiae* (Stapf) Stern、美丽芍药 *Paeonia mairei* Levl. 等的根作赤芍用，其质量较差，属伪品。

（2）市场信息。赤芍年销售量约 10 000 t，内蒙古呼伦贝尔市等地区为赤芍的主产区，其年产量基本能满足市场需求，近年来统货售价保持在 40 元 /kg 上下。

（3）资源利用与可持续发展。传统用药认为，白芍源于栽培芍药，赤芍源于野生芍药。内蒙古部分地区曾少量栽培芍药，规模较小，主要用于绿化观赏，基本不药用。内蒙古野生芍药分布广，资源较丰富，故内蒙古历来为赤芍的主产区。近年来芍药的栽培面积在不断扩大，规范化、规模化栽培不断完善，用药需求得以保障的同时其野生资源和生态环境也得到了保护。

木兰科 Magnoliaceae　五味子属 Schisandra　凭证标本号 150783190928332LY

五味子 *Schisandra chinensis* (Turcz.) Baill.

| 植物别名 |

北五味子、辽五味子、山花椒秧。

| 蒙 文 名 |

乌拉勒吉戛纳。

| 药 材 名 |

中药　五味子（药用部位：果实）。
蒙药　乌拉勒吉戛纳（药用部位：果实）。

| 形态特征 |

落叶木质藤本，全株近无毛。茎长达 8 m，红褐色，皮孔明显。叶稍膜质，宽椭圆形、卵形、倒卵形，长 5 ~ 11 cm，宽 3 ~ 6 cm，先端急尖，基部楔形，上部边缘疏生具胼胝质的锯齿，近基部全缘；叶柄长 1 ~ 4 cm，两侧为叶基下延的狭翅。雌雄异株，单生或簇生于叶腋；花梗长 15 ~ 25 mm；苞片狭卵形，长 4 ~ 8 mm；花被片 6 ~ 9，粉白色或粉红色，矩圆形或长椭圆状，长 6 ~ 11 mm，宽 3 ~ 4 mm；雄蕊 5，花丝合生成短柱状，肉质，药隔宽；雌花心皮 17 ~ 40，螺旋着生于花托上，子房卵圆形或卵状椭圆形，无花柱，柱头鸡冠状，花托授粉后延长。聚合果长 3 ~ 10 cm，下垂，呈穗状；小浆果红色，

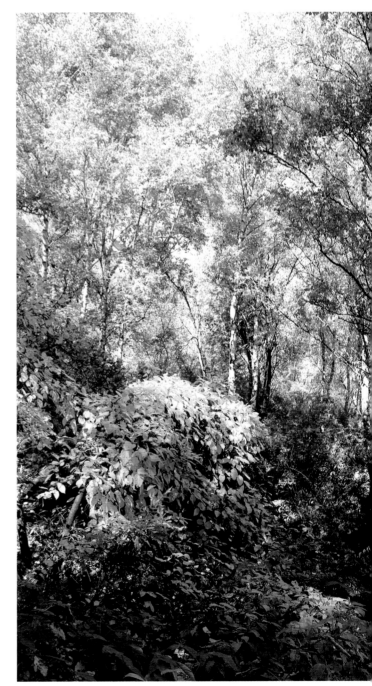

五味子

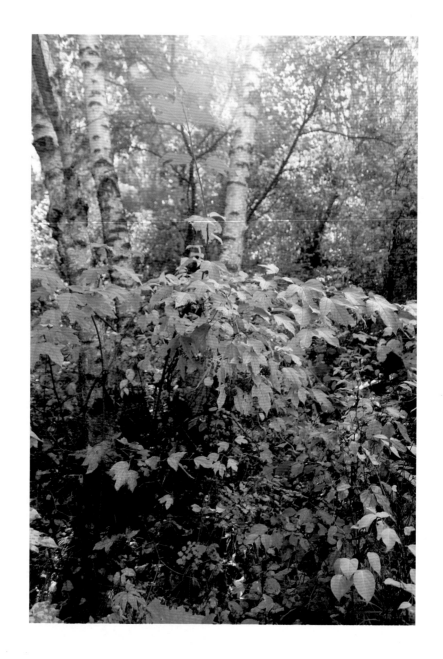

近球形，直径 6 ~ 8 mm；种子 1 ~ 2，肾形。花期 6 ~ 7 月，果期 8 ~ 9 月。

| **野生资源** | 生于海拔 1 500 m 以下的落叶阔叶林带的阴湿山沟、灌丛、林下。分布于内蒙古呼伦贝尔市（鄂伦春自治旗、阿荣旗、扎兰屯市）、兴安盟（科尔沁右翼前旗、扎赉特旗、突泉县）、通辽市（科尔沁左翼后旗）、赤峰市（喀喇沁旗、阿鲁科尔沁旗、宁城县、敖汉旗、巴林右旗）、乌兰察布市（卓资县）。

| **栽培资源** | （1）栽培条件。本种耐寒，幼苗怕强光，喜荫蔽透风环境，要求荫蔽度达 50% ~ 60%。以腐殖质丰富、疏松、肥沃的土壤最为适宜。喜潮湿，忌低洼积水。（2）栽培区域。主要栽培于内蒙古呼伦贝尔市（鄂伦春自治旗）等地。

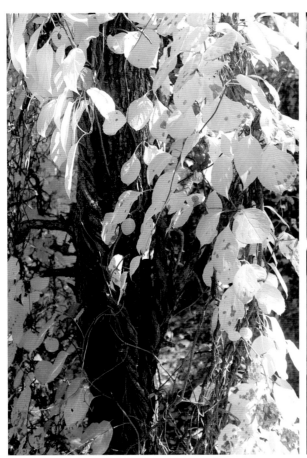
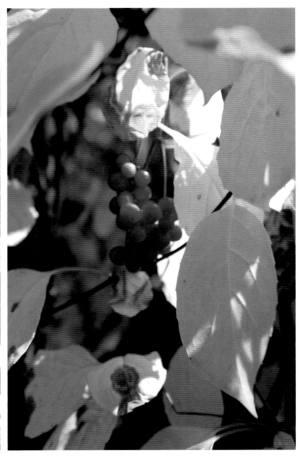

（3）栽培要点。栽培常采用种子繁殖。①种子的处理。选择饱满种子，用清水浸泡 5 ~ 7 天，每隔 2 天换 1 次水，浸泡后捞出控干，与是种子 2 ~ 3 倍的湿沙混匀，放入室外已准备好的深 0.5 m 左右的坑中，上面覆盖 10 ~ 15 cm 的细土，再盖上草帘，进行低温处理。翌年 2 月下旬将种子移入室内，拌入湿沙装入木箱进行沙藏处理，温度保持在 5 ~ 15 ℃，5 ~ 6 月即可裂口播种。发芽率达 60% 左右。②育苗移栽。育苗田可选择肥沃的腐殖土或砂壤土，床土为厚达 15 cm 以上的疏松土层，耙细清除杂质，施腐熟厩肥 5 ~ 10 kg/m²，与床土充分搅拌均匀，搂平床面即可播种。播种期一般在 5 月上旬至 6 月中旬，条播或撒播。条播行距 10 cm，覆土 1.5 ~ 3 cm。播种量约 30 g/m²。播种后搭高 1 ~ 1.5 m 的棚架遮阴，土壤湿度保持在 30% ~ 40%，待小苗长出 2 ~ 3 片真叶时可撒掉遮阴棚架，保持透风清洁，翌年春季即可移栽定植，株行距（50 ~ 100）cm×（150 ~ 200）cm。③田间管理。灌水：栽植成活后，要经常浇水，保持土壤湿润，结冰前灌 1 次水，以利越冬。施肥：在植株生长期，每年追肥 1 ~ 2 次，第 1 次在展叶期进行，第 2 次在开花后进行，一般每株追施腐熟的农家肥料 5 ~ 10 kg，可在距根部 30 ～ 50 cm 处开深为 15 ～ 20 cm 的环状沟，施入肥料后覆土，开沟时勿伤及根系。整枝修剪：五味子需剪枝，春、夏、秋季均可修剪；剪掉过密的果枝和枯枝、基生枝、重叠枝、病虫枝等，若夏剪进行得好，秋季可轻剪或不剪；剪枝后，在伤口处及时涂抹愈伤防腐膜，以促进伤口愈合，防止病菌侵袭感染；不论何时剪枝，都应选留 2 ～ 3 条营养枝，作为主枝引蔓上架。移植后，第 2 年即应搭架，在主蔓处立竖架，架高 2.5 ～ 3 m，竖架间搭横架，绑线固定，引蔓上架。中耕培土：五味子生长期间要及时松土、除草，松土时要避免碰伤根系，应于基部做好树盘，以便于灌水，另外入冬前要在基部培土，以保护其安全越冬。④病虫害防治。五味子的病害主要有叶枯病，发病时常致叶枯黄脱落，严重时可致果穗脱落，其防治方法主要是加强田间管理，注意通风透光。发病初期可用波尔多液喷雾，7 天 1 次，连续喷洒数次。虫害多为卷叶虫，可造成卷叶或叶脱落，影响果实生长，可用乐果液或辛硫磷液喷洒。

（4）栽培面积与产量。内蒙古的栽培面积约 80 亩，年产量达 2 000 kg。

| 采收加工 | **中药** 五味子：移栽后第 3 年开花结果，第 4 ～ 5 年进入盛产期。8 月下旬至 9 月末果实成熟、呈紫红色时随熟随采，晚秋经霜冻落叶时采摘质量最佳。具体采摘应选择晴天露水消失后进行，以便于及时在阳光下晾晒。采摘时要轻拿轻放，除去果梗等杂质，注意保证五味子的外观质量，不要毁坏果实。采回后要及时晾晒，可日晒或烘干。日晒时可摊在干净的水泥地面上或用苇席等做铺垫，

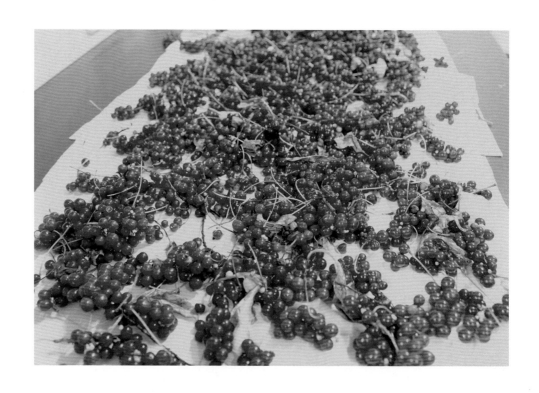

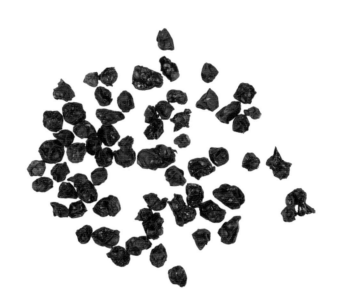

勤翻动，晒至果皮皱缩。要防雨防潮，以免发生霉变，自然风干直至达到干燥标准要求为止。若遇到阴雨天，也可烘干，烘干时要注意选择合适的温度，开始时温度控制在 60 ℃左右，烘至半干时将温度降至 40 ~ 50 ℃，达到八成干时，可以在室外进行晾晒。温度过高，会使药材挥发油散失或变成焦粒而造成质量下降。晾干或烘干后，要拣去果枝、果梗、不合格果粒、杂质异物，筛去灰屑，于通风干燥处贮藏，防鼠害和污染。

蒙药 乌拉勒吉夏纳：同"五味子"。

| **药材性状** | **中药** 五味子：本品呈不规则的球形或扁球形，直径 5 ~ 8 mm。表面红色、紫红色或暗红色，皱缩，显油润；有的表面呈黑红色或出现"白霜"。果肉柔软，种子 1 ~ 2，肾形，表面棕黄色，有光泽，种皮薄而脆。果肉气微，味酸；种子破碎后，有香气，味辛、微苦。

| **功能主治** | **中药** 五味子：酸、甘，温。归肺、心、肾经。收敛固涩，益气生津，补肾宁心。用于久嗽虚喘，梦遗滑精，遗尿尿频，久泻不止，自汗盗汗，津伤口渴，内热消渴，心悸失眠。

蒙药 乌拉勒吉夏纳：甘、酸，平，糙、燥、轻、固。止泻，止呕，开胃，平喘。用于寒热腹泻，久泻，呕吐，胃寒，肺虚喘咳。

| **用法用量** | **中药** 五味子：内服煎汤，2 ~ 6 g；或入丸、散剂。外用适量，研末掺；或煎汤洗。

蒙药 乌拉勒吉戛纳：内服煮散剂，3 ~ 5 g；或入丸、散剂。

| **附　注** | （1）物种鉴别。华中五味子 *Schisandra sphenanthera* Rehd. et Wils. 习称南五味子。2005 年版《中国药典》将其单列为"南五味子"。本种的形态与五味子相似，其特点是：叶纸质；花橙黄色，直径 1.2 cm，花被片 5 ~ 8，雄蕊 10 ~ 19，花药先端平截，雌蕊群近球形，心皮 30 ~ 50；浆果直径约 5 mm，成熟后果皮棕红色，果肉干瘪，油性小。

（2）市场信息。目前五味子的基原野生与栽培并存，晒干与烘干并存。五味子是市场主流产品，近 5 年的价格为 60 ~ 160 元 /kg，基本保持在 120 元 /kg 左右。

菘蓝 *Isatis indigotica* Fortune

| **植物别名** | 大青叶、松青、欧洲菘蓝。

| **蒙 文 名** | 胡胡日格呐。

| **药 材 名** | **中药** 板蓝根（药用部位：根）、大青叶（药用部位：叶）。
蒙药 呼和－那布其（药用部位：叶）。

| **形态特征** | 二年生草本，高 40 ～ 100 cm。茎直立，绿色，顶部多分枝，植株光滑无毛，带白色粉霜。基生叶莲座状，长圆形至宽倒披针形，长 5 ～ 15 cm，宽 1.5 ～ 4 cm，先端钝或尖，基部渐狭，全缘或稍具波状齿，具柄，耳不明显或为圆形。萼片宽卵形或宽披针形，长 2 ～ 2.5 mm；花瓣黄白色，宽楔形，长 3 ～ 4 mm，先端近平截，具短爪。短角果近长圆形，扁平，无毛，边缘有翅；果梗细长，微下垂；

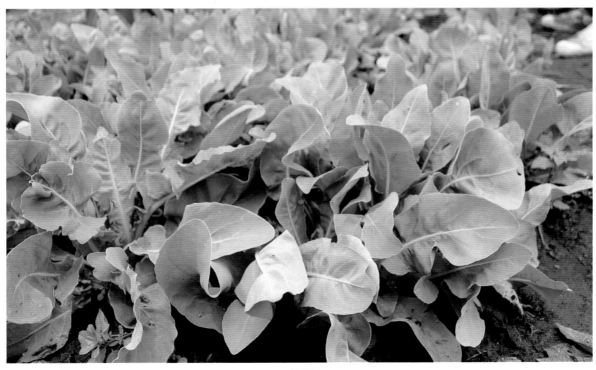

菘蓝

种子长圆形，长 3 ～ 3.5 mm，淡褐色。花期 4 ～ 5 月，果期 5 ～ 6 月。

| **野生资源** | 分布于内蒙古赤峰市（喀喇沁旗）、巴彦淖尔市（乌拉特中旗）、包头市（青山区）等地。

| **栽培资源** | （1）栽培条件。菘蓝系深根植物，适宜温暖湿润的气候，抗旱，耐寒，怕涝，水浸后容易烂根，一般的土壤均可种植，尽量选择土壤肥沃、疏松，排水良好的地块种植。

（2）栽培区域。主要栽培于内蒙古赤峰市（敖汉旗）、呼伦贝尔市（鄂温克族自治旗、陈巴尔虎旗）、巴彦淖尔市（乌拉特中旗）。

（3）栽培要点。①播种。菘蓝在内蒙古适宜春播，且应适时迟播，播种时间过早易致抽薹开花，不仅会减产，而且菘蓝的品质也会下降。最适宜的播种时间是 4 月 20 日 ～ 30 日。播种前用 40 ～ 50 ℃温水浸泡种子 4 小时左右，后捞出用草木灰拌匀，在畦面上开 1 条宽 20 cm、深 1.5 cm 的浅沟，将种子均匀地撒在沟中，覆土 1 cm 左右，略微镇压，适当浇水保湿。温度适宜的条件下 7 ～ 10 天即可出苗。一般每亩用种量为 2 ～ 2.5 kg。②田间管理。定苗、间苗：出苗后，当苗高 7 ～ 8 cm 时，按株距 6 ～ 10 cm 定苗，去弱留壮，缺苗补齐；苗高 10 ～ 12 cm 时，结合中耕除草，按株距 6 ～ 9 cm、行距 10 ～ 15 cm 定苗。中耕除草：幼苗出土后浅耕，定苗后中耕；在杂草具 3 ～ 5 叶时可以选择喷施精禾草克类化学除草剂以除禾本科杂草，每亩用药 40 ml，兑水 50 kg 后制成喷雾。追肥浇水：收大青叶为主的菘蓝，每年要追肥 3 次，第 1 次是在定植后，在行间开浅沟，每亩施入 10 ～ 15 kg 尿素，及时浇水保湿，第 2 ～ 3 次是在收完大青叶以后，为使植株生长健壮旺盛，可用农家肥适当配施磷钾肥；收板蓝根为主的菘蓝，在生长旺盛时期不割大青叶，并且少施氮肥，适当配施磷钾肥和草木灰，以促进根部粗大生长，提高产量。

（4）栽培面积与产量。内蒙古的栽培面积达 668 亩，平均亩产量为 267 kg，年产量达 178.4 t。

| **采收加工** | **中药** 板蓝根：在入冬前选择晴天采挖，挖时要深刨，避免刨断根部。起土后，除去泥土、茎叶，摊开晒至七八成干后，扎成小捆再晒至全干。

大青叶：在收根前可以收割 2 次叶子，第 1 次可在 6 月中旬，当苗高 20 cm 左右时从植株茎部距离地面 2 cm 处收割，以利于新叶的生长；第 2 次可在 8 月中下旬。高温天气不宜收割，以免引起成片死亡。收割后将叶子晒干即可。

　　　　　　蒙药　　呼和－那布其：同"大青叶"。

| **药材性状** | 中药　　板蓝根：本品呈圆柱形，稍扭曲，长 10 ～ 20 cm，直径 0.5 ～ 1 cm。表面淡灰黄色或淡棕黄色，有纵皱纹、横长皮孔样突起，并有支根或支根痕；根头略膨大，可见轮状排列的暗绿色或暗棕色叶柄残基、叶柄痕及密集的疣状突起。体实，质略软，折断面略平坦，皮部黄白色，占半径的 1/2 ～ 3/4，木部黄色。气微，味微甜后苦、涩。以条长、粗大、体实者为佳。

大青叶：本品多皱缩、破碎。完整的叶片呈长椭圆形至长圆状倒披针形，长 4 ～ 15 cm，宽 1 ～ 4 cm，先端钝尖或钝圆，基部渐狭，下延成翼状叶柄；全缘或微波状，上、下表面均呈灰绿色或棕绿色，无毛，羽状网脉，主脉在下表面凸出。质脆。气微，味稍苦。以叶大、色绿者为佳。

蒙药　　呼和－那布其：同"大青叶"。

功能主治　　中药　　板蓝根：苦，寒。归心、肝、胃经。清热，解毒，凉血，利咽。用于温热病高热烦渴，热毒发斑，痄腮，丹毒，咽喉肿痛，痈肿，肺炎，流行性脑脊髓膜炎，流行性乙型脑炎，急性肝炎。

大青叶：苦，寒。归心、胃、肝、肺经。清热解毒，凉血消斑。用于温病热毒发斑，丹毒，咽喉肿痛，高热神昏，黄疸，热痢，吐血，衄血，口疮，痄腮。

蒙药　　呼和－那布其：杀黏，清热，解毒。用于疫热，希日热，感冒，黄疸。

用法用量　　中药　　板蓝根：内服煎汤，15 ～ 30 g；或入丸、散剂。

大青叶：内服煎汤，10 ～ 30 g，鲜品加倍。外用适量，捣敷。

蒙药　　呼和－那布其：多配方使用。

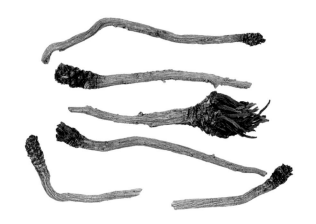

豆科 Leguminosae 槐属 Sophora 凭证标本号 150304200714013LY

苦豆子 *Sophora alopecuroides* L.

| **植物别名** | 苦豆根、苦甘草。

| **蒙 文 名** | 胡兰-布亚。

| **药 材 名** | 苦豆根（药用部位：根）、苦豆草（药用部位：全草）、苦豆子（药用部位：种子）。

| **形态特征** | 多年生草本，或基部木质化，呈亚灌木状，高约1 m。枝被白色或淡灰白色长柔毛或贴伏柔毛。羽状复叶；叶柄长1～2 cm；托叶着生于小叶柄的侧面，钻状，长约5 mm，常早落；小叶7～13对，对生或近互生，纸质，披针状长圆形或椭圆状长圆形，长15～30 mm，宽约10 mm，先端钝圆或急尖，常具小尖头，基部宽楔形或圆形，上面被疏柔毛，下面毛被较密，中脉在上面常凹陷、

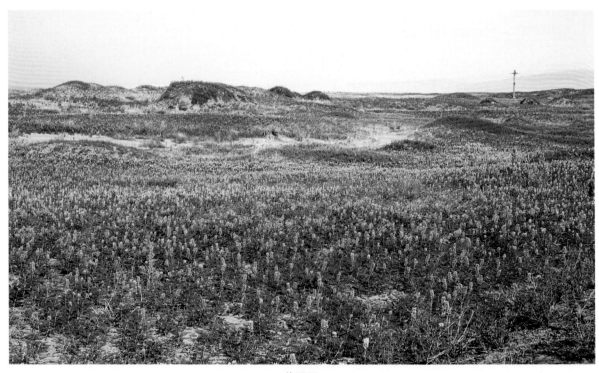

苦豆子

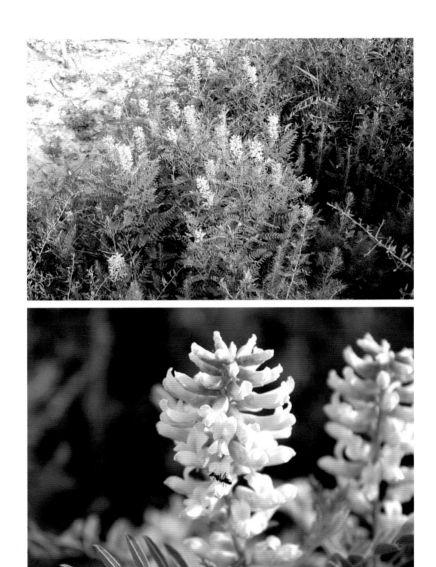

下面隆起，侧脉不明显。总状花序顶生；花多数，密生；花梗长 3 ~ 5 mm；苞片似托叶，脱落；花萼斜钟状，萼齿 5，明显，不等大，三角状卵形；花冠白色或淡黄色，旗瓣形状多变，通常为长圆状倒披针形，长 15 ~ 20 mm，宽 3 ~ 4 mm，先端圆或微缺，或明显呈倒心形，基部渐狭或骤狭成柄，翼瓣常单侧生，稀近双侧生，长约 16 mm，卵状长圆形，具三角形耳，折皱明显，龙骨瓣与翼瓣相似，先端明显具突尖，背部明显呈龙骨状盖叠，柄纤细，长约为瓣片的 1/2，具 1 三角形耳，下垂；雄蕊 10，花丝不同程度地联合，有时近二体雄蕊，联合部分疏被极短毛；子房密被白色近贴伏柔毛，柱头圆点状，被疏柔毛。荚果串珠状，长 8 ~ 13 cm，直，具多数种子；种子卵球形，稍扁，褐色或黄褐色。花期 5 ~ 6 月，果期 6 ~ 8 月。

| 野生资源 | 生于干草原、草原边缘地带、荒漠带的河滩覆沙地及平坦沙地、固定和半固定沙地。分布于内蒙古通辽市（奈曼旗）、锡林郭勒盟（苏尼特左旗）、乌兰察布市（察哈尔右翼中旗、察哈尔右翼后旗、化德县、商都县）、呼和浩特市（和林格尔县、托克托县）、包头市（昆都仑区、东河区、土默特右旗）、巴彦淖尔市（磴口县、乌拉特中旗、乌拉特后旗、五原县）、鄂尔多斯市（伊金霍洛旗、鄂托克前旗、鄂托克旗、乌审旗、达拉特旗）、阿拉善盟（额济纳旗、阿拉善右旗、阿拉善左旗）。

| 栽培资源 | （1）栽培条件。苦豆子喜干燥、喜光，耐旱、耐寒、耐贫瘠，应选择地下水位高、土壤呈中性或碱性的轻盐砂壤土种植。

（2）栽培区域。主要栽培于内蒙古巴彦淖尔市（五原县）。

（3）栽培要点。①选地与整地。整地、翻耕：深度 25 cm，耕后平整土地。施基肥：适宜选用中性或酸性的肥料，如氮肥可用尿素（含氮 46.7%）80.3 kg/hm²，磷肥可用过磷酸钙（含五氧化二磷 20%）250 kg/hm²，钾肥可用硫酸钾（含氧化钾 50%）37 kg/hm²，其中，磷肥全部作基肥施入，氮肥、钾肥 50% 作基肥。②播种。种子的处理：用 98% 硫酸处理苦豆子种子，100 g 种子使用 50 ml 硫酸，处理时间为 25 分钟。将处理后的种子用水冲洗 6 ~ 7 次，以洗净种子表面的硫酸，并置于通风处晾干备用。播种期：苦豆子种子萌发的适宜温度为 25 ~ 30 ℃，5 cm 地温稳定在 12 ℃时为适宜播种期。播种方式：苦豆子的播种采用条播，播种沟宽 1 ~ 2 cm、深 1 ~ 1.5 cm、行距 45 ~ 50 cm，播种后覆土 1 cm，播种量为 30 kg/hm²。③田间管理。定苗、间苗：苗高 10 cm 时，按照株距 10 cm 进行定苗，间苗应保壮除弱，并在缺苗处适当补苗。灌溉：苦豆子全生育期的灌水量为 0.84 m³/m²，其中播种时的灌水量为 0.24 m³/m²；6 月、7 月中旬苦豆子生长旺盛期结合土壤墒情适时适量灌水 2 次，每次灌水量为 0.15 m³/m²；10 月上旬秋灌压盐，灌水量为 0.3 m³/m²。追肥：追肥在 7 月中旬进行，施用尿素（含氮 46.7%）80.3 kg/hm²、硫酸钾（含氧化钾 50%）37 kg/hm²。中耕除草：苦豆子的田间杂草主要为稗草，应在 6 月、7 月中旬分别进行人工除草，或用五氟磺草胺 450 ~ 750 mg/hm²，兑水喷雾除草。④病虫害防治。7 月中下旬有蚜虫虫害，侵害部位为叶片、茎部，会导致叶片发白、卷曲，可用马拉硫黄乳剂 1 000 ~ 1 500 倍液喷雾防治。

| 采收加工 | 苦豆根：秋季采挖，晒干或鲜用。
苦豆草：夏季采收，晒干。

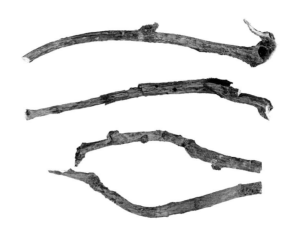

苦豆子：秋季采收成熟果实，打下种子，晒干。

| **药材性状** | 苦豆根：本品呈长圆柱形，稍弯曲，一般切成长 15 ～ 20 cm 的小段，直径 0.8 ～ 2 cm。表面棕黄色至褐色，粗糙，有明显的纵皱纹及裂纹，具横向皮孔，有时有支根痕。质坚硬，不易折断，断面纤维性，淡黄色，平整的切面木部放射状排列，有裂隙。气微弱，味苦。

| **功能主治** | 苦豆根：苦、辛，寒；有毒。归心、肺经。清热除烦，祛风除湿，活血调经。用于咽喉疼痛，心烦失眠，风湿痹痛，月经不调，跌打损伤。

苦豆草：苦，寒；有毒。清热燥湿。用于痢疾，肠炎。

苦豆子：苦，寒；有毒。清热燥湿，止痛，杀虫。用于痢疾，胃痛，白带过多，湿疹，疮疖，顽癣。

| **用法用量** | 苦豆根：内服煎汤，6 ～ 9 g；或浸酒。外用适量，煎汤洗。

苦豆草：内服煎汤，1.5 ～ 3 g。

苦豆子：内服研末，每次 5 粒。外用适量，研末，煎汤洗或用干馏油制成软膏搽。

豆科 Leguminosae 槐属 Sophora 凭证标本号 152224190701250LY

苦参 *Sophora flavescens* Alt.

| 植物别名 | 地槐、山槐、野槐。

| 蒙 文 名 | 胡兰 – 布亚。

| 药 材 名 | 苦参（药用部位：根）、苦参实（药用部位：种子）。

| 形态特征 | 草本或亚灌木，稀呈灌木状，通常高 1 m 左右，稀达 2 m。茎具棱纹，幼时疏被柔毛，后无毛。羽状复叶长达 25 cm；托叶披针状线形，渐尖，长 6 ~ 8 mm；小叶 6 ~ 12 对，互生或近对生，纸质，形状多变，椭圆形、卵形、披针形至披针状线形，长 3 ~ 4（~ 6）cm，宽（0.5 ~）1.2 ~ 2 cm，先端钝或急尖，基部宽楔形或浅心形，上面无毛，下面疏被灰白色短柔毛或近无毛；中脉在下面隆起。总状

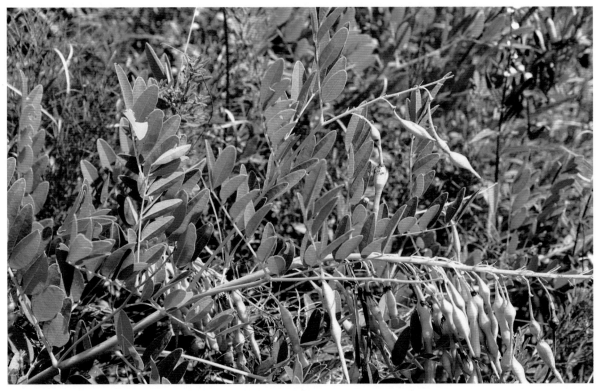

苦参

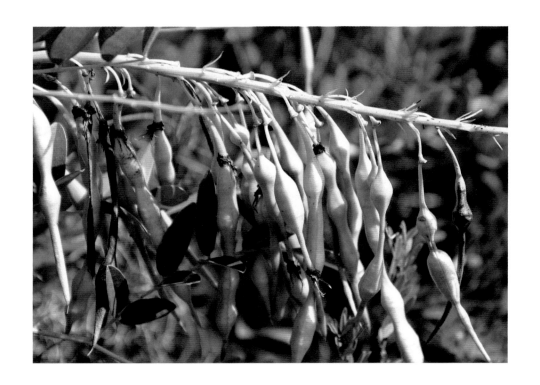

花序顶生，长 15 ～ 25 cm；花多数，疏或稍密；花梗纤细，长约 7 mm；苞片线形，长约 2.5 mm；花萼钟状，明显歪斜，具不明显波状齿，完全发育后近平截，长约 5 mm，宽约 6 mm，疏被短柔毛；花冠比花萼长 1 倍，白色或淡黄白色，旗瓣倒卵状匙形，长 14 ～ 15 mm，宽 6 ～ 7 mm，先端圆或微缺，基部渐狭成柄，柄宽 3 mm，翼瓣单侧生，强烈折皱几达瓣片的顶部，柄与瓣片近等长，长约 13 mm，龙骨瓣与翼瓣相似，稍宽，宽约 4 mm；雄蕊 10，分离或近基部稍联合；子房近无柄，被淡黄白色柔毛，花柱稍弯曲，胚珠多数。荚果长 5 ～ 10 cm，种子间稍缢缩，呈不明显串珠状，稍四棱形，疏被短柔毛或近无毛，成熟后开裂成 4 瓣，有种子 1 ～ 5；种子长卵形，稍压扁，深红褐色或紫褐色。花期 6 ～ 7 月，果期 8 ～ 10 月。

| **野生资源** | 生于森林带和草原带的沙地、干旱荒山坡、灌木林下、蒙古栎林及樟子松林林下。分布于内蒙古呼伦贝尔市（额尔古纳市、根河市、海拉尔区、鄂温克族自治旗、新巴尔虎左旗、牙克石市、鄂伦春自治旗、莫力达瓦达斡尔族自治旗、阿荣旗、扎兰屯市）、兴安盟（阿尔山市、科尔沁右翼前旗、科尔沁右翼中旗、扎赉特旗）、通辽市（科尔沁区、奈曼旗、库伦旗、扎鲁特旗、科尔沁左翼中旗、科尔沁左翼后旗）、赤峰市（林西县、宁城县、翁牛特旗、喀喇沁旗、巴

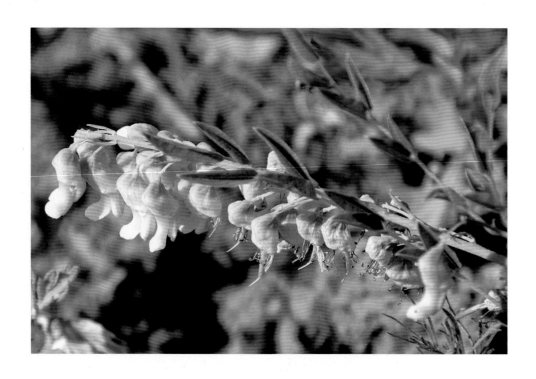

林左旗、巴林右旗）、乌兰察布市（兴和县）、锡林郭勒盟、鄂尔多斯市（乌审旗）。

| **栽培资源** |　（1）栽培条件。苦参适应性强，分布广。内蒙古各地均有分布。喜温和、干燥的气候环境。可耐受 −30 ℃以下的低温，亦耐高温。苦参属深根系植物，栽培以土壤疏松、土层深厚、排水良好的砂壤土为宜。喜肥又耐盐碱，不怕涝害，忌在土质黏重、低洼积水地种植。

　（2）栽培区域。主要栽培于内蒙古乌兰察布市（察哈尔右翼前旗）、锡林郭勒盟（太仆寺旗）、赤峰市（敖汉旗、翁牛特旗）、通辽市（奈曼旗）。

　（3）栽培要点。①选地与整地。宜选择土层深厚、疏松肥沃、排水良好的砂壤土栽培，且地下水位要低。每亩施 51% 氮磷钾复合肥 50 kg，均匀地撒施地面，深翻 30 ~ 40 cm。以秋季整地、起垄或做畦为宜，垄距 60 cm，做畦宽 1.2 m 的高畦，畦沟宽 45 cm。②播种。用种子直播的方式播种。8 ~ 9 月种子成熟时，选生长健壮、无病虫害的植株采收，将荚果采回后脱粒去杂，晒干备用。播种前将种子与细沙按 1 : 1 混匀，由于苦参的种子中有硬实种子，即种皮坚硬，不透水、不透气，即使在适宜条件下也不发芽，因此要摩擦划破种皮。经沙磨处理的种子发芽率可显著提高。播种前将沙磨处理好的种子放在 50 ℃的温水中浸泡 24 小时，之后在起好的垄上按株距 30 cm

开穴，或在做好的畦上按行株距 60 cm×30 cm 开穴，穴深 10 cm，每穴施 1 把粪肥，盖 1 层土，点种 35 粒，覆细土 23 cm，每亩播种量为 35 kg。③田间管理。中耕除草：当苗高 5 cm 时，进行中耕除草，在封行前进行 3 次松土。每半个月 1 次，第 1 次要浅松土，后逐渐加深，第 3 次要深松土并培土，防止倒伏；垄种者可铲 3 遍。间苗、定苗、补苗：结合中耕除草进行，第 1 次中耕除草时去弱苗，留壮苗，第 3 次中耕除草时定苗，每穴留 2 ~ 3 株；如有缺苗，用间下的苗选壮者补苗。追肥：结合中耕除草进行，第 1 次每亩施厩肥 1 000 kg、人畜粪水 1 000 kg，第 2 次在定苗时，每亩追施人畜粪水 1 500 kg、厩肥 2 000 kg、过磷酸钙 30 kg。摘花薹：6 月抽薹时，除留种者外，全部摘除，因花薹较韧，最好用剪刀剪除，如此可以显著增产。④病虫害防治。苗期有地老虎和蝼蛄咬断茎基部，可按常规方法诱杀。

（4）栽培面积与产量。内蒙古的栽培面积达 1 375 亩，平均亩产量为 970 kg，年产量达 1 333.8 t。

| 采收加工 | 苦参：春、秋季采挖，去掉根头、须根，洗净泥沙，晒干。
苦参实：秋季采收成熟果实，打下种子，晒干。

| 药材性状 | 苦参：本品呈长圆柱形，下部常有分枝，长 10 ~ 30 cm，直径 1 ~ 6.5 cm。表面灰棕色或棕黄色，具纵皱纹和横长皮孔样突起，外皮薄，多破裂反卷，剥落

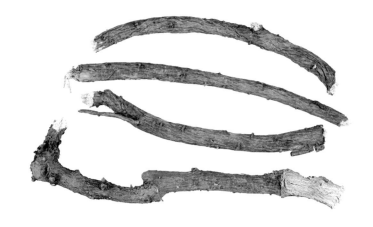

处显黄色，光滑。质硬，不易折断，断面纤维性；切片厚 3 ~ 6 mm；切面黄白色，具放射状纹理和裂隙，有的具异型维管束，呈同心形环列或不规则散在。气微，味极苦。

| **功能主治** | 苦参：苦，寒。归心、肝、胃、大肠经。清热燥湿，杀虫，利尿。用于热痢，便血，黄疸，尿闭，赤白带下，阴肿阴痒，湿疹，湿疮，皮肤瘙痒，疥癣麻风；外用于滴虫性阴道炎。

苦参实：苦，寒。清热解毒，通便，杀虫。用于急性细菌性痢疾，大便秘结，蛔虫病。

| **用法用量** | 苦参：内服煎汤，4.5 ~ 9 g。外用适量，煎汤洗。

苦参实：内服研末，0.6 ~ 1.5 g，每日 4 次。

| **附　　注** | 市场信息。全国主要药材市场及产地 2016—2020 年苦参监测站统货价格。见表 2-1-1 ~ 表 2-1-4。

表 2-1-1　2016—2020 年安国药材市场内蒙古产苦参（规格：统片）价格（单位：元 /kg）

年＼月	1月	2月	3月	4月	5月	6月	7月	8月	9月	10月	11月	12月
2016	12	12	12	13	13	13	13	13	13	13	13	13
2017	13	13	13	12	12	12	12	12.5	12.5	12.5	12.5	12.5
2018	12.5	12.5	12.5	12.5	12.5	12.5	12.5	12.5	12.5	11.5	11.5	11
2019	11	11	11	11	11	11	11	11	12	12	12	12
2020	11	11	11	11	11	11	11	11	11	11	11	11

表 2-1-2　2016—2020 年亳州药材市场内蒙古产苦参（规格：统片）价格（单位：元 /kg）

年＼月	1月	2月	3月	4月	5月	6月	7月	8月	9月	10月	11月	12月
2016	13	13	13	13	13	13	13	13	13	13	13	13
2017	13	13	13	13	13	13	13	13	13	13	13	13
2018	13	13	13	13	13	13	13	13	13	13	13	13
2019	13	13	13	13	13	13	13	13	13	13	13	13
2020	13	13	13	13	13	13	13	13	13	13	13	13

表 2-1-3　2016—2020 年荷花池药材市场内蒙古产苦参（规格：统片）价格（单位：元 /kg）

年＼月	1月	2月	3月	4月	5月	6月	7月	8月	9月	10月	11月	12月
2016	14	14	14	14	14	14	14	14	14	14	14	14
2017	14	14	14	14	14	14	14	14	14	14	14	14
2018	14	14	14	14	14	14	14	14	14	14	14	14
2019	14	14	14	14	14	14	14	14	14	14	14	14
2020	14	14	14	14	14	14	12	12	12	12	12	12

表 2-1-4　2016—2020 年内蒙古赤峰市喀喇沁旗苦参（规格：统片）产地价格
（单位：元 /kg）

年＼月	1 月	2 月	3 月	4 月	5 月	6 月	7 月	8 月	9 月	10 月	11 月	12 月
2016	11.5	11.5	11.5	11.5	11	10.5	10.5	10.5	10.5	10.5	10.5	10.5
2017	12	12	12	12	12	12	12	12	12	12	12	12
2018	12	12	12	12	12	12	12	12	12	12	12	12
2019	12	12	12	12	12	12	12	12	12	12	12	10
2020	10	10	10	10	10	10	10	10	10	10	10	10

豆科 Leguminosae 黄耆属 *Astragalus* 凭证标本号 150785201307045LY

黄耆
Astragalus membranaceus (Fisch.) Bunge

| 植物别名 | 膜荚黄耆。

| 蒙 文 名 | 浑其日。

| 药 材 名 | 黄芪（药用部位：根）。

| 形态特征 | 多年生草本，高 50 ～ 100 cm。主根肥厚，木质，常分枝，灰白色。茎直立，上部多分枝，有细棱，被白色柔毛。羽状复叶有 13 ～ 27 小叶，长 5 ～ 10 cm；叶柄长 0.5 ～ 1 cm；托叶离生，卵形、披针形或线状披针形，长 4 ～ 10 mm，下面被白色柔毛或近无毛；小叶椭圆形或长圆状卵形，长 7 ～ 30 mm，宽 3 ～ 12 mm，先端钝圆或微凹，具小尖头或不明显，基部圆形，上面绿色，近无毛，下面被贴伏白色柔毛。总状花序稍密，有 10 ～ 20 花；总花梗与叶近等长或较叶长，

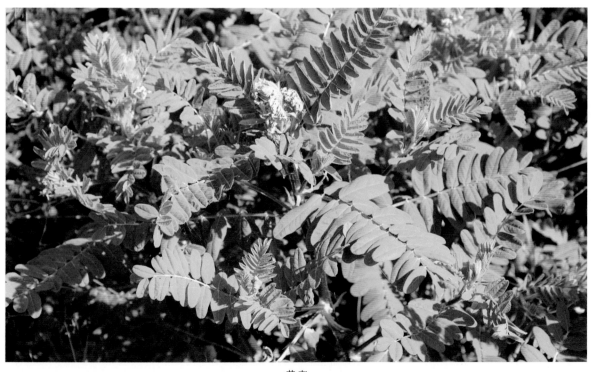

黄耆

至果期显著伸长；苞片线状披针形，长 2 ~ 5 mm，背面被白色柔毛；花梗长 3 ~ 4 mm，连同花序轴梢密被棕色或黑色柔毛；小苞片 2；花萼钟状，长 5 ~ 7 mm，外面被白色或黑色柔毛，有时萼筒近无毛，仅萼齿有毛，萼齿短，三角形至钻形，长仅为萼筒的 1/5 ~ 1/4；花冠黄色或淡黄色，旗瓣倒卵形，长 12 ~ 20 mm，先端微凹，基部具短瓣柄，翼瓣较旗瓣稍短，瓣片长圆形，基部具短耳，瓣柄较瓣片长约 1.5 倍，龙骨瓣与翼瓣近等长，瓣片半卵形，瓣柄较瓣片稍长；子房有柄，被细柔毛。荚果薄膜质，稍膨胀，半椭圆形，长 20 ~ 30 mm，宽 8 ~ 12 mm，先端具刺尖，两面被白色或黑色细短柔毛，果颈超出萼外；种子 3 ~ 8。花期 6 ~ 8 月，果期 7 ~ 9 月。

| **野生资源** | 生于山地林缘、山坡草地、草甸、灌丛及疏林下，稀为森林带、森林草原带和草原带的林间草甸中的伴生杂类草。分布于内蒙古呼伦贝尔市（额尔古纳市、根河市、牙克石市、鄂伦春自治旗、莫力达瓦达斡尔族自治旗、阿荣旗、扎兰屯市）、兴安盟（阿尔山市、科尔沁右翼前旗）、通辽市（科尔沁左翼中旗）、赤峰市（巴林右旗、克什克腾旗）、锡林郭勒盟（锡林浩特市）。

| **栽培资源** | （1）栽培条件。喜凉，喜光，耐旱，怕涝。对土壤要求不甚严格，但不宜栽培于过酸和过碱的土壤中。黄耆为深根性植物，平地栽培应选高燥、排水良好、具疏松而肥沃的砂壤土的位置；山区栽培应选土层深厚、排水良好、背风向阳的山坡或荒地进行栽种，不宜种植于地下水位高，土壤湿度大、质地黏紧，低洼易涝的黏土或土质瘠薄的沙砾土。

（2）栽培区域。主要栽培于内蒙古包头市、赤峰市、通辽市、呼和浩特市、巴彦淖尔市、锡林郭勒盟（多伦县、正蓝旗）等地。

（3）栽培要点。①选地与整地。选择排水良好、向阳、土层深厚的砂壤土。秋季翻地 30 ~ 45 cm，结合翻地，每亩施腐熟有机肥 2 500 ~ 3 000 kg、过磷酸钙 25 ~ 30 kg，以二者作基肥；春季再次翻地，耙细整平，根据栽培方式做畦。②播种。播种期：可在春、夏、秋季播种。春播在清明前后进行，最迟不晚于谷雨；夏播在 6 ~ 7 月进行；秋播一般在 10 月中上旬进行。播种方法：在畦面上按行距 20 cm 左右开深 3 cm 的沟，将处理好的种子均匀地撒在沟内，覆土即可。播种至出苗期要保持地面湿润或加覆盖物以促进出苗。③育苗移栽。移栽时期：内蒙古在 4 月中上旬进行移栽。移栽方法：选择优质壮苗，按行距 28 ~ 30 cm、株距 10 ~ 12 cm 移栽。④田间管理。间苗、定苗、补苗：苗高 5 ~ 7 cm 时进行第 1 次间苗，共进行 2 ~ 3 次间苗；最后，穴播的每穴留 3 ~ 4

株壮苗，条播的每隔 10 ~ 12 cm 留 1 株壮苗；如遇缺苗，应选小苗带土补植，亦可重播催芽籽补苗。中耕除草：黄耆幼苗生长缓慢，不注意除草易造成草荒，因此，在苗高 5 cm 左右时，要结合间苗及时进行第 1 次中耕除草；第 2 次于苗高 8 ~ 9 cm 时进行；第 3 次于定苗后进行；第 2 年以后于每年 5 月、6 月、9 月各除草 1 次。追肥：黄耆喜肥，在生长的第 1、2 年，每年结合中耕除草追肥 3 次，第 1 次每亩追施人畜粪水 100 kg 或硫酸铵 15 kg，随水浇施；第 2 次于中耕除草后每亩施尿素 5 kg，兑水浇施，或将堆肥 1 500 kg 与过磷酸钙 50 kg、硫酸铵 10 kg 混合均匀后于行间开沟施入，施后覆土；第 3 次于冬季枯苗后每亩施入厩肥 2 000 kg、过磷酸钙 50 kg、饼肥 150 kg，将三者混合拌匀后于行间开沟施入，施后培土防冻。排水：雨季湿度过大，要注意排水，以防烂根死苗。打顶：为了控制植株生长高度，减少养分的消耗，于 7 月底以前进行打顶，可以增产。（4）栽培面积与产量。内蒙古的栽培面积达 3 500 亩，平均亩产量为 175 kg，年产量达 612.5 t。

| 采收加工 | 于播后 2 ~ 3 年秋、冬季地上茎叶枯萎后采挖，避免碰伤外皮、断根。除去泥沙和须根，趁鲜切去芦头，置阳光下暴晒至半干时，将根理顺直，捆成小把，再晒干。

| 药材性状 | 本品呈圆柱形，有的有分枝，上端较粗，长 30 ~ 90 cm，直径 1 ~ 3.5 cm。表面棕黄色或棕色，有不整齐的纵皱纹或纵沟。质硬而韧，不易折断，断面纤维

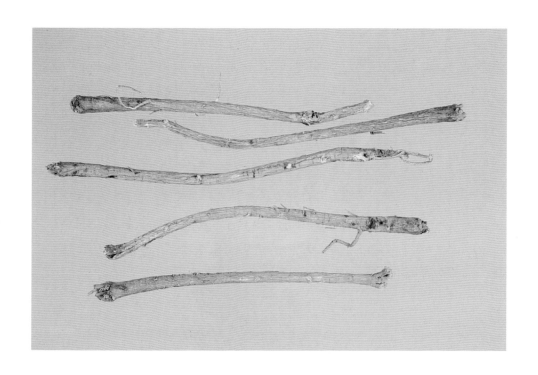

性强，并显粉性，皮部黄白色，木部淡黄色，有放射状纹理和裂隙，老根中心偶呈枯朽状，黑褐色或空洞。气微，味微甜，嚼之微有豆腥味。

| 功能主治 | 甘，微温。补气升阳，固表止汗，利水消肿，生津养血，行滞通痹，托毒排脓，敛疮生肌。用于气虚乏力，食少便溏，中气下陷，久泻脱肛，便血崩漏，表虚自汗，气虚水肿，内热消渴，血虚萎黄，半身不遂，痹痛麻木，痈疽难溃，久溃不敛。

| 用法用量 | 内服煎汤，一般 9 ～ 30 g，大剂量可用 50 ～ 100 g。

| 附　　注 | （1）物种鉴别。蒙古黄耆（蒙古黄芪）*Astragalus membranaceus* (Fisch.) Bunge var. *mongholicus* (Bunge) P. K. Hsiao 植株较黄耆矮小，小叶亦较小，长 5 ～ 10 mm，宽 3 ～ 5 mm，荚果无毛。
（2）市场信息。2016—2020 年亳州药材市场内蒙古产黄芪价格稳定，统货价格为 20 元 /kg。

豆科 Leguminosae 黄耆属 Astragalus 凭证标本号 150426130731004LY

蒙古黄耆 Astragalus membranaceus (Fisch.) Bunge var. mongholicus (Bunge) P. K. Hsiao

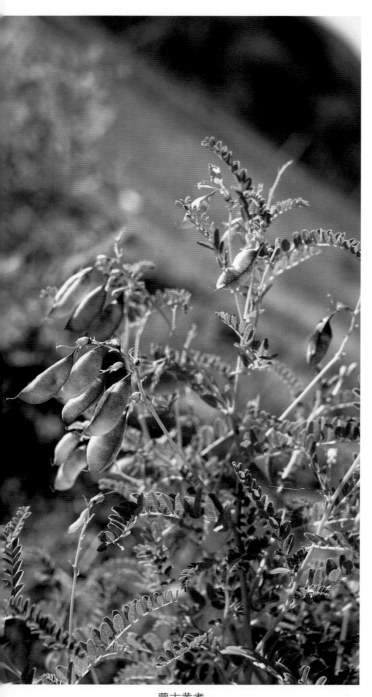

蒙古黄耆

植物别名

蒙古黄芪。

蒙 文 名

蒙古勒 – 浑其日。

药 材 名

黄芪（药用部位：根）。

形态特征

多年生草本，高 50 ～ 70 cm。主根粗而长，直径 1.5 ～ 3 cm，圆柱形，稍带木质，外皮淡棕黄色至深棕色。茎直立，上部多分枝，有细棱，被白色柔毛。奇数羽状复叶，互生，托叶披针形、卵形至条状披针形，长 6 ～ 10 mm，有毛；小叶 25 ～ 37，排列紧密，通常椭圆形，长 5 ～ 10 mm，宽 3 ～ 5 mm，先端圆钝，基部圆形或宽楔形，上面绿色，近无毛，下面带灰绿色，有白色平伏柔毛。总状花序于枝顶部腋生，总花梗比叶稍长或近等长，至果期显著伸长，具花 10 ～ 25，较稀疏；花黄色或淡黄色，长 12 ～ 18 mm；花梗与苞片近等长，有黑色毛；苞片条形；花萼钟状，长约 5 mm，常被黑色或白色柔毛，萼齿不等长，为萼筒长的

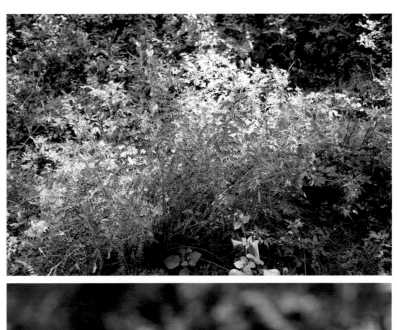

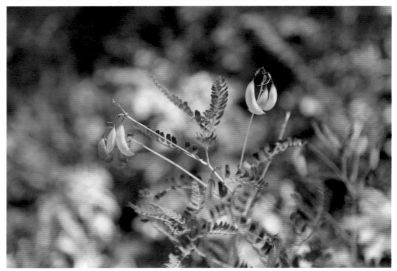

1/5 或 1/4，三角形至锥形，上萼齿（即位于旗瓣一方者）较短，下萼齿（即位于龙骨瓣一方者）较长；旗瓣矩圆状倒卵形，先端微凹，基部具短爪，翼瓣与龙骨瓣近等长，比旗瓣微短，均有长爪和短耳；子房有柄，无毛。荚果半椭圆形，一侧边缘呈弓形弯曲，膜质，稍膨胀，长 20 ~ 30 mm，宽 8 ~ 12 mm，先端有短喙，基部有长柄，无毛，有种子 3 ~ 8；种子肾形，棕褐色。花期 6 ~ 8 月，果期（7 ~ ）8 ~ 9 月。

| **野生资源** | 生于草原带的沙质草原，森林草原带的山地草原、灌丛、林缘、向阳草地及山坡上。分布于内蒙古呼伦贝尔市（额尔古纳市、新巴尔虎左旗、鄂温克族自治旗、牙克石市、莫力达瓦达斡尔族自治旗）、兴安盟（阿尔山市）、通辽市（奈曼旗）、赤峰市（巴林右旗、翁牛特旗）、锡林郭勒盟（正镶白旗、锡林浩特市、太仆寺旗、苏尼特左旗、二连浩特市、东乌珠穆沁旗、多伦县、西乌珠穆沁旗）、

乌兰察布市（兴和县、察哈尔右翼前旗、四子王旗、化德县、凉城县、商都县、卓资县、集宁区）、呼和浩特市（土默特左旗、武川县、托克托县）、包头市（固阳县、土默特右旗）、巴彦淖尔市（乌拉特前旗）、鄂尔多斯市（鄂托克旗）、阿拉善盟（额济纳旗）。

| **栽培资源** | （1）栽培条件、栽培要点。同"黄耆"。
（2）栽培区域。主要栽培于内蒙古呼伦贝尔市（额尔古纳市）、通辽市（奈曼旗）、赤峰市（巴林左旗、林西县、巴林右旗）、锡林郭勒盟（锡林浩特市、正镶白旗、太仆寺旗）、乌兰察布市（四子王旗、察哈尔右翼前旗、凉城县、卓资县）、呼和浩特市（土默特左旗）、包头市（固阳县）、巴彦淖尔市（乌拉特中旗）。
（3）栽培面积与产量。内蒙古的栽培面积达 26 545 亩，平均亩产量为 443 kg，年产量达 11 759 t。

| **采收加工** | 春、秋季采挖，洗净，切片，晒干。

| **药材性状** | 同"黄耆"。

| **功能主治** | 甘，温。归肺、脾经。补气固表，利尿托毒，排脓，敛疮生肌。用于气虚乏力，食少便溏，中气下陷，久泻脱肛，便血崩漏，表虚自汗，气虚水肿，痈疽难溃，久溃不敛，血虚萎黄，内热消渴，慢性肾炎导致的蛋白尿，糖尿病。

| **用法用量** | 内服煎汤，9 ~ 30 g。

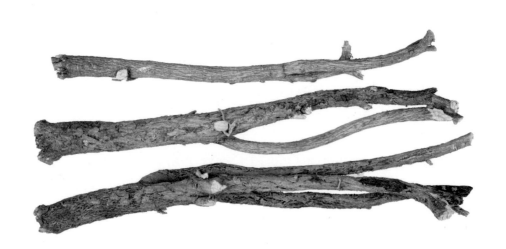

豆科 Leguminosae 甘草属 Glycyrrhiza 凭证标本号 150304200710006LY

甘草
Glycyrrhiza uralensis Fisch.

| **植物别名** | 国老、甜草、甜根子。

| **蒙 文 名** | 西河日 – 额布苏。

| **药 材 名** | **中药** 甘草（药用部位：根及根茎）。
蒙药 西河日 – 额布苏（药用部位：根及根茎）。

| **形态特征** | 多年生草本。根与根茎粗壮，直径 1 ~ 3 cm，外皮褐色，里面淡黄色，具甜味。茎直立，多分枝，高 30 ~ 120 cm，密被鳞片状腺点、刺毛状腺体及白色或褐色的绒毛。叶长 5 ~ 20 cm；托叶三角状披针形，长约 5 mm，宽约 2 mm，两面密被白色短柔毛；叶柄密被褐色腺点和短柔毛；小叶 5 ~ 17，卵形、长卵形或近圆形，长 1.5 ~ 5 cm，宽 0.8 ~ 3 cm，上面暗绿色，下面绿色，两面均密被黄褐色腺点及

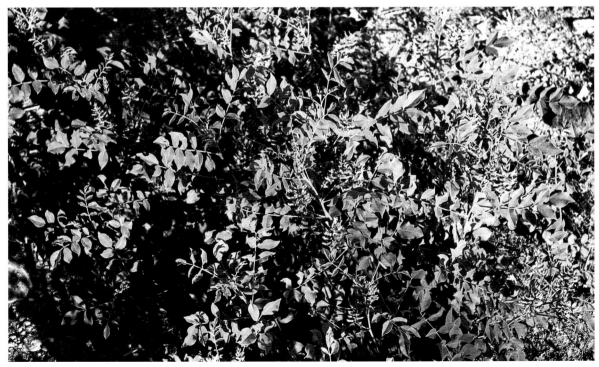

甘草

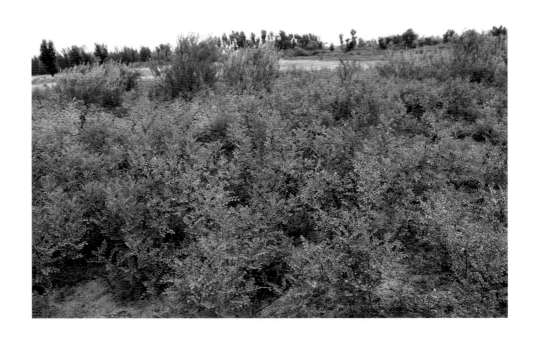

短柔毛，先端钝，具短尖，基部圆，全缘或边缘微呈波状，多少反卷。总状花序腋生，具多数花，总花梗短于叶，密生褐色的鳞片状腺点和短柔毛；苞片长圆状披针形，长 3 ~ 4 mm，褐色，膜质，外面被黄色腺点和短柔毛；花萼钟状，长 7 ~ 14 mm，密被黄色腺点及短柔毛，基部偏斜并膨大成囊状，萼齿 5，与萼筒近等长，上部 2 齿大部分联合；花冠紫色、白色或黄色，长 10 ~ 24 mm，旗瓣长圆形，先端微凹，基部具短瓣柄，翼瓣短于旗瓣，龙骨瓣短于翼瓣；子房密被刺毛状腺体。荚果弯曲成镰状或环状，密集成球，密生瘤状突起和刺毛状腺体；种子 3 ~ 11，暗绿色，圆形或肾形，长约 3 mm。花期 7 ~ 8 月，果期 8 ~ 9 月。

| **野生资源** | 生于碱化沙地，沙质草原，砂土质的田边、路旁、低地边缘及河岸轻度碱化的草甸。分布于内蒙古呼伦贝尔市（海拉尔区、新巴尔虎左旗、新巴尔虎右旗）、兴安盟（科尔沁右翼前旗、科尔沁右翼中旗、扎赉特旗）、通辽市（扎鲁特旗、科尔沁左翼中旗、奈曼旗、库伦旗）、赤峰市（阿鲁科尔沁旗、宁城县、林西县、巴林左旗、巴林右旗、喀喇沁旗）、锡林郭勒盟（正蓝旗、多伦县、正镶白旗、太仆寺旗、苏尼特右旗、苏尼特左旗、二连浩特市、阿巴嘎旗、东乌珠穆沁旗、西乌珠穆沁旗）、乌兰察布市（察哈尔右翼前旗、察哈尔右翼后旗、兴和县、丰镇市、化德县、商都县、卓资县、凉城县、四子王旗）、呼和浩特市（清水河县、武川县、土默特左旗）、包头市（石拐区、昆都仑区、东河区、固阳县、

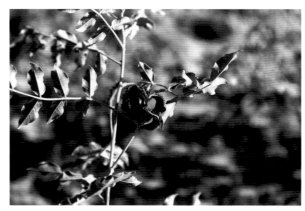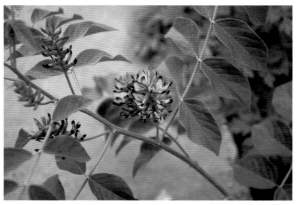

土默特右旗）、巴彦淖尔市（磴口县、乌拉特前旗、乌拉特中旗、乌拉特后旗）、鄂尔多斯市（鄂托克前旗、伊金霍洛旗、乌审旗、鄂托克旗、达拉特旗）、阿拉善盟（额济纳旗、阿拉善右旗、阿拉善左旗）。内蒙古的甘草资源较丰富，甘草为内蒙古 Ⅱ 级保护植物，常见于干旱沙地、河岸沙地、山坡草地及盐渍化土壤中。20 世纪 50 年代，我国甘草的资源蕴藏量约为 25 亿 kg，1983 年普查发现其蕴藏量减少到 15 亿 kg。20 世纪 90 年代末与 20 世纪 50 年代相比，内蒙古东部和东北部地区甘草面积减少了 70% 以上，内蒙古西部、宁夏、甘肃、新疆等地减少了 50% 以上。各地现有蕴藏量一般不足 20 世纪五六十年代的 50%，有些地区甚至达不到 30%。目前，内蒙古西部地区野生甘草的平均蕴藏量约为 0.42 kg/m²，内蒙古东部地区野生甘草的平均蕴藏量约为 0.08 kg/m²。内蒙古鄂尔多斯市杭锦旗现有的野生甘草面积约为 240 万亩；鄂尔多斯市鄂托克前旗的野生甘草面积达 420 多万亩，是我国梁外甘草的主要产地之一。巴彦淖尔市有大面积的保护性草场，很多草场均有野生甘草分布，其中乌拉特前旗的野生甘草面积达 350 多万亩。

| **栽培资源** |（1）栽培条件。甘草喜光照充足、降水量较少、夏季酷热、冬季严寒、昼夜温差大的生境，具有喜光、耐旱、耐热、耐盐碱和耐寒的特性。适宜在土层深厚、土质疏松、排水良好的砂壤土中生长。甘草多生长在干旱或半干旱的砂土、沙漠边缘和黄土丘陵地带，在引黄灌区的田野和河滩地里也易于繁殖。

（2）栽培区域。主要栽培于内蒙古鄂尔多斯市、锡林郭勒盟、赤峰市、通辽市和兴安盟的部分旗县，以及巴彦淖尔市等地，内蒙古共有 46 个甘草分布区。

（3）栽培要点。①选地与整地。通常选择土壤肥沃、土质疏松、排水良好的砂壤土，深耕 30 cm 左右，耕翻后整平耙细，做宽 60 ~ 70 cm 的垄畦。②播种。甘草种子的种皮厚而坚实，透水性差，不易萌发，播前要进行种子处理。方法一：利用粗砂或制米机将种皮轻磨一下，使种皮粗糙，增强透水性。方法二：将种子在水中浸 30 秒，再在 45 ℃温水中浸泡 10 小时。方法三：用浓硫酸 1 份、种子 1.5 份混拌，混拌均匀后用清水冲洗，晾干后备用。播种期选择春、夏、秋季均可，但以春播为好。播种量每亩 1 ~ 1.5 kg，播种深 2 ~ 3 cm，方法为机播或人工播种，播后适当镇压。③田间管理。施肥：第 2、3 年每年春季秧苗萌发前每亩追施磷酸二铵 25 kg，开沟施于行侧 10 cm 处，沟深 15 cm，施肥后覆土。灌水：播种当年灌水 3 ~ 4 次，每亩每次灌水量一般为 85 m³，第 1 次灌水在出苗后 1 个月左右进行，以后每隔 1 个月灌水 1 次，10 月中旬灌越冬水，第 2、3、4 年可逐渐减少灌水次数。间苗：当甘草秧苗长到 15 cm 高时可进行间苗，株距 15 cm，每亩保苗 2 万株左右。中耕除草：播种当年一般中耕 3 ~ 4 次，以后可适当减少中耕次数，结合中耕主要消灭菟丝子等田间杂草。④病虫害防治。甘草的病虫害主要有锈病、白粉病、红蜘蛛等，对于锈病，可用石灰硫黄合剂进行防治；对于白粉病，可用甲基硫菌灵进行防治；对于红蜘蛛，可用乐果进行防治。

（4）栽培面积与产量。内蒙古的栽培面积为 6 475 亩，平均亩产量为 650 kg，年产量达 4 202.8 t。

| **采收加工** | **中药** 甘草：人工种植者一般生长 3 ~ 4 年后采收，以秋季采挖为宜。将挖取的根及根茎切去两端，除去小根、茎基和幼芽，洗净，晒干或烘干；也有选择质坚重、条粗的甘草削去栓皮为"粉甘草"或"刮皮草"者。

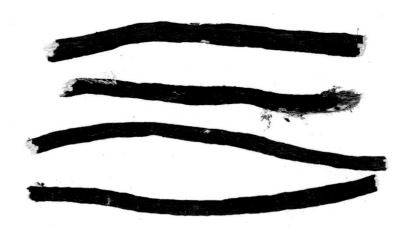

| **药材性状** | **中药** 甘草：本品呈圆柱形，长 25 ～ 100 cm，直径 0.6 ～ 3 cm。外皮松紧不一。表面红棕色或灰棕色，具显著的纵皱纹、沟纹、皮孔及稀疏的细根痕。质坚实，断面略显纤维性，黄白色，粉性，形成层环明显，射线放射状，有的有裂隙。根茎呈圆柱形，表面有芽痕，断面中部有髓。气微，味甜而特殊。

| **功能主治** | **中药** 甘草：甘，平。归心、肺、脾、胃经。补脾益气，清热解毒，祛痰止咳，缓急止痛，调和诸药。用于脾胃虚弱，倦怠乏力，心悸气短，咳嗽痰多，脘腹、四肢挛急疼痛，痈肿疮毒，缓解药物毒性、烈性。

蒙药 西河日 - 额布苏：止咳，润肺，止吐，止渴，滋补，解毒。用于肺痨，肺热咳嗽，吐血，口渴，各种中毒，白脉病，咽喉肿痛，胃肠宝如，血病。

| **用法用量** | **中药** 甘草：内服煎汤，1.5 ～ 9 g；或入丸、散剂。外用适量，研末掺；或煎汤洗。

蒙药 西河日 - 额布苏：入丸、散剂。

| **附 注** | （1）道地沿革。历代本草对梁外甘草较为推崇，内蒙古、宁夏北部、陕西北部、山西北部及甘肃河西走廊一带所产均为正品梁外甘草，其中内蒙古鄂尔多斯市杭锦旗地区所产梁外甘草品质较高，为道地药材。

（2）物种鉴别。胀果甘草 *Glycyrrhiza inflata* Batal. 的根及根茎木质，粗壮，有的分枝外皮粗糙，多呈灰棕色或灰褐色。质坚硬，木质纤维性，粉性小。根茎不定芽多而粗。

（3）资源利用与可持续发展。甘草原以内蒙古为主产区，自20世纪60年代以来，甘草的需求量大幅度增加，使其遭到过度采挖，以致资源量急剧下降。目前国家将甘草列为计划管理品种，限量采挖和出口，以保证永续利用。20世纪70年代以来，甘肃、内蒙古、山西、宁夏、黑龙江、吉林、辽宁、陕西、新疆等省区大力发展人工种植甘草。当前甘草商品供应以家种为主，尤以甘肃定西的陇西等县产量较大。梁外甘草作为内蒙古的道地药材，主产于鄂尔多斯市杭锦旗（库布齐沙漠以外）。甘草不仅用于医药领域，而且在食品、日用化学品、烟草、畜牧产品等领域也有广泛的应用。

芸香科 Rutaceae 白鲜属 Dictamnus 凭证标本号 150782180609120LY

白鲜
Dictamnus dasycarpus Turcz.

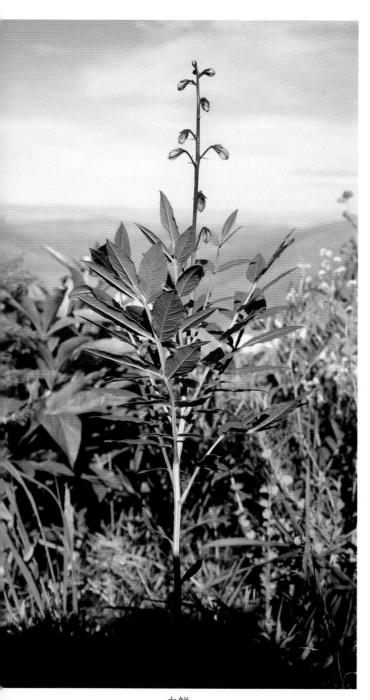

白鲜

| 植物别名 |

八股牛。

| 蒙文名 |

阿格齐嘎海。

| 药材名 |

白鲜皮（药用部位：根皮。别名：白藓皮、八股牛、山牡丹）。

| 形态特征 |

茎基部木质化的多年生宿根草本，高40 ~ 100 cm。根斜生，肉质，粗长，淡黄白色。茎直立，幼嫩部分密被长毛及水泡状凸起的油点。小叶 9 ~ 13，对生，椭圆形至长圆形，长 3 ~ 12 cm，宽 1 ~ 5 cm，生于叶轴上部的较大，叶缘有细锯齿；叶轴有甚狭窄的翼叶。总状花序长可达 30 cm；花梗长 1 ~ 1.5 cm；苞片狭披针形；萼片长6 ~ 8 mm，宽 2 ~ 3 mm；花瓣白色带淡紫红色或粉红色带深紫红色脉纹，倒披针形，长 2 ~ 2.5 cm，宽 5 ~ 8 mm；雄蕊伸出花瓣外；萼片及花瓣均密生透明油点。成熟的蓇葖果沿腹缝线开裂为 5 个分果瓣，每分果瓣又深裂为 2 小瓣，瓣的顶角短尖，内果皮

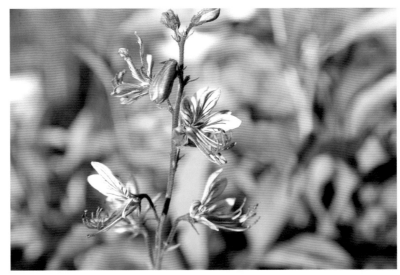

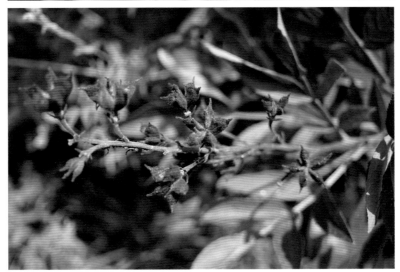

蜡黄色，有光泽，每分果瓣有种子 2 ~ 3；种子阔卵形或近圆球形，长 3 ~
4 mm，厚约 3 mm，光滑。花期 7 月，果期 8 ~ 9 月。

| 野生资源 | 生于山坡林缘、疏林灌丛、草甸。分布于内蒙古呼伦贝尔市（海拉尔区、牙克
石市、扎兰屯市、额尔古纳市、根河市、阿荣旗、鄂伦春自治旗、莫力达瓦达
斡尔族自治旗、陈巴尔虎旗、新巴尔虎右旗）、兴安盟（阿尔山市、扎赉特旗）、
通辽市（扎鲁特旗）、赤峰市（巴林左旗、巴林右旗、林西县、克什克腾旗、
翁牛特旗、喀喇沁旗、宁城县）、锡林郭勒盟（东乌珠穆沁旗、西乌珠穆沁旗、
多伦县）。

| 栽培资源 | （1）栽培条件。白鲜适应性较强，喜温暖湿润，喜光照，耐严寒，耐干旱，不
耐水涝。应选择阳光充足、土质肥沃疏松、排水良好、pH 在 5.5 ~ 7 的砂壤土种

植。低洼易涝处、盐碱地或重黏土地不适宜种植。

（2）栽培区域。主要栽培于内蒙古赤峰市（林西县）等地。

（3）栽培要点。①种子的处理。大田栽培白鲜主要采用种子繁殖。选生长 4 年以上的粗壮、无病虫害植株采种，当果实由绿色变为棕黄色、未裂开，种子黑色、有光泽时随熟随采，在干燥、通风处放置 7 天左右，使其生理后熟，脱粒，除去果皮及杂质。种子质量要求：净度≥ 90%，发芽率≥ 80%。白鲜可在春、秋季播种，秋播时，将采收后的种子拌入 3 倍量的细沙，放阴凉通风处贮存；春播时应将种子放在容器中，倒入水浸泡约 50 小时，捞出种子后与细沙按 1 ∶ 3 的比例拌种，将种子埋起来，经一冬天低温冷冻，翌年春季播种前挖出进行播种。②整地与播种。整地前每亩宜选 1 500 ～ 2 000 kg 腐熟有机肥或 30 ～ 40 kg 磷酸氢二铵作为基肥，将其均匀地施于地表，再耕翻入地下，深度 20 ～ 30 cm，耙平做宽 1.2 ～ 1.4 m 的畦，畦长不超过 50 m。根据移栽的需要，可用作 60 ～ 65 cm 的垄或 90 ～ 100 cm 的苗床。春播常在 4 月下旬至 5 月中旬进行，可采用撒播和条播。撒播是将已处理的种子均匀地撒播在做好的床面上，用种量为 20 ～ 25 g/m²，覆土 3 ～ 4 cm；条播的播种量为 10 ～ 15 g/m²，按行距 12 ～ 15 cm 开深 4 ～ 5 cm 的沟，覆土 3 ～ 4 cm，覆土后进行镇压。撒播和条播均用松针、稻草或 4 ～ 6 针遮阳网等覆盖。秋播在 10 月上旬至 11 月初进行，步骤与春播相同。③苗期管理。春播后 10 ～ 15 天出苗。当出苗率达 50% 时，将覆盖物均匀地拿掉一半左右，以防压苗。当出苗率达 80% 时，除去全部覆盖物。幼苗出土后，待幼苗长出 3 ～ 4 枚真叶时开始除草，幼苗期应及时拔除田间杂草，防止草荒。④移栽。春栽在 4 月中下旬至 5 月初、秋栽在 10 月初至 10 月中下旬进行。移栽时先从畦的一端开始，用铁锹挖出移栽槽，移栽槽宽 15 ～ 20 cm，深度根据种苗的大小决定。将种苗放入移栽槽时要使顶芽朝上并低于畦面 1 ～ 2 cm，同时要让种苗的根舒展，摆好后覆土，覆土厚度以盖过顶芽 3 ～ 5 cm 为宜，株行距约 35 cm×40 cm。栽完整平畦面进行镇压保墒。⑤田间管理。田间管理应主要做好除草、灌溉、摘蕾、施肥工作。为防止杂草对水分和养分的争夺，应在苗期清除杂草，若植株生长旺盛覆盖地面而抑制杂草生长，可不进行除草。白鲜的叶子对人的皮肤有刺激作用，可引起皮肤红肿瘙痒，除草时要避免皮肤裸露。早春解冻后，育苗植株返青前应保证土壤湿润，早春易干旱，需勤灌溉，雨季种植地要做好排水，防止积水。不留种子的植株，在孕蕾初期应及时剪去花蕾，减少营养消耗，以利于提高白鲜皮的产量和质量。每年 5 ～ 6 月追肥，每亩追施农家肥 800 ～ 1 000 kg 或者尿素 8 ～ 10 kg。立秋

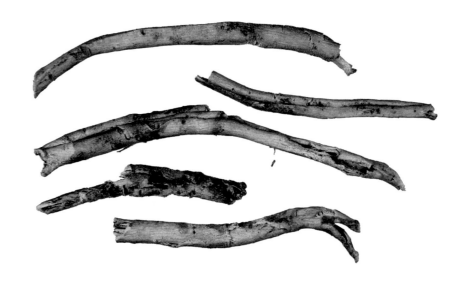

后可追施 1 次叶面肥（0.3% ~ 0.5% 的磷酸二氢钾），以促根壮株。⑥病虫害防治。白鲜的病害有霜霉病、菌核病，于 3 月开始发病，发生在叶部和茎基部，可用乙磷铝、甲基硫菌灵或氯硝铵粉剂撒施。虫害主要为黄凤蝶，6 ~ 8 月偶有少量黄凤蝶幼虫咬食茎叶，可人工捕捉。

（4）栽培面积与产量。内蒙古的栽培面积达 30 亩，年产量达 9 t。

| **采收加工** | 春、秋季采挖根，除去泥沙和粗皮，剥取根皮，干燥。

| **药材性状** | 本品呈卷筒状，长 5 ~ 15 cm，直径 1 ~ 2 cm，厚 0.2 ~ 0.5 cm。外表面灰白色或淡灰黄色，具细纵皱纹和细根痕，常有凸起的颗粒状小点；内表面类白色，有细纵纹。质脆，折断时有粉尘飞扬，断面不平坦，略呈层片状，剥去外层，迎光可见闪烁的小亮点。有羊膻气，味微苦。

| **功能主治** | 苦，寒。归脾、胃、膀胱经。清热燥湿，祛风解毒。用于湿热疮毒，黄水淋漓，湿疹，风疹，疥癣疮癞，风湿热痹，黄疸尿赤。

| **用法用量** | 内服煎汤，5 ~ 10 g。外用适量，煎汤洗；或研末敷。

| **附　注** | （1）市场信息。近年来，白鲜皮的临床需求量上升，近 5 年白鲜皮的统货价格大幅上涨，2016—2020 年白鲜皮的统货价格见表 2-1-5 ~ 表 2-1-7。

表 2-1-5 2016—2020 年安国药材市场内蒙古产白鲜皮
（规格：抽芯 80% ~ 85% 个）价格（单位：元 /kg）

年＼月	1月	2月	3月	4月	5月	6月	7月	8月	9月	10月	11月	12月
2016	53	53	53	54	70	70	70	70	70	75	75	75
2017	75	75	75	77	77	77	77	72	70	70	70	70
2018	70	70	70	70	70	70	69	69	69	70	75	75
2019	78	78	78	78	78	80	80	80	100	130	120	120
2020	120	120	120	120	125	125	115	115	110	110	110	110

表 2-1-6 2016—2020 年亳州药材市场内蒙古产白鲜皮
（规格：抽芯 80% ~ 85% 个）价格（单位：元 /kg）

年＼月	1月	2月	3月	4月	5月	6月	7月	8月	9月	10月	11月	12月
2016	50	50	50	50	58	58	58	58	65	65	65	70
2017	75	75	75	75	75	75	75	70	70	70	70	70
2018	70	70	70	68	68	68	68	68	68	75	80	80
2019	68	78	78	78	78	78	78	78	95	100	125	125
2020	120	120	120	120	120	120	115	115	115	115	115	115

表 2-1-7 2016—2020 年内蒙古赤峰市翁牛特旗白鲜皮
（规格：抽芯 80%~85% 个）产地价格（单位：元 /kg）

年＼月	1月	2月	3月	4月	5月	6月	7月	8月	9月	10月	11月	12月
2016	49	48	48	48	48	50	55	55	60	60	65	70
2017	70	70	70	70	70	70	65	65	65	65	65	65
2018	65	65	65	65	65	65	65	65	70	70	75	75
2019	75	75	75	78	80	80	80	80	85	90	90	90
2020	90	90	90	90	90	90	90	90	90	90	90	100

（2）濒危情况。白鲜目前已知含有100多种化学成分，具有抗肿瘤、抗菌、抗炎、抗氧化等多种活性，因其广泛的药用价值和特殊的疗效，造成白鲜皮临床需求量逐年上升，野生资源连年遭受滥采乱挖，过度的森林砍伐、开设矿藏企业使得野生产区内的自然生态遭到了极大的破坏，导致白鲜的野生资源日渐枯竭。

（3）其他。本种为 2020 年版《中国药典》收载的白鲜皮药材的基原。

无患子科　Sapindaceae　文冠果属　Xanthoceras　凭证标本号　150524150727003LY

文冠果

Xanthoceras sorbifolium Bunge

| 植物别名 |

木瓜、文冠树。

| 蒙 文 名 |

协日－僧登。

| 药 材 名 |

中药　文冠果（药用部位：木材或枝叶。别名：文冠花、崖木瓜、文光果）。

蒙药　协日－僧登（药用部位：木材或枝叶。别名：赫日音－陶来音－博热）。

| 形态特征 |

落叶灌木或小乔木，高 2 ~ 5 m。小枝粗壮，褐红色，无毛，顶芽和侧芽有覆瓦状排列的芽鳞。小叶 4 ~ 8 对，膜质或纸质，披针形或近卵形，长 2.5 ~ 6 cm，宽 1.2 ~ 2 cm，边缘有锐利锯齿，顶生小叶通常 3 深裂。花序先叶抽出或与叶同时抽出，两性花的花序顶生，雄花序腋生，长 12 ~ 20 cm，直立，总花梗短，基部常有残存芽鳞；花梗长 1.2 ~ 2 cm；苞片长 0.5 ~ 1 cm；萼片两面被灰色绒毛；花瓣白色，基部紫红色或黄色，有清晰的脉纹，长约 2 cm，宽 7 ~ 10 mm，爪之两侧有须毛；花盘的角状附属体橙黄

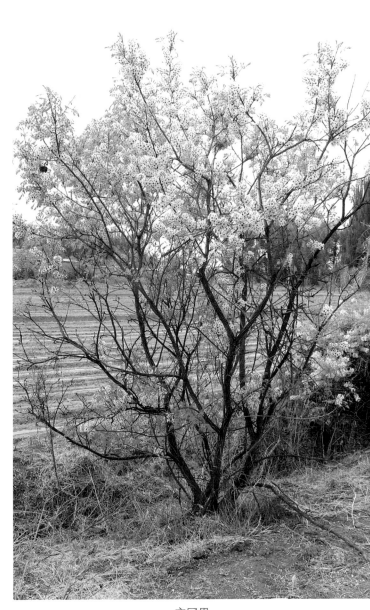

文冠果

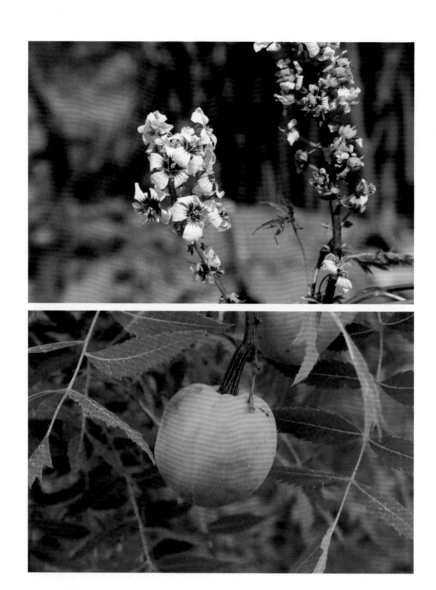

色；雄蕊长约 1.5 cm，花丝无毛；子房被灰色绒毛。蒴果长达 6 cm；种子长达
1.8 cm，黑色而有光泽。花期 4 ~ 5 月，果期 7 ~ 8 月。

| **野生资源** | 生于背风向阳、土层较厚、中性的砂壤土中。分布于内蒙古通辽市（科尔沁左
翼中旗、科尔沁左翼后旗、库伦旗、奈曼旗、开鲁县）、赤峰市（元宝山区、
松山区、红山区、巴林左旗、林西县、敖汉旗、翁牛特旗、喀喇沁旗、宁城县、
阿鲁科尔沁旗）、锡林郭勒盟（锡林浩特市、二连浩特市）、鄂尔多斯市（准
格尔旗、达拉特旗、鄂托克前旗、鄂托克旗）、巴彦淖尔市（乌拉特中旗、磴
口县）。

| **栽培资源** | （1）栽培条件。本种属于喜光性树种，适应能力较强，具有深根性特点，根系
发达，可耐旱、耐寒、耐盐碱，耐贫瘠土壤，对生长的土壤条件没有严格的要

求，在内蒙古的干旱瘠薄土壤中亦可生长，在土层深厚、湿润肥沃、透气性好、微碱性的土壤中生长最佳。文冠果不耐涝，忌低湿地及背阴处。在山区，圃地可选择在背风向阳的缓坡地或者梯田。

（2）栽培区域。主要栽培于内蒙古通辽市（科尔沁左翼中旗、扎鲁特旗）等地。

（3）栽培要点。①育苗。文冠果以播种、插根、分株形式育苗。播种育苗：秋季果实成熟后进行采摘，将果实中的种子取出进行播种，如果需要在翌年春季进行播种，可在秋季采摘果实后，将种子用湿沙层积贮藏过冬，以防止冬季低温对种子活性造成破坏，提升播种后的发芽率；播种时，苗畦的长、宽均以 1.2 m 为宜，基施适量农家肥，播种行距 30 cm、株距 10 cm，种子上覆盖 3 cm 左右的土层；幼苗长出后，需对幼苗进行遮阴处理，雨季还要防止幼苗倒伏，通常播种后 1 年，幼苗高可达 35 cm 以上；幼苗抚育期，可以进行适当的灌溉，灌溉量要根据幼苗生长环境的湿度进行适当调整，这样可有效防止高湿环境使幼苗出现烂根情况；当新苗生长超过 2 年时，需要进行修剪塑形，4 年后，可以出圃定植。分株育苗：将壮树根部的幼苗挖出，采用分株移栽的方法，以提升其存活率。插根育苗：选取壮龄母树，挖掘出直径 3 mm 以上的根，修成 15 cm 的根段，然后移栽到土壤中，要确保其顶端低于地面 3 cm 左右。②栽植。在文冠果的栽植过程中，所选区域应具备良好的生长条件，如土壤肥沃、积水较少、弱碱性、通气条件良好等。栽植时株距保持在 3 m 左右，栽植穴长、宽均为 70 cm 左右，挖穴时将表土、心土分开放置，每穴施农家肥 70 kg、过磷酸钙 1 kg 左右。根据栽植时间可以分为春栽和冬栽，如果选择春栽，要在萌芽前栽植；如果选择冬栽，要在土壤上冻前栽植，且栽种深度要减小 2 cm 左右，以确保栽植后的存活率。通常情况下，文冠果的根茎属于敏感部位，在栽植过程中根茎距离地表应不超过 2 cm，以降低根茎腐烂的概率。③整形修剪。萌芽前要进行定干处理，定干高度控制在 80 cm 左右，在定干过程中，保留顶部生长健壮、分布均匀的 3～4 个主枝，剪除剩下的枝。若进行夏季修剪，修剪环节包括除萌、摘心、抹芽、剪枝、扭枝等，枝叶比较茂密的，要进行大幅修剪，以确保树株通风良好。如果是盆栽植株，整形修剪以二年生苗株为主，且选择的苗株高度应该在 40 cm 以上。此外，每年春季都要进行修剪，保留 2 个长枝、1 个短枝，然后逐年轮换修剪。④肥水管理。在文冠果的栽培过程中，肥水管理通常在 10 月中上旬进行，施杂肥 30～45 t/hm²、复合肥 0.5～1.5 kg/ 株，施用量要根据树龄变化进行适当调整。追肥每年进行 3 次，依次为萌芽前、开花后及果实膨大期。在施肥的基础上做好灌溉工作，雨季还要做好排涝工作。施肥时，可采用生物肥，如根瘤菌肥料、硅酸盐细菌肥料、放线菌肥料等，这类肥料不仅不会造成环境污染，还起到良好的固氮、解磷、解钾作用，促进有机肥分解，改善文冠果植株的营养条件，有效保持土壤肥力，为文冠果的生长提供保障。⑤病虫害防治。文冠果生长中常发生的病虫害有黄化病、立枯病、煤污病、黑绒金龟子等。防治上要求以预防为主，加强栽培管理，提高植株的抗病虫害能力，必要时可针对性地选择药剂进行防治。如喷洒 75% 百菌清 600 倍液防治立枯病，喷洒多菌灵 800 倍液防治煤污病，喷洒 80% 敌敌畏乳油 100 倍液防治黑绒金龟子。
（4）栽培面积与产量。内蒙古的栽培面积达 210 亩，年产量达 1.88 t。

| **采收加工** | **中药** 文冠果：春、夏季采收茎干，剥去外皮取木材，晒干；或摘取鲜枝叶，切碎熬膏。

蒙药 协日－僧登：同"文冠果"。

| **药材性状** | **中药** 文冠果：本品茎干木部呈不规则块状，表面红棕色或黄褐色，横断面红棕色，有同心性环纹，纵剖面有细皱纹。枝条多为细圆柱形，表面黄白色或黄绿色，断面有年轮环纹，外侧黄白色，内部红棕色。质坚硬。气微，味甘、涩、苦。以质坚实、身干、色匀、无皮、色红棕者为佳。

| **功能主治** | **中药** 文冠果：甘、微苦，平。归肝经。祛风除湿，消肿止痛。用于风湿痹痛，筋骨疼痛。

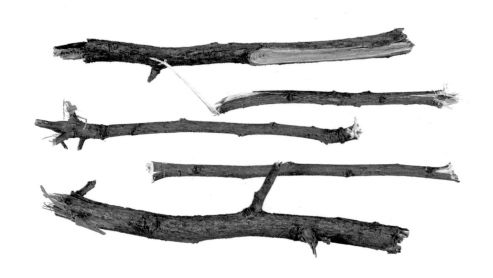

蒙药 协日－僧登：微苦、甘、涩，凉，动、轻、燥。燥黄水，清热，消肿，止痛。用于游痛症，痛风，热性黄水病，麻风病，青腿病，皮肤瘙痒，癣，脱发，黄水疮，风湿性心脏病，关节疼痛，淋巴结肿大，浊热。

| **用法用量** | **中药** 文冠果：内服煎汤，3～9 g；或制成流浸膏服用。外用适量，熬膏敷。
蒙药 协日－僧登：内服煎汤，单用1.5～3 g；或入丸、散、油、膏剂。

| **附　注** | （1）传统医药知识。文冠果为常用蒙药（蒙药名：协日－僧登），具有燥黄水、清热、消肿、止痛之功效。文冠果与诃子、川楝子、栀子、白云香、决明子、苘麻子、黄柏、五灵脂、黑云香等量配伍，煮散剂，可制成十味文冠木汤，用于赫如虎、"协日乌素"病；文冠果与川楝子、诃子、栀子配伍，可制成四味文冠木汤，用于陶赖、赫如虎、关节"协日乌素"病；文冠木单味制成文冠木膏，可用于风湿、类风湿、布病、巴木病、关节疼痛、疥癣、湿疹等。

（2）资源利用。文冠果是我国北方地区很有发展前景的木本油料树种，具有耐寒、耐旱、耐瘠薄等特性，是保持水土、防沙治沙的优良树种，在内蒙古有大面积的种植栽培。目前，文冠果已成为新资源开发的植物之一，有关其道地药材的研究发现，内蒙古的文冠木质量较好。文冠果除木材或枝叶可药用外，其花亦具有较高的药用价值。

胡颓子科 Elaeagnaceae 沙棘属 *Hippophae* 凭证标本号 150921130728001LY

沙棘 *Hippophae rhamnoides* L.

| **植物别名** | 醋柳、黄酸刺、黑刺。

| **蒙 文 名** | 齐齐日干。

| **药 材 名** | **中药** 沙棘（药用部位：果实。别名：酸柳果、酸刺柳、酸刺）。
蒙药 其查日嘎纳（药用部位：果实。别名：达日布、拉刺尔）。

| **形态特征** | 落叶灌木或乔木，高 1 ~ 5 m，生于高山沟谷中者高可达 18 m；棘刺较多，粗壮，顶生或侧生。嫩枝褐绿色，密被银白色而带褐色的鳞片或有时具白色星状柔毛；老枝灰黑色，粗糙；芽大，金黄色或锈色。单叶通常近对生，与枝条着生方式相似，纸质，狭披针形或矩圆状披针形，长 30 ~ 80 mm，宽 4 ~ 10（~ 13）mm，两端钝

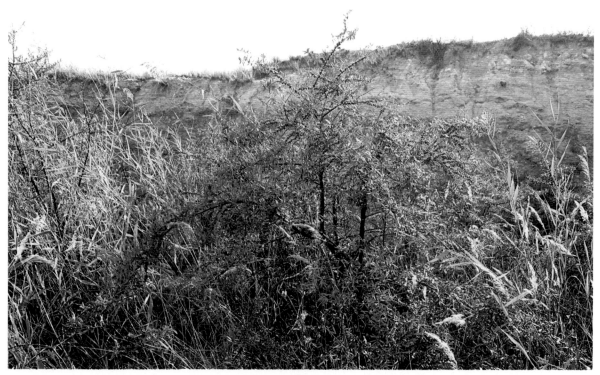

沙棘

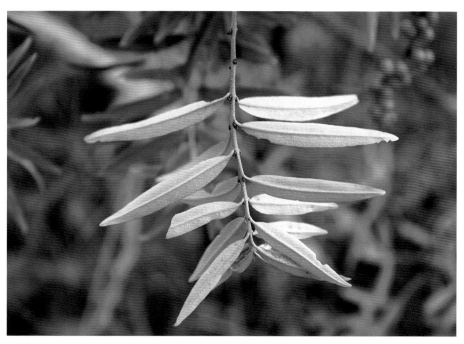

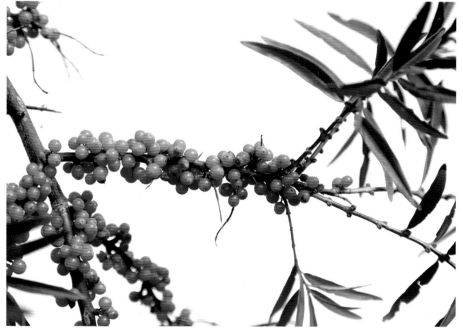

或基部近圆形，基部最宽，上面绿色，初被白色盾状毛或星状柔毛，下面银白色或淡白色，被鳞片，无星状毛；叶柄极短，长 1 ~ 1.5 mm 或几无。果实圆球形，直径 4 ~ 6 mm，橙黄色或橘红色；果梗长 1 ~ 2.5 mm；种子小，阔椭圆形至卵形，有时稍扁，长 3 ~ 4.2 mm，黑色或紫黑色，具光泽。花期 5 月，果熟期 9 ~ 10 月。

| 野生资源 | 生于暖温带落叶阔叶林区或森林草原区。分布于内蒙古呼伦贝尔市（莫力达瓦达斡尔族自治旗、新巴尔虎右旗）、兴安盟（科尔沁右翼中旗）、通辽市（科尔沁左翼后旗、奈曼旗）、赤峰市（林西县）、锡林郭勒盟（苏尼特右旗、正镶白旗、多伦县）、乌兰察布市（丰镇市、兴和县、凉城县、察哈尔右翼前旗、察哈尔右翼中旗、察哈尔右翼后旗）、呼和浩特市（土默特左旗、托克托县、和林格尔县、武川县、清水河县）、包头市（固阳县）、鄂尔多斯市（乌审旗、伊金霍洛旗）。

| 栽培资源 | （1）栽培条件。沙棘为多年生灌木，对环境有较强的适应能力，对土壤要求不严，耐干旱、瘠薄及盐碱土壤。沙棘是阳性、耐旱树种，喜光、喜温凉、喜湿润，耐气候干旱、耐严寒、耐高温，适宜栽培于半干旱及半湿润地区，为优良水土保持及土壤改良树种。

（2）栽培区域。主要栽培于内蒙古通辽市（奈曼旗）、鄂尔多斯市（达拉特旗）等地。

（3）栽培要点。①繁殖方式。沙棘的人工驯化繁殖主要有种子繁殖、根蘖繁殖和扦插繁殖3种方式。其中研究最多、应用最广的是扦插繁殖，它又分为硬枝扦插和嫩枝扦插，硬枝扦插成功率较高，对扦插条件要求不太严格，直接露地扦插即可成活，苗木当年可出圃。插床基质可用河沙或干净砂土，扦插时间以6月中旬至7月中旬为宜。扦插前用激素（吲哚乙酸、吲哚丁酸或萘乙酸）处理。②栽培定植。春、秋季均可种植沙棘。一般春季种植在4～5月上旬；秋季种植在10月中下旬至11月上旬，树木落叶后，土壤冻结前。栽植沙棘要先耕翻土地，除去杂草、树枝、石块，施入基肥，最好在春季随起苗随定植。栽植时按行距3 m挖定植沟，按株距50～70 cm挖坑，将苗木根茎埋至深10～12 cm处。采取1行雌株和1行雄株混合交替定植，雄株和雌株的比例以1∶8为宜。③田间管理。沙棘在栽植后的3～4年生长最为旺盛，后开始开花结果。结果前4年，每年应中耕除草。施肥应从栽植后2～3年开始，每隔2～3年施1次有机肥，施肥量根据土壤肥力情况而定。栽培中要注意水分管理，播种后的一个半月内，要保持土壤湿润。根据土壤、气候特点，特别在幼苗期要本着"少浇、勤浇"的原则，避免积水。在干旱的夏季要灌水3～4次，田间持水量不低于60%～70%。④病虫害防治。以预防为主，控制为辅；以综合防治为主，化学防治为辅。选用低毒、低残留、高效的农药交替使用，联合用药。病害需注意沙棘干枯病、腐烂病、缩叶病、叶斑病及猝倒病等；虫害多达50余种，有的危害枝干，有的危害叶片和果实。由于沙棘林地中的多数杂草根系发达，生长旺盛，故杂草控制不利易引起苗木死亡，且死亡率高于其他原因的死亡率。造林整地时要尽力铲除杂草，栽植后 4 ~ 5 年为防治关键期。

（4）栽培面积与产量。内蒙古的栽培面积达 13 108 亩，年产量达 2 611.48 t。

| 采收加工 | **中药**　沙棘：秋、冬季果实成熟或冻硬时采收，除去杂质，干燥或蒸后干燥。
蒙药　其查日嘎纳：秋季果实成熟时采收，除去杂质，鲜用或晒干。

| 药材性状 | **中药**　沙棘：本品呈类球形或扁球形，单个或数个粘连，单个直径 4 ~ 6 mm；表面棕红色或黑褐色，皱缩，多具短小果梗；果肉油润，质柔软。种子扁卵形，长 3 ~ 4 mm，宽约 2 mm，表面褐色，种脐位于狭的一端，另一端有珠孔，两侧各有 1 纵沟；种皮较硬，击破后，子叶乳白色，油性。气微，味酸、涩。

| 功能主治 | **中药**　沙棘：酸、涩，温。归脾、胃、肺、心经。健脾消食，止咳祛痰，活血散瘀。用于脾虚食少，食积腹痛，咳嗽痰多，胸痹心痛，瘀血经闭，跌打瘀肿。
蒙药　其查日嘎纳：酸、涩，温，燥、腻、锐、固。祛痰止咳，活血散瘀，消食化滞。用于咳嗽痰多，慢性支气管炎，胸满不畅，消化不良，胃痛，闭经，巴达干宝日病。

| 用法用量 | **中药**　沙棘：内服煎汤，3 ~ 10 g；或入丸、散剂。外用适量，捣敷；或研末撒。
蒙药　其查日嘎纳：单用 3 ~ 6 g；或入丸、散剂；或水煎浓缩成膏。

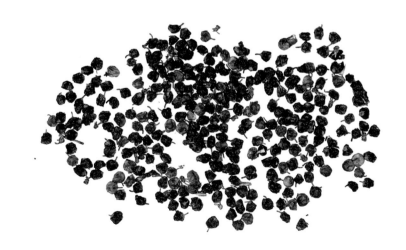

| 附 注 | （1）传统医药知识。沙棘为常用蒙药、藏药，作为蒙药（蒙药名：其查日嘎纳），其具有止咳、祛痰、活血散瘀、抑巴达干宝日之功效。沙棘与荜茇、木香、肉桂、栀子等配伍制成沙棘五味散，用于痰不利、肺痼疾、肺脓肿、百日咳；沙棘与大黄、碱花、山柰、木香、火硝配伍，制成大黄六味散，用于经闭、血瘀、血痞、赫依痞引起的腰腿酸痛；沙棘与煅制盐、皂矾、黄矾、寒水石、贝齿灰、碱花、芒硝、木香、火硝、诃子配伍，制成痞症总剂，用于痞类疾病；沙棘与石榴、柿子、芫荽果、土木香、蓝盆花、荜茇配伍，制成宝日七味散，用于宝日热；沙棘与石榴、干姜、五灵脂、赤瓟子等配伍，制成沙棘十七味丸，用于经闭，肾、胃、肝血瘀，血痞，胎盘滞留。

（2）市场信息。内蒙古的沙棘栽培资源、野生资源丰富，近5年沙棘统货价格较为稳定，内蒙古中药资源动态监测站对安国药材市场内蒙古产沙棘统货价格的监测结果见表2-1-8。

表2-1-8　2016—2020年安国药材市场内蒙古产沙棘价格（单位：元/kg）

年＼月	1月	2月	3月	4月	5月	6月	7月	8月	9月	10月	11月	12月
2016	23	23	23	23	23	23	23	23	23	23	23	23
2017	23	28	28	28	28	30	30	30	30	30	30	30
2018	30	32	32	32	32	32	32	32	32	29	29	29
2019	29	24	24	24	20	20	20	20	20	20	20	20
2020	20	20	20	20	20	20	20	20	20	20	20	20

（3）资源利用与可持续发展。沙棘的分布范围较广，资源丰富，营养和保健价值高，可应用在食品、药品、保健品、护肤品等多个领域。除果实可入药外，其种仁榨取的沙棘油具有抗辐射、抗肿瘤及增强机体活力等作用；沙棘叶中同样含有丰富的营养物质，其中黄酮化合物具有扩张冠状动脉和降低胆固醇的作用，制成的沙棘茶具有调节血脂、改善便秘、抗衰老、抗疲劳、提高免疫力等作用。我国现有沙棘资源的面积约为 1 200 000 hm²，但零星分布的占相当大的比重，且集中连片的沙棘林产果量也仅为 500 kg/hm² 左右，同时还有明显的丰歉年之分。内蒙古沙棘产业开辟了一条生态治理修复和生态经济发展双赢的道路，2019年，蚂蚁金服（现蚂蚁集团）与中国绿化基金会在内蒙古呼和浩特市合作开展沙棘公益林项目，该项目预计在清水河县营造2万亩以上的沙棘林。

（4）其他。①本种为2020年版《中国药典》收载的沙棘药材的基原。②品种考证。本种载于《无误蒙药鉴》。《无误蒙药鉴》称"树高约两层房，叶背白色，细长，果实黄色，似皮囊，味酸，串舌"。《认药白晶鉴》称"有两种，其中带刺、白色树之种子，其果实黄色，大小如豆粒"。上述植物形态特征与蒙医所沿用的沙棘之形态特征相符，故认定历代蒙医药文献所载的达日布即其查日嘎纳（沙棘）。

锁阳科 Cynomoriaceae 锁阳属 Cynomorium 凭证标本号 150824180601002LY

锁阳
Cynomorium songaricum Rupr.

| **植物别名** | 地毛球、锈铁棒、铁棒锤。

| **蒙 文 名** | 乌兰－高腰。

| **药 材 名** | **中药** 锁阳（药用部位：肉质茎。别名：锈铁锤、地毛球、锁燕）。
蒙药 乌兰－高腰（药用部位：肉质茎。别名：乌兰－高幽海、玛格）。

| **形态特征** | 多年生肉质寄生草本，高 15 ~ 100 cm，大部分埋于沙中。寄生根上着生大小不等的锁阳芽体，初近球形，后变椭圆形，具多数须根与鳞片状叶。茎圆柱状，直立，棕褐色，埋于沙中的茎具细小须根，基部较多，茎基部略增粗或膨大。茎上着生鳞片状叶，中部或基部较密集，呈螺旋状排列，向上渐稀疏。肉穗花序生于茎顶，伸出地面，棒状、矩圆形或狭椭圆形，其上着生非常密集的小花，花序中散生

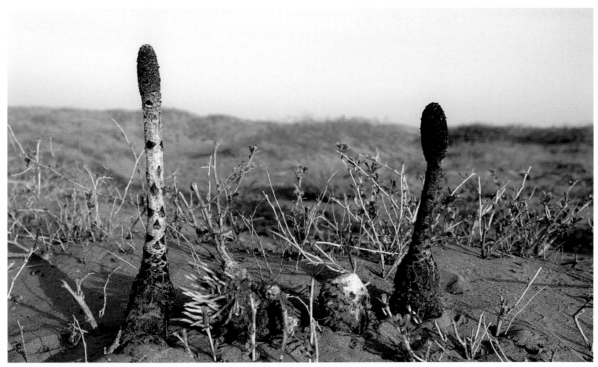

锁阳

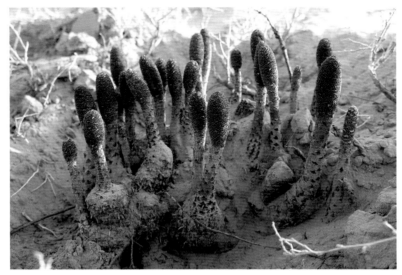

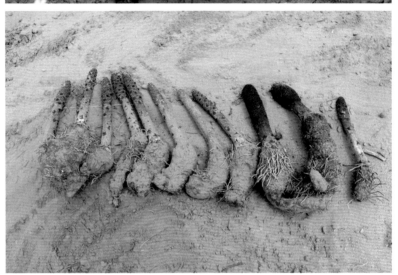

鳞片状叶；雄花花被片通常 4，离生或合生，倒披针形或匙形，蜜腺近倒圆锥形，鲜黄色，花丝粗，深红色，花药深紫红色，矩圆状倒卵形；雌花花被片条状披针形，花柱上部紫红色，柱头平截；两性花少见，雄蕊 1。小坚果近球形或椭圆形；种子近球形。花期 5～7 月，果期 6～7 月。

| **野生资源** | 生于荒漠草原、草原化荒漠与荒漠地带，多寄生在白刺属植物的根上。分布于内蒙古锡林郭勒盟（二连浩特市、苏尼特左旗、苏尼特右旗）、乌兰察布市（四子王旗）、巴彦淖尔市（磴口县、乌拉特前旗、乌拉特中旗、乌拉特后旗）、阿拉善盟（阿拉善左旗、阿拉善右旗、额济纳旗）。

| **栽培资源** | （1）栽培条件。锁阳一般多寄生在白刺属或红砂属等植物的根上。寄生根系庞大，主、侧根非常发达，地上部分枝条很多，具有极强的耐沙埋能力。适宜栽

种于荒漠草原、草原化荒漠与荒漠地带的河边、湖边、池边等地，有白刺生长的盐碱沙地也可栽种。

（2）栽培区域。主要栽培于内蒙古巴彦淖尔市（乌拉特中旗）、阿拉善盟（阿拉善左旗）等地。

（3）栽培要点。在自然条件下，锁阳的整个生育过程需要 4 ~ 5 年，而在人工繁育条件下，则需要 3 ~ 4 年。锁阳为有性繁殖，其繁殖是通过雌雄花粉授粉来完成的，授粉时间为每年的 5 ~ 6 月。①授粉与结籽。在每年的 5 ~ 6 月，雌性的锁阳和雄性的锁阳开始互相授粉，然后结籽。②种子的处理。5 ~ 6 月份，在野生锁阳分布区，标记生长健壮、植株高大的锁阳植株，在其四周和寄主上喷洒或投放杀虫毒饵，保证其健康生长。进入 7 月，收集充分干燥的成熟锁阳果穗，在室内搓揉，经风选精选，得锁阳净种子，在 4 ℃下冷藏备用。播种前取锁阳净种子，与含水量为 15% 的湿沙混匀，置于 0 ~ 3 ℃条件下冷藏 50 天，用网眼为 0.8 mm 的尼龙纱布在水中搓揉种子和沙的混合物，剔除种皮附属物，洗出锁阳种子，干燥，处理后的锁阳种子备用。③寄主接种。4 月底至 5 月初或 9 月底至 10 月初，在栽培地距寄生植株 40 ~ 60 cm 处挖宽 30 cm、深 50 ~ 70 cm 的定植沟，按照每 10 m 长的沟施入 10 kg 腐熟有机肥的标准进行沟内施肥，并覆土，覆土厚度为 10 cm，然后将处理后的锁阳种子按照 0.1 g/m² 的播种量掺沙撒播于沟内，填土灌溉，对定植成活的白刺幼苗进行接种。④锁阳虫。如果锁阳种子被包裹得非常严实，无法脱落，则无法繁衍。此时锁阳根部会自然生长出 1 种白色的虫子，也就是锁阳虫，它会吃掉锁阳内部的物质，使锁阳内部呈中空状，这样在先端的种子就会直接掉入锁阳的底部。⑤白刺吸收水分。锁阳内部的水分会通过锁阳和白刺联结的通道进入白刺的根部。到冬季时，锁阳种子即可吸收白刺的养分而生长。⑥生长成锁阳。种子经过整个冬季的孕育后，于 3 月开始发芽，长出地面，数十天即可长大，然后进行下个周期的循环。一般情况下，人工栽培的锁阳在第 2 年、第 3 年或更迟才开始萌发并与白刺产生寄生关系，其在每年 6 ~ 8 月萌发，3 ~ 4 年可采收锁阳植株。⑦收获与加工。春季花开时进行采挖，除去花序，晒干。寄主根上生长的锁阳芽具有较强的生命力，采挖时只要不铲断寄生根，不伤害到锁阳芽，并及时用砂土对采挖坑进行填埋，锁阳芽可以连续生长几年。

（4）栽培面积与产量。内蒙古的栽培面积达 3 019.5 亩，年产量达 30.8 t。

| 采收加工 | **中药** 锁阳：春季采挖，除去花序，切段，晒干。

蒙药 乌兰 - 高腰：春、冬季采挖，除去花序，切段，晒干。

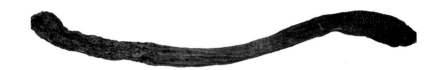

| **药材性状** | **中药** 锁阳：本品呈扁圆柱形，微弯曲，长 5 ～ 15 cm，直径 1.5 ～ 5 cm。表面棕色或棕褐色，粗糙，具明显纵沟和不规则凹陷，有的残存三角形的黑棕色鳞片。体重，质硬，难折断，断面浅棕色或棕褐色，有黄色三角状维管束。气微，味甘而涩。 |

功能主治　**中药**　锁阳：甘，温。归肝、肾、大肠经。补肾阳，益精血，润肠通便。用于肾阳不足，精血亏虚，腰膝痿软，阳痿滑精，肠燥便秘。

蒙药　乌兰－高腰：甘、涩，温。平息希日，消食，益精。用于希日性头痛，泛酸，食积，滑精，阳痿，体虚。

用法用量　**中药**　锁阳：内服煎汤，5 ～ 10 g；或入丸、散剂。

蒙药　乌兰－高腰：内服煎汤，单用 1.5 ～ 3 g；或入丸、散剂。

附　　注　（1）市场信息。近年锁阳的市场价格信息情况见表 2-1-9。

表 2-1-9　2016—2020 年内蒙古巴彦淖尔市临河区锁阳（规格：统个）
产地价格（单位：元 /kg）

年＼月	1 月	2 月	3 月	4 月	5 月	6 月	7 月	8 月	9 月	10 月	11 月	12 月
2016	17	17	17	17	17	16	13	14	15.5	16	16.5	17
2017	18	17.5	17.5	17.5	17.5	19	21	23.5	23.5	23.5	30	30
2018	30	30	30	30	30	30	30	30	30	30	30	30
2019	30	30	30	30	30	30	30	30	30	30	30	30
2020	30	30	30	30	30	30	40	40	40	40	40	36

（2）濒危情况、资源利用和可持续发展。目前世界自然保护联盟（IUCN）将锁阳濒危级别定为易危（VU），《濒危野生动植物种国际贸易公约》（CITES）将其定为Ⅱ级保护植物。为了缓解野生锁阳资源日益减少的状况，2004年内蒙古阿拉善盟阿拉善左旗沙产业研究所开始进行沙生药用植物锁阳的人工驯化栽培和繁育技术研究，该技术于2007年获得成功并推广应用。历史上关于锁阳药食两用的情况早有记载，如《镇番县志》曰："锁阳，三九者佳，和面作饼，味甘可食，入春尚可用，入夏则取以喂豕，质老而味苦也，盛夏则枯，茅茨柴所发，发处地当冬而不冻。"而近年来，锁阳系列产品的研究开发已取得突破性进展，生产出锁阳冲剂、锁阳胶囊、锁阳精、锁阳茶、锁阳饮片等产品，尤其是锁阳保健酒、锁阳啤酒、锁阳保健饮料和锁阳口服液的生产已实现了产业化。

（3）其他。① 本种为2020年版《中国药典》收载的锁阳药材的基原。② 品种考证。锁阳，蒙药名为"乌兰－高腰"，《中华本草·蒙药卷》《内蒙古中草药》等书籍均有关于锁阳的记载。内蒙古阿拉善盟、巴彦淖尔等地区称之为"玛格"，其形态特征与蒙医药文献所载的"玛格"存在一定的差异，故认定"乌兰－高腰"为地区习用语。

伞形科 Umbelliferae 柴胡属 *Bupleurum* 凭证标本号 150781190806174LY

红柴胡

Bupleurum scorzonerifolium Willd.

| 植物别名 |

狭叶柴胡、细叶柴胡、软柴胡。

| 蒙 文 名 |

乌兰－宝日查－额布苏。

| 药 材 名 |

中药 柴胡（药用部位：根。别名：地熏、柴草、茹草）。

蒙药 协日－子拉（药用部位：根）。

| 形态特征 |

多年生草本，高 30 ～ 60 cm。主根发达，圆锥形，支根稀少，深红棕色，表面略皱缩，上部有横环纹，下部有纵纹，质疏松而脆。茎单一或 2 ～ 3，基部密覆叶柄残余纤维，细圆形，有细纵槽纹，茎上部有多回分枝，略呈"之"字形弯曲，并呈圆锥状。叶细线形，基生叶下部略收缩成叶柄，其他均无柄。伞形花序自叶腋间抽出，花序多，形成较疏松的圆锥花序；总苞片 1 ～ 3，极细小，针形，常早落；小伞形花序有花（6 ～）9 ～ 11（～ 15）；花瓣黄色，舌片几与花瓣的对半等长，先端 2 浅裂；花柱基厚垫状，宽于子房，深黄色，柱头向两侧弯曲；子房主棱

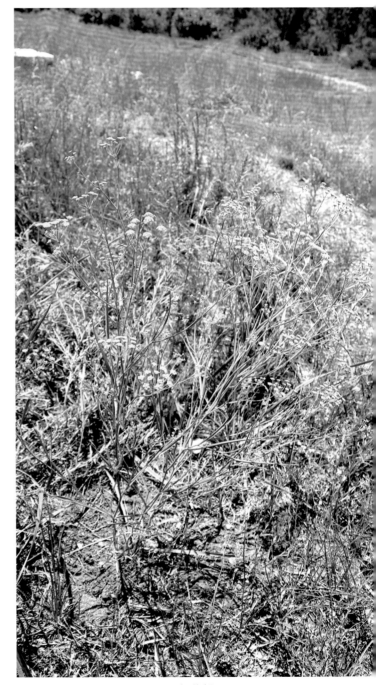

红柴胡

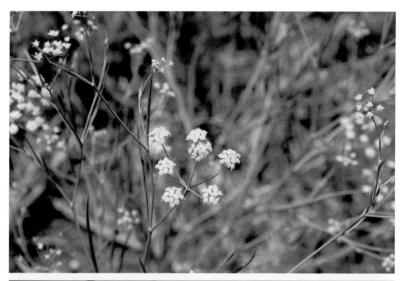

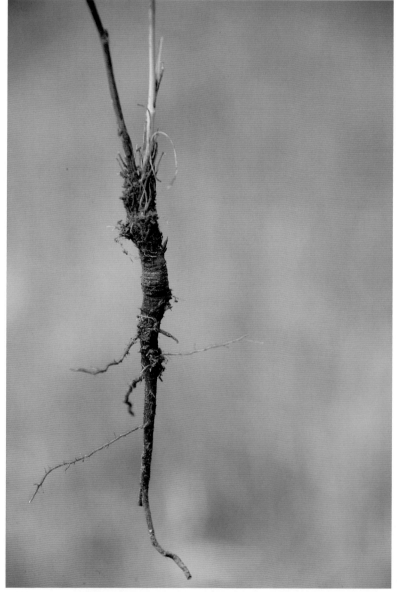

明显，表面常有白霜。果实广椭圆形，深褐色，棱浅褐色，粗钝凸出，每棱槽具油管 5 ~ 6，合生面具油管 4 ~ 6。花期 7 ~ 8 月，果期 8 ~ 9 月。

| **野生资源** | 生于干燥草原及向阳山坡上、灌木林边缘。分布于内蒙古呼伦贝尔市（额尔古纳市、鄂伦春自治旗、鄂温克族自治旗、牙克石市、海拉尔区）、兴安盟（科尔沁右翼前旗）、通辽市（科尔沁左翼后旗）、赤峰市（克什克腾旗）、锡林郭勒盟（东乌珠穆沁旗、西乌珠穆沁旗、锡林浩特市、正蓝旗、镶黄旗、太仆寺旗）、乌兰察布市（凉城县）、呼和浩特市、包头市（土默特右旗、固阳县、达尔罕茂明安联合旗）、巴彦淖尔市（乌拉特前旗）。

| **栽培资源** | （1）栽培条件。红柴胡喜温暖湿润气候，耐寒，耐旱，怕涝，适宜栽培于土层深厚、肥沃的砂壤土。

（2）栽培区域。主要栽培于内蒙古乌兰察布市（凉城县、卓资县）等地。

（3）栽培要点。①育苗。播前半月将种子用 50 μg/g 的 6-BA 浸泡液浸泡 24 小时，此后按 1 份种子加 3 份湿沙的比例将其置于容器内，12 天后取出播种，春播或秋播均可。春播于 3 月下旬进行，条播按行距 30 cm 开浅沟，穴播按株距 23 ~ 27 cm 开浅穴，将处理过的种子按每亩 0.5 ~ 0.75 kg 的播种量与草木灰充分拌匀，撒于沟内浅穴中，覆土，盖麦秆后浇水。秋播于结冰前播种，株行距与春播相同。②育苗移栽。当根头直径为 2 ~ 3 mm、根长为 5 ~ 6 cm 时择阴天进行移栽，选择粗壮、无病苗按行距 25 cm、株距 10 cm 随挖随栽，栽后立刻浇水，以确保成活。③田间管理。结合中耕除草进行间苗，当苗高 10 cm 时间苗，如缺苗，应及时补苗。当苗高 10 cm 时，每隔 10 ~ 15 天随水施少量氮肥，连续施 2 ~ 3 次；当苗高 33 cm 时，培土并施三元复合肥。翌年，中耕除草、施肥 2 ~ 3 次。8 ~ 10 月及时摘除花蕾和花薹。出苗前要保持泥土湿润，出苗后要小水勤浇，干旱时要及时浇水，雨季要注意排涝。

（4）栽培面积与产量。内蒙古的栽培面积达 1 150.5 亩，年产量达 47.5 t。

| **采收加工** | **中药** 柴胡：春、秋季采挖，除去茎叶和泥沙，干燥。
蒙药 协日－子拉：同"柴胡"。

| **功能主治** | **中药** 柴胡：苦、辛，微寒。归肝、胆、肺经。退热，疏肝解郁，升举阳气。用于感冒发热，寒热往来，胸胁胀痛，月经不调，子宫脱垂，脱肛。
蒙药 协日－子拉：苦，寒。清肺止咳。用于肺热咳嗽，慢性支气管炎。

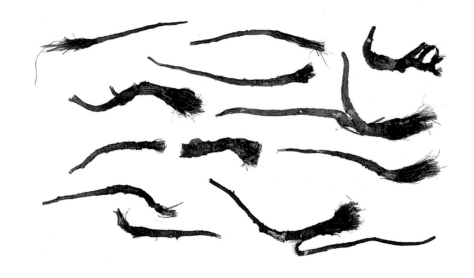

| 用法用量 | **中药** 柴胡：内服煎汤，3 ~ 10 g。
　　　　　 蒙药 协日 – 子拉：多入丸、散剂。

| 附　　注 | （1）物种鉴别。红柴胡与锥叶柴胡 *Bupleurum bicaule* Helm 极相似。锥叶柴胡的主要特征为直根木质化，深褐色，有凸起的横纹；根颈多分枝，宿存多数枯鞘纤维；茎多数，纤细，上部分枝少数；叶线形，长 7 ~ 16 cm，宽 1 ~ 3 mm，先端渐尖，基部渐宽成柄；茎生叶长 0.4 ~ 4 cm，宽 0.5 ~ 2.5cm，基部半抱茎，上部叶锥形；复伞形花序少，直径 1 ~ 2 cm；总苞片无或 1 ~ 3，细小；伞幅 4 ~ 7，长 0.4 ~ 1.5 cm；伞形花序有花 7 ~ 13；小总苞片 5，披针形，长 2 ~ 2.5 mm；花瓣鲜黄色；花柱基深黄色；果实宽卵形，蓝褐色，长 2.5 ~ 3 mm，果棱线形凸起；棱槽具 3 油管，合生面具 2 ~ 4 油管，油管较细或不明显。

（2）其他。①本种为 2020 年版《中国药典》收载的柴胡药材的基原。②大叶柴胡 *Bupleurum longiradiatum* Turcz. 的干燥根茎表面密生环节，有毒，不可当柴胡用。

伞形科 Umbelliferae 珊瑚菜属 *Glehnia* 凭证标本号 150429130926007LY

珊瑚菜 *Glehnia littoralis* Fr. Schmidt ex Miq.

| 植物别名 | 辽沙参、莱阳参、北沙参。

| 蒙 文 名 | 查干 – 扫日劳。

| 药 材 名 | **中药** 北沙参（药用部位：根。别名：海沙参、莱阳参、辽沙参）。
蒙药 查干 – 扫日劳（药用部位：根）。

| 形态特征 | 多年生草本，全株被白色柔毛。根细长，圆柱形或纺锤形，表面黄白色。茎露出地面部分较短，分枝，地下部分伸长。叶多数基生，厚质，有长柄；叶片圆卵形至长圆状卵形，三出式分裂至 2 回三出式羽状分裂；叶柄和叶脉上有细微硬毛。复伞形花序顶生，被浓密的长柔毛，花序梗有时分枝；伞幅 8 ~ 16，不等长；无总苞片；小总苞片数片，线状披针形，边缘及背部密被柔毛；小伞形花序有花

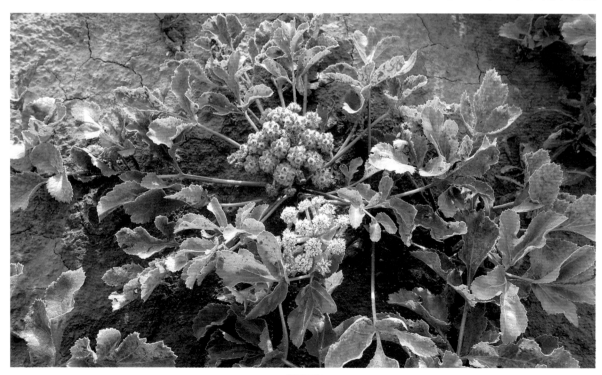

珊瑚菜

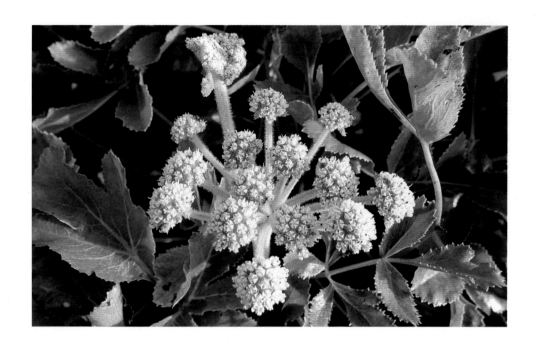

15 ～ 20，花白色；萼齿 5，卵状披针形，被柔毛；花瓣白色或带堇色；花柱基短圆锥形。果实近圆球形或倒广卵形，密被长柔毛及绒毛，果棱有木栓质翅；分生果的横剖面呈半圆形。花果期 6 ～ 8 月。

| **野生资源** | 生于海边沙滩。分布于内蒙古通辽市（奈曼旗）、赤峰市（宁城县）。

| **栽培资源** | （1）栽培条件。选择地势平坦、土层深厚、土质疏松肥沃、水源充足、富含腐殖质、排水良好、土壤肥力较好的砂壤土农田进行栽种，最宜为黄砂土。不宜选用低洼积水地、黏土地与盐碱地。忌连作。

（2）栽培区域。主要栽培于内蒙古呼伦贝尔市（陈巴尔虎旗）、赤峰市（喀喇沁旗、宁城县）、通辽市（奈曼旗）等地。

（3）栽培要点。①播种期。3 月中旬至 4 月中旬播种。②播种方法。按行距 15 cm 左右开沟，沟深 5 cm 左右，沟宽 10 cm 左右，将种子均匀地撒入沟内，播种后覆土 2 ～ 3 cm，稍加镇压。播种量为每亩 3 ～ 4 kg。③田间管理。苗高 3 ～ 4 cm 时，按株距 3 ～ 5 cm 间苗；当苗长到 4 ～ 5 cm 高时定苗，以每米留 30 株左右为宜；出现缺苗时及时补苗。整个生长期至少灌溉 2 次，第 1 次在 7 月中下旬，第 2 次在采收前半个月。如遇洪涝须及时排水。如未冬灌，须在播前灌溉 1 次。6 月出现花蕾时，要及时摘除，以减少营养消耗，促进根部生长。

（4）栽培面积与产量。内蒙古的栽培面积达 37 405.5 亩，年产量达 9 617.3 t。

| **采收加工** | **中药** 北沙参：夏、秋季采挖，除去须根，洗净，稍晾，置沸水中烫后，除去外皮，

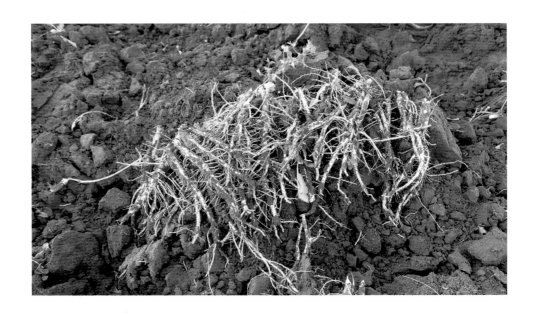

干燥，或洗净直接干燥。

蒙药 查干－扫日劳：同"北沙参"。

| **药材性状** | **中药** 北沙参：本品呈细长圆柱形，偶有分枝，长 15 ~ 45 cm，直径 0.4 ~ 1.2 cm。表面淡黄白色，略粗糙，偶有残存外皮，不去外皮的表面呈黄棕色。全体有细纵皱纹和纵沟，并有棕黄色点状细根痕；先端常留有黄棕色根茎残基；上部稍细，中部略粗，下部渐细。质脆，易折断，断面皮部浅黄白色，木部黄色。气特异，味微甘。

| **功能主治** | **中药** 北沙参：甘、微苦，微寒。归肺、胃经。养阴清肺，益胃生津。用于肺热燥咳，劳嗽痰血，胃阴不足，热病津伤，咽干口渴。

蒙药 查干－扫日劳：甘、微苦，凉，轻、软、腻。清肺止咳，锁脉，止血。用于肺热咳嗽，慢性支气管炎，肺脓肿。

| **用法用量** | **中药** 北沙参：内服煎汤，5 ~ 12 g。

蒙药 查干－扫日劳：多入配方使用。

| **附　　注** | （1）传统医药知识。北沙参具有清肺热、止咳、锁脉、愈创之功效。北沙参煎汤单用或与紫草茸、拳参、甘草配伍制成北沙参四味汤，用于肺热咳嗽、血热引起的肺刺痛、感冒、咯血等；北沙参与檀香、葡萄干、竹黄、丁香、甘草等配伍制成檀香十味散，用于肺脓肿、肺结核、咳痰不利；北沙参与狐肺、沙棘、沉香、香旱芹等配伍制成狐肺七味散，用于肺赫依性阵咳、气喘；北沙参与竹黄、甘草、狐肺配伍，用于肺部创伤。

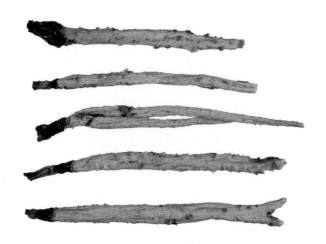

（2）市场信息。近 5 年内蒙古北沙参市场信息情况见表 2-1-10。

表 2-1-10　2016—2020 年荷花池药材市场内蒙古产北沙参（规格：统条）
价格（单位：元 /kg）

年＼月	1 月	2 月	3 月	4 月	5 月	6 月	7 月	8 月	9 月	10 月	11 月	12 月
2016	36	40	40	40	40	40	40	40	46	50	50	50
2017	50	50	50	52	52	52	52	52	52	46	43	43
2018	43	43	43	43	43	43	43	43	43	43	43	43
2019	43	43	43	43	43	42	42	41	41	41	41	41
2020	41	41	41	41	41	41	39	39	39	32	32	32

（3）濒危情况和可持续发展。《国家重点保护野生植物名录（第一批）》将本种定为国家 Ⅱ 级重点保护植物。未来内蒙古应开展野生珊瑚菜资源普查、资源收集的基础性工作，建立野生珊瑚菜原生境保护点，完善防护、隔离和排水设施，保证野生珊瑚菜原生境不受人为破坏，留给野生珊瑚菜生长、繁育的空间，有效遏制植物资源的衰竭。

（4）其他。本种为 2020 年版《中国药典》收载的北沙参药材的基原。

伞形科 Umbelliferae 防风属 *Saposhnikovia* 凭证标本号 150781190618021LY

防风
Saposhnikovia divaricata (Turcz.) Schischk.

| 植物别名 | 广防风、北防风、关防风。

| 蒙 文 名 | 疏古日格呐。

| 药 材 名 | 防风（药用部位：根。别名：铜芸、回草、百枝）。

| 形态特征 | 多年生草本，高达 80 cm。主根圆锥形，淡黄褐色。茎单生，二歧分枝，基部密被纤维状叶鞘。基生叶有长柄，叶鞘宽；叶三角状卵形，2 ～ 3 回羽裂；一回羽片卵形或长圆形，长 2 ～ 8 cm，有柄；小裂片线形或披针形，先端尖；茎生叶较小。复伞形花序顶生和腋生，总苞片 1 ～ 3 或无；伞幅 5 ～ 9，小总苞片 4 ～ 5，线形或披针形；伞形花序有 4 ～ 10 花；萼齿三角状卵形；花瓣白色，倒卵形，先端内曲；花柱短，外曲。果实窄椭圆形或椭圆形，背稍扁，有疣状突起，背

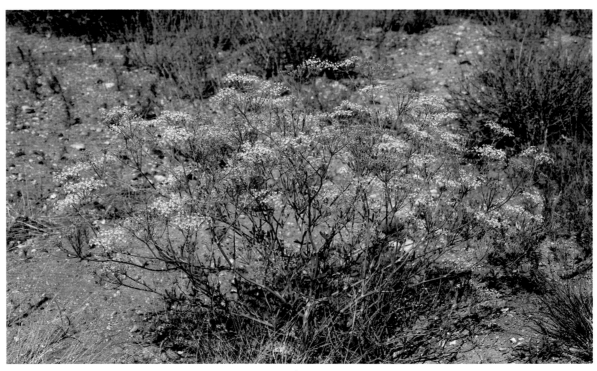

防风

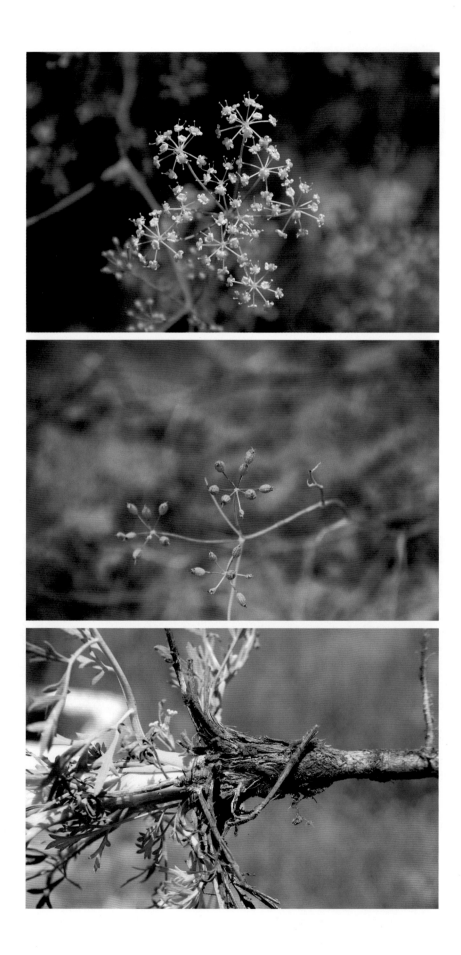

棱丝状，侧棱具翅；每棱槽具油管 1，合生面具油管 2。花期 7 ~ 8 月，果期 9 月。

| **野生资源** | 生于草原、丘陵、多砾石山坡。分布于内蒙古呼伦贝尔市（扎兰屯市、海拉尔区、鄂伦春自治旗、新巴尔虎右旗、陈巴尔虎旗、莫力达瓦达斡尔族自治旗、牙克石市、根河市、额尔古纳市、阿荣旗、满洲里市、扎赉诺尔区）、兴安盟（阿尔山市、科尔沁右翼中旗、扎赉特旗、乌兰浩特市、突泉县、科尔沁右翼前旗）、通辽市（科尔沁区、科尔沁左翼中旗、科尔沁左翼后旗、奈曼旗、扎鲁特旗、库伦旗、霍林郭勒市）、赤峰市（林西县、克什克腾旗、喀喇沁旗、巴林左旗、宁城县、翁牛特旗、元宝山区、松山区、敖汉旗）、锡林郭勒盟（阿巴嘎旗、正镶白旗、锡林浩特市、太仆寺旗、苏尼特左旗、苏尼特右旗、二连浩特市、东乌珠穆沁旗、正蓝旗、多伦县、镶黄旗）、乌兰察布市（集宁区、商都县、四子王旗、化德县、卓资县、凉城县、兴和县、察哈尔右翼中旗、察哈尔右翼后旗）、呼和浩特市（清水河县、和林格尔县、武川县、土默特左旗、玉泉区、回民区、赛罕区）、包头市（土默特右旗）。

| **栽培资源** | （1）栽培条件。选择地势高燥的向阳土地，土壤以疏松、肥沃、土层深厚、排水良好的砂壤土最为适宜。土质黏、易涝洼、酸性大或重盐碱地不宜栽种。

（2）栽培区域。主要栽培于内蒙古赤峰市（巴林右旗、巴林左旗、喀喇沁旗）、锡林郭勒盟（太仆寺旗、正蓝旗）、乌兰察布市（四子王旗）、巴彦淖尔市（乌拉特中旗）等地。

（3）栽培要点。①播种期。春播在早春当气温稳定在 15 ℃以上时进行，一般在 4 月上旬至中旬播种。②播种方法。人工条播：按行距 20 ~ 30 cm 开沟，沟深 1.5 ~ 2 cm，将种子均匀地撒于沟内，覆土 1 ~ 1.5 cm，等地表面半干时，镇压保墒。机械条播：行距 25 ~ 30 cm，每亩播种量为 3 ~ 3.5 kg。播后及时镇压保墒。③田间管理。当出苗后 15 ~ 20 天、苗高 3 ~ 5 cm 时间苗，拔除过密苗和细弱苗，按株距 5 ~ 6 cm 定苗。7 月中旬和 8 月中旬各追肥 1 次，每亩追复合肥 20 ~ 25 kg。遇严重干旱天气时可适当浇水 2 ~ 3 次。雨季要及时排水，以防积水烂根。见花薹即除，避免开花消耗养分，影响根的发育。

（4）栽培面积与产量。内蒙古的栽培面积达 25 110 亩，年产量达 7 757.8 t。

| **采收加工** | 春、秋季采挖未抽花茎植株的根，除去须根和泥沙，晒干。

| **药材性状** | 本品呈长圆柱形，下部渐细，有的略弯曲，长 15 ~ 30 cm，直径 0.5 ~ 2 cm。根头部有明显密集的环纹，环纹上有的有棕褐色毛状残存叶基，也有的根头部

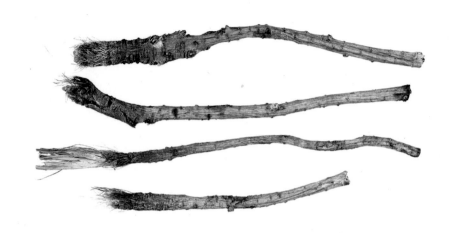

环纹不明显。表面灰棕色或浅棕色，粗糙，有纵皱纹、多数横长皮孔及点状凸起的细根痕。体轻，质松，易折断，断面不平坦，皮部浅棕色，有裂隙，木部浅黄色。气特异，味微甘。

| 功能主治 | 辛、甘，微温。归膀胱、肝、脾经。祛风解表，胜湿止痛，止痉。用于感冒头痛，风湿痹痛，风疹瘙痒，破伤风。

| 用法用量 | 内服煎汤，5 ~ 10 g。

| 附　　注 | （1）物种鉴别。防风的主要伪品为伞形科植物葛缕子 Carum carvi L. 的干燥根。葛缕子原植物的主要特征为：叶片矩圆形或宽椭圆形，2 ~ 3 回羽状深裂，末回裂片线形至线状披针形，长 2 ~ 3 mm，宽 1 ~ 3 mm；总花梗长 5 ~ 8 cm；伞幅 8 ~ 16，每一伞形花序有花 15。葛缕子药材的性状特征为：根呈圆柱形，稍弯曲，长 5 ~ 12 cm，直径 3 ~ 10 mm，多已折断；根头及根上部有密集环纹，先端残留有灰黄色或淡棕色纤维状叶基；表面灰褐色，有的微显光泽，有细环纹及须根痕；质松，皮易与肉分离，折断面皮部与木部间有大空隙，中央有黄菊花心；气微香，味淡、微甜。

（2）市场信息。近 5 年内蒙古防风市场信息情况见表 2-1-11 ~ 表 2-1-12。

表 2-1-11　2016—2020 年安国药材市场内蒙古产防风（规格：野统）
价格（单位：元/kg）

年＼月	1月	2月	3月	4月	5月	6月	7月	8月	9月	10月	11月	12月
2016	175	175	175	175	175	175	170	170	170	170	170	170
2017	170	180	180	180	180	180	180	190	190	190	190	190
2018	190	190	190	190	190	190	190	190	190	190	190	190
2019	190	190	220	250	320	320	320	300	300	300	300	300
2020	300	300	380	380	380	380	380	350	350	330	330	330

表 2-1-12　2016—2020 年亳州药材市场内蒙古产防风（规格：野统）
价格（单位：元/kg）

年＼月	1月	2月	3月	4月	5月	6月	7月	8月	9月	10月	11月	12月
2016	170	170	170	170	180	180	175	170	170	170	180	180
2017	180	190	190	190	190	190	190	190	190	190	190	190
2018	190	190	190	190	190	190	190	190	190	190	190	190
2019	190	190	190	200	200	200	200	200	200	200	200	200
2020	200	220	220	220	220	220	220	220	220	220	220	220

（3）其他。本种为 2020 年版《中国药典》收载的防风药材的基原。

| 龙胆科 | Gentianaceae | 龙胆属 | *Gentiana* | 凭证标本号 | 150421150806507LY

达乌里秦艽
Gentiana dahurica Fisch.

| **植物别名** | 小秦艽、达乌里龙胆。

| **蒙文名** | 达古日 – 主力根 – 其木格。

| **药材名** | **中药** 秦艽（药用部位：根。别名：秦札、曲双、左扭）。
蒙药 哈日 – 基立吉（药用部位：花）。

| **形态特征** | 多年生草本，高 10 ~ 30 cm。直根圆柱形，深入地下，有时稍分枝，黄褐色。茎斜升，基部为纤维状的残叶基所包围。基生叶较大，条状披针形，长达 20 cm，宽达 2 cm，先端锐尖，全缘，平滑无毛，五出脉，主脉在下面明显凸起；茎生叶较小，2 ~ 3 对，条状披针形或条形，长 3 ~ 7 cm，宽 4 ~ 8 mm，三出脉。聚伞花序顶生或腋生；花萼管状钟形，管部膜质，有时一侧纵裂，具 5 裂片，裂片

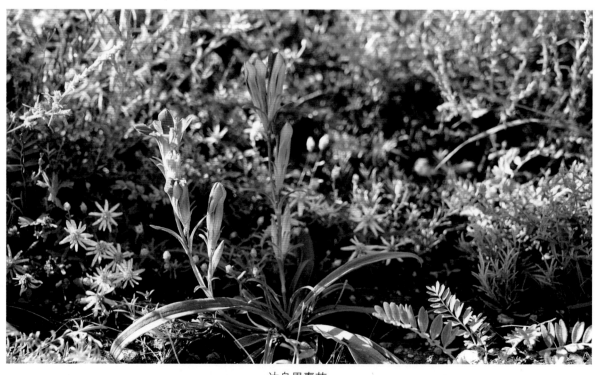

达乌里秦艽

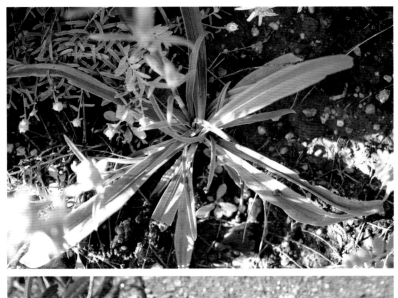

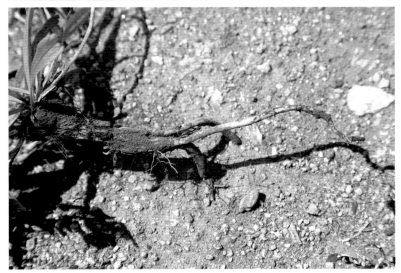

狭条形，不等长；花冠管状钟形，长 3.5 ~ 4.5 cm，具 5 裂片，裂片展开，卵圆形，先端尖，蓝色，褶三角形，对称，比裂片短一半。蒴果条状倒披针形，长 2.5 ~ 3 cm，宽约 3 mm，稍扁，具极短的柄，包藏在宿存花冠内；种子多数，狭椭圆形，长 1 ~ 1.3 mm，宽约 0.4 mm，淡棕褐色，表面细网状。花果期 7 ~ 9 月。

| **野生资源** | 生于田边、路旁、河滩、湖边沙地、水沟边、向阳山坡及干草原等，是草甸草原的常见伴生种。分布于内蒙古呼伦贝尔市（新巴尔虎右旗、扎赉诺尔区）、兴安盟（突泉县、科尔沁右翼前旗）、通辽市（霍林郭勒市）、锡林郭勒盟（东乌珠穆沁旗）、包头市（达尔罕茂明安联合旗）、阿拉善盟（阿拉善左旗）。

| **栽培资源** | （1）栽培条件。选择靠近水源的平地或缓坡地栽种，土质以砂壤土、森林腐殖土、棕壤土为宜，要求土层深厚，土质肥沃、疏松、湿润，土壤 pH 为 5.5 ~ 6.5。

（2）栽培区域。主要栽培于内蒙古呼和浩特市（武川县）等地。

（3）栽培要点。①播种。6月中旬至7月初，在种子中掺入10～20倍体积的细沙，人工均匀撒播，于表面覆2～3 mm的细砂土，并及时浇透水。未出苗之前保持苗床湿润，在苗床面上覆草帘或遮阳网，小苗出土后去除草帘或遮阳网。播种量为每亩1.5～2 kg；播种后，保持苗床湿润。②移栽。3～4月将起出的健壮苗在晴天进行分等假植，分批次移栽。将种苗斜栽于穴内，与地面呈60°～75°，1垄1行，每穴1株，穴深25 cm，行距为15～20 cm，株距为8～10 cm。③田间管理。结合间苗和大田移栽进行中耕除草。每年春季出苗时及时除草，5～8月每月中耕除草1次，中耕时要浅耕，以锄松地表土为宜。在育苗期未出苗之前，保持苗床湿润，每3～4天灌溉1次，保持土壤含水量为40%～50%。出苗后保持土壤含水量为20%～30%。移栽大田后，干旱时灌溉即可。合理施肥。播种前施1次农家肥，施肥量为每亩10～15 kg，以后不再施用。

（4）栽培面积与产量。内蒙古的栽培面积达119.5亩，年产量达80 t。

| **采收加工** | **中药**　秦艽：春、秋季采挖，除去泥沙，趁鲜搓去黑皮，晒干。

蒙药　哈日－基立吉：夏、秋季采摘，除去花萼及杂质，阴干备用。

| **药材性状** | **中药**　秦艽：本品呈类圆锥形或类圆柱形，长8～15 cm，直径0.2～1 cm。表面棕黄色。主根通常1，残存的茎基有纤维状叶鞘，下部多分枝。断面黄白色。

| **功能主治** | **中药**　秦艽：苦、辛，平。归胃、肝、胆经。祛风湿，清湿热，止痹痛，退虚热。用于风湿痹痛，中风半身不遂，筋脉拘挛，骨节酸痛，湿热黄疸，骨蒸潮热，小儿疳积发热。

蒙药　哈日－基立吉：苦，凉，柔、轻。清热，消肿，燥"协日乌素"。用于热性黄水病，炭疽，扁桃体炎。

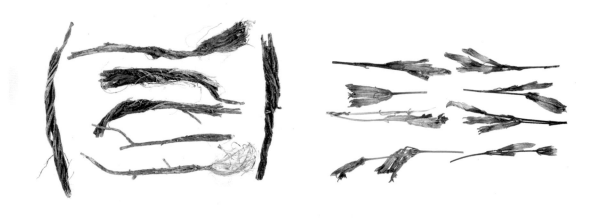

用法用量	**中药** 秦艽：内服煎汤，3 ~ 10 g。
	蒙药 哈日－基立吉：多入丸、散剂。

附　　注	（1）传统医药知识。秦艽花具有除协日乌素之功效，与川楝子、协日乌苏三药等配伍，制成秦艽花二十七味散，用于荨麻疹、巴木病、协日乌素病；秦艽花具有除协日乌素、清热、消肿之功效，与漏芦花、玉簪花配伍，制成三花散，用于炭疽、黏症、丹毒、疥疮等；秦艽花具有清热之功效，与地格达、山苦荬等配伍，制成地格达十二味散，用于皮肤黄染等希日病。
	（2）市场信息。近年来内蒙古秦艽市场信息情况见表 2-1-13。

表 2-1-13　2016—2020 年亳州药材市场内蒙古产小秦艽（规格：野统）
价格（单位：元 / kg）

年＼月	1 月	2 月	3 月	4 月	5 月	6 月	7 月	8 月	9 月	10 月	11 月	12 月
2016	200	200	200	200	200	200	200	200	200	200	200	200
2017	200	200	200	200	200	200	200	200	200	200	200	200
2018	200	200	200	190	190	190	190	190	190	190	190	190
2019	190	190	190	190	200	200	200	200	200	200	200	200
2020	200	200	200	200	200	200	200	200	200	200	200	200

（3）其他。本种为 2020 年版《中国药典》收载的秦艽药材的基原。

唇形科 Labiatae 黄芩属 Scutellaria 凭证标本号 150781190821147LY

黄芩
Scutellaria baicalensis Georgi

| 植物别名 | 香水水草、黄筋子。

| 蒙 文 名 | 混芩。

| 药 材 名 | **中药** 黄芩（药用部位：根。别名：山茶根、元芩、黄金条根）、黄芩子（药用部位：果实）。
蒙药 混芩（药用部位：根。别名：巴布斯日布、协日-巴特尔、协日-浑钦）。

| 形态特征 | 多年生草本。根茎肥厚，肉质，伸长而分枝。茎基部伏地，上升，高（15～）30～120 cm，钝四棱形，具细条纹，近无毛或被上曲至开展的微柔毛，绿色或带紫色，自基部多分枝。叶坚纸质，披针形，全缘，上面暗绿色，无毛或疏被贴生至开展的微柔毛，下面色较淡，

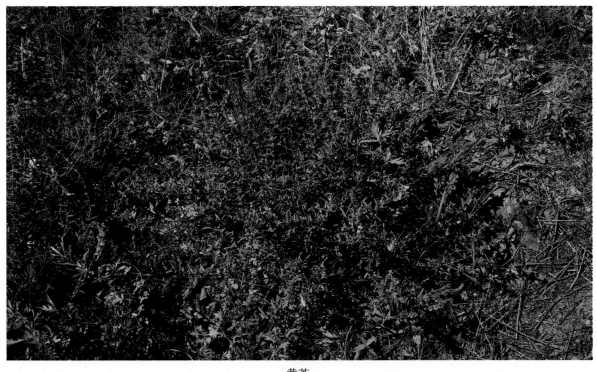

黄芩

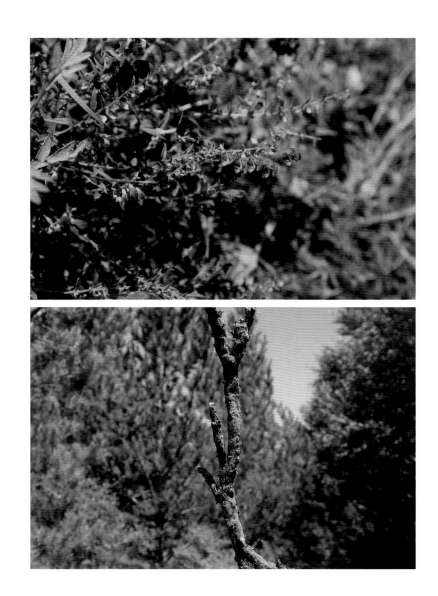

无毛或沿中脉疏被微柔毛，密被下陷的腺点，侧脉 4 对，与中脉在上面下陷，在下面凸出；叶柄短，被微柔毛。花序在茎及枝上顶生，总状，常再于茎顶聚成圆锥花序；花梗与花序轴均被微柔毛；苞片下部者似叶，上部者较小；花萼外面密被微柔毛，萼缘被疏柔毛，内面无毛；花冠紫蓝色，外面密被具腺短柔毛，内面在囊状膨大处被短柔毛，花冠筒近基部明显膝曲。小坚果黑褐色，具瘤，腹面近基部具果脐。花期 7 ~ 8 月，果期 8 ~ 9 月。

| **野生资源** | 多生于森林带和草原带的山地、丘陵的砾石坡地及沙地上，为草甸草原及山地草原的常见种，在线叶菊草原中可成为优势种。分布于内蒙古呼伦贝尔市（海拉尔区、扎赉诺尔区、满洲里市、扎兰屯市、牙克石市、根河市、阿荣旗、新巴尔虎左旗、新巴尔虎右旗、陈巴尔虎旗、莫力达瓦达斡尔族自治旗、鄂伦春

自治旗、鄂温克族自治旗）、兴安盟（乌兰浩特市、阿尔山市、突泉县、扎赉特旗、科尔沁右翼前旗、科尔沁右翼中旗）、通辽市（奈曼旗、库伦旗、扎鲁特旗）、赤峰市（林西县、宁城县、阿鲁科尔沁旗、巴林左旗、巴林右旗、翁牛特旗、喀喇沁旗、敖汉旗）、锡林郭勒盟（锡林浩特市、二连浩特市、多伦县、苏尼特左旗、苏尼特右旗、东乌珠穆沁旗、西乌珠穆沁旗、镶黄旗、正镶白旗、太仆寺旗、正蓝旗）、乌兰察布市（丰镇市、集宁区、四子王旗、察哈尔右翼前旗、察哈尔右翼中旗、察哈尔右翼后旗、凉城县、卓资县、兴和县、化德县）、呼和浩特市（玉泉区、赛罕区、托克托县、清水河县、武川县、和林格尔县、土默特左旗）、包头市（东河区、土默特右旗）、鄂尔多斯市（东胜区、康巴什区、达拉特旗、准格尔旗、乌审旗）、巴彦淖尔市（杭锦后旗）、阿拉善盟（阿拉善左旗、阿拉善右旗、额济纳旗）。

| 栽培资源 |　（1）栽培条件。本种为中旱生植物，适宜栽培于海拔 500 ~ 1 800 m、无霜期 85 ~ 135 天、年平均气温 –1 ~ 11 ℃、年日照时数 2 500 ~ 3 100 小时、年平均降水量 300 ~ 550 mm 的地区，适宜的土壤为壤土和砂壤土，以排水良好、土质肥沃、中性或微碱性为佳。

（2）栽培区域。主要栽培于内蒙古呼伦贝尔市（阿荣旗）、兴安盟（扎赉特旗）、通辽市（科尔沁左翼后旗、奈曼旗）、赤峰市（林西县、巴林右旗、敖汉旗）、锡林郭勒盟（太仆寺旗、正蓝旗）、乌兰察布市（察哈尔右翼前旗、察哈尔右翼后旗、兴和县）、鄂尔多斯市（达拉特旗）等地。

（3）栽培要点。①种子繁殖。每亩施用腐熟厩肥 2 000 ~ 4 000 kg，每亩配施过磷酸钙 20 ~ 50 kg，以二者作基肥，深耕 25 ~ 30 cm。选择籽粒饱满、大小均匀、色泽鲜明、净度不低于90%、千粒重 1.5 g 以上、发芽率不低于70% 的种子播种。有灌溉条件的地块，播种期为 4 ~ 5 月；春季土壤水分不足又无灌溉条件的地块，一般在 6 月中旬至 7 月上旬雨水较多时播种。采用条播的方式播种，行距 18 ~ 25 cm，开浅沟 1 ~ 2 cm，在土壤墒情良好的情况下，将种子均匀地撒入沟内，覆土 0.5 ~ 1 cm，耧平，镇压。播种量为每亩 1.5 ~ 3 kg。②育苗移栽。对于难以保苗的旱地或退耕的山坡地，可选择育苗移栽。选择壮苗于 4 ~ 5 月移栽，按行距 18 ~ 25 cm 开沟，按株距 12 ~ 15 cm 移栽于大田，覆土以根头在土面下 3 cm 处为宜。定植后及时浇水。③田间管理。无论直播还是育苗移栽，黄芩幼苗均生长缓慢，出苗至田间封垄共需除草 3 ~ 4 次，第 1 次除草在出苗后进行，随后几次除草根据杂草生长情况进行。第 2 年以后，每年春季清洁田间，返青至封垄前进行 2 ~ 3 次中耕除草。6 ~ 7 月幼苗生长旺盛时期，每亩追肥人畜尿液 2 000 kg，或选择 2% 过磷酸钙溶液进行叶面施肥，如有条件可在追肥后及时浇水。第 2 年和第 3 年返青后各追肥 1 次。黄芩怕涝、耐旱，轻微干旱有利于根下伸，干旱严重时需浇水或喷水，忌高温期灌水。雨后应及时排除积水，以防烂根。④病虫害防治。黄芩生长期间主要病害为根腐病，2 年生以上的植株易发此病，此病主要危害黄芩根部。夏季高温多雨、地面积水时易发生根腐病，发病初期个别支根和须根变褐色、腐烂，后逐渐蔓延至主根，严重时全株枯死。预防此病害应注意中耕除草，加强苗间通风，透光，雨季注意排水，实行轮作。发病初期用 50% 多菌灵 500 倍液喷雾，每 7 ～ 10 天喷 1 次，连续喷 2 ～ 3 次，或用 50% 甲基硫菌灵 1 000 倍液浇灌病株。

（4）栽培面积与产量。内蒙古的栽培面积达 5 383.05 亩，年产量达 2 295.45 t。

| 采收加工 | **中药** 黄芩：春、秋季采挖，除去须根及泥沙，晒后撞去粗皮，晒干。

黄芩子：夏、秋季果实成熟后采摘，晒干备用。

蒙药 混芩：同"黄芩"。

| 药材性状 | **中药** 黄芩：本品呈圆锥形，扭曲，长 8 ～ 25 cm，直径 1 ～ 3 cm。表面棕黄色或深黄色，有稀疏的疣状细根痕，上部较粗糙，有扭曲的纵皱纹或不规则的网纹，下部有顺纹和细皱纹。质硬而脆，易折断，断面黄色，中心红棕色；老根中心呈枯朽状或中空，暗棕色或棕黑色。气微，味苦。

| 功能主治 | **中药** 黄芩：苦，寒。归肺、胆、脾、大肠、小肠经。清热燥湿，泻火解毒，止血，安胎。用于湿温、暑湿所致胸闷呕恶，湿热痞满，泻痢，黄疸，肺热咳嗽，高热烦渴，血热吐衄，痈肿疮毒，胎动不安。

黄芩子：止痢。用于下痢脓血。

蒙药 混芩：苦，寒，钝、轻。清热，解毒，清心热，燥心"协日乌素"。用于毒热，食毒，心伏热，心悸，失眠。

| 用法用量 | **中药** 黄芩：内服煎汤，3 ～ 10 g；或入丸、散剂。外用适量，研末敷；或煎汤洗。

黄芩子：内服煎汤，5 ～ 10 g。

蒙药 混芩：单用，3 ～ 5 g；或入丸、散剂。

| 附　　注 | （1）物种鉴别。2020 年版《中国药典》一部记载黄芩为唇形科植物黄芩 *Scutellaria baicalensis* Georgi 的干燥根，而《中华本草》记载黄芩为唇形科植物黄芩 *Scutellaria baicalensis* Georgi、滇黄芩 *Scutellaria amoena* C. H. Wright、粘

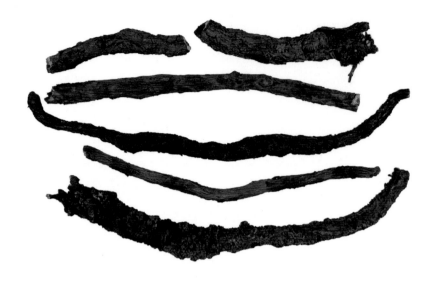

毛黄芩 *Scutellaria viscidula* Bunge 和丽江黄芩 *Scutellaria likiangensis* Diels 的根。滇黄芩根茎常肥大增粗，茎及叶近无毛至被倒向或近平展的微柔毛或疏柔毛，叶长圆形，常对折，边缘离基部以上有不明显的圆齿至全缘，花冠紫色或紫蓝色，花中等大小（长 2.4 ~ 3 cm）。粘毛黄芩根茎常肥大增粗，茎被疏或密、倒向或有时近平展、但常具腺的短柔毛，叶两面具多数黄色腺点，茎生叶同形，上部茎生叶渐变小，茎生叶明显全缘或近全缘，花冠紫色或紫蓝色。丽江黄芩根茎常肥大增粗，茎生叶多少具圆齿或圆齿状锯齿，花冠黄白色、黄色至绿黄色，常染淡紫色斑或条纹。除上述 4 种外，作黄芩使用的尚有甘肃黄芩 *Scutellaria rehderiana* Diels、川黄芩 *Scutellaria hypericifolia* Lévl. 和大黄芩 *Scutellaria tenax* W. W. Smith var. *patentipilosa* (Hand.-Mazz.) C. Y. Wu，产于内蒙古的主要是黄芩和粘毛黄芩 2 种。

（2）传统医药知识。作为蒙药，黄芩（蒙药名：混芩）具有清热、解毒之功效。黄芩与诃子配伍或与草乌、贯众、山刺玫果配伍，用于毒热症；黄芩 25 g、荆芥 10 g、牛蒡 10 g 煎汤服，用于上呼吸道感染；黄芩 20 g、赤芍 15 g、生甘草 10 g 煎汤服，用于急性肠炎、细菌性痢疾；黄芩 10 g、白术 15 g 煎汤服，用于内热胎动不安。

（3）市场信息。2016—2020 年安国药材市场内蒙古产黄芩价格见表 2-1-14。

表 2-1-14　2016—2020 年安国药材市场内蒙古产黄芩（规格：半撞皮野统）
价格（单位：元/kg）

年 ＼ 月	1月	2月	3月	4月	5月	6月	7月	8月	9月	10月	11月	12月
2016	33	33	33	33	33	33	33	33	33	33	33	33
2017	33	33	33	33	33	33	33	33	33	33	33	33
2018	33	33	33	33	33	33	33	33	33	33	33	33
2019	33	33	33	33	33	33	33	33	33	33	33	33
2020	36	36	36	39	39	39	39	39	39	39	39	39

（4）濒危情况。黄芩药源曾多以野生为主，但近年来国内市场对黄芩药材和黄芩苷的需求不断增加，导致黄芩的野生资源日益枯竭。现黄芩已被国家列为Ⅲ级保护濒危植物，栽培黄芩逐步成为主要商品来源。目前，黄芩的人工栽培已取得了一些成果，但其在药材质量和临床应用方面与野生黄芩仍有一定的差距。

（5）其他。本种为 2020 年版《中国药典》收载的黄芩药材的基原。

唇形科 Labiatae 益母草属 Leonurus 凭证标本号 150221150813279LY

益母草

Leonurus artemisia (Lour.) S. Y. Hu

| **植物别名** | 益母蒿、坤草、龙昌昌。

| **蒙文名** | 杜日勃勒吉－额布苏。

| **药材名** | **中药** 益母草（药用部位：地上部分。别名：坤草、茺蔚、地母草）、茺蔚子（药用部位：果实。别名：益母子、冲玉子、小胡麻）。
蒙药 都日伯乐吉－额布斯（药用部位：地上部分）。

| **形态特征** | 一年生或二年生草本，有其上密生须根的主根。茎直立，高30 ~ 120 cm，钝四棱形，微具槽，有倒向糙伏毛，在节及棱上尤为密集，多分枝。茎下部叶卵形，掌状3裂；茎中部叶菱形，较小；花序最上部的苞叶线形。轮伞花序腋生，具8 ~ 15花，多数远离而组成长穗状花序；小苞片刺状，比萼筒短，有贴生的微柔毛；花萼

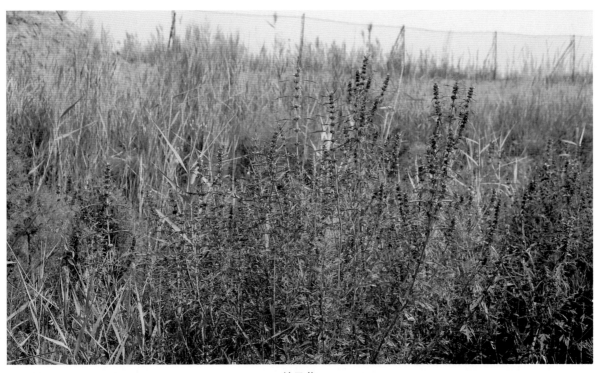

益母草

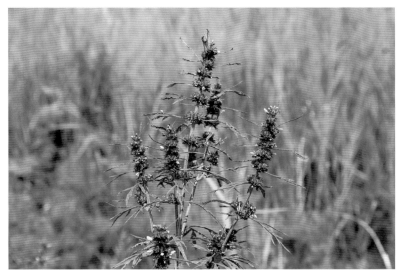

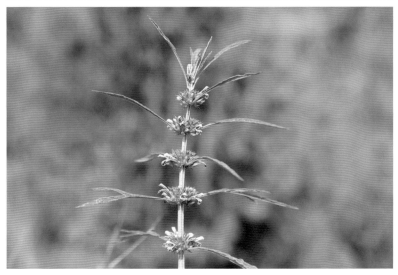

管状钟形，外面有贴生的微柔毛，内面离基部 1/3 以上被微柔毛，具 5 脉，齿 5，前 2 齿靠合，后 3 齿较短，等长；花冠粉红色，外面伸出萼筒部分被柔毛，花冠筒等大，内面在离基部 1/3 处有近水平的不明显鳞毛环，毛环在背面间断，其上部多少有鳞状毛，冠檐二唇形。小坚果淡褐色，光滑。花期 6 ～ 9 月，果期 9 ～ 10 月。

| 野生资源 |　生于田野、沙地、灌丛、疏林、草甸草原及山地草甸等。分布于内蒙古呼伦贝尔市（海拉尔区、满洲里市、扎兰屯市、牙克石市、根河市、额尔古纳市、阿荣旗、新巴尔虎左旗、陈巴尔虎旗、莫力达瓦达斡尔族自治旗、鄂伦春自治旗）、兴安盟（乌兰浩特市、阿尔山市、突泉县、科尔沁右翼前旗、科尔沁右翼中旗）、通辽市（科尔沁区、霍林郭勒市、开鲁县、奈曼旗、库伦旗、扎鲁特旗）、赤峰市（红山区、松山区、元宝山区、喀喇沁旗）、锡林郭勒盟（二连浩特市、

阿巴嘎旗、西乌珠穆沁旗、太仆寺旗）、乌兰察布市（丰镇市、察哈尔右翼前旗、察哈尔右翼中旗、察哈尔右翼后旗、兴和县、商都县、化德县）、呼和浩特市（清水河县、和林格尔县）、包头市（土默特右旗）、鄂尔多斯市（鄂托克前旗）、巴彦淖尔市（乌拉特前旗）、阿拉善盟（阿拉善右旗、额济纳旗）。

| **栽培资源** | （1）栽培条件。本种喜温暖湿润的气候，需要光照充足，在海拔 1 000 m 以下的地区皆可正常生长。耐严寒，怕积水，对土壤要求不严。宜选向阳、土层深厚、富含腐殖质的壤土及排水良好的砂壤土栽培。

（2）栽培要点。①整地、施基肥。每亩施经过无害化处理的农家肥 1 500 ~ 2 000 kg、三元复合肥（15 : 15 : 15）50 kg，以二者作基肥，深翻 20 cm 左右，整平耙细，做成宽 1.3 m 的畦，畦沟宽约 30 cm，地块四周挖排水沟，以防积水。②播种。播种量为每亩 1 kg。播前翻晒种子 1 ~ 2 天。播种方法为条播，播种时，按与畦垂直的方向，以 30 ~ 40 cm 的行距横向开 3 ~ 5 cm 深的浅沟，沟宽 15 ~ 20 cm。沟中每亩施复合肥 30 ~ 40 kg，使复合肥与沟中泥土混合均匀，避免复合肥与种子直接接触。将种子均匀地撒入沟中，覆土，稍加镇压，干旱时适当浇水。③田间管理。苗高 5 cm 时进行 1 次间苗，苗高 10 cm 时按行距 20 ~ 30 cm、株距 8 ~ 12 cm 定苗。结合间苗进行 2 次中耕，除净杂草，第 1 次中耕时每亩追施尿素 15 kg。干旱时于早晨或傍晚浇水，雨季要及时排水防涝。④病虫害防治。遵循"预防为主，综合防治"的原则，力求少施用化学农药，在必须施用时，应按照 GB/T 8321（所有部分）农药合理使用准则的要求，严格掌握用药量、用药时间，安全间隔期不得少于 30 天。禁止使用国家明令禁止在食用农产品上使用的农药。益母草的病害主要有根腐病、白粉病。根腐病的防治：冬季前清园，深翻 30 cm；病株用 50% 甲基硫菌灵 800 倍液灌根。白粉病的防治：发病期用 15% 粉锈宁 800 倍液喷雾，7 ~ 10 天喷 1 次，连喷 2 ~ 3 次。益母草的虫害主要为蚜虫。蚜虫的防治：宜在田间悬挂黄板诱蚜；发生初期，用 0.3% 苦参碱水乳剂 800 ~ 1 000 倍液或 2.5% 溴氰菊酯乳油 3 000 倍液喷雾，7 ~ 10 天喷 1 次，连喷 2 ~ 3 次。

采收加工 　**中药**　益母草：鲜品于春季幼苗期至夏初花前期采割；干品于夏季茎叶茂盛、花未开或初开时采割，晒干，或切段晒干。

茺蔚子：秋季果实成熟时采割地上部分，晒干，打下果实，除去杂质。

蒙药　都日伯乐吉 – 额布斯：夏、秋季采割，除去残根及杂质，晒干，切段。

药材性状 　**中药**　益母草：本品鲜品无茎，基生叶圆心形，5 ~ 9 浅裂，每裂片有 2 ~ 3 钝

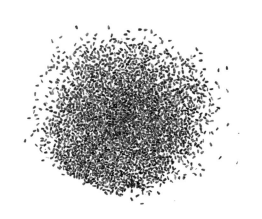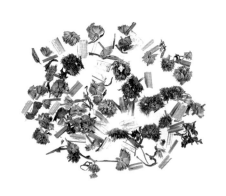

齿；花前期茎呈方柱形，上部多分枝，四面凹下成纵沟，长 30 ~ 60 cm，直径
0.2 ~ 0.5 cm，表面青绿色，质鲜嫩，断面中部有髓；叶交互对生，有柄，叶片
青绿色，质鲜嫩，揉之有汁，下部茎生叶掌状 3 裂，上部茎生叶羽状深裂或浅
裂成 3 片，裂片全缘或具少数锯齿；气微，味微苦。干品茎表面灰绿色或黄绿色，
体轻，质韧，断面中部有髓；叶片灰绿色，多皱缩、破碎、易脱落；轮伞花序
腋生，小花淡紫色，花萼筒状，花冠二唇形；切段者长约 2 cm。

茺蔚子：本品呈三棱形，长 2 ~ 3 mm，宽约 1.5 mm。表面灰棕色至灰褐色，
有深色斑点，一端稍宽，平截状，另一端渐窄而钝尖。果皮薄，子叶类白色，
富油性。气微，味苦。

| 功能主治 | **中药** 益母草：辛、苦，微寒。归肝、膀胱、心包经。活血调经，利尿消肿，
清热解毒。用于月经不调，痛经经闭，恶露不尽，水肿尿少，疮疡肿毒。

茺蔚子：辛、苦，微寒。归肝、心包经。活血调经，清肝明目。用于月经不调，
痛经，闭经，产后瘀滞腹痛，肝热头痛、头晕、目赤肿痛、目生翳障。

蒙药 都日伯乐吉 - 额布斯：苦，凉，腻、锐、糙。活血调经，拨云退翳。用
于产后腹痛，闭经，月经不调，痛经，瘀血证，血盛症，火眼，目翳。

| 用法用量 | **中药** 益母草：内服煎汤，9 ~ 30 g，鲜品 12 ~ 40 g；或熬膏；或入丸、散剂。
外用适量，煎汤洗；或鲜品捣敷。

茺蔚子：内服煎汤，6 ~ 9 g；或入丸、散剂；或捣汁。

蒙药 都日伯乐吉 - 额布斯：多入汤、丸、散剂。

| 附 注 | （1）物种鉴别。2020 年版《中国药典》一部记载益母草为唇形科植物益母草
Leonurus japonicus Houtt. 的新鲜或干燥地上部分，而《中华本草》记载益母草
为唇形科植物益母草 *Leonurus japonicus* Houtt. 和细叶益母草 *Leonurus sibiricus*

Linn. 的全草。益母草植株全部被贴伏短柔毛，叶掌状分裂，花序上部叶全缘，花冠长 10 ~ 15 mm。细叶益母草茎、叶、花序被极短的毛，花萼被短柔毛或开展的长柔毛，叶 3 全裂，小裂片宽 1 ~ 3 mm，花冠长 18 ~ 20 mm。

（2）传统医药知识。作为蒙药，益母草（蒙药名：都日伯乐吉 - 额布斯）除具有活血、调经之功效外，还具有除云翳之功效。将益母草制成益母草膏，用于月经不调、痛经；将益母草与鹿茸、赤爬子、沙棘等配伍，制成吉祥安坤丸，用于月经不调、经闭；将益母草与冰片、胆矾等配伍，制成冰片三味散，用于目赤翳障、经常流泪；取益母草 20 g 水煎，黄酒 50 g，用于产后血瘀腹痛；取益母草 50 g、胡椒 10 g 水煎，红糖 50 g，用于月经不调；益母草 100 ~ 150 g 煎汤服，或益母草 50 ~ 100 g、白茅根 50 ~ 100 g 煎汤服（高血压者加夏枯草 50 g），用于急性肾炎；茺蔚子、青葙子、菊花、决明子各 15 g，煎汤服，用于结膜炎。内蒙古西部地区蒙医把唇形科植物白龙昌菜 *Panzeria alaschanica* Kupr. 的干燥地上部分作为"白益母草"使用，其临床功效与益母草相同。

（3）市场信息。2016—2020 年益母草监测站统货价格见表 2-1-15 和表 2-1-16。

表 2-1-15 2016—2020 年安国药材市场益母草监测站统货价格（单位：元 /kg）（产地：较广）

年\月	1 月	2 月	3 月	4 月	5 月	6 月	7 月	8 月	9 月	10 月	11 月	12 月
2016	3.5	3.5	3.5	3.5	3.5	3.5	3.5	3.5	3.5	3.5	3.5	3.5
2017	3.5	3.5	3.5	3.5	3.5	3.5	3.5	3.5	3.5	3.5	3.5	3.5
2018	3.5	3.5	3.5	3.5	3.5	3.5	3.5	3.5	3.5	3.5	3.5	3.5
2019	3.5	3.5	3.5	3.5	3.5	3.5	3	3	3	3	3	3
2020	3	3	3	3	3	3	3	3	3	3	3	3

表 2-1-16 2016—2020 年亳州药材市场益母草监测站统货价格（单位：元 /kg）（产地：较广）

年\月	1 月	2 月	3 月	4 月	5 月	6 月	7 月	8 月	9 月	10 月	11 月	12 月
2016	2.7	2.7	2.7	2.7	2.7	2.7	2.7	2.6	2.6	2.6	2.6	2.6
2017	2.8	2.8	2.8	3.3	3.3	3.3	3.3	3.3	3.3	4	4	4
2018	4	4	4	4	4	4	4	4	4	4	4	4
2019	4	4	4	4	4	3.5	3.5	3.5	3.5	3.5	3.5	3.5
2020	3.5	3.5	3.5	3.5	3.5	3.5	3	3	3	3	3	3

（4）濒危情况。由于野生益母草资源获取成本低、质量好，大量野生益母草资源遭到了不同程度的破坏。因此，实施药用植物资源可持续利用战略，采取积极的保护对策和有效的措施，合理开发利用药用植物资源，这是亟待解决的问题。

（5）其他。①在 FOC 中，本种的拉丁学名被修订为 *Leonurus japonicus* Houttuyn。②本种为 2020 年版《中国药典》收载的益母草、茺蔚子药材的基原。

唇形科 Labiatae　紫苏属 Perilla　凭证标本号　150521190927002LY

紫苏
Perilla frutescens (L.) Britt.

| 植物别名 | 桂荏、白苏、赤苏。

| 蒙 文 名 | 哈日－麻嘎吉。

| 药 材 名 | 紫苏（药用部位：地上部分）、紫苏叶（药用部位：叶或带嫩枝。别名：苏、苏叶、紫菜）、紫苏梗（药用部位：茎。别名：苏梗、苏茎、紫苏茎）、紫苏子（药用部位：果实。别名：黑苏子、铁苏子、任子）。

| 形态特征 | 一年生直立草本。茎高 0.3～2 m，绿色或紫色，钝四棱形，具 4 槽，密被长柔毛。叶阔卵形或圆形，先端短尖或突尖，基部圆形或阔楔形，边缘在基部以上有粗锯齿，膜质或草质，两面绿色或紫色；叶柄背腹扁平，密被长柔毛。轮伞花序具 2 花，组成密被长柔毛、偏向一侧的顶生及腋生总状花序；苞片宽卵圆形或近圆形；花萼钟形，具

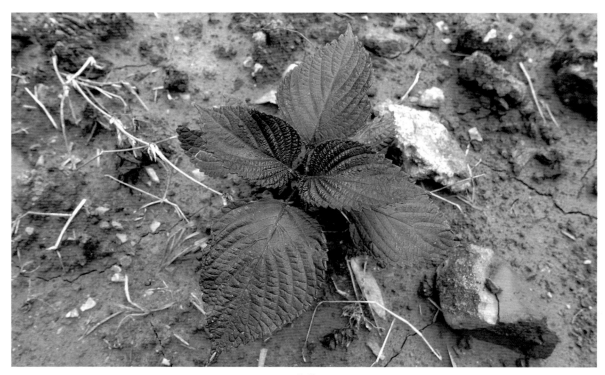

紫苏

10 脉，萼檐二唇形，上唇宽大，下唇比上唇稍长；花冠白色至紫红色，外面略被微柔毛，内面在下唇片基部略被微柔毛，花冠筒短，喉部斜钟形，冠檐近二唇形，上唇微缺，下唇 3 裂，中裂片较大，侧裂片与上唇相似；雄蕊 4，花丝扁平，花药 2 室；花柱先端相等 2 浅裂；花盘前方呈指状膨大。小坚果近球形，灰褐色，具网纹。花期 8 ~ 11 月，果期 8 ~ 12 月。

| **野生资源** | 分布于内蒙古通辽市（科尔沁区、科尔沁左翼中旗）、包头市（石拐区）。

| **栽培资源** | （1）栽培条件。紫苏对气候适应性较强，在温暖湿润的环境下生长旺盛，产量较高；其对土壤要求不严，砂壤土、壤土、黏壤土均可。前茬作物以小麦、蔬菜为宜。紫苏生长需要充足的光照，可在田边地角或垄埂上种植，以充分利用土地和光照。紫苏生长需要较高的温度，前期生长缓慢，6 月以后因气温高、光照强，故生长旺盛。

（2）栽培区域。主要栽培于内蒙古包头市（石拐区）。

（3）栽培要点。① 种子催芽。将种子用 50 ~ 55 ℃的温水浸泡 20 ~ 30 分钟，后转入室温浸种 8 ~ 10 小时，或用浓度为 200 mg/L 的赤霉素在 20 ~ 25 ℃下浸泡 8 ~ 10 小时，后于 25 ~ 28 ℃的温度条件下催芽。② 育苗。穴盘育苗：选

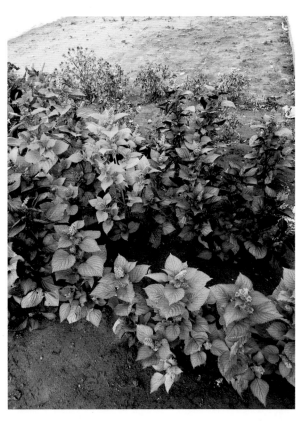
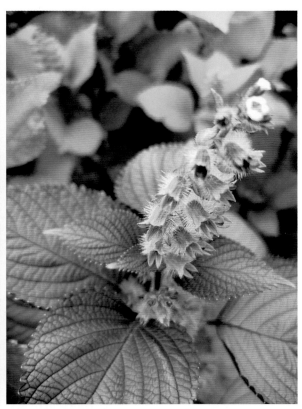

用 72 孔育苗盘，将普通蔬菜育苗基质装盘后，喷水以湿润土壤，趁墒撒种，按照盘孔点播，每穴 2 ~ 3 粒，深度 1 ~ 2 cm。常规育苗：选择肥力均匀、平坦的土地（避免前茬为马铃薯的田地），按深 10 ~ 20 cm 做成面积约 10 m² 的苗床；苗床施入普通蔬菜育苗基质 100 kg/m²、腐熟农家肥 200 ~ 300 kg/m²（禁用未腐熟生粪），根据土壤肥力可适当加施五氧化二磷 0.12 ~ 1.8 kg/m² 及氮 0.23 kg/m²，充分浅翻、混匀、打平，并在畦面撒少许草木灰，充分浇水后待土壤湿润不黏时趁墒撒种；按用种量 2.5 g/m² 均匀撒种，将育苗基质与肥沃田土壤按 1 ∶ 1 的比例混合后撒盖于种子上层，厚度 1 ~ 2 cm，并覆盖遮阳网。③苗期管理。播种后适时、适量喷水保湿，但要防止土壤过湿而导致板结。出苗及三叶期后，根据幼苗生长状况适时喷洒叶面肥，且将苗高控制在 15 cm 以内。若有整孔缺苗的情况，可从其他处切割苗补栽。④移栽。选择土壤质地良好、地势相对平坦、肥力中等且相对保水保肥的沟坝地或旱塬梯田，最佳选择前茬作物为小麦的地块。通常在 6 月中旬进行移栽。栽植方式可选择灭茬栽植或免耕移栽。灭茬栽植：待前茬作物收获后，施入农家肥 15 ~ 30 t/hm²，同时施入五氧化二磷 45 ~ 90 kg/hm²、氮 138 kg/hm²，并及时用旋播机灭茬整地。免耕移栽：土壤墒情较好时，趁墒挖穴移栽，墒情差时可点水栽植（点水量 0.5 ~ 1 kg/株·穴），施肥要求与灭茬栽植相同；根据土壤墒情、肥力，移栽密度为行距 60 cm、株距 60 cm（留苗 28 000 ~ 35 000 株 /hm²）。⑤田间管理。移栽至大田的紫苏苗，待缓苗后需及时中耕松土除草。有灌水条件的，视土壤墒情补灌水 1 ~ 2 次，结合灌水追肥，通常追施氮 69.12 kg/hm²。开花期可喷洒 1 ~ 2 次叶面肥。⑥病虫害防治。紫苏的病害主要有猝倒病、根腐病、斑枯病、锈病及炭疽病。猝倒病的防治：发现零星病株要立即挖除并撒少量草木灰，发病初期，可选用 65% 代森锰锌 500 倍液喷雾防治，7 天喷 1 次，连喷 2 ~ 3 次。根腐病的防治：发病初期，可选用 75% 百菌清 400 ~ 600 倍液喷洒根茎部防治，7 天喷 1 次，连喷 2 ~ 3 次。斑枯病的防治：可选用 70% 甲基硫菌灵 600 倍液喷雾防治。锈病及炭疽病的防治：播种前用 15% 三唑酮拌种，发病初期可选用 1 ∶ 1 ∶ 200 的波尔多液或 15% ~ 25% 三唑酮 1 000 ~ 2 000 倍液等喷雾防治，7 ~ 10 天喷 1 次，连喷 2 ~ 3 次。紫苏的虫害主要有蚜虫、大青叶蝉、叶螨。蚜虫、大青叶蝉的防治：可选用 50% 抗蚜威 2 000 ~ 3 000 倍液或溴氰菊酯 25 g/L 乳油 3 000 倍液喷雾防治。叶螨（红蜘蛛）的防治：发病初期，可选用 40% 乐果乳剂 2 000 倍液、73% 炔螨特乳油 1 200 倍液等喷雾防治，收获前 15 ~ 20 天停用。

（4）栽培面积与产量。内蒙古的栽培面积较小，紫苏年产量不足 1 t。

| **采收加工** | 紫苏：夏、秋季采收，除去残根及杂质，晒干，切段备用。
紫苏叶：夏季枝叶茂盛时采收，除去杂质，晒干。
紫苏梗：秋季果实成熟后采割，除去杂质，晒干，或趁鲜切片，晒干。
紫苏子：秋季果实成熟时采收，除去杂质，晒干。

| **药材性状** | 紫苏叶：本品多皱缩卷曲、破碎，完整者展平后呈卵圆形，长 4 ~ 11 cm，宽 2.5 ~ 9 cm。先端短尖或急尖，基部圆形或宽楔形，边缘具圆锯齿。两面紫色或上表面绿色、下表面紫色，疏生灰白色毛，下表面有多数凹点状的腺鳞。叶柄长 2 ~ 7 cm，紫色或紫绿色。质脆。带嫩枝者，枝的直径 2 ~ 5 mm，紫绿色，断面中部有髓。气清香，味微辛。
紫苏梗：本品呈方柱形，四棱钝圆，长短不一，直径 0.5 ~ 1.5 cm。表面紫棕色或暗紫色，四面有纵沟和细纵纹，节部稍膨大，有对生的枝痕和叶痕。体轻，质硬，断面裂片状。切片厚 2 ~ 5 mm，常呈斜长方形，木部黄白色，射线细密，呈放射状，髓部白色，疏松或脱落。气微香，味淡。
紫苏子：本品呈卵圆形或类球形，直径约 1.5 mm。表面灰棕色或灰褐色，有微隆起的暗紫色网纹，基部稍尖，有灰白色点状果梗痕。果皮薄而脆，易压碎。种子黄白色，种皮膜质，子叶 2，类白色，有油性。压碎有香气，味微辛。

| **功能主治** | 紫苏：辛，温。解表散寒，行气宽中，解鱼蟹毒。用于风寒感冒，咳嗽，胸腹胀满，鱼蟹中毒，恶心呕吐。

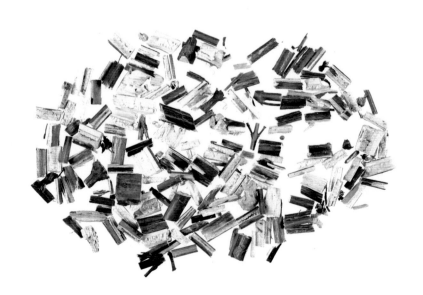

紫苏叶：辛，温。归肺、脾经。解表散寒，行气和胃。用于风寒感冒，咳嗽呕恶，妊娠呕吐，鱼蟹中毒。

紫苏梗：辛，温。归肺、脾经。理气宽中，止痛，安胎。用于胸膈痞闷，胃脘疼痛，嗳气呕吐，胎动不安。

紫苏子：辛，温。归肺经。降气化痰，止咳平喘，润肠通便。用于痰壅气逆，咳嗽气喘，肠燥便秘。

| **用法用量** | 紫苏：内服煎汤，5 ~ 10 g；或入丸、散剂。

紫苏叶：内服煎汤，5 ~ 10 g；或入丸、散剂。

紫苏梗：内服煎汤，5 ~ 10 g；或入丸、散剂。

紫苏子：内服煎汤，3 ~ 10 g；或入丸、散剂。

| **附　　注** | （1）物种鉴别。植物紫苏在形态上存在叶两面均为绿色、面青背紫和两面均为紫色的差别，前者习称"白苏"，后两者习称"紫苏"。在历代本草文献及实际应用中，白苏和紫苏多被区分对待，各有所用。白苏和紫苏在植物学命名上是否应不同是一个长期存在争议的问题。在早期著作中二者具有不同的学名。20 世纪 50 年代末，第 1 版《中药志》将紫苏作为白苏的变种；20 世纪 70 年代，《中国植物志》参考国外分类学者 E. D. Merill 的建议，将紫苏与白苏合为一种，即紫苏 *Perilla frutescens* (Linn.) Britt.，而将白苏作为紫苏的别名；20 世纪 80 年代，国内中医药学者经考证，建议将紫苏作为白苏的变种，即将紫苏定名为 *Perilla frutescens* (Linn.) Britt. var. *arguta* (Benth.) Hand.-Mazz.，白苏定名为 *Perilla frutescens* (Linn.) Britt.。《中国药典》收载的紫苏子、紫苏叶、紫苏梗的植物来源是紫苏 *Perilla frutescens* (Linn.) Britt.。而《中华本草》分别记载了白苏子、白苏子油、白苏叶、白苏梗、紫苏叶、紫苏梗、紫苏子、紫苏苞和苏头等，其中记载白苏子、白苏子油、白苏叶、白苏梗的植物来源是白苏 *Perilla frutescens* (Linn.) Britt.，而记载紫苏叶、紫苏梗、紫苏子、紫苏苞的植物来源是紫苏 *Perilla frutescens* (Linn.) Britt. var. *arguta* (Benth.) Hand.-Mazz. 或野紫苏 *Perilla frutescens* (Linn.) Britt. var. *purpurascens* (Hayata) H. W. Li，记载苏头的植物来源为白苏、紫苏、野紫苏。白苏叶两面均为绿色，上面被疏柔毛。紫苏叶两面紫色或仅下面紫色，上下两面均生柔毛，沿叶脉处较密，叶下面有油腺点。野紫苏果萼小，长 4 ~ 5.5 mm，下部被疏柔毛，具腺点；茎被疏短柔毛；叶较小，卵形，长 4.5 ~ 7.5 cm，宽 2.8 ~ 5 cm，两面被疏柔毛；小坚果较小，土黄色，直径 1 ~ 1.5 mm。

（2）传统医药知识。作为蒙药，紫苏（蒙药名：哈日－麻嘎吉）用于风寒感冒、咳嗽、胸腹胀满、鱼蟹中毒、恶心呕吐；紫苏梗用于宿闷不舒、脘腹胀满、妊娠呕吐、胎动不安；紫苏子用于咳逆上气、痰多喘急。取紫苏叶 15 g、葱须 3 个煎汤服，用于风寒感冒；取紫苏 15 g、生姜 10 g、半夏 10 g 煎汤服，用于头晕恶心；取紫苏梗 15 g、生姜 15 g 煎汤服，用于胃寒呕吐；取紫苏子 15 g、半夏 15 g、陈皮 10 g、甘草 10 g 煎汤服，用于慢性支气管炎；紫苏叶与广藿香、香薷、木香等配伍，制成六和定中丸，用于夏伤暑湿、宿食停滞、寒热头痛、胸闷恶心、吐泻腹痛。

（3）市场信息。紫苏药材主要在安国药材市场和亳州药材市场出售，规格分为两面青、家统和齐手等。2016—2020 年紫苏监测站统货价格见表 2-1-17 和表 2-1-18。

表 2-1-17　2016—2020 年安国药材市场紫苏监测站统货价格（单位：元/kg）
（规格：两面青 产地：较广）

年\月	1月	2月	3月	4月	5月	6月	7月	8月	9月	10月	11月	12月
2016	5	5	5	5	5	5	5	5	5	5	5	5
2017	5	5	5	5	5	5	5	5	5	5	5	5
2018	5	5.5	5.5	5.5	5.5	5.5	5.5	5.5	5.5	5.5	5.5	5.5
2019	7	7	7	8	8	8	8	8	10	10	10	10
2020	10	10	10	10	10	10	10	10	10	10	10	10

表 2-1-18　2016—2020 年亳州药材市场紫苏监测站统货价格（单位：元/kg）
（规格：两面青 产地：较广）

年\月	1月	2月	3月	4月	5月	6月	7月	8月	9月	10月	11月	12月
2016	4.5	4.5	4.5	4.5	4.5	4.5	4.5	4.5	4.5	4.5	4.5	4.5
2017	4.5	4.5	4.5	4.5	4.5	4.5	4.5	4.5	4.5	4.5	4.5	4.5
2018	6	6	6	6	6	6	6	6	6	6	6	6
2019	6	6	6	8	8	8	8	8	8	8	10	11
2020	11	11	11	11	11	11	11	11	11	9	9	9

（4）资源利用。紫苏在我国南方地区有着悠久的种植历史，但由于地理和历史原因，紫苏在内蒙古十分罕见。内蒙古高原海拔高，日照充足，气候干燥，适合发展紫苏种植。近年来，内蒙古部分地区开始尝试种植紫苏，除将紫苏用于医疗保健外，还进一步研制其深加工产品，以开拓更大的市场。

（5）其他。本种为 2020 年版《中国药典》收载的紫苏叶、紫苏梗、紫苏子药材的基原。

茄科 Solanaceae 枸杞属 *Lycium* 凭证标本号 150122140801011LY

宁夏枸杞
Lycium barbarum L.

| 植物别名 | 山枸杞、白疙针、中宁枸杞。

| 蒙文名 | 宁夏－侵哇音－哈日木格。

| 药材名 | **中药** 枸杞子（药用部位：果实。别名：枸杞果、白疙针、西枸杞）、地骨皮（药用部位：根皮。别名：枸杞根皮、狗奶子根皮、红榴根皮）、枸杞叶（药用部位：茎叶。别名：地仙苗、甜菜、枸杞苗）。
蒙药 侵娃音－哈日漠格（药用部位：果实。别名：旁米布如）。

| 形态特征 | 灌木，高 0.8 ~ 2 m。分枝细密，野生时多开展而略斜升或弓曲，有纵棱纹，灰白色或灰黄色，无毛而微有光泽，有不生叶的短棘刺和生叶、花的长棘刺。叶互生或簇生，披针形，略带肉质，叶脉不明显。花在长枝上 1 ~ 2 生于叶腋，在短枝上 2 ~ 6 同叶簇生；花梗向先

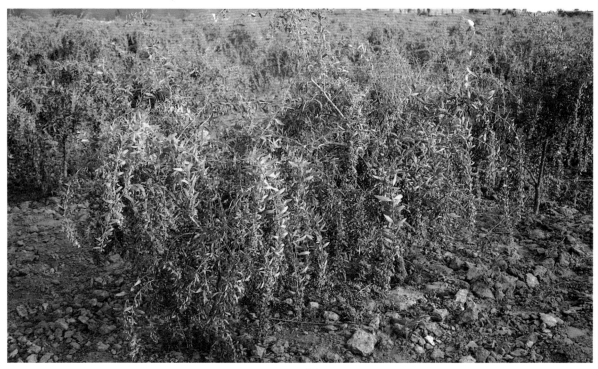

宁夏枸杞

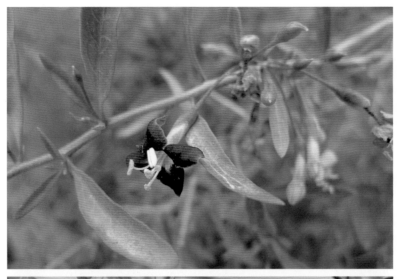

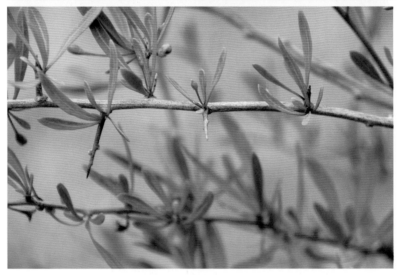

端渐增粗；花萼钟状，通常 2 中裂，裂片有小尖头或先端又 2 ~ 3 齿裂；花冠漏斗状，紫堇色，先端圆钝，基部有耳，边缘无缘毛，花开时平展；雄蕊的花丝基部稍上处及花冠筒内壁生一圈密绒毛；花柱像雄蕊一样由于花冠裂片平展而稍伸出花冠。浆果红色或在栽培类型中也有橙色，果皮肉质，多汁液；种子常 20 余，略呈肾形，扁压，棕黄色。花期 6 ~ 8 月，果期 7 ~ 10 月。

| **野生资源** | 生于河岸、山地、灌溉农田的地埂或水渠旁。分布于内蒙古赤峰市（巴林右旗）、锡林郭勒盟（苏尼特右旗、正镶白旗、镶黄旗）、乌兰察布市（集宁区、四子王旗、凉城县、商都县、化德县）、呼和浩特市（托克托县、武川县、土默特左旗）、包头市（固阳县、土默特右旗）、鄂尔多斯市（鄂托克前旗、鄂托克旗、乌审旗）、巴彦淖尔市（临河区、磴口县、杭锦后旗、乌拉特前旗、乌拉特中旗、乌拉特后旗）、阿拉善盟（阿拉善右旗）。

| 栽培资源 |　（1）栽培条件。宁夏枸杞适应性强，耐寒，−25.6 ℃越冬不会产生冻害，喜光照，对土壤要求不严，耐盐碱、耐肥、耐旱，怕积水。以肥沃、排水良好的中性或微酸性轻壤土栽培为宜，盐碱土的含盐量不能超过 0.2%，在强碱性土、黏壤土、水稻田、沼泽地区不宜栽培。

（2）栽培区域。主要栽培于内蒙古乌兰察布市（丰镇市、化德县）、巴彦淖尔市（乌拉特前旗）等地。

（3）栽培要点。①种子繁殖。选用品种优良、品质优良的种子进行播种，在播种前用水和沙（1∶3）拌匀，置于 20 ℃室温下催芽，待 30% 的种子露白时进行播种。春、夏、秋季均可播种，以春播为主。春播于 3 月下旬至 4 月上旬进行，按行距 40 cm 开沟条播，沟深 1.5 ~ 3 m，覆土 1 ~ 3 cm，幼苗出土后，根据土壤墒情灌水。苗高 1.5 ~ 3 cm 时，松土、除草 1 次，以后每隔 20 ~ 30 天松土、除草 1 次。苗高 6 ~ 9 cm 时定苗，株距 12 ~ 15 cm，留苗量为 150 000 ~ 180 000 株 /hm²。结合灌水在 5 月、6 月、7 月各追肥 1 次。为保证苗木生长，应及时去除于幼株离地 40 cm 部位生长的侧芽，苗高 60 cm 时应进行摘心，以加速主干和上部侧枝的生长，当根直径为 0.7 cm 时，可出圃移栽。②扦插繁殖。在优良母株上，采直径为 0.3 cm 以上的已木质化的一年生枝条，剪成 18 ~ 20 cm 长的插穗，扎成小捆，用萘乙酸浸泡 2 ~ 3 小时，然后扦插，按株距 6 ~ 10 cm 斜插在沟内，填土踏实。③田间管理。在 5 月、6 月、7 月各中耕除草 1 次。10 月下旬至 11 月上旬施有机肥作基肥。可于 5 月施尿素，6 ~ 7 月施磷钾复合肥进行追肥。幼树整形：栽种枸杞后当年秋季，在主干上部的四周选 3 ~ 5 个生长粗壮的枝条作主枝，并于 20 cm 左右处短截；第 2 年春季在此枝上发出新枝时于 20 ~ 25 cm 处短截作为骨干枝；第 3 年、第 4 年仿照第 2 年的方法继续利用骨干枝上的徒长枝扩大、加高充实树冠骨架；经过 5 ~ 6 年的整形培养，枸杞进入成年树阶段。成年树修剪：每年春季剪枯枝、交叉枝和根部萌蘖枝；夏季去密留疏，剪去徒长枝、病虫枝及针刺枝；秋季全面修剪，整理树冠，选留良好的结果枝。④病虫害防治。宁夏枸杞的主要病害有枸杞黑果病、根腐病。枸杞黑果病的防治：危害花蕾、花和青果，可在结果期用 1∶1∶100 的波尔多液喷洒，雨后立即喷 50% 退菌特 600 倍液，效果较好。根腐病的防治：可用 50% 甲基硫菌灵 1 000 ~ 1 500 倍液或 50% 多菌灵 1 000 ~ 1 500 倍液浇注根部。虫害主要有枸杞实蝇、枸杞负泥虫、枸杞蛀果蛾等。枸杞实蝇的防治：可于越冬成虫羽化时进行防治，在杞园地面撒 50% 西维因粉剂 45 kg/hm²，摘除蛆果深埋，秋、冬季灌水或翻土杀死土内越冬蛹。枸杞负泥虫的防治：可在春季灌溉松土，破坏越冬场所，杀死虫源，4 月中旬于杞园地面撒 5% 西维因粉剂（1 kg 兑细土 5 ~ 7 kg），杀死越冬成虫。枸杞蛀果蛾的防治：可于 4 月上旬、中旬第 1 代幼虫为害时，喷 90% 敌百虫 800 ~ 1 000 倍液防治。（4）栽培面积与产量。内蒙古的栽培面积达 70 560 亩，地骨皮年产量达 12 877.2 t，枸杞子年产量达 14 112 t。

| **采收加工** | **中药**　枸杞子：夏、秋季果实呈红色时采收，热风烘干，除去果梗，或晾至皮皱后，晒干，除去果梗。

地骨皮：春初或秋后采挖根部，洗净，剥取根皮，晒干。

枸杞叶：春季至夏初采摘，洗净，多鲜用。

蒙药　侵娃音 – 哈日漠格：同"枸杞子"。

| **药材性状** | **中药**　枸杞子：本品呈类纺锤形或椭圆形，长 6 ~ 20 mm，直径 3 ~ 10 mm。表面红色或暗红色，先端有小突起状的花柱痕，基部有白色的果梗痕。果皮柔韧，皱缩；果肉肉质，柔润。种子 20 余，类肾形，扁而翘，长 1.5 ~ 1.9 mm，宽 1 ~ 1.7 mm，表面浅黄色或棕黄色。气微，味甜。

地骨皮：本品呈筒状或槽状，长 3 ~ 10 cm，宽 0.5 ~ 1.5 cm，厚 0.1 ~ 0.3 cm。外表面灰黄色至棕黄色，粗糙，有不规则纵裂纹，常呈鳞片状剥落；内表面黄白色至灰黄色，较平坦，有细纵纹。体轻，质脆，易折断，断面不平坦，外层黄棕色，内层灰白色。气微，味微甘而后苦。

枸杞叶：本品皱缩，展平后呈卵形或长椭圆形，长 2 ~ 6 cm，宽 0.5 ~ 2.5 cm，全缘。表面深绿色。质脆，易碎。气微，味苦。

| **功能主治** | **中药**　枸杞子：甘，平。归肝、肾经。滋补肝肾，益精明目。用于虚劳精亏，腰膝酸痛，眩晕耳鸣，阳痿遗精，内热消渴，血虚萎黄，目昏不明。

地骨皮：甘，寒。归肺、肝、肾经。凉血除蒸，清肺降火。用于阴虚潮热，骨蒸盗汗，肺热咳嗽，咯血，衄血，内热消渴。

枸杞叶：苦、甘，凉。归肝、脾、肾经。补虚益精，清热明目。用于虚劳发热，烦渴，目赤昏痛，翳障夜盲，崩漏带下，热毒疮肿。

蒙药　侵娃音 – 哈日漠格：甘，平，轻、钝、软。散瘀血，清热。用于血瘀证，血痞，闭经，心热，乳腺肿，陈旧热。

| **用法用量** | **中药**　枸杞子：内服煎汤，6 ~ 12 g。

地骨皮：内服煎汤，9 ~ 15 g。

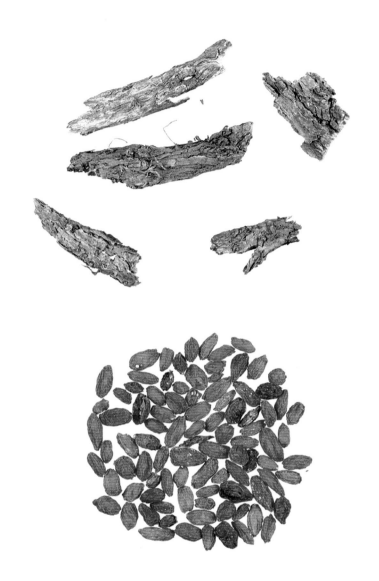

枸杞叶：内服煎汤，鲜品 60～240 g；或煮食；或捣汁。外用适量，煎汤洗；或捣汁滴眼。

蒙药 侵娃音－哈日漠格：单用，3～5 g；或入丸、散剂。

| **附 注** | （1）物种鉴别。果实可作为枸杞入药的尚有同属植物枸杞 *Lycium chinense* Mill.、毛蕊枸杞 *Lycium dasystemum* Pojark.（又名新疆枸杞，产于新疆，又称古城子）和北方枸杞 *Lycium chinense* Mill. var. *potaninii* (Pojark.) A. M. Lu（又名西北枸杞、包氏枸杞，分布于华北及西北地区）。除宁夏枸杞 *Lycium barbarum* L. 外，内蒙古还有截萼枸杞 *Lycium truncatum* Y. C. Wang 和北方枸杞 *Lycium chinense* Mill. var. *potaninii* (Pojark.) A. M. Lu，其果实也可入药。枸杞叶呈卵形、卵状菱形、长椭圆形或卵状披针形，花冠裂片边缘缘毛浓密，雄蕊稍短于花冠。毛蕊枸杞

枝条坚硬，茎和枝灰白色或灰黄色，叶通常前端较宽，倒披针形或椭圆状倒披针形，有时为宽披针形，花萼裂片不断裂，花冠裂片边缘有稀疏缘毛。截萼枸杞枝条柔弱，叶一般中部较宽，狭披针形或披针形，花萼有时因裂片断裂成截头，花冠筒长约为檐部裂片的 2 倍，花丝基部稍上处仅生极稀疏的绒毛。北方枸杞叶呈披针形或条状披针形，花冠裂片边缘缘毛稀疏，雄蕊稍长于花冠。

（2）传统医药知识。作为蒙药，枸杞子（蒙药名：侵娃音－哈日漠格）除具有清热之功效外，还具有化瘀之功效。枸杞子与沙棘、木香、山柰等配伍，制成枸杞子七味散，用于心热证、讧热证、乳痈、血热证、血瘀证等；枸杞子与大黄、赤爬子、沙棘等配伍，制成沙棘十九味丸，用于血痞、子宫痞、血瘀证、闭经等；取枸杞子 15 g、黄精 15 g 煎汤服，用于神经衰弱、腰背酸痛；取地骨皮 15 g、女贞子 15 g、青蒿 7.5 g、五味子 7.5 g 煎汤服，用于肺结核潮热；取地骨皮适量，研末，香油或醋调敷患处，用于疖肿；取枸杞叶 50 g 煎汤服，用于扁桃体炎化脓后；取鲜枸杞子 100 g 煎汤代茶饮，用于糖尿病。

（3）市场信息。2016—2020 年地骨皮监测站统货价格见表 2-1-19。

表 2-1-19　2016—2020 年安国药材市场地骨皮监测站统货价格（单位：元 /kg）
（产地：较广）

年＼月	1月	2月	3月	4月	5月	6月	7月	8月	9月	10月	11月	12月
2016	47	47	47	47	47	47	47	47	47	47	47	47
2017	47	47	47	47	47	47	47	47	47	47	47	47
2018	50	50	50	50	55	55	55	55	60	60	60	60
2019	60	60	60	60	60	60	60	60	60	60	60	60
2020	65	50	50	50	50	50	50	50	50	50	50	50

（4）其他。本种为 2020 年版《中国药典》收载的枸杞子、地骨皮药材的基原。

列当科　Orobanchaceae　肉苁蓉属　Cistanche　凭证标本号　150625200501021LY

肉苁蓉 *Cistanche deserticola* Ma

| 植物别名 |

苁蓉、金笋、大芸。

| 蒙 文 名 |

察干 – 高腰。

| 药 材 名 |

中药　肉苁蓉（药用部位：带鳞叶的肉质茎）。

蒙药　查干 – 高腰（药用部位：带鳞叶的肉质茎）。

| 形态特征 |

多年生寄生草本。茎肉质，圆柱形或下部稍扁，淡黄白色。叶鳞片状，鲜时淡黄白色，螺旋状排列，自下而上宽卵形、三角状卵形、披针形或狭披针形。花序穗状，生于茎顶，密生多花，螺旋状排列；花基部具 1 大苞片、2 小苞片，大苞片条状披针形、披针形或卵状披针形，小苞片卵状披针形或披针形；花萼钟状，先端 5 浅裂，裂片近圆形；花冠管状钟形，管部白色或淡黄色，内弯，管部内面离轴方向有 2 条鲜黄色、凸起的纵褶，花冠 5 浅裂，淡黄白色或淡紫色，干后常变棕褐色；雄蕊 4，二强，基部被皱曲长柔毛，

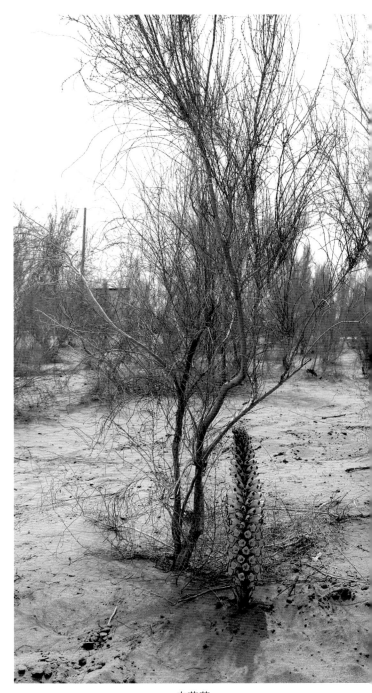

肉苁蓉

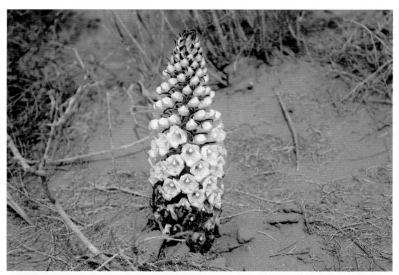

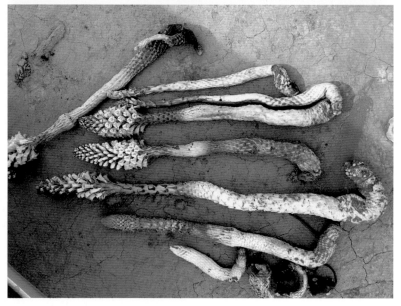

花药密被长柔毛，基部有骤尖头；子房基部有黄色蜜腺。蒴果卵球形，2 裂，花柱宿存；种子多数，椭圆形或近卵形，外面网状，有光泽。花期 5 ～ 6 月，果期 6 ～ 8 月。

| **野生资源** | 生于海拔 225 ～ 1 150 m 轻度盐渍化的松软沙地上，一般生长在沙地或半固定沙丘、干涸老河床、湖盆低地等。分布于内蒙古巴彦淖尔市（乌拉特后旗）、阿拉善盟（阿拉善左旗、阿拉善右旗、额济纳旗）。

| **栽培资源** | （1）栽培条件。肉苁蓉适宜生长于海拔 225 ～ 1 150 m、气候干旱、降水量少、蒸发量大、日照时数长、昼夜温差大的地区，栽培土壤以灰棕漠土、棕漠土为主。肉苁蓉常寄生在藜科植物梭梭、白梭梭等的根上，因此可选择天然梭梭林较为

集中的荒漠地带种植。也可选择砂土或半流沙荒漠地带中土壤呈中性或偏碱性、光照充足、排水良好、昼夜温差大、有较好灌溉条件的地块人工培育梭梭林，梭梭定植 2 ~ 3 年以后，生长健壮的可接种肉苁蓉。

（2）栽培区域。主要栽培于内蒙古巴彦淖尔市（磴口县）、阿拉善盟（阿拉善左旗）。

（3）栽培要点。在野生梭梭东侧或东南侧方向挖苗床，苗床间距 50 ~ 80 cm，苗床大小为长 1 ~ 2 m，宽 1 m，深 50 ~ 80 cm，或于寄主密集处挖 1 条大苗床沟，围绕许多株寄主，将种子点播于苗床上，施入骆驼粪、牛羊粪等肥料，覆土 30 ~ 40 cm，上面留沟或苗床坑，以便浇水。播种后保持苗床湿润，诱导寄主根延伸到苗床上。人造梭梭林因生长整齐、成行，故可在植株两侧开沟做苗床。

（4）栽培面积与产量。内蒙古的栽培面积达 28 400 亩，平均亩产量为 50.25 kg，年产量达 1 427.1 t。

| 采收加工 | **中药** 肉苁蓉：春季苗刚出土时或秋季冻土之前采挖，除去茎尖，切段，晒干。

| 药材性状 | **中药** 肉苁蓉：本品呈扁圆柱形，稍弯曲，长 3 ~ 15 cm，直径 2 ~ 8 cm，表面棕褐色或灰棕色，密被覆瓦状排列的肉质鳞叶，通常鳞叶先端已断。体重，质硬，微有柔性，不易折断，断面棕褐色，有淡棕色点状维管束，排列成波状环纹。气微，味甜、微苦。

| 功能主治 | **中药** 肉苁蓉：甘、咸，温。归肾、大肠经。补肾阳，益精血，润肠通便。用于肾阳不足，精血亏虚，阳痿不孕，腰膝酸软，筋骨无力，肠燥便秘。

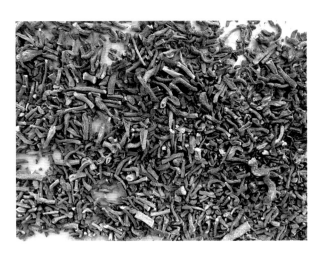
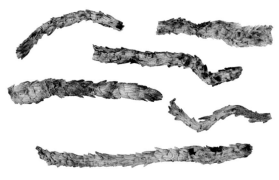

蒙药 查干 - 高腰：甘、酸、咸，温。抑希日，消食，滋补强身。用于希日性头痛，泛酸，胃痛，阳痿，遗精，白带过多，腰腿酸痛。

| **用法用量** | **中药** 肉苁蓉：内服煎汤，6 ~ 10 g。

蒙药 查干 - 高腰：内服煮散剂，3 ~ 5 g；或入丸、散剂。

| **附 注** | （1）物种鉴别。2020 年版《中国药典》规定肉苁蓉为列当科植物肉苁蓉 *Cistanche deserticola* Ma 或管花肉苁蓉 *Cistanche tubulosa* (Schenk) Wight 的干燥带鳞叶的肉质茎。前者是自古以来的肉苁蓉习用物种；后者仅自然分布在新疆南疆地区，其植株形态与肉苁蓉和盐生肉苁蓉 *Cistanche salsa* (C. A. Mey.) G. Beck 相差较大。管花肉苁蓉自 20 世纪 50 年代始存在地方性入药，20 世纪 60 年代由于肉苁蓉商品紧缺，管花肉苁蓉被作为肉苁蓉的替代品而大量使用。为了解决肉苁蓉资源不足的问题，2005 年版《中国药典》将管花肉苁蓉列为肉苁蓉的基原之一。肉苁蓉属的植物如盐生肉苁蓉、沙苁蓉 *Cistanche sinensis* G. Beck 及列当属植物列当 *Orobanche coerulescens* Steph. 也曾在不同地区被作为"肉苁蓉"入药。

（2）市场信息。自 2018 年以后，肉苁蓉的价格波动较小，价格指数稳定，不同药材市场的价格几乎没有差异。作为肉苁蓉的道地产区，内蒙古所产肉苁蓉的价格最高，选货高达 150 元 /kg，新疆产肉苁蓉的价格次之，青海产肉苁蓉的价格最低，仅为 60 元 /kg，不到内蒙古产肉苁蓉价格的 50%。

（3）濒危情况与资源利用。本种被列为国家 II 级保护植物，《濒危野生动植物种国际贸易公约》（CITES）附录 II 物种，被世界自然保护联盟（IUCN）列为濒危（EN）植物。肉苁蓉具有多种保健功能，包括缓解疲劳、延缓衰老、增强免疫力、通便等。目前已获批的以肉苁蓉为原料的保健食品共有 47 种，未来开发以肉苁蓉为原料的保健食品将具有广阔的前景。

桔梗科 Campanulaceae 桔梗属 Platycodon 凭证标本号 150523200710085LY

桔梗 *Platycodon grandiflorus* (Jacq.) A. DC.

| 植物别名 |

包袱花、铃铛花。

| 蒙 文 名 |

胡日敦 – 查干。

| 药 材 名 |

中药 桔梗（药用部位：根）。
蒙药 胡尔敦 – 查干（药用部位：根）。

| 形态特征 |

多年生草本。茎高 20 ~ 120 cm，通常无毛，偶密被短毛，不分枝，极少上部分枝。叶全部轮生或部分轮生至全部互生，无柄或有极短的柄，叶片卵形、卵状椭圆形至披针形，长 2 ~ 7 cm，宽 0.5 ~ 3.5 cm，基部宽楔形至圆钝，先端急尖，上面无毛而绿色，下面常无毛而有白粉，有时脉上有短毛或瘤突状毛，边缘具细锯齿。花单朵顶生或数朵集成假总状花序，或有花序分枝而集成圆锥花序；萼筒半圆球状或圆球状倒锥形，被白粉，裂片三角形或狭三角形，有时齿状；花冠大，长 1.5 ~ 4 cm，蓝色或紫色。蒴果球状或球状倒圆锥形，或倒卵状，长 1 ~ 2.5 cm，直径约 1 cm。花期 7 ~ 9 月。

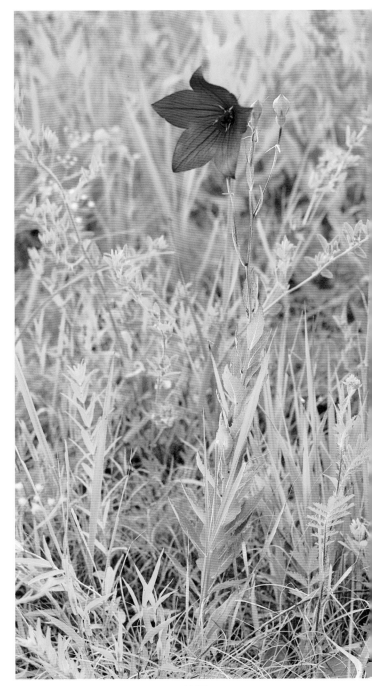

桔梗

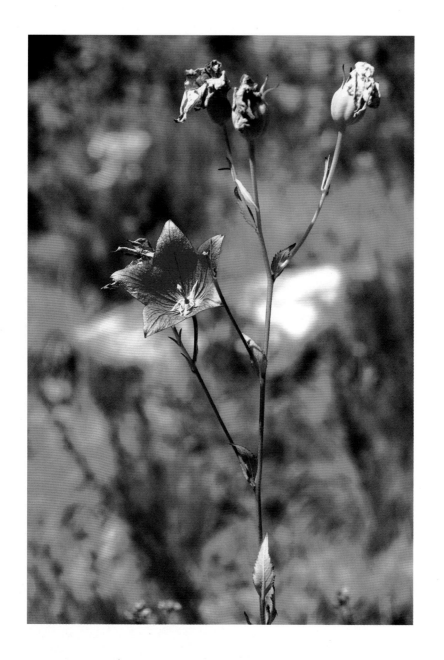

| 野生资源 | 生于海拔 2 000 m 以下的阳处草丛、灌丛中，少生于林下。分布于内蒙古呼伦贝尔市（额尔古纳市、牙克石市、鄂伦春自治旗、鄂温克族自治旗、扎兰屯市、阿荣旗）、兴安盟（扎赉特旗、科尔沁右翼前旗、科尔沁右翼中旗）、通辽市（扎鲁特旗、科尔沁左翼后旗）、赤峰市（阿鲁科尔沁旗、巴林左旗、巴林右旗、敖汉旗、喀喇沁旗、宁城县）、锡林郭勒盟（西乌珠穆沁旗）。 |

| 栽培资源 | （1）栽培条件。本种适宜栽培于海拔 500 ~ 1 000 m、无霜期 135 天以上、生长期平均气温大于或等于 20 ℃的天数持续在 70 天以上、年平均日照时数为 2 700 ~ 3 100 小时、日照百分率达 70% ~ 75%、年平均降水量为 300 ~ 500 mm |

的地区。适宜栽培的土壤为棕钙土或栗钙土。

（2）栽培区域。主要栽培于内蒙古兴安盟（扎赉特旗）、通辽市（科尔沁区、奈曼旗）、赤峰市（喀喇沁旗、敖汉旗、宁城县）、乌兰察布市（兴和县）、巴彦淖尔市（乌拉特中旗）。

（3）栽培要点。①选地与整地。选择土层深厚、疏松肥沃、排水良好的砂壤土。前茬作物以小麦、玉米等禾本科作物为宜，不宜连作。春季定植的地片需在定植前一年秋季进行整地，整地前将地浇透，土壤深翻 30 cm 以上，结合整地均匀撒施优质农家肥 1 000 kg。翌年春季播种时将地整平耙细，做畦，畦宽3.5 ～ 4 m，畦长因地而定。②播种。播种前一天用水浸种 24 小时。4 月播种，播种前将土地用水浇透，机械或人工条播，行距 15 cm，沟深 2 ～ 3 cm。将处理好的种子均匀地撒入沟内，并施入酸二铵 20 kg/ 作为底肥，覆盖肥土 0.5 ～ 1 cm即可，防止雨水冲刷。播种量为每亩 2 ～ 2.5 kg。③田间管理。间苗、定苗：待种苗高 4 ～ 5 cm 时间苗，拔除过密苗和细弱苗，按株距 10 cm 定苗。中耕除草：5 月上旬和 6 月中旬分别进行 1 次人工除草，除草过程中要避免伤及幼苗根系。7 ～ 8 月进行第 3、第 4 次人工除草。灌溉：第 1 年不浇水，翌年于春、夏、秋季共浇 3 次水。追肥：在桔梗生长中期，每亩追施复合肥约 30 kg，以确保产量和质量。

（4）栽培面积与产量。内蒙古的栽培面积达 54 836 亩，平均亩产量539.538 kg，年产量 29 586 t。

| **采收加工** | **中药** 桔梗：春、秋季采挖，洗净，除去须根，趁鲜剥去外皮或不去外皮，干燥。

| **药材性状** | **中药** 桔梗：本品呈圆柱形或略呈纺锤形，下部渐细，有的有分枝，略扭曲，长 7 ～ 20 cm，直径 0.7 ～ 2 cm。表面淡黄白色至黄色，不去外皮者表面黄棕色至灰棕色，具纵扭皱沟，并有横长的皮孔样斑痕及支根痕，上部有横纹。有的先端有较短的根茎或根茎不明显，其上有数个半月形茎痕。质脆，断面不平坦，形成层环棕色，皮部黄白色，有裂隙，木部淡黄色。气微，味微甜而后苦。

| **功能主治** | **中药** 桔梗：苦、辛，平。归肺经。宣肺，利咽，祛痰，排脓。用于咳嗽痰多，胸闷不畅，咽痛喑哑，肺痈吐脓。

蒙药 胡尔敦－查干：辛、甘、涩，寒，轻。清肺热，止咳，排脓，祛痰。用于赫依肺热，肺扩张，肺脓肿，伤风咳嗽，肺痨。

| **用法用量** | **中药** 桔梗：内服煎汤，3 ～ 10 g。

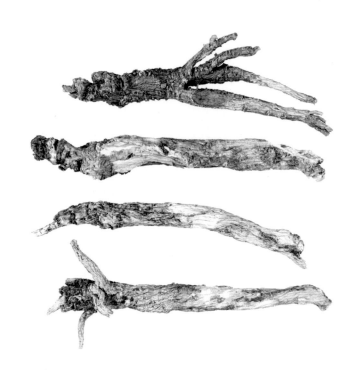

蒙药 胡尔敦 - 查干：内服煮散剂，3 ~ 5 g；或入丸、散剂。

| 附 注 | （1）市场信息。近5年内蒙古桔梗市场信息情况见表2-1-20。

表 2-1-20　2016—2020 年安国药材市场内蒙古产桔梗（规格：去皮统个）价格（单位：元 /kg）

年＼月	1 月	2 月	3 月	4 月	5 月	6 月	7 月	8 月	9 月	10 月	11 月	12 月
2016	24	24	24	26	25	25	25	25	24	32	33	33
2017	34	34	34	32	32	32	31	31	31	31	31	31
2018	31	31	31	31	31	31	31	31	31	31	31	31
2019	31	31	31	29	29	29	29	29	29	29	29	29
2020	29	30	32	32	32	32	32	32	30	30	26	26

（2）资源利用。在我国东北地区，桔梗被作为蔬菜广泛食用，传统的食用方法是将桔梗做成咸菜或凉拌菜等。随着现代科学技术的发展，桔梗也被加工成桔梗晶、桔梗饮料以及桔梗蜜片等。以桔梗为主要原料的常春茶具有益气养颜、活血化瘀、理气运脾之功效，是保健和抗衰老的佳品。

菊科 Compositae　千里光属 Senecio　凭证标本号 152221190817364LY

麻叶千里光
Senecio cannabifolius Less.

| **植物别名** |

宽叶还魂草、单麻叶千里光。

| **蒙 文 名** |

阿拉嘎力格 – 给其给呐。

| **药 材 名** |

宽叶返魂草（药用部位：全草）。

| **形态特征** |

多年生根茎草本。中部茎生叶具柄，长
11 ~ 30 cm，宽 4 ~ 15 cm，长圆状披针形，
不分裂或羽状分裂成 4 ~ 7 裂片，先端尖或
渐尖，基部楔形，边缘具内弯的尖锯齿，纸
质；上部茎生叶沿茎向上渐小，3 裂或不分
裂；叶柄短，基部具 2 耳，叶耳小，圆形或
半圆形。头状花序辐射状，多数排列成顶
生宽复伞房状花序；总苞圆柱状，具外层苞
片；苞片 3 ~ 4，线形；总苞片 8 ~ 10；舌状
花 8 ~ 10；舌片黄色，先端具 3 细齿，具 4
脉；管状花约 21，花冠黄色，檐部漏斗状。
瘦果圆柱形，长 3.5 ~ 4 mm，无毛；冠毛长
6 mm，禾秆色。

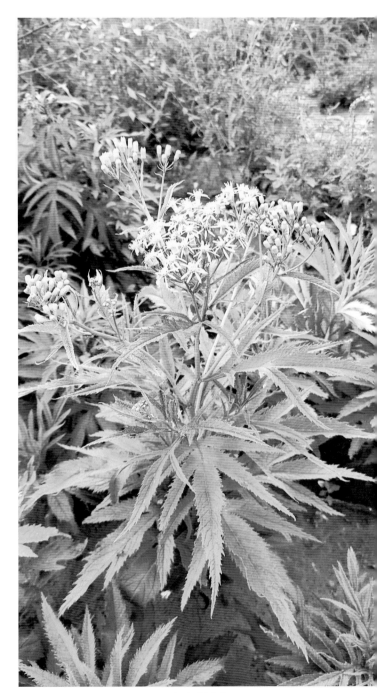

麻叶千里光

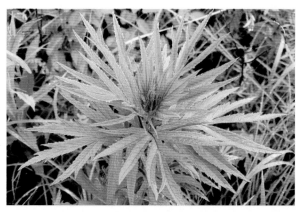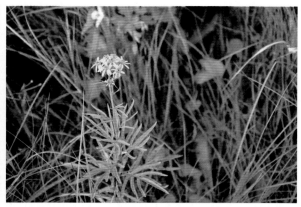

| **野生资源** | 生于林缘及河边草甸。分布于内蒙古呼伦贝尔市（额尔古纳市、鄂伦春自治旗、牙克石市）、锡林郭勒盟（东乌珠穆沁旗）。

| **栽培资源** | （1）栽培条件。适宜栽培于海拔 500 ~ 1 200 m、全年无霜期 90 ~ 120 天、年平均气温 –1 ~ 3.5 ℃、全年光照时数 2 700 ~ 3 100 小时、年平均降水量 300 ~ 550 mm 的地区。适宜栽培的土壤为黑壤土、砂壤土及草甸土，pH 5 ~ 6.5 的微酸性土壤。

（2）栽培区域。主要栽培于内蒙古呼伦贝尔市（鄂伦春自治旗）、兴安盟（科尔沁右翼前旗）。

（3）栽培要点。①选地与整地。选土质疏松、土层深厚、地势较低且相对平坦、灌溉方便、土壤肥沃的土地。于播种前一年秋季整地。在整地时每亩施入腐熟农家肥 2 000 ~ 3 000 kg、三元复合肥 60 kg，深翻 25 cm 左右，细耙 2 ~ 3 次将土耙碎，整平做床，床宽 90 ~ 120 cm、床高 15 ~ 20 cm，长因地而宜。床面要平整，无草根、石块和大土块等杂物。②种子处理。采用浸种处理法：播种前，选取适当的容器，将种子清洗后浸泡，48 小时后捞出，再用浓度为 200 mg/kg 的赤霉素溶液浸种，6 ~ 8 小时后将种子捞出，沥干表面水分后及时播种。在浸种过程中，每隔 3 ~ 5 小时用木棍搅拌 1 次，以使种子充分吸收水分。③育苗播种。春、秋季均可播种，春播为 5 月下旬，秋播为 9 月中旬至结冰前，更宜秋播。将床面按 10 cm 的行距开成深 1 cm、宽 5 ~ 6 cm 的条沟，用点播器进行条播，播种量为每亩 1.5 ~ 2.5 kg，覆土厚度为 0.3 ~ 0.5 cm。也可播种前先用耙子将床面耧平，然后使用人工制作的播种器进行摇晃播种，播种后覆土 0.5 ~ 1 cm。两者均需再用耙子将床面耧平，镇压后用松针覆盖保湿，覆盖厚度为 1 ~ 2 cm，浇 1 次透水，保持床面湿润。④移栽。移栽时间为育苗当年的 8 月下旬至 9 月上旬。移栽株距为 15 cm 左右，移栽密度为每亩 6 500 ~ 7 000 株；也可采用 130 cm

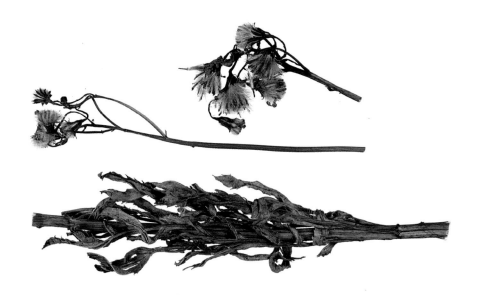

宽的大垄移栽，每垄栽植 3 行，行距 30 cm，株距 20 cm 左右，移栽密度为每亩 7 500 株。移栽后浇 1 次透水，在床面上盖 1 层松针，既有利于保湿，又能防止杂草萌生。⑤田间管理。中耕除草：从 6 月上旬开始适时清除田间杂草，每 7 ~ 10 天除草 1 次即可。灌溉：本种喜湿，怕干旱，整个生长期都要保持土壤湿润，当土壤干旱时应及时灌水，防止因缺水而影响植株生长；每年雨季到来之前，应及时挖好排水沟，避免因雨水过大而造成田间积水。

（4）栽培面积与产量。内蒙古的栽培面积达 46 亩，平均亩产量 234 kg，年产量 10 764 kg。

| 采收加工 | 7 ~ 8 月采收，洗净，切段，鲜用。

| 功能主治 | 苦，平。散瘀，止血，止痛。用于跌打损伤。

| 用法用量 | 外用适量，捣敷。

菊科 Compositae 苍术属 Atractylodes 凭证标本号 152224190803017LY

苍术

Atractylodes lancea (Thunb.) DC.

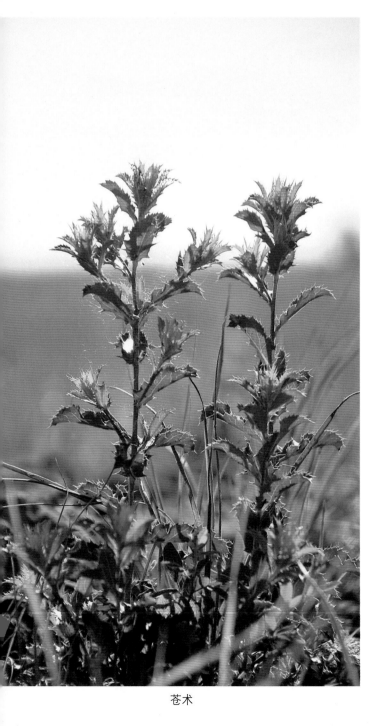

苍术

| 植物别名 |

北苍术、枪头菜、山刺菜。

| 蒙 文 名 |

侵哇音－哈拉特日。

| 药 材 名 |

苍术（药用部位：根茎）。

| 形态特征 |

多年生草本。植株高 30 ～ 50 cm。根茎肥大，结节状。茎直立，具纵沟棱，疏被柔毛。叶革质，无毛；下部茎生叶与中部茎生叶呈倒卵形、长卵形、椭圆形、宽椭圆形，长 2 ～ 8 cm，宽 1.5 ～ 4 cm，不分裂或大头羽状 3 ～ 5(7 ～ 9)浅裂或深裂，侧裂片卵形、倒卵形或椭圆形，边缘有具硬刺的牙齿，两面叶脉明显；下部茎生叶具短柄，有狭翅，中部茎生叶无柄，基部略抱茎；上部茎生叶变小，披针形或长椭圆形，不分裂或羽状分裂，叶缘具硬刺状齿。头状花序单生于枝端，叶状苞片倒披针形，与头状花序近等长，羽状裂片栉齿状，有硬刺；总苞杯状，总苞片6 ～ 8层，被微毛，外层者长卵形，中层者矩圆形，内层者矩圆状披针形；管状花白色。

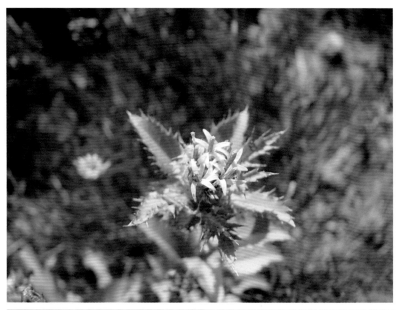

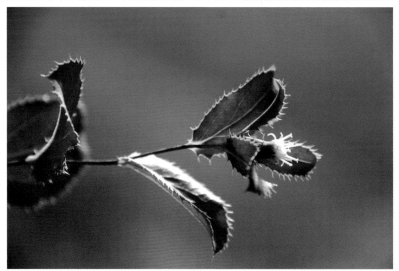

瘦果圆柱形，长约 5 mm，密被向上、银白色的长柔毛；冠毛淡褐色，长 6 ~ 7 mm。花果期 7 ~ 10 月。

| **野生资源** | 生于山坡草地、林下、灌丛及岩缝中。分布于内蒙古呼伦贝尔市（牙克石市、扎兰屯市、阿荣旗）、兴安盟（扎赉特旗、科尔沁右翼前旗、科尔沁右翼中旗、乌兰浩特市、突泉县）、通辽市（扎鲁特旗）、赤峰市（阿鲁科尔沁旗、巴林左旗、巴林右旗、克什克腾旗、红山区、翁牛特旗、喀喇沁旗、宁城县、敖汉旗）、锡林郭勒盟（多伦县）、乌兰察布市（凉城县、兴和县）、呼和浩特市、包头市。

| **栽培资源** | （1）栽培条件。本种适宜栽培于海拔 1 000 ~ 1 600 m、全年无霜期 90 ~ 130 天、生长期平均气温大于等于 20 ℃的天数持续在 70 天左右、年平均日照时数

2 500 ～ 3 100 小时、日照百分率60% ～ 75%、年平均降水量300 ～ 500 mm的地区。本种对土壤要求不严，在荒山、坡地均可生长。

（2）栽培区域。主要栽培于内蒙古呼伦贝尔市（鄂伦春自治旗、扎兰屯市、阿荣旗）、通辽市（奈曼旗）、赤峰市（喀喇沁旗、敖汉旗）、兴安盟（科尔沁右翼前旗）。

（3）栽培要点。①选地与整地。选择土层深厚、土质疏松、排水良好、富含腐殖质的砂壤土栽培。一般于栽培当年4月中旬或者栽培前一年秋末开始整地。可利用机械翻地、耙地、旋耕，并将土壤表层处理至细碎、平整，再施基肥。②选种与种子处理。应选择颗粒饱满、成熟度一致的完整种子。种子应籽粒饱满，无虫蛀，无腐烂，净度不低于95%，发芽率不低于80%。播种前，用25 ℃温水浸种10 ～ 12小时，让种子充分吸足水分，后将种子装入容器中，用湿毛巾覆盖种子催芽，待种子萌动、胚根露白，立即播种。③育苗。4月下旬至5月中旬播种，播种前需将整平的土地做成宽80 ～ 100 cm、高约10 cm的畦，再进行条播或撒播。条播：在畦面横向开沟，沟距10 ～ 15 cm，沟深3 ～ 4 cm，将种子均匀地撒于沟中，覆土。撒播：直接在畦面上均匀地撒上种子，覆土2 ～ 3 cm。每亩播种量约为5 kg。播后覆盖1层稻草（可用遮阳布代替），经常浇水保持一定的土壤湿度，待苗长出后去掉覆盖物。④根茎移栽。5月中旬时将老植株连根掘出，抖去泥土，用刀将根茎切成若干小块，使每块至少有1 ～ 3个根芽，栽种前在整好的土地上挖深20 cm左右的坑，株距12 ～ 20 cm，覆土后轻踏镇压，之后再覆土即可。⑤种苗移栽。深翻土地，施足底肥，做垄畦，定植株距28 ～ 30 cm，行距50 ～ 60 cm。⑥田间管理。间苗、定植：苗高3 cm左右时间苗，苗高10 cm左右时即可定植，株行距为15 cm×30 cm，栽后覆土压紧并浇水；在阴雨天或午后定植幼苗更易成活。中耕除草：幼苗期应勤除草、松土，定植后注意中耕除草。灌溉：若遇干旱天气，要适时灌水，保持土壤湿润，雨季应注意及时排水防涝，以免烂根死苗，降低产量和品质。追肥：定植当年夏季可适当追肥或根外追肥，一般苍术出苗至地面20 ～ 30 cm时，为促进生长，可以施用少量硫酸钾肥，用量为每亩5 kg。

（4）栽培面积与产量。内蒙古的栽培面积达1 632亩，平均亩产量192.857 kg，年产量315 t。

| **采收加工** | 春、秋季采挖，除去泥沙，晒干，撞去须根。

| **药材性状** | 本品呈疙瘩块状或结节状圆柱形，长4 ～ 9 cm，直径1 ～ 2 cm。表面黑棕色，除去外皮者黄棕色。质较疏松，断面散有黄棕色油室。香气较淡，味辛、苦。

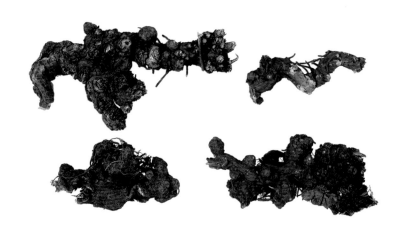

| **功能主治** | 辛、苦，温。归脾、胃、肝经。燥湿健脾，祛风散寒，明目。用于湿阻中焦，脘腹胀满，泄泻，水肿，脚气痿躄，风湿痹痛，风寒感冒，夜盲，眼目昏涩。 |

| **用法用量** | 内服煎汤，3～9g；或熬膏；或入丸、散剂。 |

| **附　注** | （1）物种鉴别。《内蒙古植物志》收载2种苍术属植物，分别是关苍术和苍术。二者主要鉴别特征为：关苍术叶有较长的柄，3～5羽状全裂，边缘的刺平伏或内弯；苍术叶无柄或具短柄，不分裂或3～5（7～9）羽状浅裂或深裂，边缘的刺开展。 |

（2）市场信息。近5年内蒙古苍术市场信息情况见表2-1-21。

表 2-1-21　2016—2020年安国药材市场内蒙古产苍术（规格：光统个）
价格（单位：元/kg）

年 ＼ 月	1月	2月	3月	4月	5月	6月	7月	8月	9月	10月	11月	12月
2016	50	50	50	50	48	48	48	48	62	62	65	68
2017	73	73	73	73	73	73	73	73	75	80	81	85
2018	85	88	90	90	90	96	110	110	115	115	115	115
2019	105	105	105	150	130	130	120	120	120	135	140	140
2020	105	105	105	150	130	130	120	120	120	135	140	140

（3）资源利用。苍术可做畜药用，对幼畜高热、鸡传染性喉气管炎等具有很好的疗效，因此在畜牧业方面有较好的发展前景。

菊科 Compositae 水飞蓟属 *Silybum* 凭证标本号 150725180717150LY

水飞蓟 *Silybum marianum* (L.) Gaertn.

| **植物别名** | 老鼠筋、奶蓟、水飞雉。

| **蒙 文 名** | 乌森 – 阿吉日嘎那。

| **药 材 名** | 水飞蓟（药用部位：果实）。

| **形态特征** | 一年生或二年生草本。茎直立，分枝，全部茎枝有白色粉质覆被
物。莲座状基生叶与下部茎生叶有叶柄，椭圆形或倒披针形，长达
50 cm，宽达 30 cm，羽状浅裂至全裂；中部与上部茎生叶渐小，长
卵形或披针形，羽状浅裂或边缘浅波状圆齿裂，基部半抱茎；全部
叶具大型白色花斑，边缘或裂片边缘及先端有坚硬的黄色针刺。头
状花序较大，生于枝端；总苞片6层，中、外层苞片宽匙形、椭圆形、
长菱形至披针形，基部、下部或大部分紧贴，边缘无针刺，上部扩

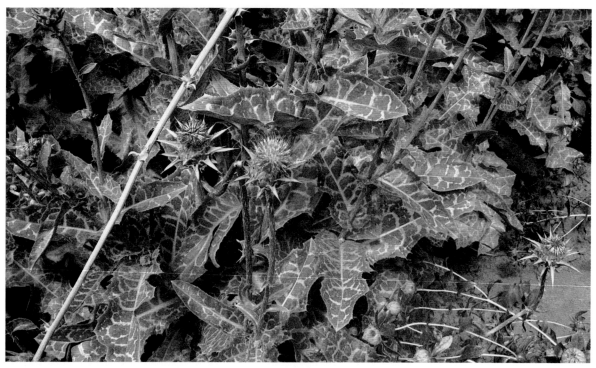

水飞蓟

大成坚硬的叶质附属物，附属物边缘或基部有坚硬的针刺，每侧有 4 ～ 12 针刺，内层苞片线状披针形，边缘无针刺，上部无叶质附属物，先端渐尖；小花红紫色，少有白色。瘦果压扁，长椭圆形或长倒卵形，先端有果缘；冠毛多层，刚毛状，白色。花果期 5 ～ 10 月。

| **野生资源** | 生于通风、凉爽、干燥、阳光充足的荒滩地、盐碱地等。内蒙古无野生分布。

| **栽培资源** | （1）栽培条件。本种适应性强，对土壤、水分要求不严，在黑土、草甸土、黄壤土、砂壤土、棕壤土、白浆土中都可以正常生长，即使在盐碱地种植，也会有一定的产量。

（2）栽培区域。主要栽培于内蒙古呼伦贝尔市（牙克石市、根河市）。

（3）栽培要点。①选地与整地。宜选择地势高、土质肥沃、排水良好的砂壤

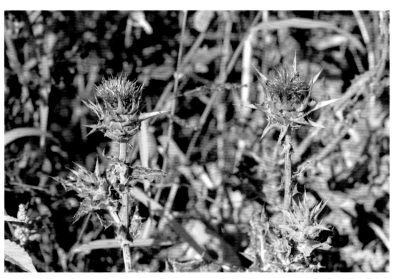

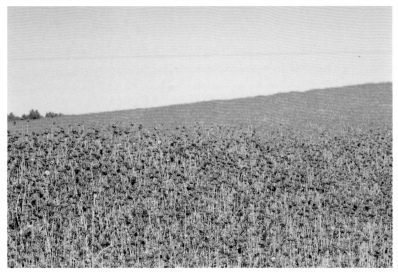

土栽培。前茬作物以没有喷施农药的大豆、玉米为宜。秋季将选好的地块深翻、耙平，随即起垄保墒，以达待播状态。②播种。4月初至5月初播种。播种量为每亩0.5 ~ 1 kg（人工播种的播种量稍大），每亩保苗4 000 ~ 6 000株。选择粒大、饱满、色黑、无病、发芽率高的优质种子。播种前用0.3%多菌灵（或大豆种衣剂）拌种包衣防病。采用精密机械点播或四轮拖拉机开沟，沟深2 ~ 3 cm，将种子均匀地播入，覆土耧平，稍加踩压，如土地湿润可不浇水。③田间管理。深松：当幼苗出现2 ~ 3片真叶时及时深松10 cm，以防寒增温、蓄水保墒。除草：深松后机械除草，以利于幼苗生长；化学除草只能应用防治禾本科杂草的除草剂，可每亩施用72%都尔50 ml或33%施田补乳油150 ml，不可用防治阔叶类杂草的除草剂，防止造成药害；化学除草后，人工除草1 ~ 2次，在植株抽薹开花期人工除草1次。定苗：当幼苗出现1 ~ 2片真叶时间苗，出现3 ~ 4片真叶时定苗，间苗、定苗可与人工除草同时进行。追肥：定植后和花蕾生长期追肥，每亩喷施磷酸二氢钾200 ml，15天喷施1次，连喷3次。灌溉：植株孕蕾期间是需水临界期，有条件的地区可及时灌溉；在开花结实期，可根据情况适当灌溉；在雨季注意排水。

（4）栽培面积与产量。内蒙古的栽培面积达5 800亩，平均亩产量144 kg，年产量835.2 kg。

| 采收加工 | 秋季果实成熟时采收果序，晒干，打下果实，除去杂质，晒干。

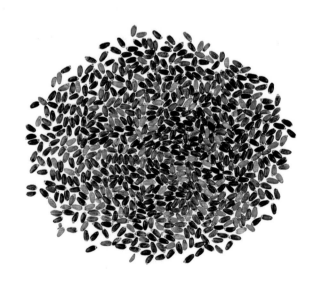

| **药材性状** | 本品呈长倒卵形或椭圆形，长 5 ~ 7 mm，宽 2 ~ 3 mm。表面淡灰棕色至黑褐色，光滑，有细纵花纹；先端钝圆，稍宽，有 1 圆环，中间具点状花柱残迹，基部略窄。质坚硬。破开后可见子叶 2，浅黄白色，富油性。气微，味淡。 |

| **功能主治** | 苦，凉。清热利湿，疏肝利胆。用于慢性肝炎，肝硬化，脂肪肝，胆石症，胆管炎。 |

| **用法用量** | 内服煎汤，6 ~ 15 g；或制成冲剂、胶囊、丸剂。 |

| **附　注** | 资源利用。目前水飞蓟已成为世界性的保肝药物，以其为主药的制剂已广泛用于治疗急性肝炎、慢性肝炎及肝硬化等。水飞蓟还具有降血脂、保护心肌及降血糖的作用。从水飞蓟中提取出的水飞蓟素不仅能够稳定肝细胞、改善肝功能，而且在增强抗氧化能力、强化抗辐射、提升免疫力等方面也起着十分重要的作用。水飞蓟油也具有很高的药用价值，可以降低胆固醇，治疗高血压、脂肪肝等。在国内，目前水飞蓟的开发与利用主要以提取水飞蓟素为主。 |

菊科 Compositae 红花属 *Carthamus* 凭证标本号 150622200727001LY

红花 *Carthamus tinctorius* L.

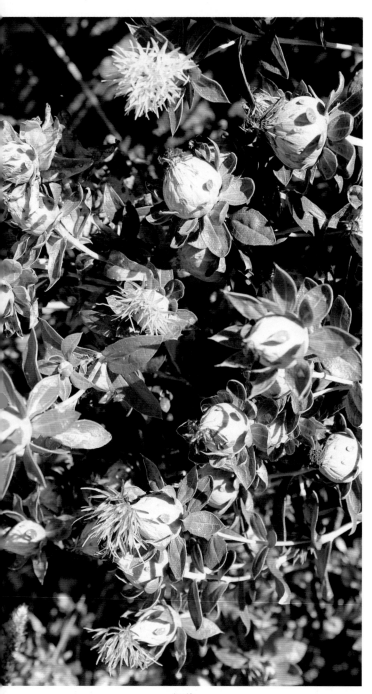

红花

| 植物别名 |

红蓝花、草红花、刺红花。

| 蒙 文 名 |

古日古木。

| 药 材 名 |

中药 红花（药用部位：花）。
蒙药 古日古木（药用部位：花）。

| 形态特征 |

一年生草本。中下部茎生叶披针形或长椭圆形，长 7 ~ 15 cm，宽 2.5 ~ 6 cm，边缘具大锯齿、重锯齿、小锯齿以至无锯齿而全缘，极少有羽状深裂的，齿顶有针刺，针刺长 1 ~ 1.5 mm；向上的叶渐小；全部叶质地坚硬，革质，有光泽，基部无柄，半抱茎。头状花序多数，在茎枝先端排成伞房花序，为苞叶所围绕。总苞卵形。总苞片 4 层，外层竖琴状，中部或下部有收缢，收缢以上叶质，绿色，边缘无针刺或有篦齿状针刺；中、内层硬膜质，倒披针状椭圆形至长倒披针形，长达 2.2 cm，先端渐尖；全部苞片无毛无腺点。小花红色、橘红色，全部为两性，花冠裂片几达冠檐基部。瘦果倒卵形，长 5.5 mm，

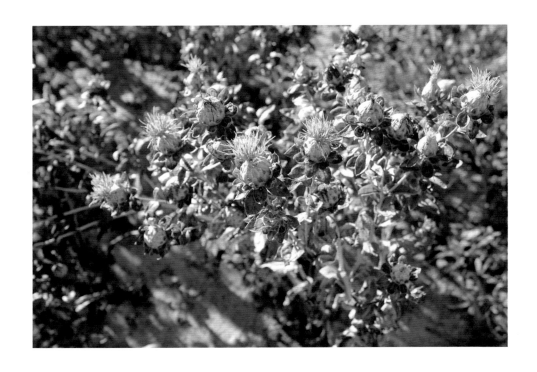

宽 5 mm，乳白色，有 4 棱，棱在果顶伸出，侧生于着生面；无冠毛。花果期
5 ~ 8 月。

| **野生资源** | 内蒙古无野生分布。

| **栽培资源** | （1）栽培条件。本种喜温暖干燥的气候，耐寒、耐旱、耐盐碱、耐瘠薄。发芽
最适温度为 25 ℃，幼苗能耐 −5 ℃的低温。南方秋播生育期为 200 ~ 250 天，
北方春播生育期为 120 天。

（2）栽培区域。主要栽培于内蒙古赤峰市（阿鲁科尔沁旗）、鄂尔多斯市（杭
锦旗）。

（3）栽培要点。①选地与整地。选向阳、地势高燥平坦、土壤深厚、排水便利
的砂壤土和黏土。忌连作，前茬作物以禾本科作物、豆科作物及马铃薯为好。
本种的根系较长，整地时必须深耕。②播种。一般以种子直播为主。播前可用
50 ~ 54 ℃温水浸种 10 分钟后转入冷水中冷却，捞出晾干即可播种。③田间
管理。间苗、补苗：苗出齐后，当苗高 10 cm 左右、有 3 片真叶时，进行第 1
次间苗；当苗高 15 ~ 20 cm 时，进行第 2 次间苗和定苗。中耕追肥：封垄前要
进行 3 次中耕，同时培土，防止倒伏。灌溉：分枝期、始花期、终花期干旱时
需浇水。

（4）栽培面积与产量。内蒙古的栽培面积达 6.5 亩，平均亩产量为 40 kg，年产
量达 260 kg。

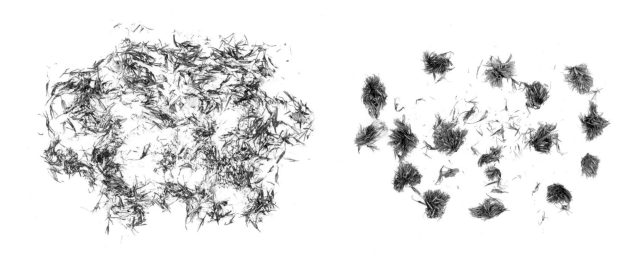

| 采收加工 | **中药** 红花：5 月底至 6 月中下旬盛花期分批采摘。选晴天，每日早晨 6 ～ 8 时，待管状花充分展开、呈金黄色时采摘，过迟则管状花发蔫并呈红黑色，收获困难，质量差，产量低。采回后阴干或在 40 ～ 60 ℃低温下烘干。 |

药材性状 | **中药** 红花：本品为不带子房的管状花，长 1 ～ 2 cm。表面红黄色或红色。花冠筒细长，先端 5 裂，裂片呈狭条形，长 5 ～ 8 mm。雄蕊 5，花药聚合成筒状，黄白色；柱头长圆柱形，先端微分叉。质柔软。气微香，味微苦。

功能主治 | **中药** 红花：辛，温。归心、肝经。活血通经，散瘀止痛。用于经闭，痛经，恶露不行，癥瘕痞块，跌仆损伤，疮疡肿痛。

蒙药 古日古木：甘、微苦，凉、柔、软、固、钝、重。凉血，锁脉，调经，清肝，强身，止痛，消肿。用于肝热，月经不调，呕血，鼻衄，外伤出血，血热头痛，心热，血热。

用法用量 | **中药** 红花：内服煎汤，3 ～ 10 g。

蒙药 古日古木：内服煮散剂，3 ～ 5 g；或入丸、散剂。

附 注 | 资源利用。红花是集作药物、食物、染料、油料和饲料等用途于一身的新型油料植物。红花种子含油率极高，含油率为 34% ～ 55%，其所含油多属不饱和脂肪酸油类，极适合作食用油，有降低人体胆固醇的作用。另外，红花中含红色素，故红花是天然的植物染料，红花还是制作口红、胭脂等高档化妆品的原料。

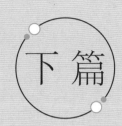

下篇

内蒙古自治区中药资源各论

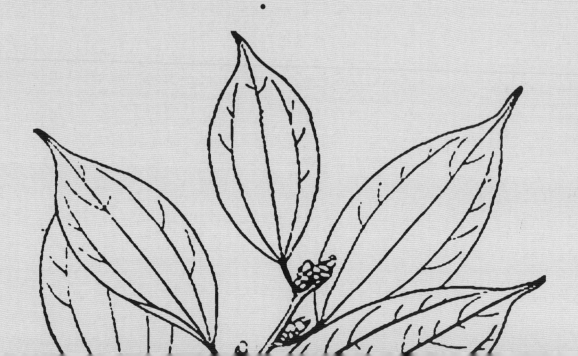

真 菌

侧耳科 Pleurotaceae 侧耳属 Pleurotus

糙皮侧耳

Pleurotus ostreatus (Jacq.) P. Kummer

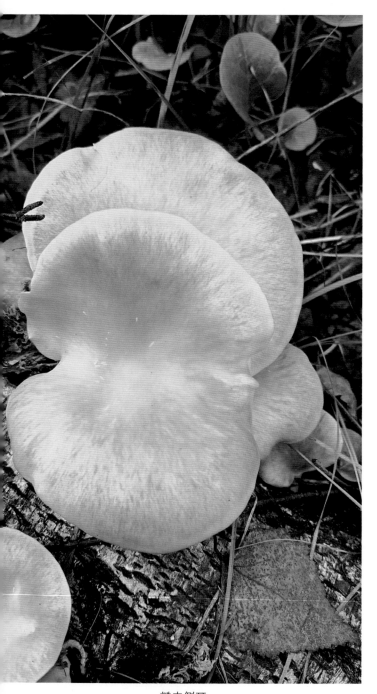

糙皮侧耳

| 植物别名 |

平菇、蚝菇、蚝菌。

| 蒙 文 名 |

德布日－得乐杜。

| 药 材 名 |

糙皮侧耳（药用部位：子实体）。

| 形态特征 |

木生菌。子实体中等大小至大型；菌盖直径
5～13 cm，白色至灰白色、青灰色，有纤毛，
水浸状，扁半球形，后平展；菌肉白色，厚；
菌褶白色，稍密至稍稀，延生，在菌柄上交
织；菌柄侧生，短或无，内部实心，白色，
长1～3 cm，直径1～2 cm，基部常有绒毛。

| 生境分布 |

生于杨树、柳树、桦树等阔叶树的树干上。
分布于内蒙古呼伦贝尔市、兴安盟、包头
市等。

| 资源情况 |

野生资源丰富，栽培资源丰富。药材来源于
栽培。

| **采收加工** | 晚秋采收，除去泥土、杂质，晒干。 |

| **功能主治** | 甘，温。归肝经。追风散寒，舒筋活络。用于风湿痹痛，关节筋脉不利。 |

| **用法用量** | 内服入丸、散剂，10 ~ 30 g；或食用。 |

| **附　　注** | 人工栽培以阔叶树木屑、玉米芯、棉籽壳等为主要原料，可以根据需要进行全年生产。目前，人工栽培侧耳遍布全国各地。除了人工栽培子实体外，还可利用菌丝体进行深层发酵培养菌丝体。 |

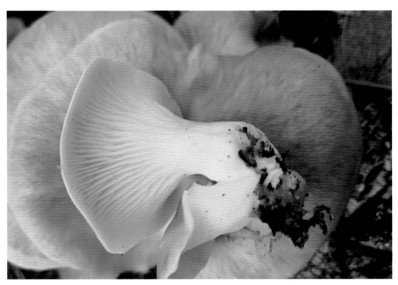

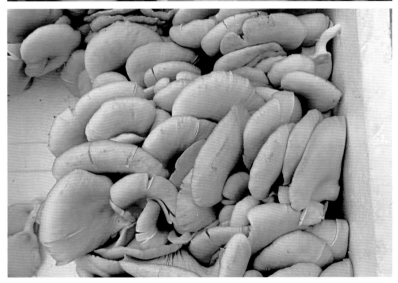

裂褶菌科 Schizophyllaceae 裂褶菌属 Schizophyllum

裂褶菌 *Schizophyllum commune* Fr.

| **植物别名** | 白参、树花、白花。

| **蒙 文 名** | 哈嘎日海 – 乎尼亚苏图 – 蘑菇。

| **药 材 名** | 裂褶菌（药用部位：子实体）。

| **形态特征** | 木生菌。子实体小型；菌盖直径 0.5 ~ 2 cm，灰白色至黄棕色，质韧，被绒毛或粗毛，扇形或肾形，具多数裂瓣；菌柄短，侧生，或无；菌肉薄，白色；菌褶窄，从基部辐射而出，白色或棕黄色，沿边缘纵裂而反卷。

| **生境分布** | 生于阔叶树或针叶树的枯枝、腐朽倒木上，有时也生于枯死的禾本科植物、竹类或野草上，散生、群生或簇生。分布于内蒙古呼伦贝

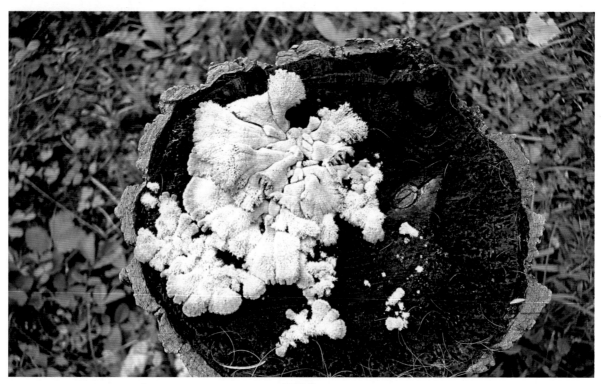

裂褶菌

尔市、兴安盟、通辽市、赤峰市、锡林郭勒盟、呼和浩特市等。

| **资源情况** | 野生资源一般，栽培资源丰富。药材来源于栽培。

| **采收加工** | 子实体菌盖生长至平展时即可采收，除去杂质，晒干。

| **功能主治** | 甘，平。归肾经。滋补强身。用于身体虚弱，失眠，健忘，神疲乏力。

| **用法用量** | 内服，加红糖煎汤，9 ~ 16 g。

| **附　　注** | 本种的人工栽培以木屑为主要原料，可根据当地条件进行全年生产。

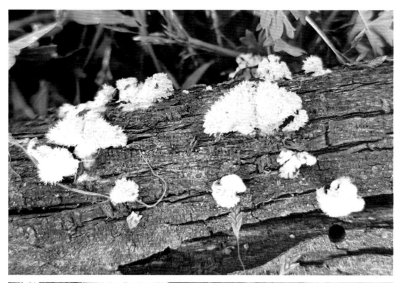

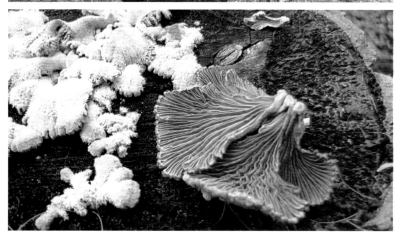

泡头菌科 Physalacriaceae 冬菇属 Flammulina

冬菇 *Flammulina velutipes* (Curtis) Singer.

| 植物别名 | 冻菌、金针菇、朴菰。

| 蒙文名 | 阿拉坦－楚胡车－蘑菇。

| 药材名 | 冬菇（药用部位：子实体）。

| 形态特征 | 木生菌。野生品子实体菌盖直径 2 ~ 8 cm，半球形至平展，表面黄色至黄褐色，湿润时较黏；菌褶黄白色至白色；菌肉白色；菌柄软骨质，暗褐色、黄褐色，上端色浅，密被绒毛。栽培品子实体菌盖直径 3 ~ 6 cm，球形或扁半球形，后平展，表面有黏性，潮湿时呈棕色或深棕色，边缘淡棕色，丛生，多数成束生长，肉质，柔软且富有弹性；菌褶离生或弯生，白色或象牙色，较稀疏，长短不一；

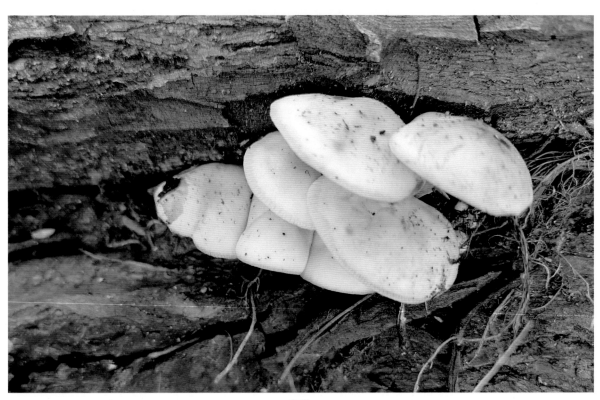

冬菇

菌柄长 3.5 ～ 15 cm，直径 0.3 ～ 1.5 cm，初时白色，不久变为淡黄色，成熟时菌柄下部深棕色，并带黄褐色短绒毛，菌柄上部后渐变为淡棕色，细嫩时菌柄中充满髓，成熟时菌柄中空，管状；菌肉白色，中央厚，边缘薄。

| 生境分布 | 生于阔叶林枯腐木上，丛生。分布于内蒙古呼伦贝尔市、兴安盟等。

| 资源情况 | 野生资源一般，栽培资源丰富。药材来源于栽培。

| 采收加工 | 菌盖开至 60% ～ 70% 的程度、菌柄长约 15 cm 时采收，成束地将菌柄拔下，置于低温黑暗处保存。

| 功能主治 | 甘，凉。补虚益气，安神增智，滋阴平肝。用于失眠健忘，气虚，肝肾阴虚。

| 用法用量 | 内服煎汤，10 ～ 30 g；或煮汤，鲜品适量。

| 附　注 | （1）本种的人工栽培已经实现工厂化全年生产。
（2）经常食用冬菇可防治溃疡病。

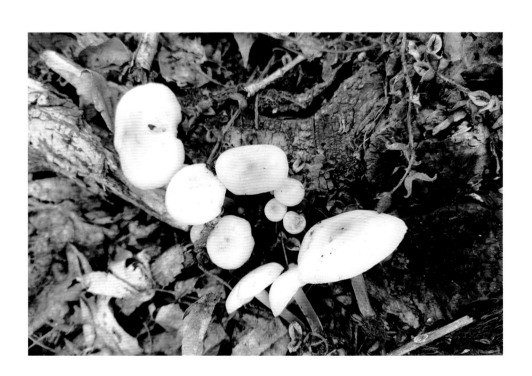

泡头菌科 Physalacriaceae 蜜环菌属 Armillaria

蜜环菌
Armillaria mellea (Vahl.) P. Kumm

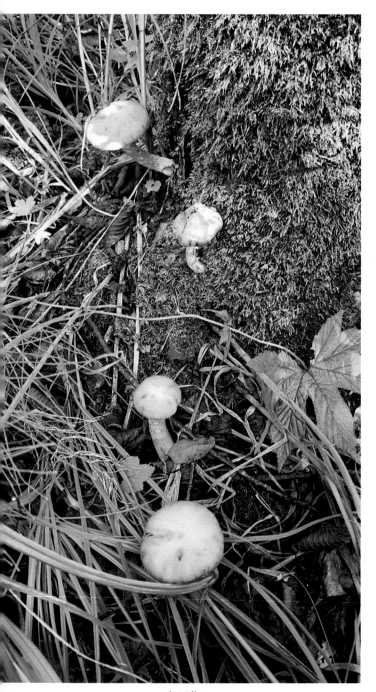

蜜环菌

| 植物别名 |

蜜环蕈、密色环菌、蜜蘑。

| 蒙 文 名 |

巴勒－查嘎日格图－蘑菇。

| 药 材 名 |

榛蘑（药用部位：子实体）。

| 形态特征 |

木生菌、外生菌根菌。子实体中等大小；菌盖扁半球形至平展，蜜黄色至黄褐色，有棕色至褐色鳞片，中部较密；菌肉近白色至淡黄色，伤处不变色；菌褶直生至短延生，近白色至淡黄色或褐色，较菌盖色浅；菌柄光滑或下部有毛状鳞片，与菌盖同色，内部松软或中空，圆柱形，菌环以上白色，菌环以下灰褐色，被灰褐色鳞片；菌环上位，上表面白色，下表面浅褐色。

| 生境分布 |

生于多种针叶树或阔叶树的树干基部、根部或倒木上，丛生或群生。分布于内蒙古呼伦贝尔市、兴安盟、赤峰市等。

| **资源情况** | 野生资源丰富，栽培资源一般。药材来源于野生。 |

| **采收加工** | 7～8月采收，晒干。 |

| **功能主治** | 甘，平。息风平肝，祛风通络，强筋壮骨。用于头晕，头痛，失眠，四肢麻木，腰腿疼痛，冠心病，高血压，血管性头痛，眩晕综合征，癫痫。 |

| **用法用量** | 内服煎汤。 |

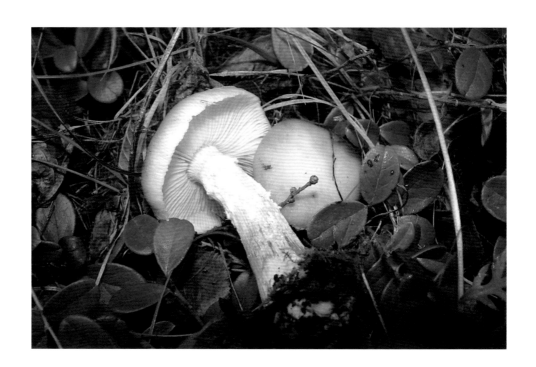

口蘑科 Tricholomataceae 白丽蘑属 Leucocalocybe

蒙古白丽蘑 Leucocalocybe mongolica (S. Imai) X. D. Yu & Y. J. Yao

| **植物别名** | 白蘑菇、口蘑、草原白蘑。

| **蒙 文 名** | 蒙古勒－西里－蘑菇。

| **药 材 名** | 蒙古白蘑（药用部位：子实体）。

| **形态特征** | 外生菌根菌。子实体中等大小至较大；菌盖半球形至平展，白色，光滑，初期边缘内卷；菌肉白色，厚，具香味；菌褶白色，稠密，弯生，不等长；菌柄粗壮，较短，白色，内部实心，基部稍膨大。孢子印白色。孢子无色，光滑，椭圆形。

| **生境分布** | 生于草原，群生并形成蘑菇圈。分布于内蒙古呼伦贝尔市、通辽市、赤峰市、锡林郭勒盟等。

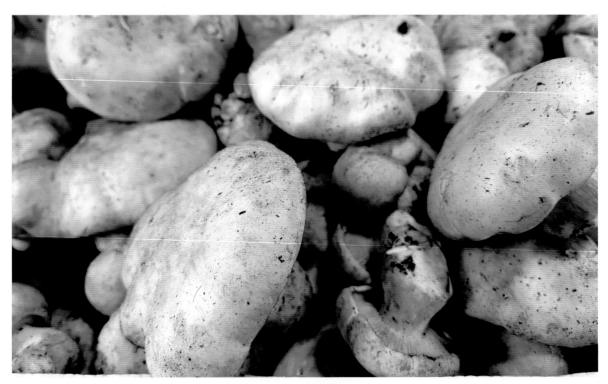

蒙古白丽蘑

| **资源情况** | 野生资源较少。药材来源于野生。 |

| **采收加工** | 子实体易腐烂，出现后立即采集，切片，晾干或烤干。 |

| **功能主治** | 甘，寒。宣肠益气，散热解表，抑癌，降血压，降胆固醇。用于小儿麻疹欲出不出，烦躁不安，消化不良，脘腹胀满，胃气痛，泄泻等。 |

| **用法用量** | 内服煎汤，5 ～ 30 g。 |

| **附　注** | 本种含有多种抗病毒成分，可以辅助治疗病毒引起的疾病。此外，本种含有丰富的植物纤维，可防止便秘、促进排泄、预防糖尿病及大肠癌、降低血液中胆固醇的含量。 |

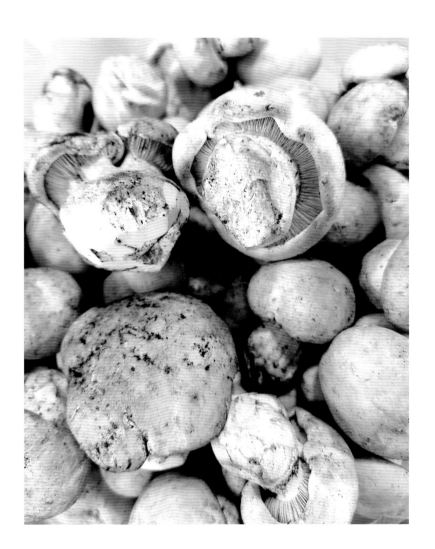

口蘑科 Tricholomataceae 口蘑属 Tricholoma

杨树口蘑 *Tricholoma populinum* J. E. Lange

| **植物别名** | 土豆蘑。

| **蒙 文 名** | 奥利亚森 – 西里音 – 蘑菇。

| **药 材 名** | 杨树口蘑（药用部位：子实体）。

| **形态特征** | 外生菌根菌。子实体中等大小至较大；菌盖扁半球形至平展，边缘内卷至平展和波状，黏，浅红褐色，趋向边缘色浅，被棕褐色细小鳞片，具香味；菌肉较厚，污白色，伤处色变暗；菌褶密，较窄，污白色带浅红褐色，不等长，伤处色变暗；菌柄较粗壮，内部实心至松软，有的下部膨大，白色，擦伤处带红褐色。孢子印白色。孢子卵圆形至近球形，光滑，无色。

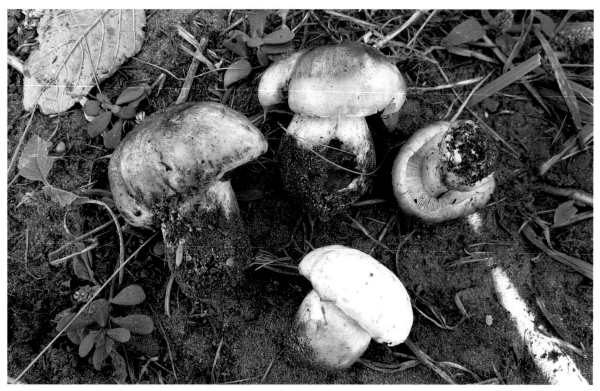

杨树口蘑

| 生境分布 | 生于杨树林中砂壤土中，群生或散生。分布于内蒙古呼伦贝尔市、兴安盟等。

| 资源情况 | 野生资源丰富，无栽培资源。药材来源于野生。

| 采收加工 | 秋季采收，除去杂质，晒干。

| 功能主治 | 用于过敏性血管炎。

| 用法用量 | 内服煎汤，9 ~ 15 g。

口蘑科 Tricholomataceae 香蘑属 Lepista

紫丁香蘑 *Lepista nuda* (Bull.) Cooke.

| 植物别名 | 裸口蘑、紫晶蘑、紫杯蕈。

| 蒙 文 名 | 宝如－古勒图－宝如力格－蘑菇。

| 药 材 名 | 紫丁香蘑（药用部位：子实体）。

| 形态特征 | 外生菌根菌。子实体中等大小；菌盖半球形至平展，有时中部下凹，亮紫色或丁香紫色至褐紫色，光滑，湿润，边缘内卷，无条纹；菌肉淡紫色，较厚；菌褶紫色，密，直生至稍延生，不等长，往往边缘呈小锯齿状；菌柄圆柱形，与菌盖同色，初期上部有絮状粉末，下部光滑或具纵条纹，内部实心，基部稍膨大。

| 生境分布 | 生于针阔叶混交林中，群生，有时近丛生或单生。分布于内蒙古呼

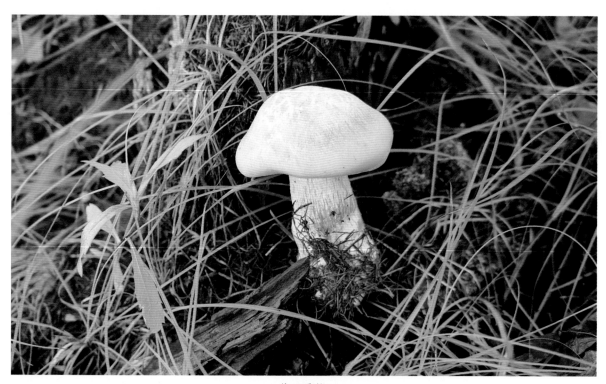

紫丁香蘑

伦贝尔市、兴安盟等。

| **资源情况** | 野生资源丰富，无栽培资源。药材来源于野生。

| **采收加工** | 采摘后除去泥沙，晒干。

| **功能主治** | 苦，平。祛风清热，通络除湿。用于食少乏力，四肢倦怠，脾虚腹泻，脚气病等。

| **用法用量** | 内服煎汤，3～30 g。

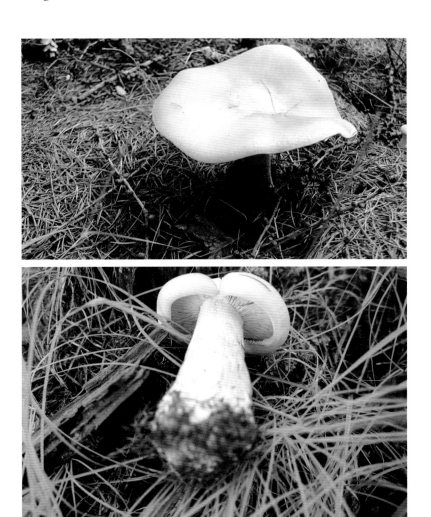

口蘑科 Tricholomataceae 白桩菇属 *Leucopaxillus*

白桩菇 *Leucopaxillus candidus* (Bres.) Sing.

| **植物别名** | 白壳杯菌。

| **蒙 文 名** | 查干-巴根-蘑菇。

| **药 材 名** | 白桩菇（药用部位：成熟子实体）。

| **形态特征** | 土生菌。子实体较大；菌盖扁半球形，平展后中部下凹，白色，光滑，边缘平滑内卷；菌肉白色，较厚；菌褶白色，稠密，窄，近延生，不等长；菌柄近柱状，白色，光滑，内部实心。

| **生境分布** | 生于落叶松、云杉等针叶林中。分布于内蒙古呼伦贝尔市、兴安盟等。

| **资源情况** | 野生资源一般，无栽培资源。药材来源于野生。

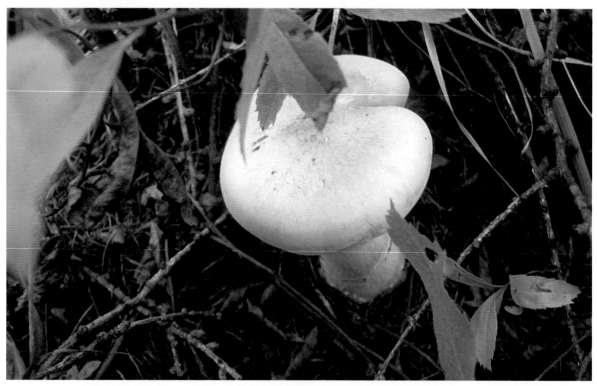

白桩菇

| 采收加工 | 子实体成熟、孢子未弹射时采收，除去杂质，晒干。

| 功能主治 | 抗肺结核，抗革兰阳性菌、革兰阴性菌。用于肺结核。

| 用法用量 | 内服煎汤，5 ～ 15 g。

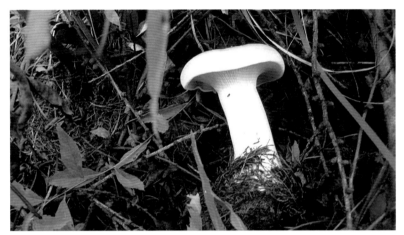

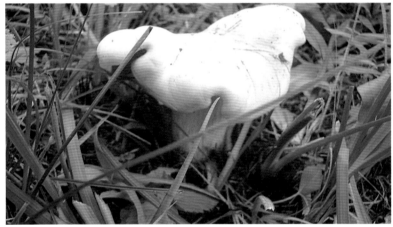

口蘑科 Tricholomataceae 白桩菇属 Leucopaxillus

大白桩菇 *Leucopaxillus giganteus* (Sowerby) Singer

| 植物别名 | 雷蘑。

| 蒙 文 名 | 涛木 – 查干 – 巴根蘑菇。

| 药 材 名 | 大白桩菇（药用部位：子实体）。

| 形态特征 | 土生菌。子实体大型；菌盖钟形至近平展，中部下凹至呈漏斗状，污白色、青白色或稍带灰黄色，光滑，边缘内卷至渐伸展；菌肉白色，厚；菌褶白色至污白色，老后米黄色，延生，稠密，窄，不等长；菌柄较粗壮，白色至乳白色，光滑，肉质，基部膨大，直径可达 6 cm。孢子印白色。孢子无色，光滑，椭圆形。

| 生境分布 | 生于草原，单生或群生，常形成蘑菇圈，有时生于林中草地上。分布于内蒙古呼伦贝尔市、兴安盟、锡林郭勒盟、赤峰市等。

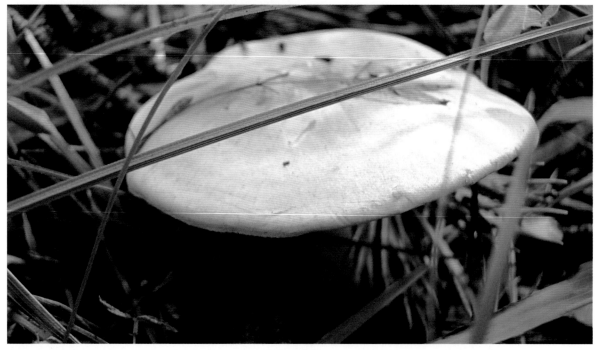

大白桩菇

| **资源情况** | 野生资源一般，无栽培资源。药材来源于野生。

| **采收加工** | 夏、秋季子实体幼小时采摘，晒干。

| **功能主治** | 甘，平。归肺经。宣肠益气，散血热，解表。用于小儿麻痹，躁动不安。

| **用法用量** | 内服煎汤，3 ~ 10 g。

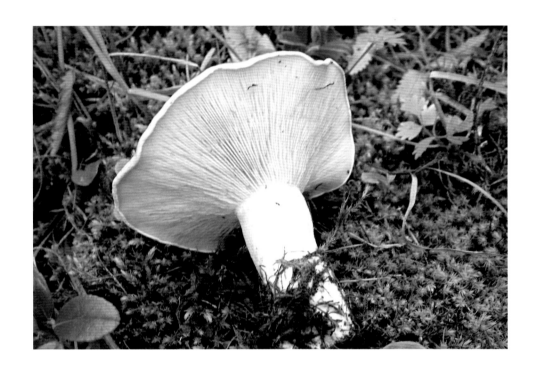

口蘑科 Tricholomataceae 杯伞属 Clitocybe

肉色杯伞 *Clitocybe geotropa* (Fr.) Quél

| **植物别名** | 红银盘。

| **蒙文名** | 矛盾－朝木日力嘎－舒呼日。

| **药材名** | 肉色杯伞（药用部位：成熟子实体）。

| **形态特征** | 土生菌。子实体中等大小至大型；菌盖扁平，中部下凹成漏斗状，中央往往有小突起，表面干燥，幼时带褐色，老时呈肉色或淡黄褐色，并具毛，边缘内卷不明显；菌肉近白色，厚，紧密，味淡；菌褶近白色或与菌盖同色，延生，不等长，密，较宽；菌柄细长，上部较细，白色或带黄色，或与菌盖同色，表面有纤维状条纹，内部实心。孢子印白色。

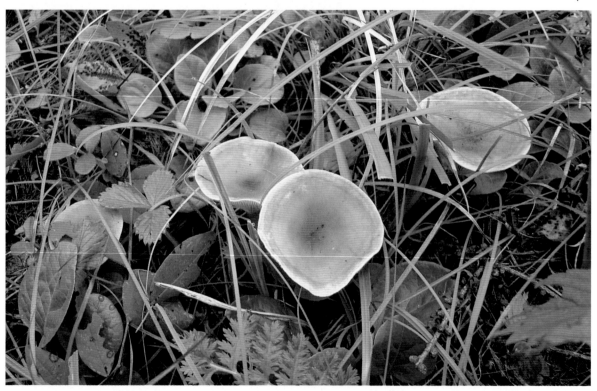

肉色杯伞

| **生境分布** | 生于林中、腐枝落叶层或草地上，单生或群生。分布于内蒙古呼伦贝尔市、兴安盟等。

| **资源情况** | 野生资源丰富，无栽培资源。药材来源于野生。

| **采收加工** | 子实体成熟、孢子未弹射时采收，除去杂质，晒干。

| **功能主治** | 调节内分泌，保肝护肝。用于心脑血管系统疾病，内分泌失调。

| **用法用量** | 内服煎汤，5 ~ 15 g。

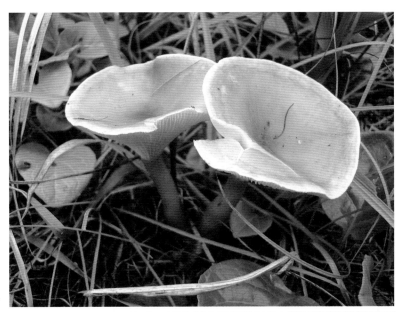

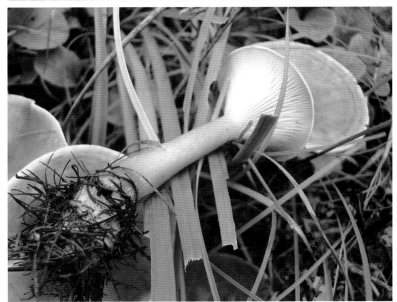

离褶伞科 Lyophyllaceae 离褶伞属 Lyophyllum

荷叶离褶伞 *Lyophyllum decastes* (Fr.) Singer

| 植物别名 | 鹿茸菇、来福蘑、荷叶蘑。

| 蒙文名 | 玲花－那布其图－舒呼日。

| 药材名 | 荷叶离褶伞（药用部位：子实体）。

| 形态特征 | 土生菌。子实体中等大小至较大；菌盖扁半球形至平展，中部下凹，灰白色至灰黄色，光滑，不黏，边缘平滑且初期内卷，后期伸展、呈不规则波状瓣裂；菌肉白色，中部厚；菌褶淡褐色或黄色，稍密至稠密，直生至延生，不等长；菌柄近柱形或稍扁，白色，光滑，内部实心。孢子印白色。孢子无色，光滑，近球形。

| 生境分布 | 生于落叶层、地上或林缘草地上，丛生。分布于内蒙古呼伦贝尔市、

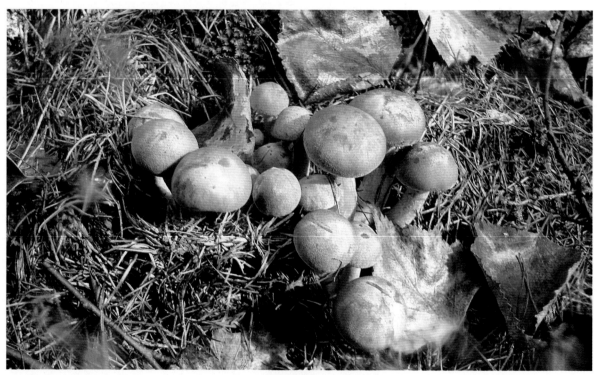

荷叶离褶伞

兴安盟等。

| **资源情况** | 野生资源丰富，栽培资源较少。药材来源于野生。

| **采收加工** | 秋后采收，除去杂草等杂质，晒干。

| **功能主治** | 强壮，扶正固本，延缓衰老。用于肾气不足，腰膝无力。

| **用法用量** | 内服煎汤，3 ～ 10 g。

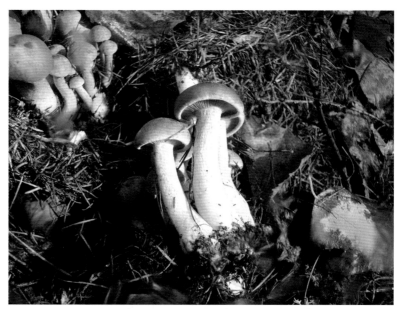

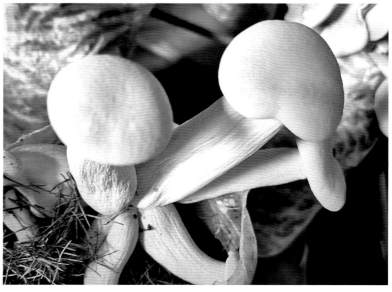

离褶伞科 Lyophyllaceae 离褶伞属 Lyophyllum

银白离褶伞 *Lyophyllum connatum* (Schumach.) Singer

| **植物别名** | 白路基蘑。

| **蒙 文 名** | 孟根－怒古拉斯图－舒呼日。

| **药 材 名** | 银白离褶伞（药用部位：成熟子实体）。

| **形态特征** | 土生菌。子实体呈石膏样，白色，一般较小或中等大小；菌盖扁球形至近平展，近边缘处有皱纹，中部稍凸或平，表面前期白色，后期近灰白色；菌肉白色；菌褶直生至延生，不等长，稠密，后期带粉黄色；菌柄细长，下部弯曲，常有许多柄丛生在一起，内部实心至松软。孢子印白色。孢子椭圆形，无色，光滑。

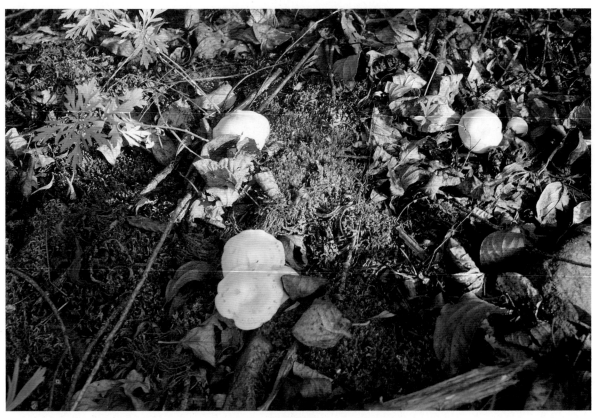

银白离褶伞

生境分布	生于林中或林缘草地，丛生。分布于内蒙古呼伦贝尔市、兴安盟等。
资源情况	野生资源丰富，无栽培资源。药材来源于野生。
采收加工	子实体成熟、孢子未弹射时采收，除去杂质，晒干。
功能主治	抗氧化，保护肝、肾、眼睛、精子。
用法用量	内服煎汤，9 ～ 15 g。

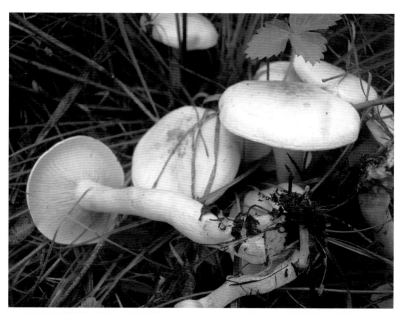

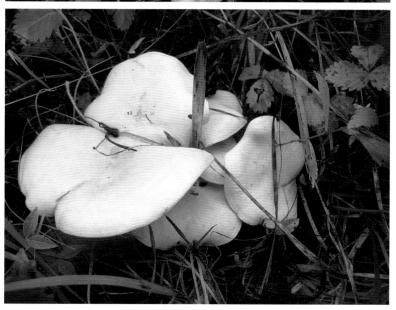

离褶伞科 Lyophyllaceae 丽蘑属 Calocybe

香杏丽蘑 *Calocybe gambosa* (Fr.) Donk.

| 植物别名 | 虎皮香蕈、虎皮口蘑。

| 蒙 文 名 | 桂乐森 - 乌奴日图 - 高优 - 蘑菇。

| 药 材 名 | 香杏丽蘑（药用部位：子实体）。

| 形态特征 | 土生菌。子实体中等大小；菌盖半球形至平展，光滑，不黏，带白色或淡土黄色至淡土红色，边缘内卷；菌肉白色，肥厚；菌褶白色或稍带黄色，稠密，窄，弯生，不等长；菌柄白色或稍带黄色，具条纹，内部实心。孢子印白色。孢子无色，光滑，椭圆形。

| 生境分布 | 生于草原、林中，群生、丛生或形成蘑菇圈。分布于内蒙古呼伦贝尔市、兴安盟等。

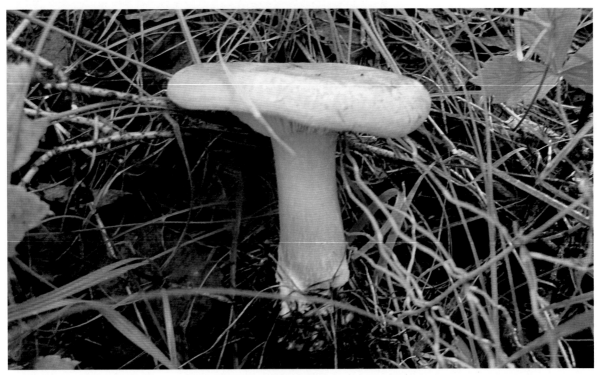

香杏丽蘑

| **资源情况** | 野生资源较少，无栽培资源。药材来源于野生。

| **采收加工** | 子实体幼小时采集，晒干。

| **功能主治** | 甘，平。宣肠益气，散血热，透发麻疹。用于小儿麻疹欲出不出，烦躁不安。

| **用法用量** | 内服煎汤，3 ~ 10 g，每日 2 次。

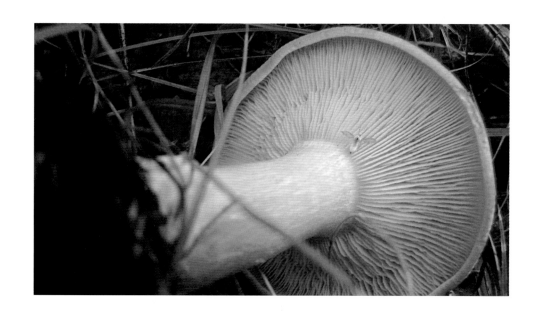

小皮伞科 Marasmiaceae 小皮伞属 Marasmius

硬柄小皮伞 Marasmius oreades (Bolton) Fr.

| **植物别名** | 硬柄皮伞、仙环小皮伞。

| **蒙 文 名** | 哈图－吉吉格－阿日森－蘑菇。

| **药 材 名** | 硬柄小皮伞（药用部位：子实体）。

| **形态特征** | 土生菌。子实体较小；菌盖扁球形至平展，中部平或稍凸，浅肉色至深土黄色，后褪至近白色，光滑，边缘平滑或湿时稍显出条纹；菌肉近白色，薄；菌褶白色，宽，稀，直生，不等长；菌柄圆柱形，光滑，内部实心。

| **生境分布** | 生于草地或林中，群生并形成蘑菇圈。分布于内蒙古呼伦贝尔市、兴安盟、赤峰市、鄂尔多斯市和包头市等。

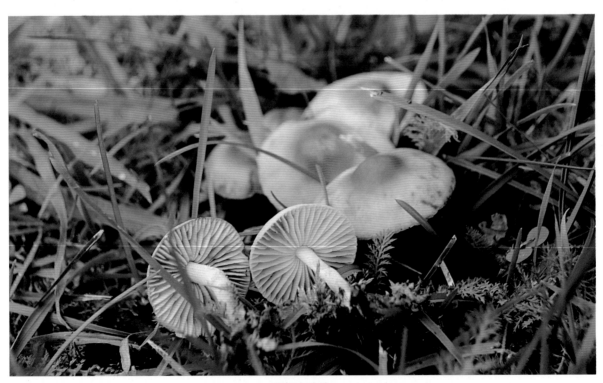

硬柄小皮伞

资源情况	野生资源丰富，栽培资源一般。药材来源于野生。
采收加工	夏、秋季雨后采收，除去泥沙，晒干。
功能主治	微苦、涩，温。舒筋活络，散寒止痛。用于胃气痛，胃溃疡，十二指肠溃疡，习惯性便秘，筋络不舒，腰腿疼痛，手足麻木。
用法用量	内服煎汤，3 ~ 10 g。

小脆柄菇科 Psathyrellaceae 拟鬼伞属 Coprinopsis

墨汁拟鬼伞

Coprinopsis atramentaria (Bull.) Redhead et al.

| **植物别名** | 墨汁鬼伞。

| **蒙 文 名** | 乌邓 – 蘑菇。

| **药 材 名** | 墨汁拟鬼伞（药用部位：子实体）。

| **形态特征** | 木生菌。子实体小型或中等大小，初期卵形至钟形，一般开伞时开始液化，流墨汁状汁液，开伞前顶部钝圆，有灰褐色鳞片，边缘灰白色并具条沟棱，似花瓣状，直径 4 cm 或更大；菌肉初期白色，后变为灰白色；菌褶密，相互"拥挤"，离生，不等长，开始时灰白色至灰粉色，后自融为墨汁状液体下滴；菌柄污白色，向下渐粗，菌环以下又渐细，表面光滑，内部空心。孢子印黑色。孢子黑褐色，

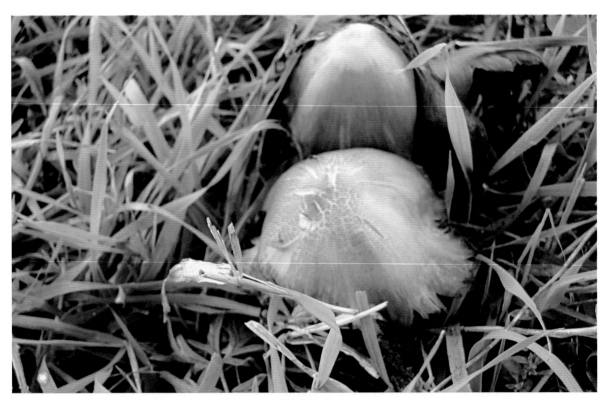

墨汁拟鬼伞

椭圆形至宽椭圆形，具中心孔。

| **生境分布** | 生于林中、田野、路边、村庄、公园等地下有腐木处，丛生。分布于内蒙古呼伦贝尔市、兴安盟、通辽市等。

| **资源情况** | 野生资源丰富，无栽培资源。药材来源于野生。

| **采收加工** | 春季至晚秋子实体幼嫩时采收，除去杂质，煮熟，晒干。新鲜时不可日晒，否则整个子实体将溶解成墨汁。

| **功能主治** | 甘，寒。益肠胃，化痰理气，解毒消肿。用于消化不良；外用于疮疖，无名肿毒。

| **用法用量** | 内服研末，3 ~ 5 g。外用适量，研末，醋调敷。与酒同食有毒，食用 20 分钟至 2 小时后会出现面红、反胃、呕吐及心律失常。

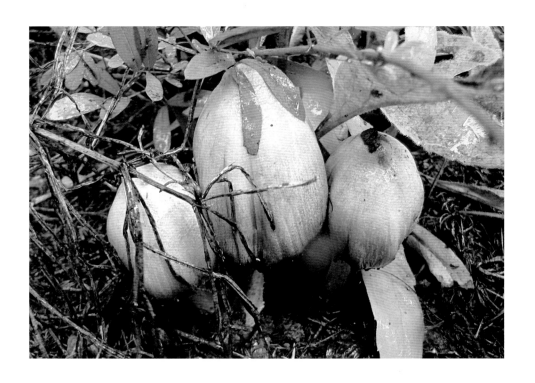

球盖菇科 Strophariaceae 鳞伞属 Pholiota

多脂鳞伞 *Pholiota adiposa* (Batsch) P. Kumm.

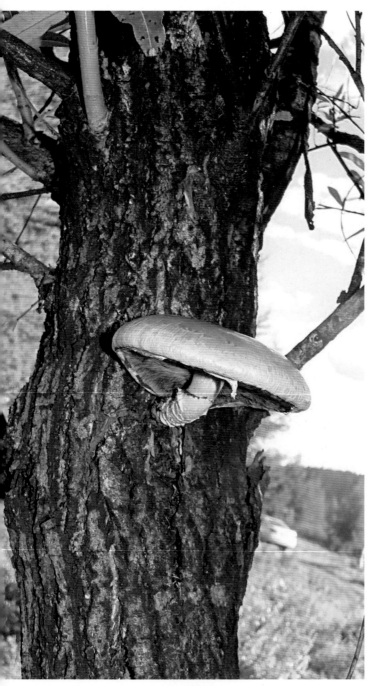

多脂鳞伞

| 植物别名 |

肥鳞蘑、黄伞、柳蘑。

| 蒙 文 名 |

希日 – 舒呼日。

| 药 材 名 |

多脂鳞伞（药用部位：子实体）。

| 形态特征 |

木生菌。子实体色泽鲜艳，呈金黄色；菌盖初期半球形，边缘常内卷，后渐平展，表面新鲜时具黏液，鲜黄色，干后深黄色至黄褐色，覆有三角形鳞片，同心环状排列，较密；菌肉厚，白色至淡黄色，质密；菌褶较密，浅黄色至锈褐色，直生或近弯生；菌柄纤维质，圆柱形，有白色或褐色反卷的鳞片，稍黏，下部常弯曲；菌环淡黄色，毛状，膜质，生于菌柄上部，易脱落。孢子椭圆形，光滑，锈色。菌丝初期白色，逐渐浓密，生理成熟时分泌黄褐色素。

| 生境分布 |

生于白桦、杨树、柳树等阔叶树的树干上或枯枝基部，常导致树干基部腐朽或木材杂斑

状褐色腐朽。分布于内蒙古呼伦贝尔市、兴安盟、呼和浩特市等。

| **资源情况** | 野生资源一般，栽培资源一般。药材来源于栽培。

| **采收加工** | 夏、秋季采收野生品，随时采收栽培品，晒干或烘干。

| **功能主治** | 甘，平。化积消食，清神醒脑。用于食积不化，神昏健忘。

| **用法用量** | 内服煎汤，3 ～ 10 g；或研末。

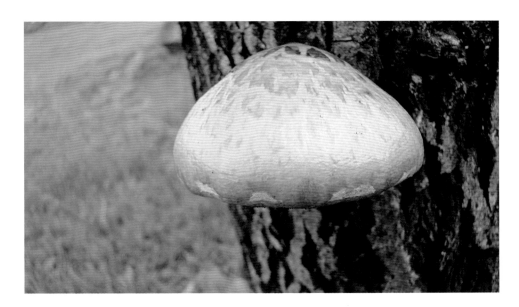

桩菇科 Paxillaceae 桩菇属 *Paxillus*

卷边桩菇 *Paxillus involutus* (Batsch) Fr.

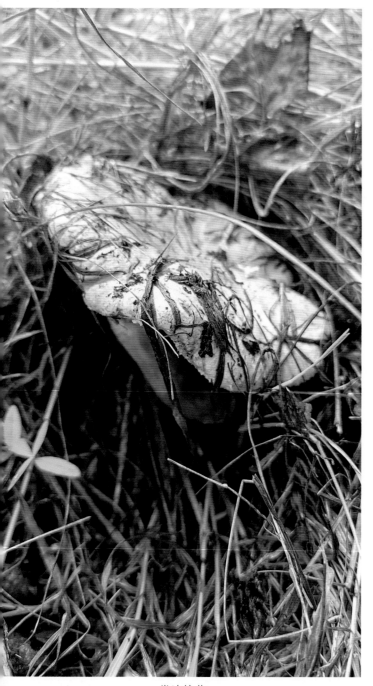

卷边桩菇

| 植物别名 |

卷缘网褶菌、卷边网褶菌。

| 蒙 文 名 |

敖日阳谷－陶日力格－蘑菇。

| 药 材 名 |

卷边桩菇（药用部位：子实体）。

| 形态特征 |

外生菌根菌。子实体中等大小至较大，浅土黄色至青褐色；菌盖边缘内卷，初期扁半球形，后渐平展，中部下凹或呈漏斗状，湿润时稍黏，老后绒毛减少至近光滑；菌肉浅黄色，较厚；菌褶浅黄绿色、青褐色，伤处变暗褐色，较密，有横脉，延生，不等长，靠近菌柄部分的菌褶连接成网状；菌柄与菌盖同色，往往偏生，内部实心，基部稍膨大。

| 生境分布 |

生于白桦、杨树等阔叶树林内或林缘草地上，群生、丛生或散生。分布于内蒙古呼和浩特市、包头市、赤峰市（喀喇沁旗）、呼伦贝尔市（海拉尔区、额尔古纳市、根河市）等。

| 资源情况 | 野生资源丰富，无栽培资源。药材来源于野生。

| 采收加工 | 夏、秋季采收，除去泥沙，晒干。

| 功能主治 | 咸，温。祛风散寒，舒筋活络。用于风寒湿痹，腰腿疼痛，手足麻木，筋络不舒。

| 用法用量 | 内服煎汤，1 ～ 6 g。

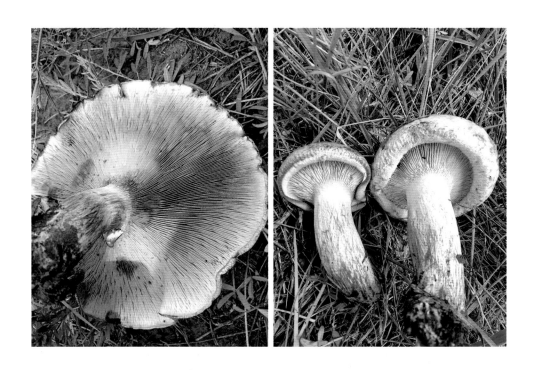

乳牛肝菌科 Suillaceae 乳牛肝菌属 *Suillus*

空柄乳牛肝菌 *Suillus cavipes* (Opat.) A. H. Sm. & Thiers

| **植物别名** | 空柄假牛肝、粘团子、牛肝菌。

| **蒙 文 名** | 魂帝－吉吉格－额丽格乐基。

| **药 材 名** | 空柄乳牛肝菌（药用部位：子实体）。

| **形态特征** | 外生菌根菌。子实体中等大小至稍大；菌盖扁半球形，渐平展，黄褐色或赤褐色，有绒毛，并裂成鳞片状；菌肉淡黄色，后污黄土色；管口复式，角形，呈辐射状排列，宽 0.5 ～ 3 mm。菌柄近圆柱形，基部稍膨大，下部中空，与菌盖略同色，有小鳞片，顶部多少有网纹；菌环易消失。孢子印橄榄褐色。孢子长椭圆形，平滑，淡绿色。

| **生境分布** | 生于针叶林或针阔叶混交林中。分布于内蒙古呼伦贝尔市、兴安盟、

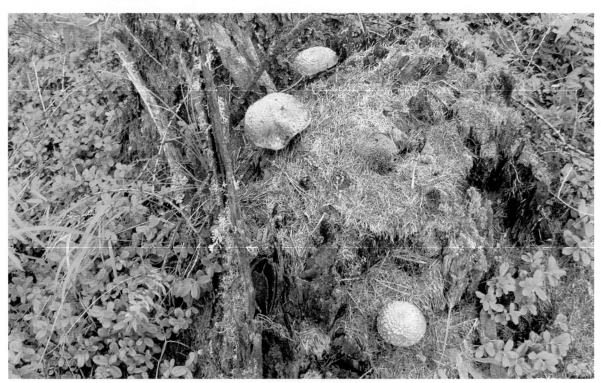

空柄乳牛肝菌

通辽市等。

| **资源情况** | 野生资源丰富，无栽培资源。药材来源于野生。

| **采收加工** | 夏、秋季采收，切掉菌柄基部带泥沙部分，晒干。

| **功能主治** | 甘、微咸，温。祛风散寒，舒筋活络。用于腰腿疼痛，手足麻木，筋络不适。

| **用法用量** | 内服煎汤，10 ~ 20 g；或入丸、散剂。

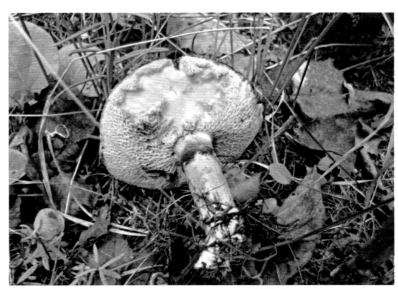

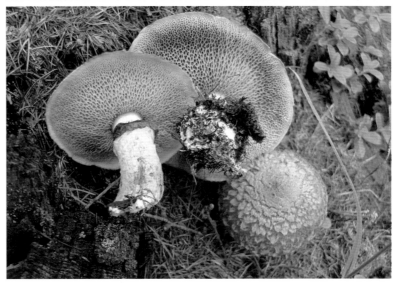

牛肝菌科 Boletaceae 牛肝菌属 Boletus

美味牛肝菌 *Boletus edulis* Bull.

| 植物别名 | 粗腿蘑、大脚菇。

| 蒙 文 名 | 阿木塔图－额丽格乐基。

| 药 材 名 | 牛肝菌（药用部位：子实体）。

| 形态特征 | 外生菌根菌。子实体中等大小至大型；菌盖扁半球形或稍平展，不黏，光滑，边缘锐，黄褐色、土褐色或赤褐色；菌肉白色，厚，受伤后不变色；菌管初期白色，后呈淡褐色至深褐色，直生或近凹生；菌柄圆形，基部膨大成球形，向上逐渐收窄，淡褐色或淡黄褐色，内部实心。

| 生境分布 | 生于针叶林或针阔叶混交林中，常与冷杉属、落叶松属、云杉属、松属、

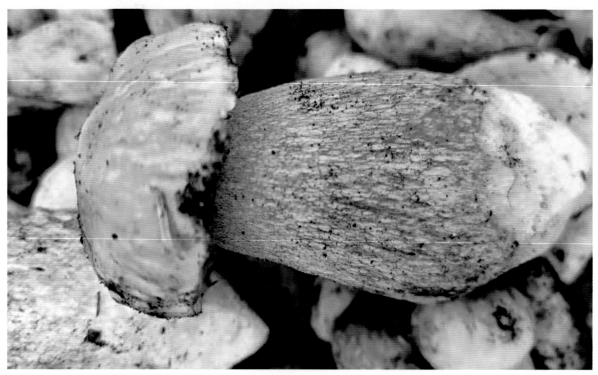

美味牛肝菌

桦属、栎属等植物形成外生菌根。分布于内蒙古呼伦贝尔市、兴安盟、通辽市等。

| **资源情况** | 野生资源丰富，无栽培资源。药材来源于野生。

| **采收加工** | 7～9月晴时雨天气出现后4～6小时采收，以晴天露水干后采收为最好，晒干或烘干。

| **功能主治** | 微酸，平。清热除烦，追风散寒，养血活血，健脾利水，补虚提神。用于感冒咳嗽，食积，脘腹胀痛，水肿，不孕症。

| **用法用量** | 内服煎汤，3～10 g。

| **附　　注** | 民间把干制的美味牛肝菌子实体作为减肥食品，炖汤服用。

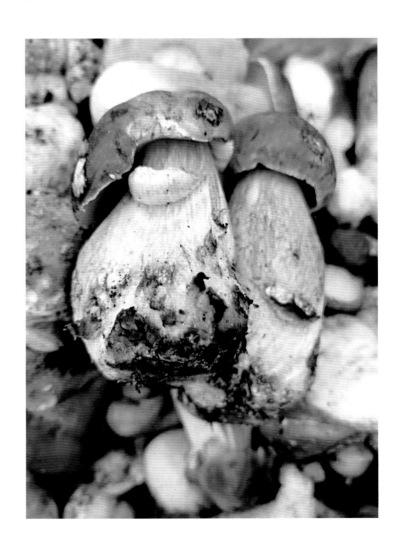

红菇科 Russulaceae 红菇属 Russula

革红菇 *Russula alutacea* (Fr.) Fr.

| **植物别名** | 大红菇、革质红菇。

| **蒙文名** | 涛木 – 乌兰 – 蘑菇。

| **药材名** | 革红菇（药用部位：子实体）。

| **形态特征** | 外生菌根菌。子实体一般大型；菌盖扁半球形，后平展而中部下凹，湿润时黏，深觅菜红色、鲜紫红色或暗紫红色，边缘平滑或有不明显条纹；菌肉白色，味淡；菌褶等长或几等长，少数在基部分叉，褶间有横脉，直生或近延生，乳白色，后淡赭黄色，前缘常带红色；菌柄近圆柱形，白色，上部或一侧常带粉红色，或全部粉红色而向下色渐淡。孢子印黄色。孢子淡黄色，近球形。

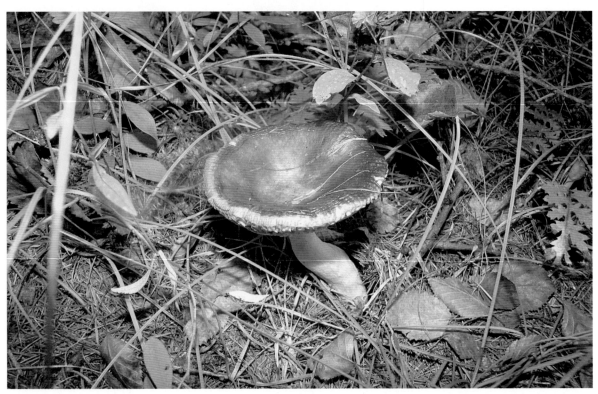

革红菇

| **生境分布** | 生于混交林及阔叶林中。分布于内蒙古呼伦贝尔市、兴安盟等。 |

| **资源情况** | 野生资源丰富，无栽培资源。药材来源于野生。 |

| **采收加工** | 夏、秋季采收，除去泥土，晒干。 |

| **功能主治** | 甘，平。追风散寒，舒筋活络。用于腰腿疼痛，手足麻木，筋骨不适，四肢抽搐。 |

| **用法用量** | 内服煎汤，3 ~ 9 g。 |

| **附　　注** | 民间将本种的子实体煮汤，用于补血。 |

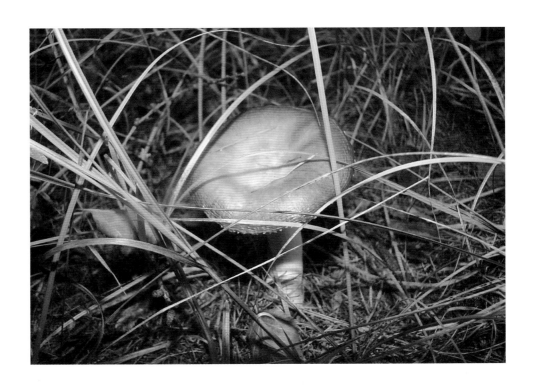

红菇科 Russulaceae 红菇属 Russula

玫瑰红菇 *Russula rosea* Pers.

| **植物别名** | 红菇、鳞盖红菇、美丽红菇。

| **蒙文名** | 乌兰 - 蘑菇。

| **药材名** | 红菇（药用部位：子实体）。

| **形态特征** | 外生菌根菌。子实体一般大型；菌盖宽 5 ~ 10 cm，平展，中央微凹，表面呈粉红色、红色至灰紫红色，中部色稍深或呈深红色，湿时有黏性，被绒毛，边缘平滑或有不明显条纹；菌肉肥厚，白色而微带黄色；菌褶白色，直生或近延生，少数在基部有分叉，褶间有横脉，褶的前缘常带红色，等长或近等长；菌柄近圆柱形，白色，有的上部或一侧带粉红色，或全部带粉红色而向下色渐淡。孢子球形至近

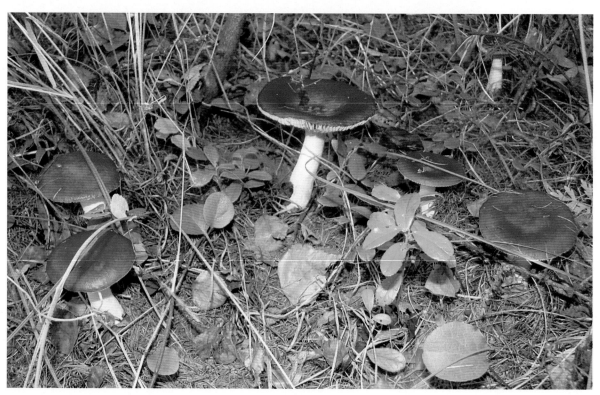

玫瑰红菇

球形，有小刺和弱网纹，微黄色。

| **生境分布** | 生于阔叶林中，单生或散生。分布于内蒙古呼伦贝尔市、兴安盟等。

| **资源情况** | 野生资源丰富，无栽培资源。药材来源于野生。

| **采收加工** | 子实体菌盖未完全展开、孢子未弹射时采收，除去杂质，晒干。

| **功能主治** | 疏肝解郁。用于肝气郁滞证。

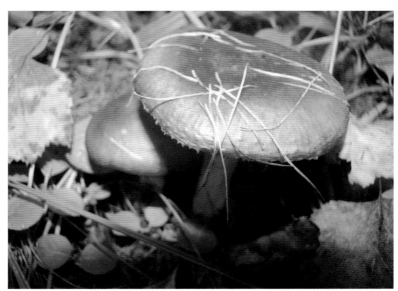

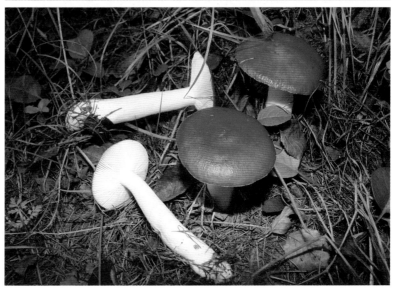

红菇科 Russulaceae 红菇属 Russula

变黑红菇 *Russula rubescens* Beardslee

| 植物别名 | 深红菇。

| 蒙 文 名 | 哈日拉胡 – 乌兰 – 蘑菇。

| 药 材 名 | 变黑红菇（药用部位：子实体）。

| 形态特征 | 外生菌根菌。子实体中等大小；菌盖初扁半球形，后平展至中部下凹，暗红色带黄色，老后可褪色，边缘具条纹，湿润时黏；菌肉白色，老后变灰色，伤时渐变红色后变黑色；菌褶近直生，初白色，后乳黄色，等长，分叉，褶间具横脉，伤时变色同菌肉；菌柄等粗或向下稍细，中实，后变空，白色，最后变灰色，伤时渐变红色后变黑色。孢子印浅黄色。孢子近球形，有小刺。

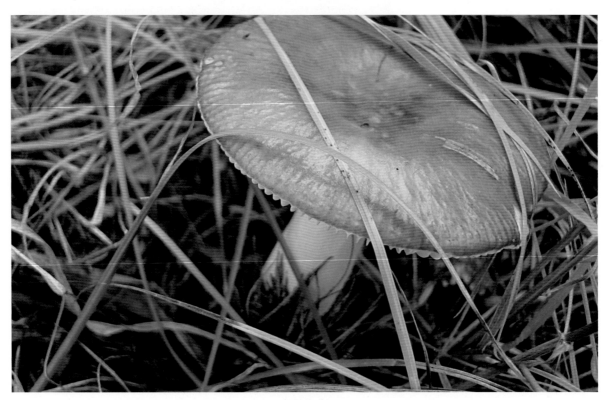

变黑红菇

| **生境分布** | 生于阔叶林或混交林中，群生或散生。分布于内蒙古呼伦贝尔市、兴安盟等。

| **资源情况** | 野生资源丰富，无栽培资源。药材来源于野生。

| **采收加工** | 子实体成熟、孢子未弹射时采收，除去杂质，晒干。

| **功能主治** | 微咸，温。追风散寒，舒筋活络。

| **用法用量** | 内服煎汤，9 ~ 12 g；或浸酒；或入丸、散剂。

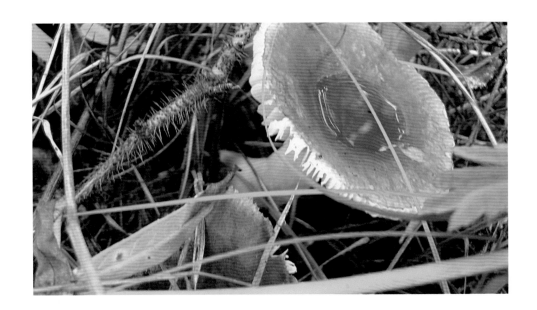

红菇科 Russulaceae 乳菇属 Lactarius

香乳菇 *Lactarius camphorates* (Bull.) Fr.

| 植物别名 | 奶浆菌、浓香乳菇。

| 蒙 文 名 | 乌奴日图 – 孙 – 蘑菇。

| 药 材 名 | 香乳菇（药用部位：成熟子实体）。

| 形态特征 | 外生菌根菌。子实体小型；菌盖初扁球形，后渐下凹，中部往往有小突起，不黏，深肉桂色至棠梨色；菌肉色浅于菌盖；乳汁白色，不变色；菌褶白色至浅粉色，老后色与菌盖相似，密，直生至稍下延；菌柄近柱形，色与菌盖相似，内部松软，后中空。孢子印乳白色。孢子无色，近球形，有疣和网纹。

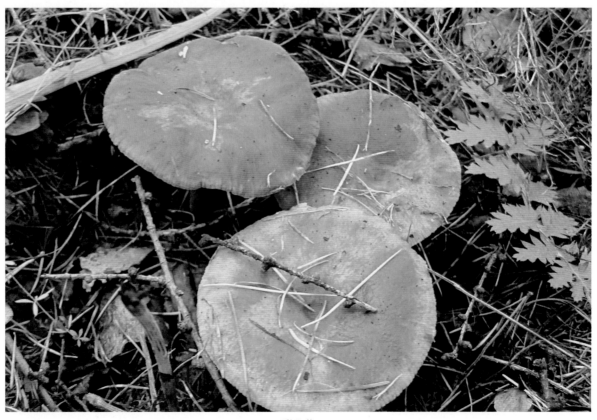

香乳菇

| 生境分布 | 生于针叶林落叶稀疏的缓坡上，单生、散生或群生。分布于内蒙古呼伦贝尔市、兴安盟等。

| 资源情况 | 野生资源丰富，无栽培资源。药材来源于野生。

| 采收加工 | 子实体成熟、孢子未弹射时采收，除去杂质，晒干。

| 功能主治 | 甘，平。健脾益肺。用于脾虚证，肺气不宣。

| 用法用量 | 内服煎汤，15 ～ 30 g。

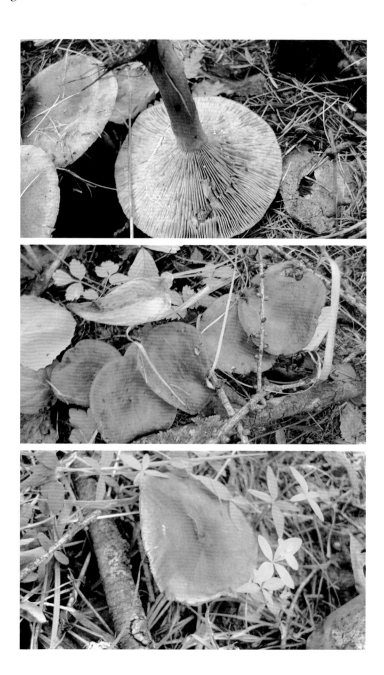

红菇科 Russulaceae 乳菇属 Lactarius

稀褶乳菇 *Lactarius hygroporoides* Berk. et M. A. Curt.

| **植物别名** | 辣碗子。

| **蒙文名** | 绰很 – 阿图日亚图 – 孙 – 蘑菇。

| **药材名** | 稀褶乳菇（药用部位：子实体）。

| **形态特征** | 外生菌根菌。子实体中等大小；菌盖初扁半球形，后平展，中部下凹至近漏斗形，光滑或稍有细绒毛，有时中部有皱纹，边缘初内卷，后伸展，无环带，虾仁色、蛋壳色至橙红色；菌肉白色，味淡，无特殊气味；菌褶直生至稍下延，初白色，后乳黄色至淡黄色，稀疏，不等长，褶间有横脉；菌柄中实或松软，圆锥形或向下渐细，蛋壳色或浅橘黄色或色略浅于菌盖。孢子印白色。孢子近球形或广椭圆形，有微细小刺和棱纹。

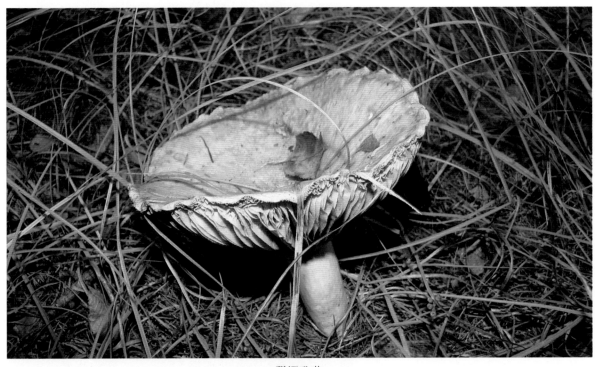

稀褶乳菇

| **生境分布** | 生于松林中，偶生于壳斗科树木林中，单生或群生。分布于内蒙古呼伦贝尔市、兴安盟等。

| **资源情况** | 野生资源丰富，无栽培资源。药材来源于野生。

| **采收加工** | 子实体成熟、孢子未弹射时采收，除去杂质，晒干。

| **功能主治** | 抗肿瘤，降血脂，抗病毒。

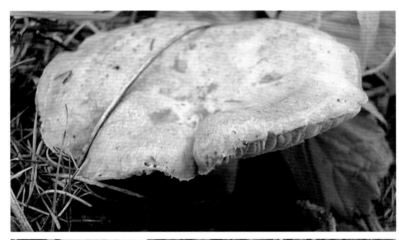

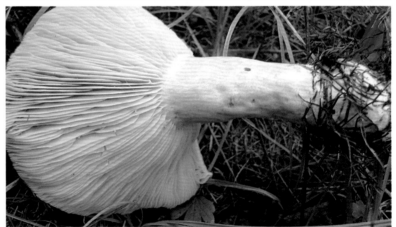

红菇科 Russulaceae 乳菇属 Lactarius

绒白乳菇 *Lactarius vellereus* (Fr.) Fr.

| 植物别名 | 石灰菌、绒白多汁乳菇、奶浆蕈。

| 蒙 文 名 | 闹森－查干－孙－蘑菇。

| 药 材 名 | 绒白乳菇（药用部位：子实体）。

| 形态特征 | 外生菌根菌。子实体中等大小至大型；菌盖初期扁半球形，中央下凹成漏斗形，白色，老后米黄色，表面干燥，密被细绒毛，边缘内卷至伸展；菌肉厚，味辣；乳汁白色，不变色；菌褶直生或稍延生，不等长，有时分叉，新鲜时白色，老后米黄色；菌柄白色，有绒毛，短圆柱形，中实，常常稍偏生。孢子印白色。囊状体披针形。孢子近球形至宽椭圆形，近平滑。

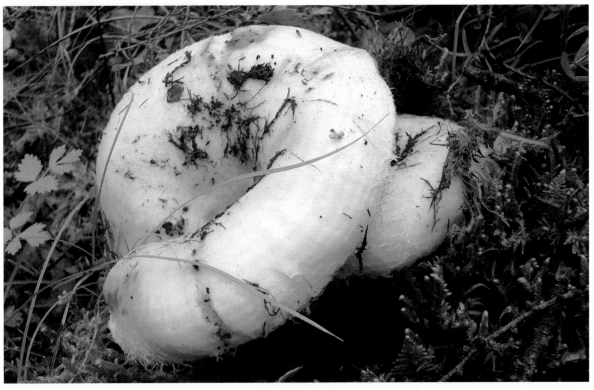

绒白乳菇

| **生境分布** | 生于阔叶林或混交林中，散生或群生。分布于内蒙古呼伦贝尔市、兴安盟等。 |

| **资源情况** | 野生资源丰富，无栽培资源。药材来源于野生。 |

| **采收加工** | 秋季采收，除去杂质，晒干。 |

| **功能主治** | 苦，温。祛风散寒，舒筋活络。用于手足麻木，半身不遂。 |

| **用法用量** | 内服煎汤，6 ~ 12 g；或入丸、散剂。 |

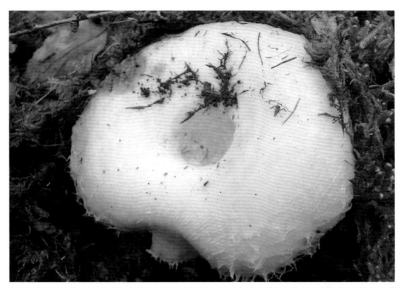

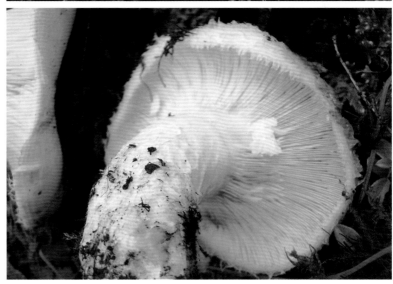

红菇科 Russulaceae 乳菇属 Lactarius

松乳菇
Lactarius deliciosus (L.) Gray

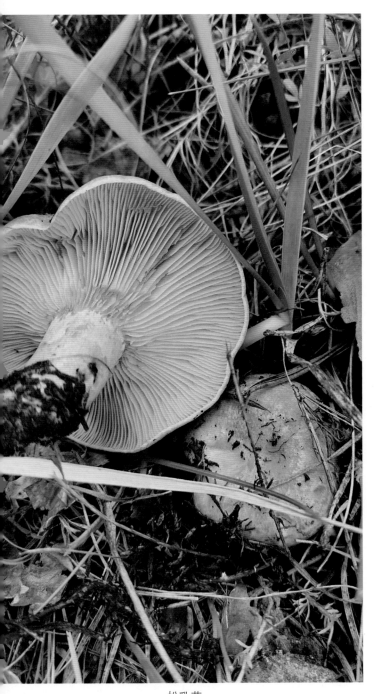

松乳菇

| 植物别名 |

紫花菌、松菌。

| 蒙 文 名 |

那日森－孙－蘑菇。

| 药 材 名 |

松乳菇（药用部位：子实体）。

| 形态特征 |

外生菌根菌。子实体中等大小至大型；菌盖扁半球形，中央脐状，伸展后下凹，边缘初内卷，后平展，湿润时黏，无毛，虾仁色、胡萝卜黄色或深橙色，有色较明显的环带或无环带，后色变淡，伤时变绿色，特别是菌盖边缘部分伤时变色显著；菌肉初带白色，后变胡萝卜黄色；乳汁量少，橘红色，最后变绿色；菌褶与菌盖同色，稍密，近菌柄处分叉，褶间具横脉，直生或稍延生，伤时或老后变绿色；菌柄近圆柱形或向基部渐细，有时具暗橙色凹窝，与菌褶同色或色更浅，伤时变绿色，内部松软，后变中空，菌柄切面初橙红色，后变暗红色。孢子印近米黄色。

生境分布	生于松林中，单生或群生。分布于内蒙古呼伦贝尔市、兴安盟等。
资源情况	野生资源丰富，无栽培资源。药材来源于野生。
采收加工	夏、秋季采收，除去霉烂残次品及泥沙等杂质，不剪柄，排放在烤筛上，先40 ～ 50 ℃脱水 3 ～ 4 小时，将水分降至 75%，再慢慢均匀升温至 55 ℃，烘干 8 ～ 10 小时，再快速升温至 60 ℃，保持 1 小时左右，杀死虫卵，至内部湿度与表面湿度一致，含水量为 10% ～ 13% 即可。
功能主治	甘，微温。益气健脾，护肝。用于脾虚证，肝阳上亢。
用法用量	内服煎汤，3 ～ 10 g。

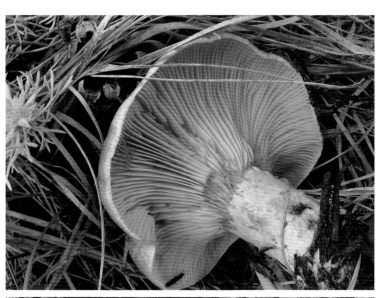

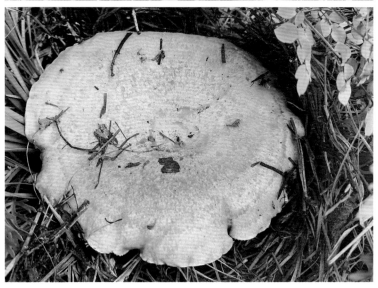

鸡油菌科 Cantharellaceae 鸡油菌属 Cantharellus

鸡油菌 *Cantharellus cibarius* Fr.

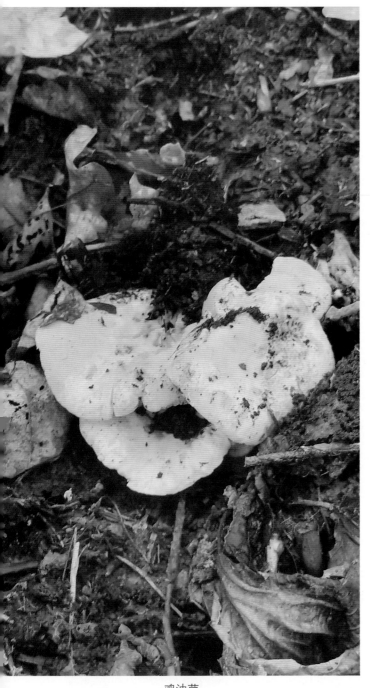

鸡油菌

| 植物别名 |

鸡蛋黄菌、杏黄菌、黄丝菌。

| 蒙 文 名 |

德日博格日 - 蘑菇。

| 药 材 名 |

鸡油菌（药用部位：成熟子实体）。

| 形态特征 |

外生菌根菌。子实体中等大小，喇叭形，肉质，杏黄色至蛋黄色；菌盖初扁平，后逐渐下凹，边缘波浪状伸展或瓣状内卷；菌肉白色至淡黄色，稍厚；菌柄短且较粗，肉质，内部实心，向下渐细；菌褶窄而分叉，有横脉相连，与菌柄延生。

| 生境分布 |

生于阔叶林或针阔叶混交林中排水良好的缓坡地，并与阔叶树或针叶树形成外生菌根菌，极少生于腐木上。分布于内蒙古呼伦贝尔市（扎兰屯市）、兴安盟、通辽市、赤峰市等。

| **资源情况** | 野生资源一般，无栽培资源。药材来源于野生。

| **采收加工** | 子实体成熟、孢子未弹射时采收，除去杂质，晒干。

| **功能主治** | 甘，寒。明目，润肺，益肠胃。用于结膜炎，夜盲症，皮肤干燥症，呼吸道、消化道感染。

| **用法用量** | 内服煎汤，30 ～ 60 g。

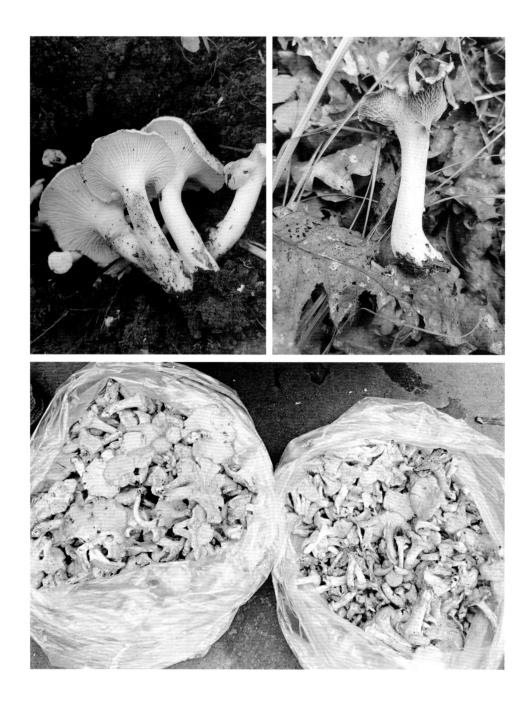

鸡油菌科 Cantharellaceae 鸡油菌属 Cantharellus

小鸡油菌 *Cantharellus minor* Peck

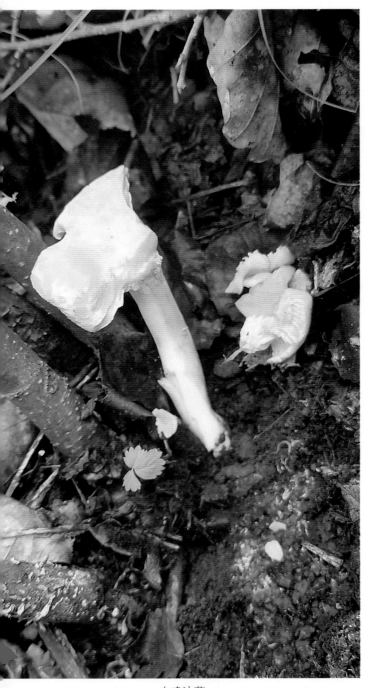

小鸡油菌

| 植物别名 |

黄菌、黄罗伞、黄丝菌。

| 蒙 文 名 |

吉吉格－德日博格日－蘑菇。

| 药 材 名 |

鸡油菌（药用部位：成熟子实体）。

| 形 态 特 征 |

外生菌根菌。子实体小型，肉质，喇叭形；菌盖宽 1 ~ 3 cm，橙黄色，中部初扁平，后下凹，边缘不规则波状，内卷；菌肉很薄；菌褶较稀疏，分叉，延生；菌柄橙黄色，上粗下细，长 1 ~ 2 cm，直径 0.2 ~ 0.6 cm。孢子无色，光滑，椭圆形，（6 ~ 8）μm×（4.5 ~ 5.5）μm。

| 生境分布 |

生于阔叶林或混交林中，群生，有时丛生。分布于内蒙古呼伦贝尔市（扎兰屯市）、兴安盟、通辽市等。

| **资源情况** | 野生资源一般，无栽培资源。药材来源于野生。 |

| **采收加工** | 子实体成熟、孢子未弹射时采收，除去杂质，晒干。 |

| **功能主治** | 清目，利肺，益肠胃。用于皮肤干燥，夜盲症，眼炎。 |

| **用法用量** | 内服煎汤，3 ～ 15 g。 |

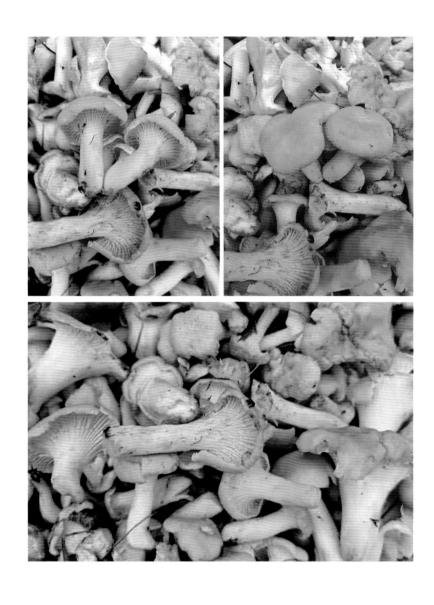

猴头菌科 Hericiaceae 猴头菌属 Hericium

猴头菇 *Hericium erinaceus* (Bull.) Pers.

| 植物别名 | 刺猬菌、猬菌、针猴头菇。

| 蒙 文 名 | 涛鲁盖丽格 – 蘑菇。

| 药 材 名 | 猴头菌（药用部位：子实体）。

| 形态特征 | 木生菌。子实体初期纯白色，肉质，呈团簇状，半球形，类似猴子的脑袋，外部布满圆柱状菌针，犹如刺猬，干后多为浅褐色，根部侧向生长多簇子实体。

| 生境分布 | 生于白桦、杨树、栎树、胡桃等阔叶树的立木及腐木，常在阔叶树的立木及腐木上对着生长。分布于内蒙古呼伦贝尔市、兴安盟等。

| 资源情况 | 野生资源较少，栽培资源丰富。药材来源于栽培。

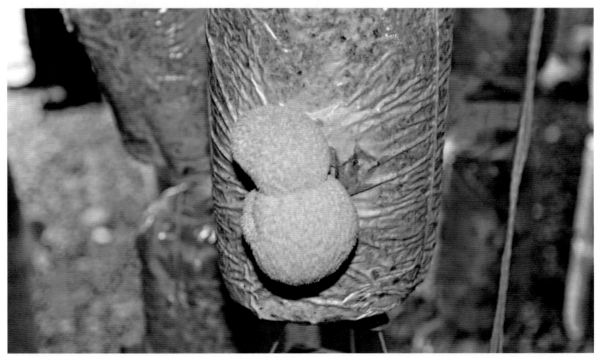

猴头菇

| **采收加工** | 子实体由白色变黄色、孢子未弹射时采收，晒干。

| **功能主治** | 甘，平。健胃，补虚，抗癌，益肾精。用于体虚乏力，消化不良，失眠，胃、十二指肠溃疡，慢性胃炎，消化道肿瘤。

| **用法用量** | 内服煎汤，5 ~ 30 g。

| **附　　注** | 猴头菇是一种著名的食用菌，适宜胃病（慢性胃炎、胃溃疡、十二指肠溃疡）患者、痛症（如食管癌、贲门癌、胃癌引起的疼痛）患者、心血管疾病患者食用，此外，体质虚弱、营养不良、神经衰弱者亦适宜食用。

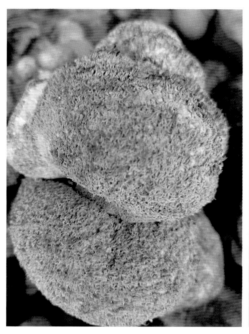
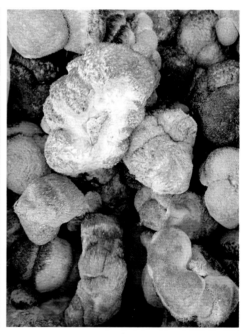

猴头菌科 Hericiaceae 猴头菌属 Hericium

珊瑚状猴头菌 Hericium coralloides (Scop.) Pers.

| 植物别名 | 玉髯、松花蘑。

| 蒙 文 名 | 舒茹丽格 – 涛鲁盖丽格 – 蘑菇。

| 药 材 名 | 珊瑚状猴头菌（药用部位：子实体及其发酵物）。

| 形态特征 | 木生菌。子实体往往很大，直径可达 30 cm，高可达 50 cm，纯白色，干燥后变褐色，由基部发出数条主枝，每主枝上再生出下垂而较密的长刺；刺柔软，肉质，长 0.5 ~ 1.5 cm，先端尖锐。孢子产生于小刺周围，无色，光滑，椭圆形至近球形，含 1 油滴。

| 生境分布 | 生于白桦、杨树、栎树、胡桃等阔叶树的立木及腐木，常对着生长。分布于内蒙古呼伦贝尔市、兴安盟等。

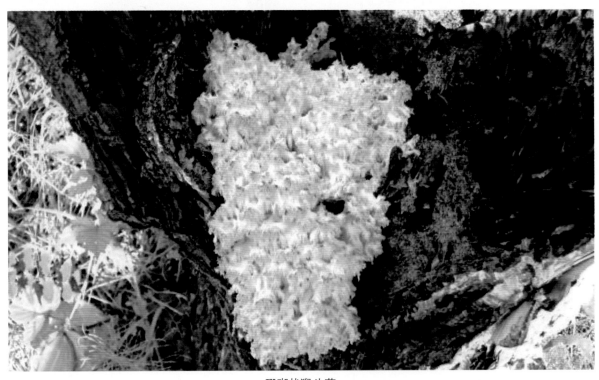

珊瑚状猴头菌

| 资源情况 | 野生资源较少，栽培资源丰富。药材来源于栽培。

| 采收加工 | 子实体由白色变黄色、孢子未弹射时采收，晒干。

| 功能主治 | 甘，平。健胃，补虚，抗癌，益肾精。用于脾胃虚弱，反酸胀痛，气虚泄泻。

| 用法用量 | 内服煎汤，10 ~ 30 g。

| 附　注 | 民间常用本种治疗胃溃疡。

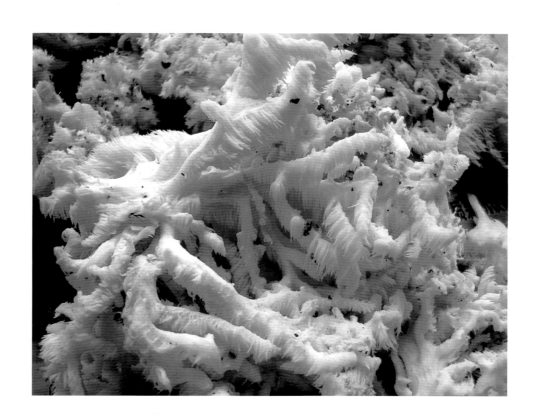

类脐菇科 Omphalotaceae 裸脚伞属 Gymnopus

安络裸脚伞
Gymnopus androsaceus (L.) J. L. Mata & R. H. Petersen

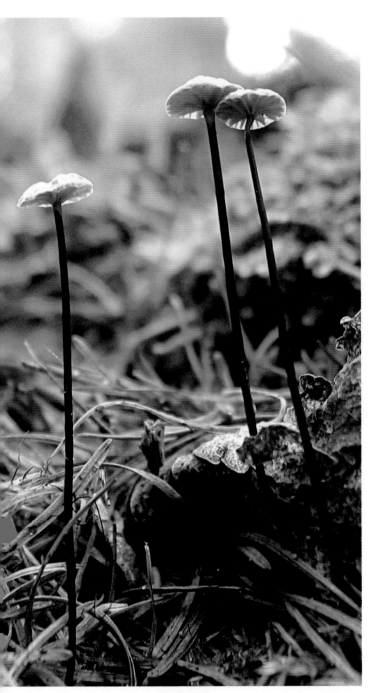

安络裸脚伞

| 植物别名 |

鬼毛针、盾盖小皮伞、点地梅裸脚伞。

| 蒙 文 名 |

安络－吉吉格－阿日森－蘑菇。

| 药 材 名 |

安络小皮伞（药用部位：子实体、菌索及发酵物）。

| 形态特征 |

土生菌。子实体小型；菌盖半球形至近平展，中部脐状，具沟条，膜质，光滑，干燥，柔韧，茶褐至红褐色，中央色深且薄；菌褶近白色，稀，长短不一，直生至离生；菌柄细针状，黑褐色或色稍浅，平滑，弯曲，中空，软骨质，往往生长在黑褐色至黑色的细长菌索上；受生境温度影响，最长的菌索长超过150 cm，极似细铁丝或马鬃。

| 生境分布 |

生于比较阴湿的林内枯枝、腐木、落叶及竹林枯竹枝上，菌索常发达。分布于内蒙古呼伦贝尔市、兴安盟、鄂尔多斯市等。

| **资源情况** | 野生资源丰富，栽培资源一般。药材来源于野生。 |

| **采收加工** | 夏、秋季采收，洗净，晒干或烘干。 |

| **功能主治** | 微苦，温。归肝经。消炎，通经活血，止痛。用于麻风病，关节痛，跌打损伤，骨折疼痛，三叉神经痛，风湿痹痛。 |

| **用法用量** | 内服煎汤，5 ~ 15 g。 |

类脐菇科 Omphalotaceae 微香菇属 Lentinula

香菇 *Lentinula edodes* (Berk.) Pegler

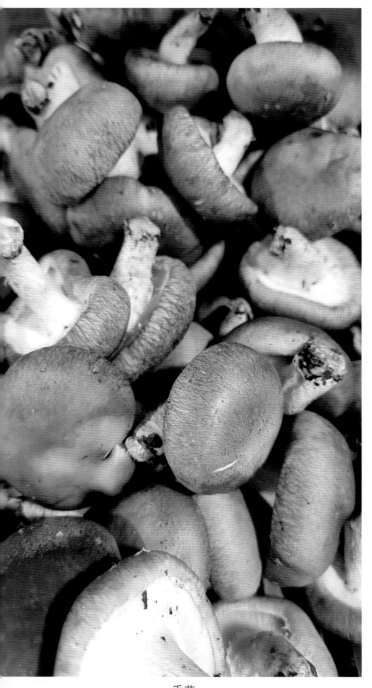

香菇

| 植物别名 |

香蕈、香信、冬菰。

| 蒙 文 名 |

乌奴日图－蘑菇。

| 药 材 名 |

香菇（药用部位：子实体）。

| 形态特征 |

木生菌。子实体中等大小至稍大；菌盖幼时半球形，后扁平至稍扁平，表面浅褐色、深褐色至深肉桂色，有易脱落的淡色鳞片，幼时边缘内卷，有白色或黄白色的绒毛，随着生长而消失；菌肉白色，稍厚或厚，细密，具香味；菌盖下面有菌幕，后破裂，形成不完整的菌环；菌褶白色，密，弯生，不等长；菌柄中生或偏生，弯曲，菌环以下有纤毛状鳞片，纤维质，内部实心；菌环易消失，白色。

| 生境分布 |

生于林内阔叶树的倒木上，单生或群生。分布于内蒙古呼伦贝尔市、兴安盟等。

| **资源情况** | 野生资源一般，栽培资源丰富。药材来源于栽培。

| **采收加工** | 子实体菌盖未完全展开、孢子未弹射时采收，晒干。

| **功能主治** | 甘，平；无毒。开胃消食，益气健脾，化痰，解毒蕈毒。用于不思饮食，脘腹胀痛，佝偻病，贫血，小便失禁，天花，麻疹不透，高血压，高脂血症，毒蕈中毒。

| **用法用量** | 内服煎汤，6 ~ 12 g，鲜品 30 ~ 90 g；或食用。

| **附　注** | 目前，本种的人工栽培已经实现工厂化周年生产。全国各地均有人工栽培。

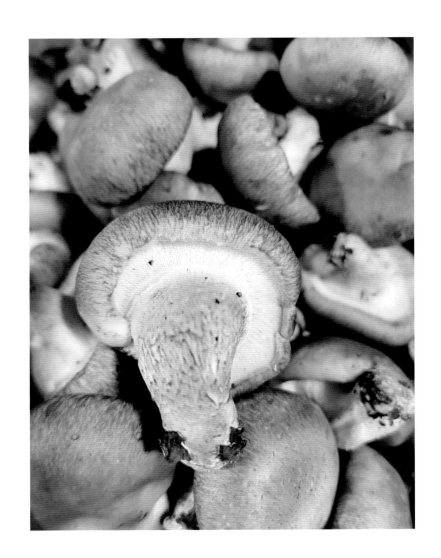

多孔菌科 Polyporaceae 革耳属 Panus

新粗毛革耳
Panus neostrigosus Drechsler-Santos & Wartchow

| **植物别名** | 野生革耳、木上森、八担柴。

| **蒙 文 名** | 萨日苏里格－得乐杜。

| **药 材 名** | 新粗毛革耳（药用部位：子实体）。

| **形态特征** | 木生菌。子实体小型至中等大小；菌盖宽 3 ~ 9 cm，中部下凹或呈漏斗形，初浅土黄色，后深土黄色、茶色至锈褐色，有粗毛，革质；菌褶干后浅土黄色，窄，稠密，延生；菌柄偏生或近侧生，短，内部实心，有粗毛。

| **生境分布** | 生于杨树、柳树、桦树等阔叶树的腐木上，丛生或群生。分布于内蒙古呼伦贝尔市、兴安盟、赤峰市、鄂尔多斯市等。

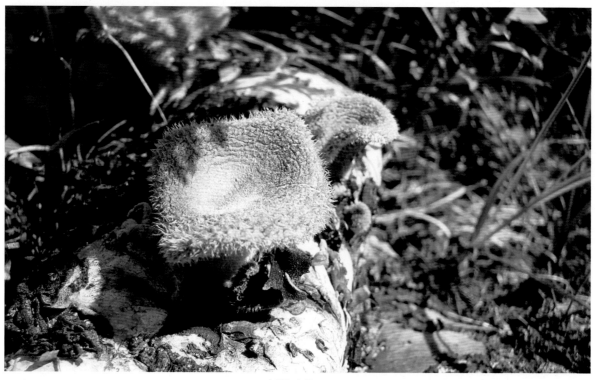

新粗毛革耳

| **资源情况** | 野生资源一般，无栽培资源。药材来源于野生。

| **采收加工** | 夏、秋季采收，除去杂质，晒干。

| **功能主治** | 苦、微辛，寒。清热解毒，消肿，敛疮。用于疮疡肿痛、溃破，癣疮，杨梅毒疮。

| **用法用量** | 内服煎汤，3 ~ 10 g。外用适量，煎汤洗；或研末调敷。

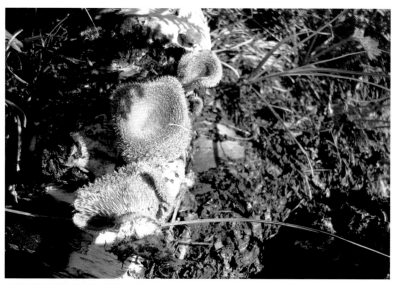

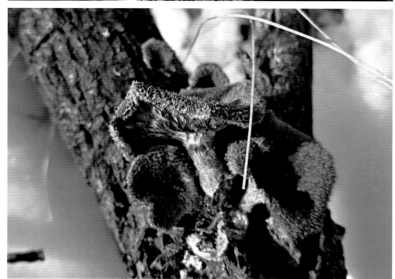

多孔菌科 Polyporaceae 层孔菌属 Fomes

木蹄层孔菌 *Fomes fomentarius* (L.) Fr.

| 植物别名 | 桦菌芝、木蹄。

| 蒙 文 名 | 德乐杜－达布哈日嘎－苏博图－蘑菇。

| 药 材 名 | 木蹄层孔菌（药用部位：子实体）。

| 形态特征 | 木生菌。子实体多年生，木质，半球形至马蹄形或吊钟形，无柄，侧生；菌盖光滑，无毛，有坚硬的皮壳，鼠灰色、灰褐色至灰黑色，断面黑褐色，有光泽，有明显的同心环棱，边缘钝，黄褐色；菌肉暗黄色至锈色、红褐色，分层，软木栓质，无光泽；菌管多层，层次明显，每层厚 0.5 ~ 2.5 cm，管壁较厚，灰褐色，管口圆形，较小，每 1 mm 间 3 ~ 4，管口面灰色至肉桂色，凹陷。孢子长椭圆形至棱

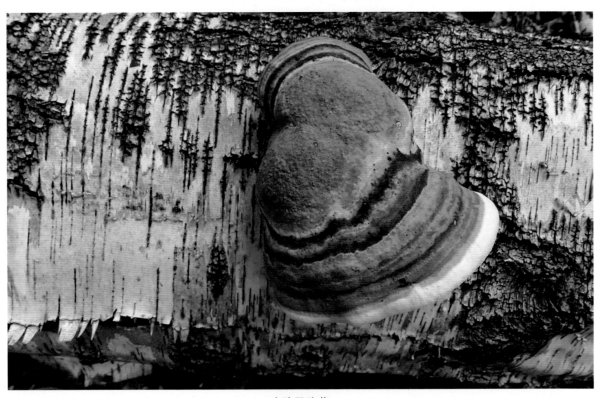

木蹄层孔菌

形，表面平滑，无色。

| **生境分布** | 生于白桦、枫树、栎树及山杨等树的活立木或腐木。分布于内蒙古呼伦贝尔市、兴安盟、通辽市等。

| **资源情况** | 野生资源丰富，无栽培资源。药材来源于野生。

| **采收加工** | 全年均可采收，除去杂质，晒干。

| **功能主治** | 苦，平。归脾、胃经。消积，化瘀，抗癌。用于食积，食管癌，胃癌，子宫癌等。

| **用法用量** | 内服煎汤，12 ～ 15 g。

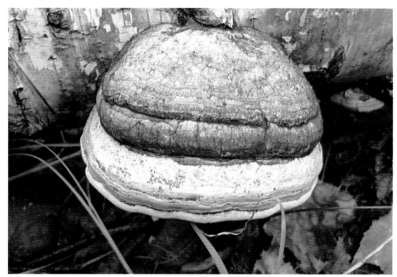

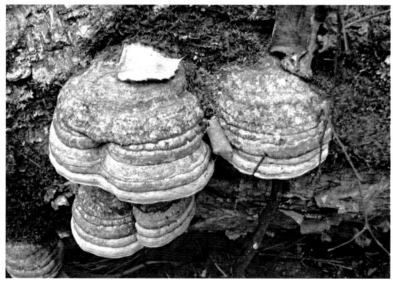

多孔菌科 Polyporaceae 褶孔菌属 Lenzites

桦褶孔菌 *Lenzites betulina* (L.) Fr.

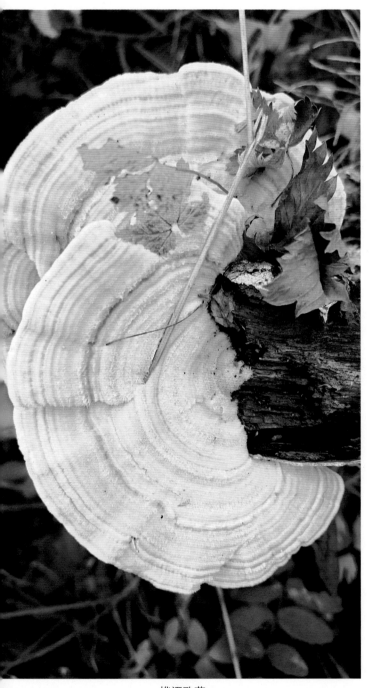

桦褶孔菌

| 植物别名 |

桦革褐菌。

| 蒙 文 名 |

胡森－胡仁－苏博图－蘑菇。

| 药 材 名 |

桦褶孔菌（药用部位：子实体）。

| 形态特征 |

木生菌。子实体小型至中等大小，一年生，革质或硬革质；无柄菌盖半圆形或近扇形，有细绒毛，新鲜时初期浅褐色，有密环纹和环带，后期黄褐色、深褐色或棕褐色，甚至深肉桂色，老时变灰白色至灰褐色；菌肉白色或近白色，后变浅黄色至土黄色；菌褶初期近白色，后期土黄色，少分叉，干后波状弯曲，褶缘完整或近齿状。孢子近球形至椭圆形，平滑，无色。

| 生境分布 |

生于白桦、椴树、槭树、杨树、栎树等阔叶树的腐木上，有时生于云杉、冷杉等针叶树的腐木上。分布于内蒙古呼伦贝尔市、兴安盟、通辽市、鄂尔多斯市等。

| 资源情况 | 野生资源丰富，无栽培资源。药材来源于野生。

| 采收加工 | 全年均可采收，除去杂质，晒干。

| 功能主治 | 淡，温。追风散寒，舒筋活络。用于腰腿疼痛，手足麻木，筋络不舒，四肢抽搐等。

| 用法用量 | 内服煮水饮，适量，用于手足麻木；或入丸剂，3～9g，黄酒为引，白开水送服。

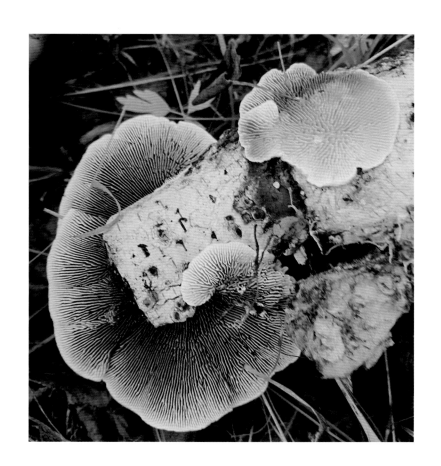

多孔菌科 Polyporaceae 栓孔菌属 *Trametes*

东方栓孔菌 *Trametes orientalis* (Yasuda) Imazeki

| 植物别名 | 灰带栓菌、东方云芝。

| 蒙 文 名 | 哲粪－伊乐楚丽格－蘑菇。

| 药 材 名 | 东方栓孔菌（药用部位：子实体）。

| 形态特征 | 木生菌。子实体大型，木栓质，无柄，侧生，多覆瓦状叠生；菌盖扁平半圆形或近贝壳状，表面具微细绒毛，后渐光滑，米黄色、灰褐色至红褐色，常有浅棕灰色至深棕灰色的环纹和较宽的同心环棱，有放射状皱纹，常具褐色小疣突，边缘锐或钝，全缘或波状；菌肉白色至木材白色，坚韧，厚 2 ~ 6 mm；菌管与菌肉同色或较菌肉色稍深，管壁厚，管口圆形，白色至浅锈色，每 1 mm 间 2 ~ 4，口缘

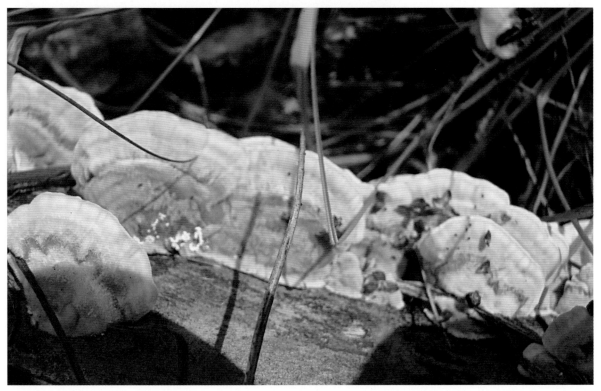

东方栓孔菌

完整。孢子无色，光滑，长椭圆形，稍弯曲，具小尖。菌丝少分枝，无横隔或锁状联合。

| **生境分布** | 生于温带至热带的阔叶树的枯立木及腐木上或枕木上。分布于内蒙古呼伦贝尔市、兴安盟、通辽市等。

| **资源情况** | 野生资源较少，无栽培资源。药材来源于野生。

| **采收加工** | 全年均可采收，晒干或烘干。

| **功能主治** | 祛风除湿，止咳平喘。用于风湿痹痛，咳嗽喘息。

| **用法用量** | 内服煎汤，6 ~ 12 g。

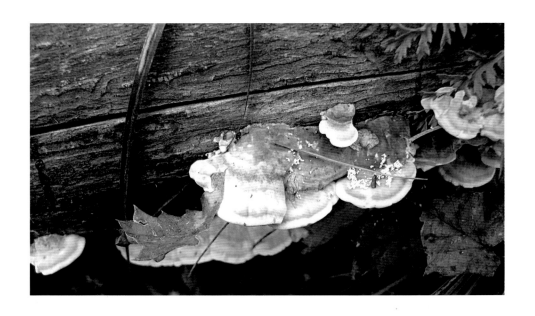

多孔菌科 Polyporaceae 栓孔菌属 Trametes

云芝
Trametes versicolor (L.) Lloyd

| 植物别名 | 杂色云芝、彩绒革盖菌、黄云芝。

| 蒙文名 | 额古丽乐格－德乐杜。

| 药材名 | 云芝（药用部位：成熟子实体）。

| 形态特征 | 木生菌。子实体一年生，革质至半纤维质，侧生，无柄，常覆瓦状叠生，常左右相连，生于伐桩断面或倒木者常围成莲座状；菌盖半圆形至贝壳形，盖面幼时白色，渐变为深色，有密生的细绒毛，长短不等，呈灰色、白色、褐色、蓝色、紫色、黑色等多种颜色，并构成云纹状的同心环纹，边缘薄而锐，波状，完整，色淡；管口面初期白色，渐变为黄褐色、赤褐色至淡灰黑色，管口圆形至多角形，每 1 mm 间 3 ～ 5，后期开裂，菌管单层，白色，长 1 ～ 2 mm；菌

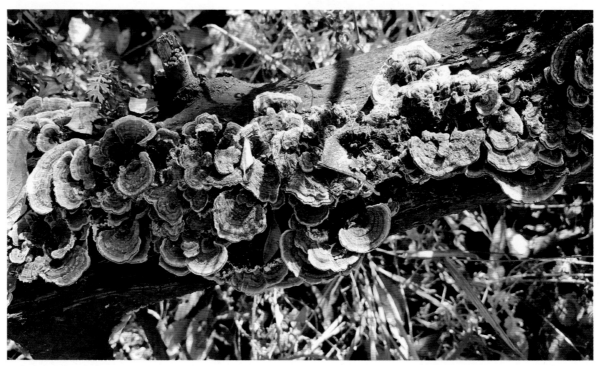

云芝

肉白色，纤维质，干后纤维质至近革质。孢子圆筒状，稍弯曲，平滑，无色。

| **生境分布** | 生于阔叶树的腐朽木上。分布于内蒙古呼伦贝尔市、兴安盟、通辽市、鄂尔多斯市等。

| **资源情况** | 野生资源丰富，无栽培资源。药材来源于野生。

| **采收加工** | 子实体成熟、孢子未弹射时采收，除去杂质，晒干。

| **功能主治** | 甘，微寒。归肝、脾、肺经。健脾利湿，止咳平喘，清热解毒，抗肿瘤。用于慢性活动性肝炎，肝硬化，慢性支气管炎，小儿痉挛性支气管炎，咽喉肿痛，肿瘤，类风湿性关节炎，白血病，湿热黄疸，胁痛，纳呆，倦怠乏力。

| **用法用量** | 内服煎汤，10 ~ 30 g。

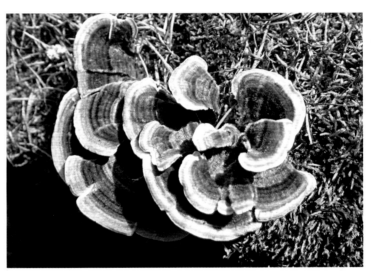

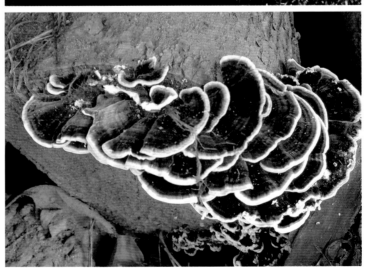

多孔菌科 Polyporaceae 密孔菌属 Pycnoporus

血红密孔菌 *Pycnoporus sanguineus* (L.) Murrill

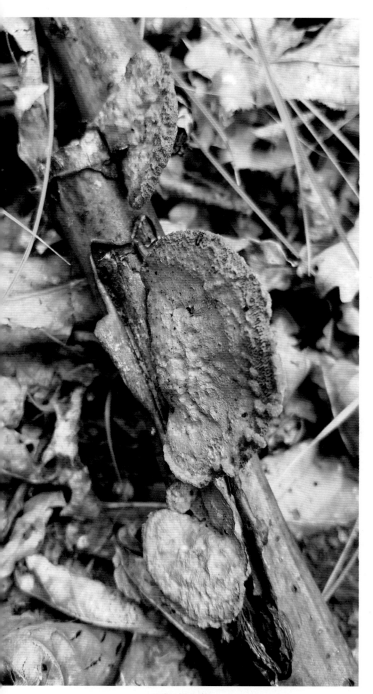

血红密孔菌

| 植物别名 |

血红栓菌、朱砂菌。

| 蒙 文 名 |

其孙 – 乌兰 – 伊乐楚丽格 – 蘑菇。

| 药 材 名 |

血红密孔菌(药用部位:子实体)。

| 形态特征 |

木生菌。子实体小型至中等大小,木栓质,无柄或近无柄;菌盖薄,革质,半圆形至扇形,直径达 3 ~ 10 cm,厚 2 ~ 6 mm,表面平滑或稍有细毛,初期血红色,后期褪至苍白色,常成深淡相间的环纹或环带;菌肉红色,有环纹;管孔短,长 2 ~ 3 mm,管口近圆形,红色,每 1 mm 间 5 ~ 7。

| 生境分布 |

生于枯倒木上。分布于内蒙古呼伦贝尔市、兴安盟、通辽市、包头市等。

| 资源情况 |

野生资源较少,无栽培资源。药材来源于野生。

| 采收加工 | 夏、秋季采收，晒干或烘干。 |

| 药材性状 | 本品无柄，木栓质，单生至覆瓦状叠生，偶有半平伏而反卷。菌盖半圆形至扇形，长 4 ~ 10 cm，宽 4 ~ 15 cm，厚 0.2 ~ 0.5 cm，干后变硬，盖面朱红色，有细软短绒毛至无毛，粗糙，无环纹，后稍平滑，橙红色、污红色，渐褪至淡红色或淡红褐色，边缘薄或稍钝，全缘。菌肉淡红色至橙红色，木栓质，厚 1 ~ 1.5 mm。菌管与菌肉同色，菌管长 4 ~ 9 mm；管口面朱红色、橙红色或暗红色，后呈黑色；管口圆形至多角形，每 1 mm 间 2 ~ 4。 |

| 功能主治 | 补骨髓，固筋脉。用于腰膝酸软，筋脉痿弱，跌打损伤。 |

| 用法用量 | 内服煎汤，6 ~ 15 g。 |

| 附　注 | 民间将本种用火烧后研末，敷创伤处以消炎。 |

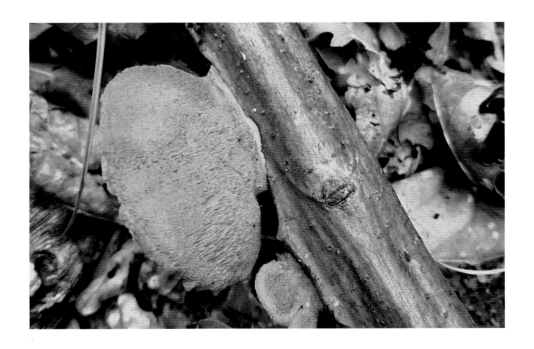

多孔菌科 Polyporaceae 蜡孔菌属 *Cerioporus*

薄盖蜡孔菌 *Cerioporus leptocephalus* (Jacq.) Zmitr.

| **植物别名** | 黄多孔菌、杂蘑。

| **蒙 文 名** | 希日－奥兰－苏博图－蘑菇。

| **药 材 名** | 薄盖蜡孔菌（药用部位：子实体）。

| **形态特征** | 木生菌。子实体中等大小；菌盖扇形、近圆形至肾形或漏斗状，新鲜时柔软，干后硬，光滑，蛋壳色至深肉桂色，常有辐射状细条纹；菌肉薄，白色至近白色；菌管延生，管口多角形至近圆形，近白色或稍暗，每1 mm间4～5；菌柄偏生或侧生，光滑，上部色同菌盖，下部尤其基部近黑色。孢子圆柱形，光滑，无色。

| **生境分布** | 生于阔叶树的朽木及枯枝上，很少生于针叶树的朽木上。分布于内

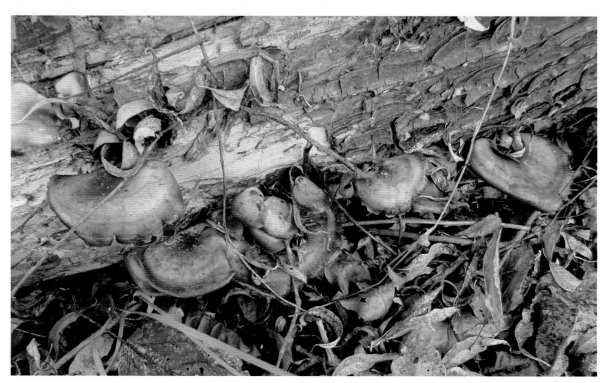

薄盖蜡孔菌

蒙古呼伦贝尔市、兴安盟、通辽市等。

| 采收加工 | 夏、秋季采收，除去杂质，晒干。

| 功能主治 | 祛风散寒，舒筋活络。用于腰腿疼痛，手足麻木，筋络不舒。

| 用法用量 | 内服，6～20 g，黄酒为引，白开水送服。

| 附　　注 | 民间将黄多孔菌 4 800 g、花椒 9.6 g，白酒、黄酒各 52.8 g，配制成散，以黄酒为引，白开水送服，每次 9 g，每日 2 次，用于腰腿疼痛、手足麻木、筋络不舒。

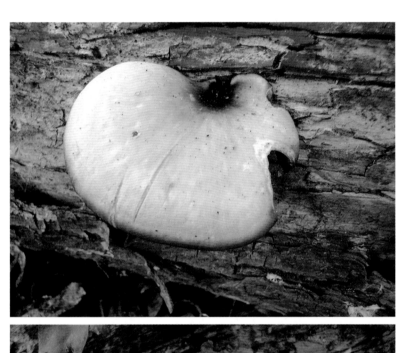

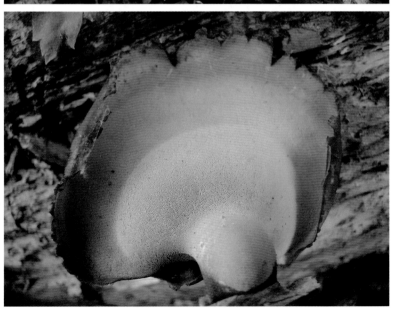

红缘拟层孔菌 *Fomitopsis pinicola* (Sw.) P. Karst.

| 植物别名 | 红缘树舌、红缘层孔菌、松生拟层孔菌。

| 蒙 文 名 | 乌兰 – 胡波图 – 苏博图 – 蘑菇。

| 药 材 名 | 红缘拟层孔菌（药用部位：子实体）。

| 形态特征 | 木生菌。子实体多年生，木质；菌盖半圆形、扇形或马蹄形，侧生，初期有 1 层橙红色胶样皮壳，后渐变硬，变为灰色、污灰色、黑褐色至黑色，有明显的环棱，边缘钝，薄或厚，新生菌盖边缘近白色，渐变为灰黄色、红色至红褐色；管口面白色或乳白色，干燥后呈黄色或米黄色，管口小，圆形，管壁厚，菌管多层，每层厚 3 ~ 5 mm，新鲜菌管层可与上层剥离；菌肉木栓质至木质，近白色，干燥后呈淡褐色，有环纹。有小囊状体，无色，薄壁。孢子卵形至椭圆形，

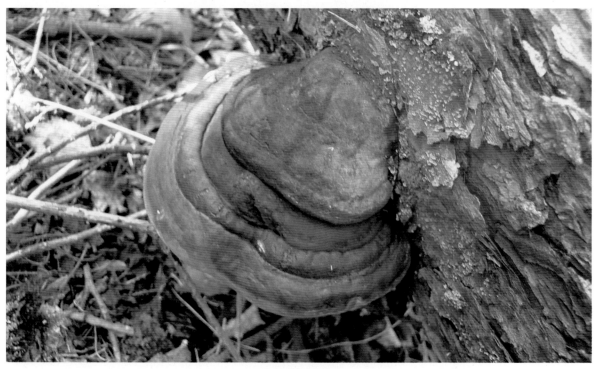

红缘拟层孔菌

光滑，无色。

| 生境分布 | 生于松树、杉等针叶树和阔叶树的活立木、腐木或倒木上。分布于内蒙古呼伦贝尔市、兴安盟、通辽市等。

| 资源情况 | 野生资源较丰富。药材来源于野生。

| 采收加工 | 全年均可采收，除去杂质，晒干。

| 功能主治 | 微苦，平。祛风除湿。用于风寒湿痹，关节疼痛。

| 用法用量 | 内服煎汤，6 ~ 15 g。

| 附　　注 | 民间将本种的子实体浸酒，每次饮用 9 g，用于治疗寒腿病。

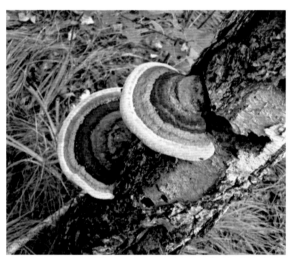
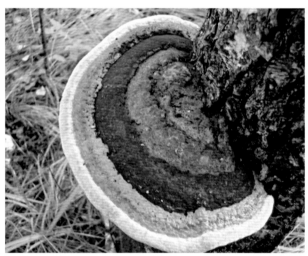

拟层孔菌科 Fomitopsidaceae 拟层孔菌属 Fomitopsis

药用拟层孔菌 *Fomitopsis officinalis* (Vill.) Bondartsev & Singer

| **植物别名** | 阿里红、苦白蹄、苦白拟层孔菌。

| **蒙文名** | 嘎顺－查干－图日爱。

| **药材名** | 药用拟层孔菌（药用部位：子实体）。

| **形态特征** | 木生菌。子实体多年生，木质，蹄形、球形至钟形，侧生，无柄；菌盖白色至灰白色，常有 1 层薄绒毡层，后渐脱落至光滑，有污白色至土黄色污斑，老熟后呈淡灰黑色，表面变粗糙，出现不规则龟裂，边缘钝，全缘；管口面白色，管口圆形，管壁较厚，每 1 mm 间 4，老熟后或干后管口面呈污灰色至淡灰黑色，菌管多层，每层厚约 1 cm，初期白色，后期渐变成淡黄色；菌肉灰白色，幼时近肉质，

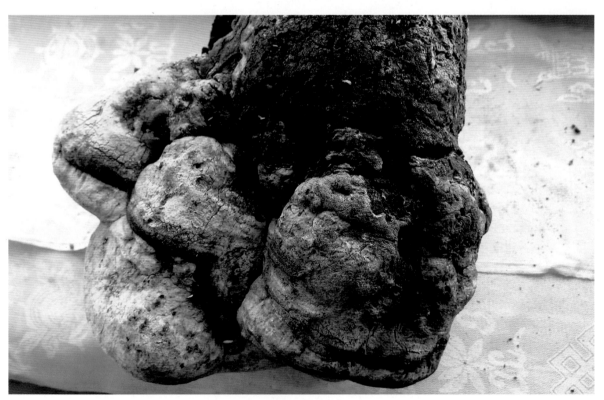

药用拟层孔菌

软而脆，老熟后白垩质或干酪质，易碎，味甚苦。孢子卵圆形，光滑，无色。

| 生境分布 | 生于衰老的落叶松的树干基部或树桩上及其他针叶树上，偶生于栎等阔叶树树干。分布于内蒙古呼伦贝尔市、兴安盟、通辽市等地区。

| 资源情况 | 野生资源较少，无栽培资源。药材来源于野生。

| 采收加工 | 全年均可采收，除去杂质，晒干。

| 功能主治 | 甘、苦，温。归肺、胃、肝、肾经。止咳平喘，祛风除湿，消肿止痛，利尿，解蛇毒。用于咳嗽，哮喘，慢性风湿性关节炎，胃痛，咽喉肿痛，牙周炎，尿路结石，水肿，毒蛇咬伤。

| 用法用量 | 内服煎汤，3 ~ 6 g；或研末。外用适量，研末醋调敷。

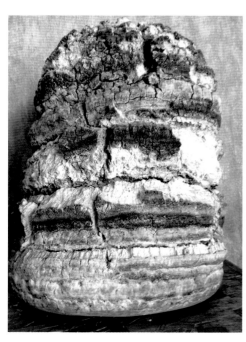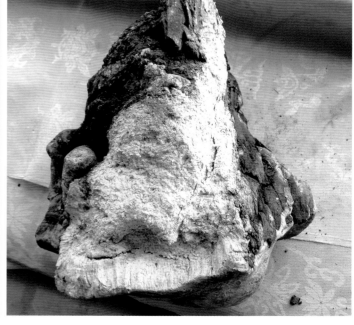

| 拟层孔菌科 | Fomitopsidaceae | 硫黄菌属 | Laetiporus |

硫黄菌

Laetiporus cremeiporus Y. Ota & T. Hatt.

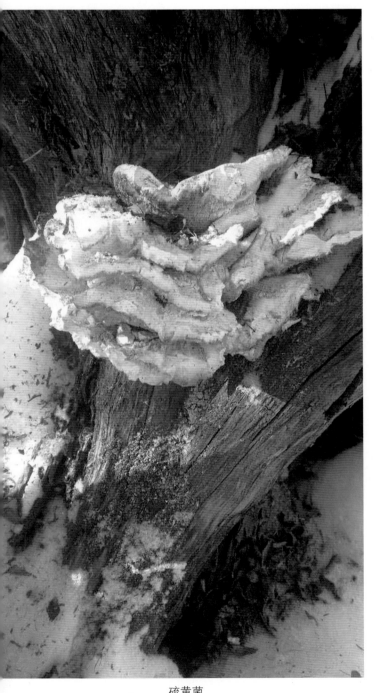

硫黄菌

| 植物别名 |

黄芝、树鸡、鲑鱼菌。

| 蒙 文 名 |

胡呼日丽格－蘑菇。

| 药 材 名 |

硫黄菌（药用部位：子实体）。

| 形态特征 |

木生菌。子实体一年生，新鲜时软而多汁，干后脆而易粉碎，呈干酪质，大型，瓦状排列，初期呈瘤状或脑髓状，中期分生出一层层覆瓦状菌盖；菌盖着生于基质上，无菌柄，直径 8 ~ 26 cm，中部厚 1 ~ 5 cm，表面朱红色或鲜橙黄色，背面和边缘淡硫黄色或黄白色，边缘波浪状至瓣裂；菌肉浅黄色或白色；菌盖下面的管孔多角形。孢子无色，光滑，卵形或近球形。孢子印呈密集点状，白色。

| 生境分布 |

生于针叶树、阔叶树的基部，单生或丛生。分布于内蒙古呼伦贝尔市、兴安盟、通辽市、赤峰市、锡林郭勒盟、呼和浩特市等。

| **资源情况** | 野生资源较少。药材来源于野生。

| **采收加工** | 栽培品子实体呈覆瓦状、菌盖边缘刚呈波浪状时采收，野生品子实体边缘变薄、菌盖边缘刚呈波浪状时采收，用利刀从菌柄根部割下，及时晾晒或烘干。

| **功能主治** | 补中益气，镇静安神。用于失眠，头晕，目眩，神倦，乏力，食欲不振。

| **用法用量** | 内服煎汤，3 ~ 15 g。

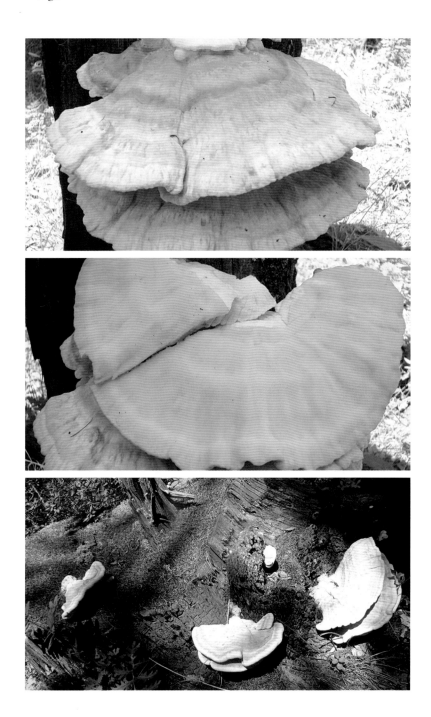

灵芝科 Ganodermataceae 灵芝属 Ganoderma

灵芝 *Ganoderma sichuanense* J. D. Zhao & X. Q. Zhang（*Ganoderma lingzhi* Sheng H. Wu et al）

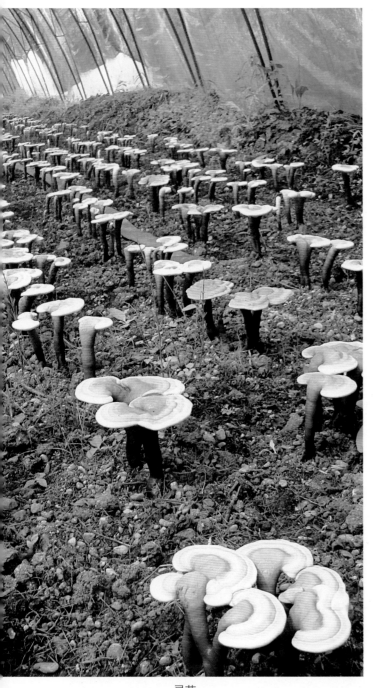

灵芝

| 植物别名 |

赤芝、红芝、丹芝。

| 蒙 文 名 |

毕力格图 – 德乐杜。

| 药 材 名 |

灵芝（药用部位：子实体、孢子、菌丝体）。

| 形态特征 |

木生菌。菌盖呈肾形、半圆形或近圆形，直径 10 ~ 18 cm，厚 1 ~ 2 cm，皮壳坚硬，盖面黄褐色至红褐色，有时向外色渐淡，边缘淡黄褐色，有同心环带和环沟，具环状棱纹和辐射状皱纹，表面有油漆状光泽，边缘钝或锐，常稍内卷；菌肉白色至浅棕色，由无数菌管构成；菌柄圆柱形，侧生，少偏生，长 7 ~ 15 cm，直径 1 ~ 3.5 cm，红褐色至紫褐色，色略深于菌盖，光亮。孢子细小，黄褐色；孢子粉呈褐色或灰褐色。

| 生境分布 |

生于杨树、柳树、橡树、山毛榉、洋槐、槭树以及栗树等的腐木及树桩上。分布于内蒙古呼伦贝尔市、兴安盟、通辽市、赤峰市、呼和浩特市等。

资源情况

野生资源较少，栽培资源丰富。药材来源于栽培。

采收加工

菌盖边缘白色生长圈消失并转化为红褐色子实体时采收，留 1 ~ 2 cm 菌柄，40 ~ 55 ℃烘干。

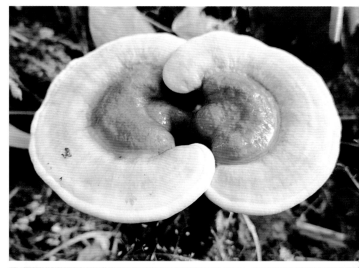

药材性状

本品子实体呈伞状；菌盖肾形、半圆形或近圆形，直径 10 ~ 18 cm，厚 1 ~ 2 cm，黄褐色至红褐色；皮壳坚硬，有光泽，具环状棱纹和辐射状皱纹；边缘薄而平截，常稍内卷；菌肉白色至淡棕色；菌柄圆柱形，侧生或偏生，长 7 ~ 15 cm，直径 1 ~ 3.5 cm，红褐色至紫褐色，光亮。气微香，味苦。

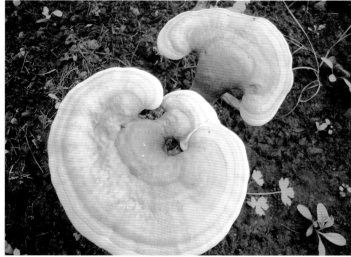

功能主治

补气安神，止咳平喘。用于心神不宁，失眠心悸，肺虚咳喘，虚劳短气，不思饮食。

用法用量

内服煎汤，6 ~ 12 g。

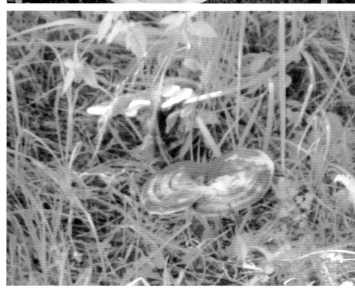

灵芝科 Ganodermataceae 灵芝属 Ganoderma

树舌灵芝 *Ganoderma applanatum* (Pers.) Pat.

| 植物别名 | 扁灵芝、老牛肝、树舌。

| 蒙 文 名 | 赫乐丽格－德乐杜。

| 药 材 名 | 树舌灵芝（药用部位：子实体、菌丝体）。

| 形态特征 | 木生菌。子实体大型或特大型，无柄或几无柄；菌盖半圆形、扁半球形或扁平，基部常下延，表面灰色，渐变为褐色，有同心环纹棱，有时有瘤，皮壳胶角质，边缘较薄；菌肉浅栗色，有时近皮壳处后期变暗褐色；菌孔圆形，每 1 mm 间 4 ~ 5。

| 生境分布 | 生于多种阔叶树的活立木、倒木及腐木上。分布于内蒙古呼伦贝尔市、兴安盟、通辽市、赤峰市、呼和浩特市等。

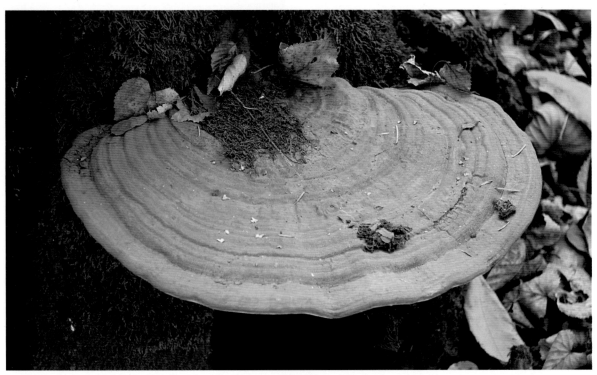

树舌灵芝

| **资源情况** | 野生资源丰富，栽培资源一般。药材来源于野生。

| **采收加工** | 全年均可采收，除去杂质，晒干或烘干。

| **功能主治** | 清热化痰，解毒化积，止血止痛。用于痈肿疔毒，痰火郁结，血热出血。

| **用法用量** | 内服煎汤，10 ~ 30 g。

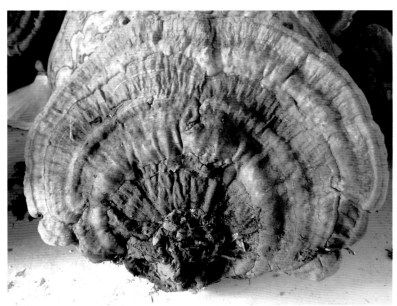

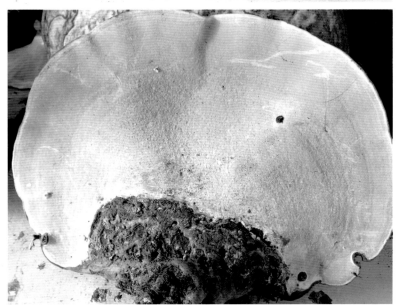

灵芝科 Ganodermataceae 灵芝属 Ganoderma

松杉灵芝 *Ganoderma tsugae* Murr.

| **植物别名** | 铁杉灵芝、松杉树芝、木灵芝。

| **蒙 文 名** | 那日苏－楚日森－德乐杜。

| **药 材 名** | 松杉灵芝（药用部位：子实体）。

| **形态特征** | 木生菌。子实体中等大小；菌盖半圆形、扁形、肾形，木栓质，表面红色，皮壳亮，具漆样光泽，无环纹带，有的有不明显的环带和不规则的皱褶，边缘有棱纹；菌肉白色，管孔面白色，后变肉桂色、浅褐色；菌柄短而粗，侧生或偏生，有与菌盖相同的漆壳。

| **生境分布** | 生于衰老的落叶松和红松的树干及其基部，也生于倒木和伐桩上。分布于内蒙古呼伦贝尔市、兴安盟等。

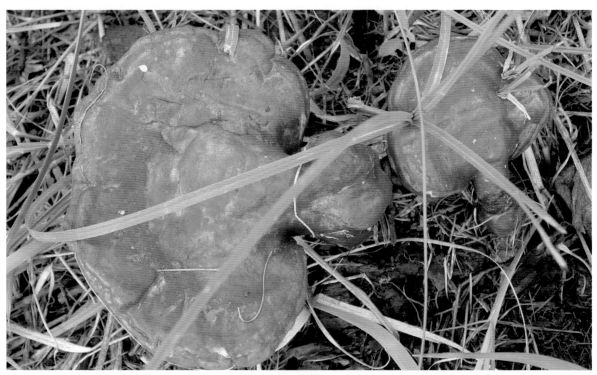

松杉灵芝

| **资源情况** | 野生资源较少，栽培资源丰富。药材来源于栽培。 |

| **采收加工** | 子实体成熟后菌盖边缘黄白色环圈消失、表面色泽一致并生成大量红褐色孢子时采收，除去杂质，剪去附有朽木、泥沙或培养基的下端菌柄，留 0.5 ~ 1 cm 柄蒂，阴干或 40 ~ 50 ℃烘干。 |

| **功能主治** | 扶正固体，滋补强壮，镇静安神。用于虚劳短气，心神不宁，失眠心悸。 |

| **用法用量** | 内服煎汤，6 ~ 12 g。 |

| **附　注** | 松杉灵芝菌丝体深层发酵技术研究已经获得成功。人工仿野生栽培获得成功。 |

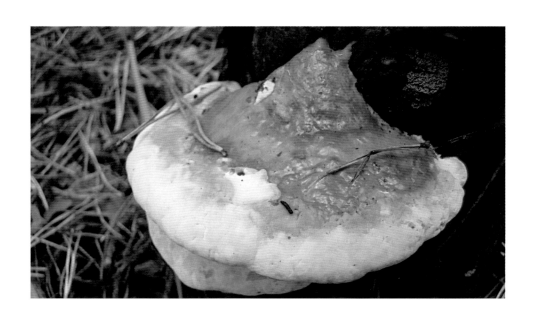

▌灵芝科▌ Ganodermataceae ▌灵芝属▌ *Ganoderma*

裂迭灵芝 *Ganoderma lobatum* (Schw.) G. F. Atk.

| **植物别名** | 木灵芝、灵芝草、迭层灵芝。

| **蒙 文 名** | 达布和日丽格－毕力格图－德乐杜。

| **药 材 名** | 裂迭灵芝（药用部位：子实体）。

| **形态特征** | 木生菌。子实体大型，层叠生长；新菌盖生长在前一年菌盖下面，半圆形或近扁圆形，基部厚，皮壳坚硬，盖面灰色至灰褐色，有同心环带，皮壳薄而脆；菌肉浅褐色，木栓质；菌管单层，管口圆形，白色至褐色。

| **生境分布** | 生于林内阔叶树的伐木桩旁或倒木、树墩上。分布于内蒙古呼伦贝尔市、兴安盟、通辽市、赤峰市、呼和浩特市等。

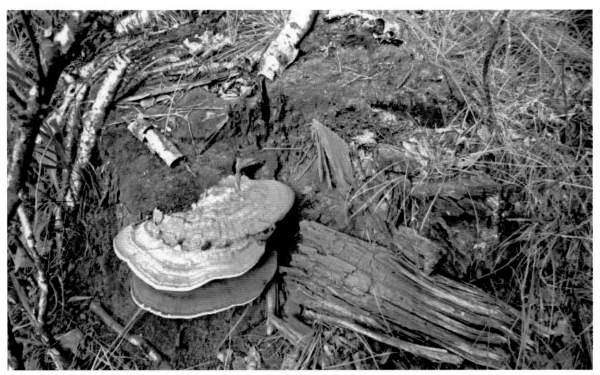

裂迭灵芝

| **资源情况** | 野生资源较少，无栽培资源。药材来源于野生。

| **采收加工** | 当菌盖不再增大、边缘颜色变成灰褐色，孢子未弹射时采收，晒干。

| **功能主治** | 甘，平。归脾、胃经。健脾益胃。用于脾虚证，胃失和降。

| **用法用量** | 内服煎汤，6～9g。

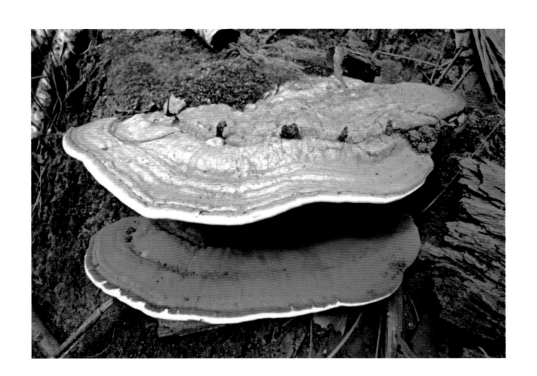

木耳科 Auriculariaceae 木耳属 Auricularia

黑木耳
Auricularia heimuer F. Wu et al.

| 植物别名 | 细木耳、云耳。

| 蒙 文 名 | 哈日－德乐杜。

| 药 材 名 | 黑木耳（药用部位：子实体）。

| 形态特征 | 木生菌。子实体胶质，薄而有弹性，半透明，呈圆盘形、耳形或不规则形，新鲜时松软，干后收缩变硬，着水后变软而有弹性。子实层面光滑或略有皱纹，红褐色或棕褐色，干后变深褐色至黑褐色；不孕面青褐色，干后色变暗，被短毛，毛短而不分离，多弯曲，向先端渐细，基部膨大，褐色，向上色渐淡，下部突然细缩成根状。担子（下担子）长圆柱状，由4个细胞纵向相连组成，担孢子无色，光滑，常弯曲，呈腊肠形。

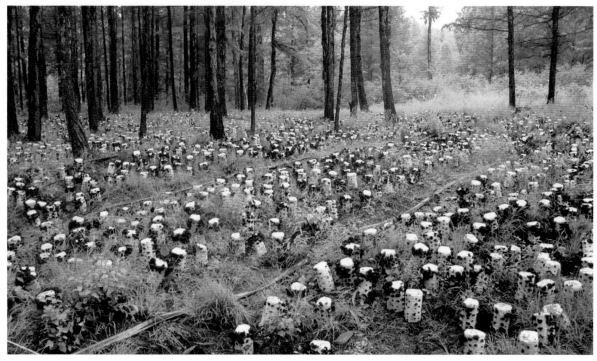

黑木耳

| 生境分布 | 生于栎树、杨树、榕树、槐树等阔叶树的腐木上，单生或群生。分布于内蒙古呼伦贝尔市、兴安盟、赤峰市、通辽市、包头市等。

| 资源情况 | 野生资源较少，栽培资源丰富。药材来源于栽培。

| 采收加工 | 6～10月采收，晒干或低温烘干。

| 功能主治 | 滋阴润肺，养胃润肠，和血止血。用于虚劳咳嗽，痰中带血，胃肠燥热，口干便秘，血瘀积聚，月经不调，崩漏便血等。

| 用法用量 | 内服煎汤，3～10 g；或炖汤；或烧存性，研末。

| 附　　注 | 本种所含的发酵素和植物碱可促进消化道和尿道腺体分泌，并协同分泌物软化结石，对胆结石、肾结石等有明显的化解作用，还可抑制血小板聚集。

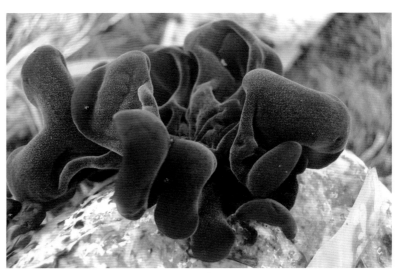

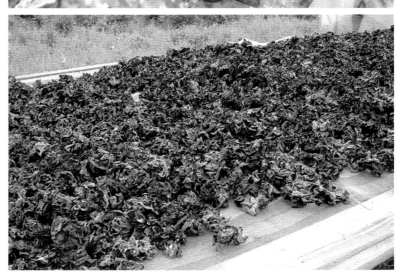

木耳科 Auriculariaceae 木耳属 Auricularia

皱木耳

Auricularia delicata (Mont. ex Fr.) Henn.

| 植物别名 | 脆木耳、多皱木耳、砂耳。

| 蒙文名 | 乌日其格日－德乐杜。

| 药材名 | 皱木耳（药用部位：子实体）。

| 形态特征 | 木生菌。子实体一般较小，胶质，耳形或圆盘形，无柄，着生于腐木上，长 1 ~ 7 cm，宽 1 ~ 4 cm。子实层生里面，淡红褐色，有白色粉末，有明显皱褶并形成网格，外面稍皱，红褐色。孢子透明无色，光滑，圆筒形，弯曲，（10 ~ 13）μm×（5 ~ 6）μm，担子棒状，有 3 横隔，（40 ~ 45）μm×（4 ~ 5）μm。

| 生境分布 | 叠生或群生于阔叶树腐木上。分布于内蒙古呼伦贝尔市、兴安盟、

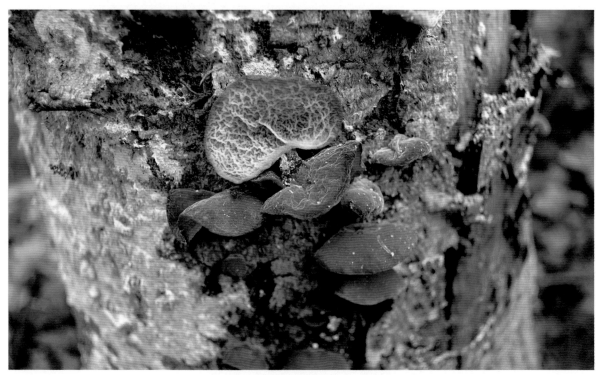

皱木耳

赤峰市、通辽市等。

| **资源情况** | 野生资源较少，无栽培资源。药材来源于野生。

| **采收加工** | 6 ～ 10 月采收，晒干或烘干。

| **功能主治** | 补气血，润肺，强壮，止血，通便。用于痔疮，便秘。

| **用法用量** | 内服煎汤，3 ～ 10 g。

蘑菇科 Agaricaceae 蘑菇属 Agaricus

田野蘑菇 *Agaricus arvensis* Schaeff.

| **植物别名** | 野蘑菇、草原黑蘑、田蘑菇。

| **蒙 文 名** | 哲日李格－蘑菇。

| **药 材 名** | 田野蘑菇（药用部位：子实体）。

| **形态特征** | 土生菌。子实体中等大小至大型；菌盖半圆形，中部凸，后期微平展，表面光滑，干燥，后期微龟裂，中央或具不明显的小鳞片，白色、乳白色或乳黄色，紧压后微呈黄色；菌肉白色，味微甘，略具茴香味；菌褶密而离生，初期白色，成熟后呈粉红色、深咖啡色；菌柄柱状，近等粗，中端与菌盖缘衔接处层外具絮状环膜，白色或乳黄色，脆而易碎。担孢子 4，椭圆形，壁光滑，微褐色至深褐色。

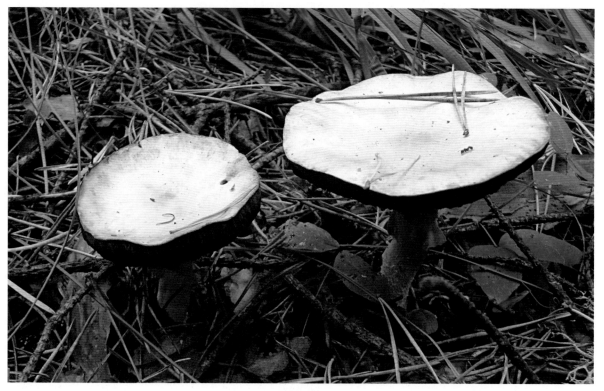

田野蘑菇

| 生境分布 | 生于林中草地、草原草地或林缘草地。分布于内蒙古呼伦贝尔市、兴安盟、赤峰市、通辽市等。

| 资源情况 | 野生资源丰富，无栽培资源。药材来源于野生。

| 采收加工 | 春、夏、秋季采收，洗去泥沙，鲜用或晒干。

| 功能主治 | 咸，温。补气安神，止咳平喘。用于心神不宁，失眠心悸，肺虚咳喘，虚劳气短，不思饮食。

| 用法用量 | 内服研末，6～9g；或入丸剂。

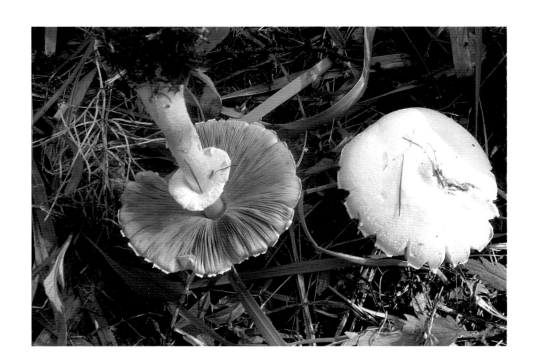

蘑菇科 Agaricaceae 蘑菇属 Agaricus

双孢蘑菇
Agaricus bisporus (J. E. Lange) Imbach

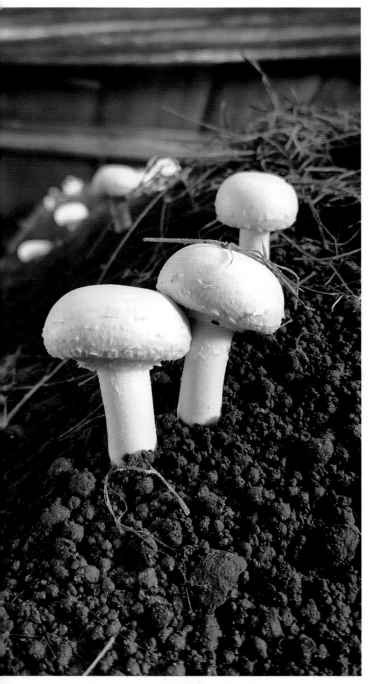

双孢蘑菇

| 植物别名 |

白蘑菇、二孢蘑菇、洋蘑菇。

| 蒙 文 名 |

浩斯－斯普日图－蘑菇。

| 药 材 名 |

双孢蘑菇（药用部位：子实体）。

| 形态特征 |

土生菌。子实体中等大小；菌盖初为半球形，后平展，白色，渐变为黄色，光滑，略干，灰色或淡褐色，边缘初期内卷；菌肉白色，厚，伤后略变为淡红色，具蘑菇特有的气味；菌褶初粉红色、褐色，后变为黑褐色至黑色，密，窄，离生，不等长，光滑，具丝状光泽；菌柄近圆柱形，内部松软或中实；菌环单层，白色，膜质，生于菌柄中部，易脱落。

| 生境分布 |

生于林地、草地、田野、公园、道旁等。分布于内蒙古呼伦贝尔市、兴安盟、赤峰市、通辽市等。

资源情况	野生资源丰富，栽培资源丰富。药材来源于栽培。
采收加工	菌盖张开前采收，晒干或鲜用。
功能主治	甘，平。健脾益胃，宽中益气，清神，平肝阳。用于消化不良，神经衰弱，肝阳上亢，产后乳汁不下等。
用法用量	内服煎汤，鲜品 150 ~ 180 g。
附　注	目前，本种的人工栽培已经实现了工厂化生产，通过控制蘑菇房的环境，可以实现全年不间断的生产。

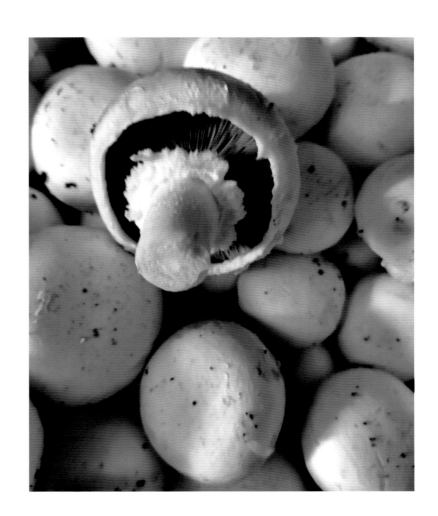

蘑菇科 Agaricaceae 鬼伞属 Coprinus

毛头鬼伞
Coprinus comatus (O. F. Müll.) Pers.

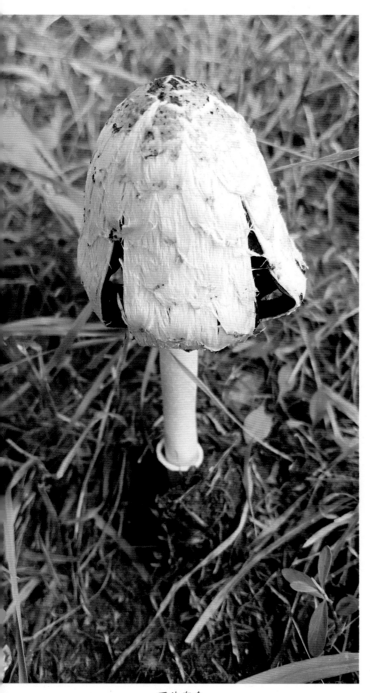

毛头鬼伞

| 植物别名 |

毛鬼伞、鸡腿蘑、鬼盖。

| 蒙 文 名 |

塔黑燕 – 古雅 – 蘑菇。

| 药 材 名 |

毛头鬼伞（药用部位：子实体）。

| 形态特征 |

土生菌。子实体中等大小；菌盖初期圆柱形，连菌柄状似火鸡腿，后期菌盖呈钟形，最后展平，表面初期光滑，后期裂开，成为平伏的鳞片，初期白色，中期淡锈色，后期色加深；菌柄白色，有丝状光泽，纤维质，上细下粗；菌环白色，脆，薄，可以上下移动，易脱落；菌褶密集，与菌柄离生，白色，后变黑色，并自融为墨汁状液体下滴。孢子黑色，光滑，椭圆形。

| 生境分布 |

生于田野、草地、林下、果园富含腐殖质的土壤中，基物多为腐烂的秸秆、杂草及畜粪，群生，少单生。分布于内蒙古呼伦贝尔市、兴安盟、通辽市等。

| 资源情况 | 野生资源丰富，栽培资源丰富。药材来源于栽培。

| 采收加工 | 菌盖含苞未放、菌环即将或刚刚松动时，用竹片刮净菌柄基部泥土和菌盖鳞片，洗净，迅速沥水或太阳下晒约 2 小时。

| 功能主治 | 甘，平。健胃消食，清神，消痔。用于消化不良，心神不安，痔疮。

| 用法用量 | 内服煎汤，3 ～ 9 g。

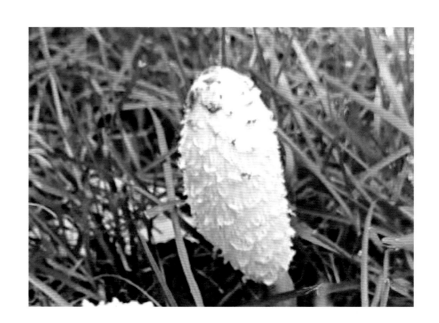

蘑菇科 Agaricaceae 马勃属 Lycoperdon

网纹马勃 *Lycoperdon perlatum* Pers.

| **植物别名** | 网纹灰包。

| **蒙 文 名** | 陶日力格 – 阿日图 – 杜丽 – 蘑菇。

| **药 材 名** | 网纹马勃（药用部位：成熟子实体）。

| **形态特征** | 土生菌。子实体一般小型，倒卵形至陀螺形，高 2 ~ 4 cm，直径
2 ~ 6 cm，不孕基部发达或伸长如柄；包被 2 层，外包被初期近
白色，后期变灰黄色至黄色，由无数小疣组成，间有较大、易脱
落的刺，刺脱落后显出淡色而光滑的斑点，内包被纸质，顶部有 1
孔。孢体青黄色，后变褐色，有时稍带紫色。孢子球形，淡黄色，
具微细小疣，直径 3.5 ~ 5 μm。孢丝长，少分枝，淡黄色至浅黄色。

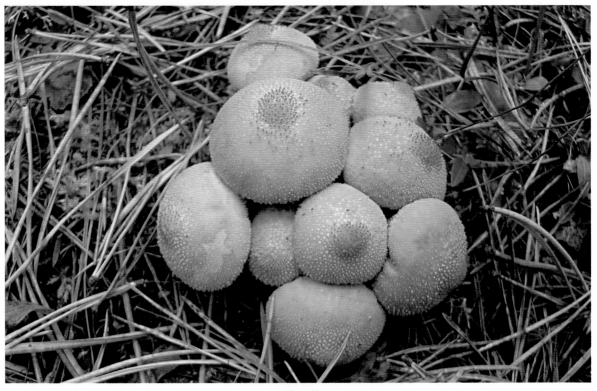

网纹马勃

| **生境分布** | 生于林中，有时生于腐木或路边草地上。分布于内蒙古呼伦贝尔市、兴安盟、通辽市、鄂尔多斯市等。

| **资源情况** | 野生资源较少，无栽培资源。药材来源于野生。

| **采收加工** | 夏、秋季子实体成熟时采收，除去泥沙，干燥。

| **功能主治** | 清肺利咽，止血，消肿，解毒。用于风热郁肺所致的咽痛，音哑，咳嗽；外用于鼻衄，创伤出血。

| **用法用量** | 内服煎汤，2 ~ 6 g。外用适量，敷患处。

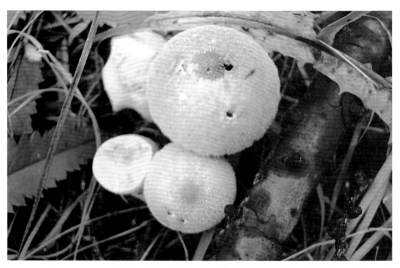

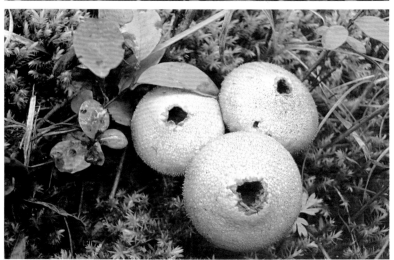

蘑菇科 Agaricaceae 灰球菌属 Bovista

小灰球菌 *Bovista pusillus* (Batsch) Pers.

| **植物别名** | 小灰包、小马粪包、小马庇包。

| **蒙文名** | 吉吉格－杜丽－蘑菇。

| **药材名** | 小灰球菌（药用部位：成熟子实体）。

| **形态特征** | 土生菌。子实体小型，近球形，宽 1 ~ 1.8 cm，稀达 2 cm，初期白色，后期变土黄色、浅茶色，无不孕基部，由根状菌丝索固定于基物上；外包被由细小、易脱落的颗粒组成；内包被薄，光滑，成熟时顶尖有小口；内部蜜黄色至浅茶色。孢子球形，浅黄色，近光滑，直径 3 ~ 4 μm，有时具短柄。孢丝分枝，与孢子同色，直径 3 ~ 4 μm。

| **生境分布** | 生于林下草地或旷野草地，一般群生。分布于内蒙古呼伦贝尔市、

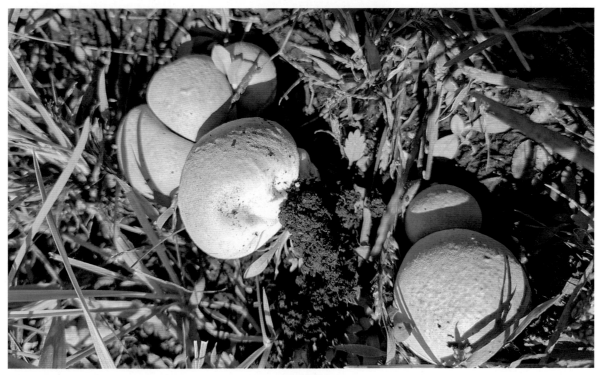

小灰球菌

巴彦淖尔市、通辽市、锡林郭勒盟、包头市、阿拉善盟等。

| **资源情况** | 野生资源丰富。药材来源于野生。

| **采收加工** | 子实体成熟、孢子未弹射时采收，晒干。

| **功能主治** | 辛，平。归肺经。止血，消肿，解毒，清肺，利喉。用于风热郁肺咽痛，音哑，咳嗽；外用于创伤出血。

| **用法用量** | 内服煎汤，3 ~ 10 g。外用适量，研末调敷。

| **附　　注** | 民间常将本种的孢子粉用作止血药。

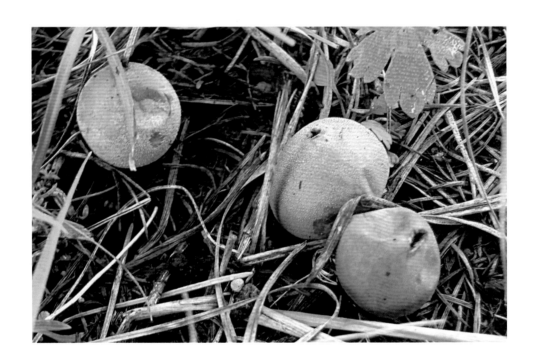

蘑菇科 Agaricaceae 马勃属 Lycoperdon

梨形马勃 *Lycoperdon pyriforme* Schaeff.

| **植物别名** | 梨形灰包。

| **蒙文名** | 阿拉木日德－杜丽－蘑菇。

| **药材名** | 梨形马勃（药用部位：成熟子实体）。

| **形态特征** | 土生菌。子实体小型，高2～3.5 cm，梨形至近球形，不孕基部发达，由白色菌丝束固定于基物上；初期包被色淡，后期呈茶褐色至浅烟色，外包被形成微细颗粒状小疣，内部橄榄色，后变为褐色。

| **生境分布** | 生于阔叶树的腐木上，有时也生于林中，丛生、散生或密集群生。分布于内蒙古呼伦贝尔市、巴彦淖尔市、通辽市、锡林郭勒盟、包头市、阿拉善盟等。

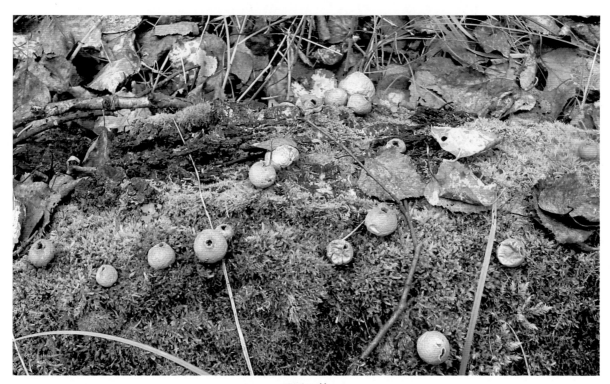

梨形马勃

| **资源情况** | 野生资源较少，无栽培资源。药材来源于野生。

| **采收加工** | 夏、秋季子实体成熟时采收，除去泥沙，干燥。

| **功能主治** | 清肺利咽，止血，消肿，解毒。用于风热郁肺所致的咽痛，音哑，咳嗽；外用于鼻衄，创伤出血。

| **用法用量** | 内服煎汤，2 ~ 6 g。外用适量，敷患处。

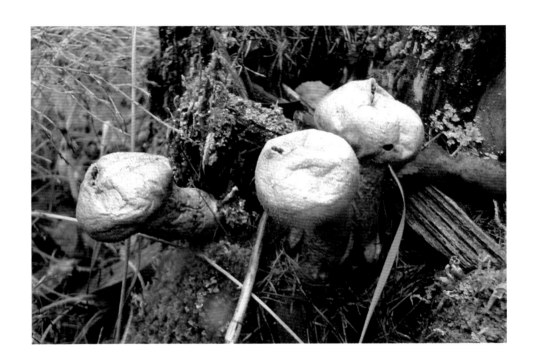

蘑菇科 Agaricaceae 马勃属 Lycoperdon

枣红马勃 *Lycoperdon spadiceum* Pers.

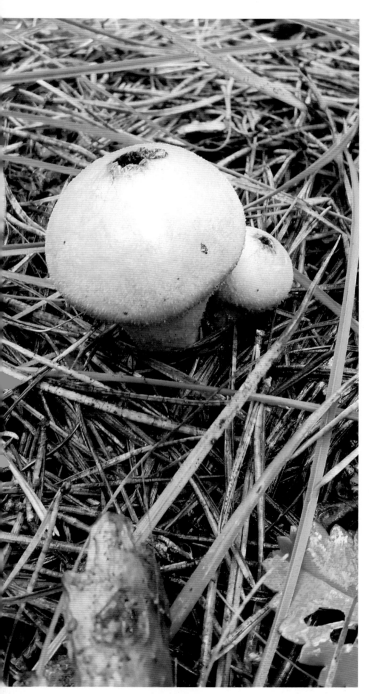

枣红马勃

| 植物别名 |

马粪包。

| 蒙 文 名 |

其巴干 – 乌兰 – 杜丽 – 蘑菇。

| 药 材 名 |

枣红马勃（药用部位：成熟子实体）。

| 形态特征 |

土生菌。子实体小型，近球形或近陀螺形，直径 1.5 ~ 3 cm，不育基部较短，近赭褐色，初期粗糙，有疣粒，后期脱落至光滑，顶部色深，成熟后破裂成小孔口；内部孢丝初期白色，稍硬，后成褐色粉末，孢子散发后残留不育基部。孢子褐色，近球形，有刺状小疣，（3.5 ~ 4）μm×（3.5 ~ 4.5）μm。

| 生境分布 |

生于林中或腐木残物上，单生或群生。分布于内蒙古呼伦贝尔市、兴安盟等。

| 资源情况 |

野生资源较少，无栽培资源。药材来源于野生。

| **采收加工** | 子实体成熟、孢子未弹射时采收，除去杂质，晒干。

| **功能主治** | 止血。

| **用法用量** | 外用适量，敷患处。

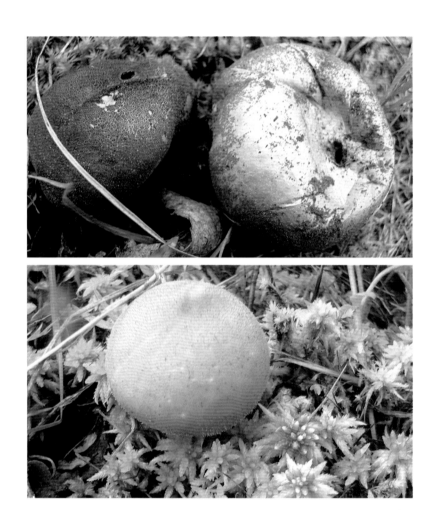

蘑菇科 Agaricaceae 马勃属 Lycoperdon

白刺马勃

Lycoperdon wrightii Berk. et M. A. Curt.

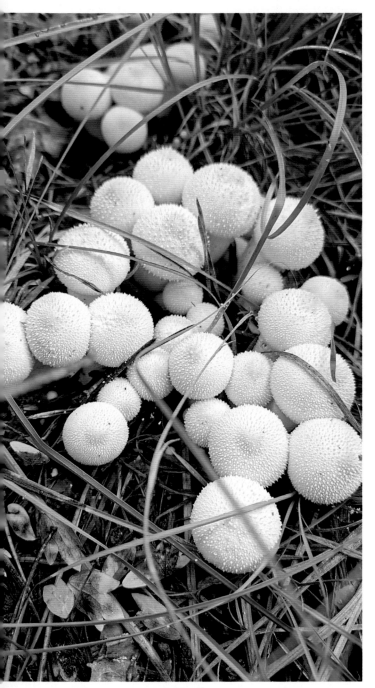

白刺马勃

| **植物别名** |

马粪包。

| **蒙 文 名** |

查干－乌日格斯图－杜丽－蘑菇。

| **药 材 名** |

白刺马勃（药用部位：成熟子实体）。

| **形态特征** |

土生菌。子实体较小，高 0.5 ~ 2 cm，直径
0.5 ~ 2.5 cm，初期呈白色，外包被有密集
的白色小刺，其尖端成丛聚合成角锥形，后
期小刺脱落，露出淡色的内包被。孢子体青
黄色，不孕基部小或无。孢子球形，浅黄色，
稍粗糙，直径 3 ~ 4.5 μm，有 1 油滴；孢丝
线形，近白色，分枝少，壁薄，有横隔。

| **生境分布** |

生于草丛或林下草地，一般丛生。分布于内
蒙古呼伦贝尔市、兴安盟、通辽市等。

| **资源情况** |

野生资源丰富，无栽培资源。药材来源于
野生。

| 采收加工 | 子实体成熟、变黄色，孢子未弹射时采收，晒干。

| 功能主治 | 辛，平。归肺经。解毒，消肿，止血。用于风热郁肺所致的咽痛，音哑，咳嗽；外用于鼻衄，创伤出血。

| 用法用量 | 内服煮食，6 ~ 15 g。

| 附　　注 | 民间将白刺马勃作马勃入药。

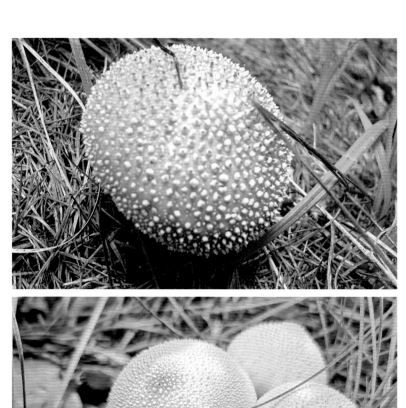

蘑菇科 Agaricaceae 马勃属 Lycoperdon

龟裂秃马勃 *Lycoperdon utriforme* Bull.

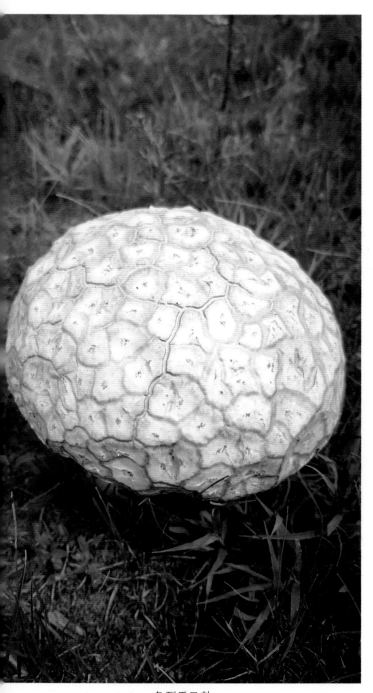

龟裂秃马勃

| 植物别名 |

浮雕秃马勃、龟裂马勃、马粪包。

| 蒙 文 名 |

查布特森 – 杜丽 – 蘑菇。

| 药 材 名 |

龟裂秃马勃（药用部位：成熟子实体）。

| 形态特征 |

土生菌。子实体中等大小至大型，宽 6 ～ 10 cm，高 8 ～ 12 cm，陀螺形，白色，渐变为淡锈色，最后变为淡褐色；外包被常龟裂，内包被薄，顶部裂成碎片，露出青色的产孢体，基部不孕体大，并有一横膜将其与产孢体分隔开。孢丝丝状，稍分枝，青黄色，易断。

| 生境分布 |

生于草原或林缘草地上。分布于内蒙古呼伦贝尔市、巴彦淖尔市、通辽市、锡林郭勒盟、包头市等。

| **资源情况** | 野生资源丰富，无栽培资源。药材来源于野生。

| **采收加工** | 子实体成熟、孢子未弹射时采收，除去杂质，晒干。

| **功能主治** | 止血，消肿，解毒。

| **用法用量** | 内服煮食，6 ～ 15 g。

| **附 注** | 民间将本种用作止血药。

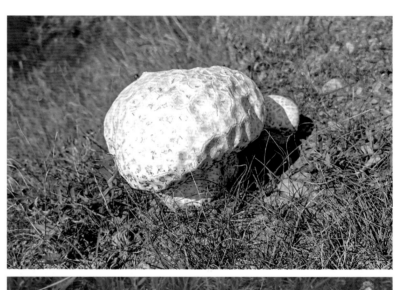

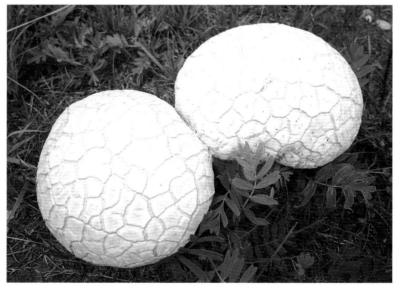

蘑菇科 Agaricaceae 秃马勃属 Calvatia

头状秃马勃 *Calvatia craniiformis* (Schwein.) Fr.

| **植物别名** | 头状马勃、马屁包。

| **蒙文名** | 涛木－图如图－杜丽－蘑菇。

| **药材名** | 头状秃马勃（药用部位：成熟子实体）。

| **形态特征** | 子实体呈陀螺形或梨形，高 5.5 ～ 14.5 cm，直径 4.5 ～ 10 cm，表面淡茶色至酱色，具微细绒毛。孢体黄褐色，不育基部发达，海绵状，具弹性。

| **生境分布** | 生于阔叶林中，单生至群生。分布于内蒙古呼伦贝尔市、巴彦淖尔市、通辽市、锡林郭勒盟、包头市、兴安盟等。

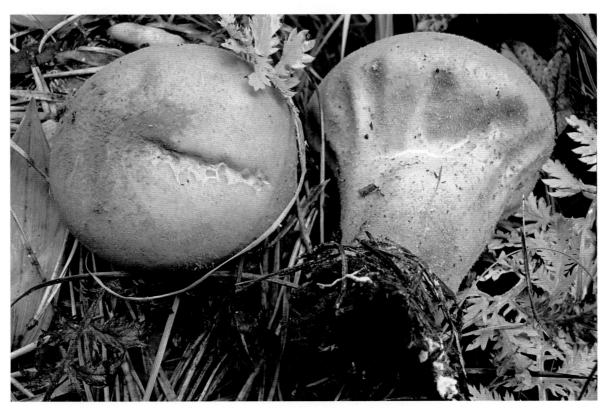

头状秃马勃

| **资源情况** | 野生资源较少，无栽培资源。药材来源于野生。 |

| **采收加工** | 夏、秋季子实体成熟时采收，除去泥沙，干燥。 |

| **功能主治** | 清热解毒，生肌，消肿，止痛，止血。用于风热郁肺所致的咽痛，音哑，咳嗽；外用于创伤出血。 |

| **用法用量** | 内服煎汤，1.5 ~ 6 g；或入丸、散剂。外用适量，研末撒；或调敷；或作吹药。 |

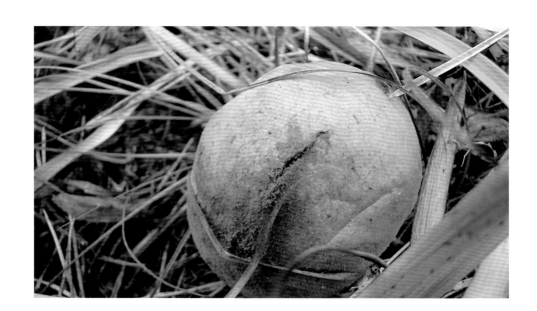

蘑菇科 Agaricaceae 秃马勃属 Calvatia

大秃马勃 *Calvatia gigantea* (Mont. et Berk.) Lloyd

| **植物别名** | 巨马勃、马勃、大马勃。

| **蒙文名** | 陶如格－杜丽－蘑菇。

| **药材名** | 马勃（药用部位：成熟子实体）。

| **形态特征** | 子实体呈球形或近球形，高 3.5 ～ 6 cm，直径 9 ～ 25 cm，黄棕色至黄褐色，表面包被多破碎，不育基部小或无，光滑，质松而脆。孢体浅青褐色，内有黄褐色棉絮状丝状物，手捻有润滑感，有较浓的马尿味。

| **生境分布** | 生于旷野草地或腐朽的树木落叶、粪草、腐殖质上，单生至群生。

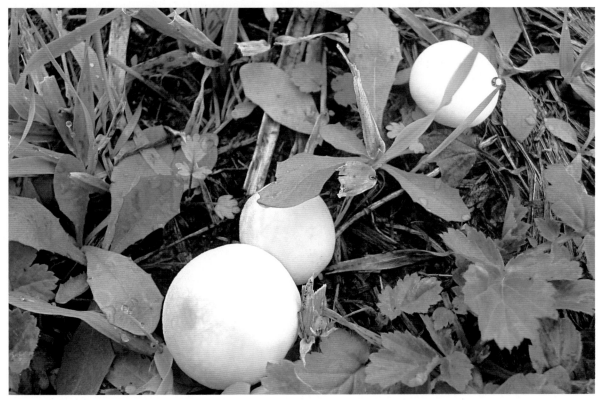

大秃马勃

分布于内蒙古呼伦贝尔市、巴彦淖尔市、通辽市、锡林郭勒盟、包头市、兴安盟等。

| **资源情况** | 野生资源较少，无栽培资源。药材来源于野生。

| **采收加工** | 夏、秋季子实体成熟时采收，除去杂质，干燥。

| **功能主治** | 清肺利咽，止血，消肿，解毒。用于风热郁肺咽痛，音哑，咳嗽；外用于鼻衄，创伤出血。

| **用法用量** | 内服煎汤，2 ~ 6 g。外用适量，敷患处。

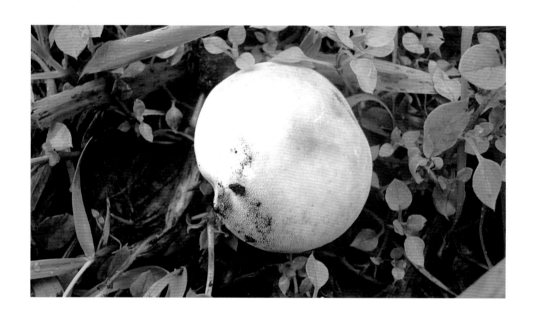

蘑菇科 Agaricaceae 静灰球菌属 Bovistella

大口静灰球菌 Bovistella sinensis Lloyd

| **植物别名** | 中国静灰球。

| **蒙 文 名** | 涛木－阿玛斯日图－杜丽蘑菇。

| **药 材 名** | 大口静灰球菌（药用部位：成熟子实体）。

| **形态特征** | 子实体呈陀螺形或近球形，直径 6 ～ 12 cm，表面浅青褐色至浅烟色，粉粒状，易脱落，不育基部小，海绵状，具弹性。内包被黄褐色，膜质，柔软，上部不规则开裂成大口。孢体浅烟色。孢子褐色，手捻有细腻感。

| **生境分布** | 生于草地，单生。分布于内蒙古呼伦贝尔市、巴彦淖尔市、通辽市、

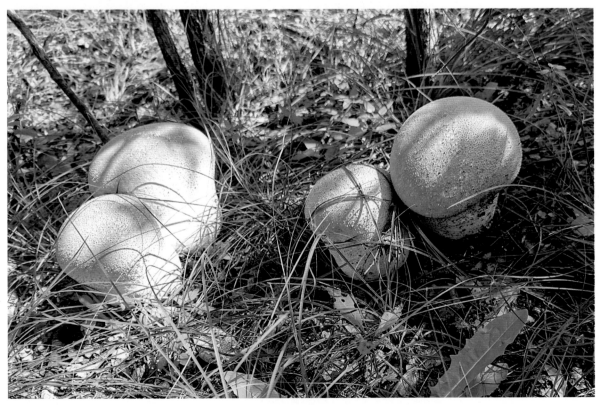

大口静灰球菌

锡林郭勒盟、包头市、兴安盟等。

| **资源情况** | 野生资源丰富，无栽培资源。药材来源于野生。

| **采收加工** | 夏、秋季子实体刚成熟时采收，除去泥沙，晒干。

| **功能主治** | 清肺利咽，止血。用于风热郁肺所致的咽痛，音哑，咳嗽；外用于鼻衄，创伤出血。

| **用法用量** | 内服煎汤，2～6g。外用适量，敷患处。

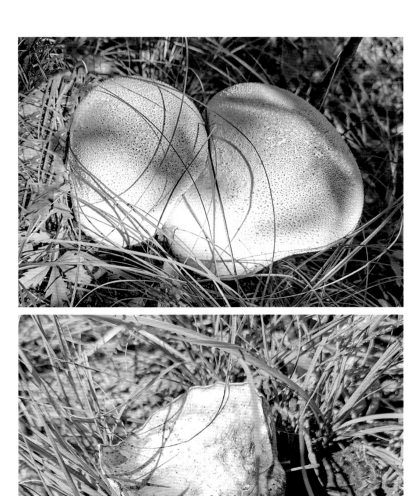

蘑菇科 Agaricaceae 灰球菌属 Bovista

铅色灰球菌 *Bovista plumbea* Pers.

| **植物别名** | 铅色灰球。

| **蒙 文 名** | 吐古勒根 – 翁格图 – 杜丽 – 蘑菇。

| **药 材 名** | 铅色灰球菌（药用部位：成熟子实体）。

| **形态特征** | 子实体呈球形至扁桃形，直径 1 ~ 3 cm。包被薄，光滑，深鼠灰色，先端具不规则开口。孢体浅烟色至深烟色。

| **生境分布** | 生于草原、林中草地，单生或群生。分布于内蒙古呼伦贝尔市、兴安盟等。

| **资源情况** | 野生资源较少，无栽培资源。药材来源于野生。

| **采收加工** | 夏、秋季子实体成熟时采收，除去泥沙，干燥。

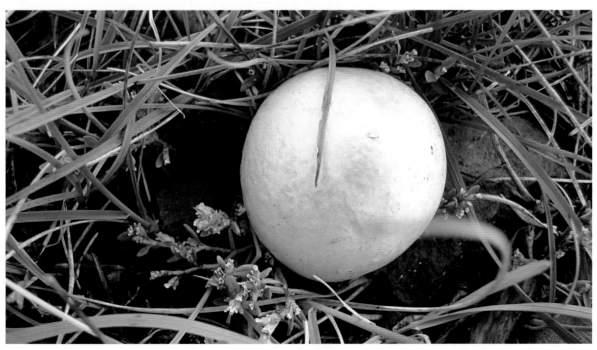

铅色灰球菌

| **功能主治** | 消肿止血，清肺利喉，解毒。用于风热郁肺所致的咽痛，音哑，咳嗽；外用于外伤。

| **用法用量** | 内服煎汤，3 ~ 6 g。外用适量，研末撒。

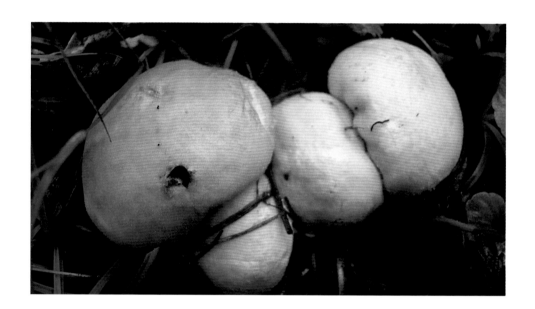

硬皮马勃科 Sclerodermataceae 硬皮马勃属 Scleroderma

大孢硬皮马勃 *Scleroderma bovista* Fr.

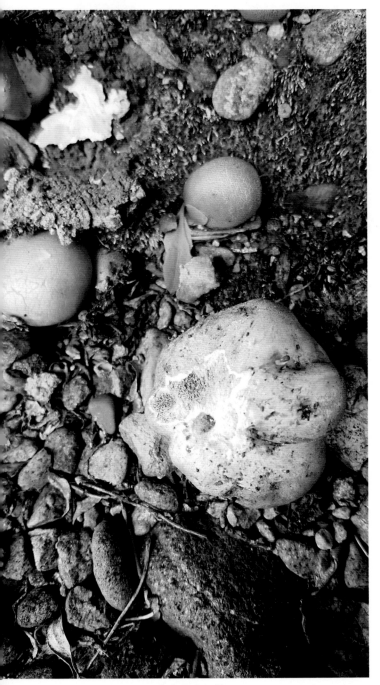

大孢硬皮马勃

| 植物别名 |

硬皮马勃。

| 蒙 文 名 |

涛木 – 斯普日图 – 杜丽 – 蘑菇。

| 药 材 名 |

大孢硬皮马勃（药用部位：成熟子实体）。

| 形态特征 |

子实体呈不规则球形或扁球形，高 3 ～ 4.5 cm，直径 3 ～ 6 cm，浅黄色至灰褐色，表面光滑或有小鳞片，基部有易脱落的根状菌索，质薄，有韧性。孢体银灰色至青紫褐色，粉性。

| 生境分布 |

生于沙地、草丛及林缘，为外生菌根菌，可与松树、杉树、桉树、杨树等形成菌根。分布于内蒙古呼伦贝尔市、兴安盟等。

| 资源情况 |

野生资源较少，无栽培资源。药材来源于野生。

| **采收加工** | 夏、秋季子实体成熟时采收，除去杂质，干燥。

| **功能主治** | 清肺利咽，止血，消肿，解毒。用于风热郁肺所致的咽痛，音哑，咳嗽；外用于鼻衄，创伤出血，冻疮流水。

| **用法用量** | 内服煎汤，2 ~ 6 g。外用适量，敷患处。

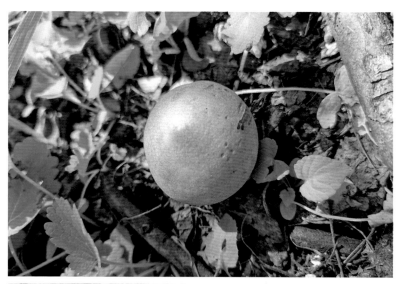

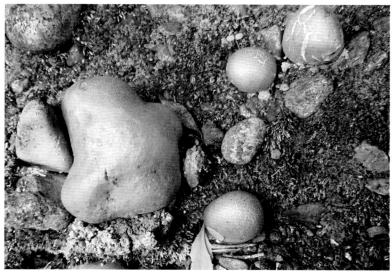

硬皮马勃科 Sclerodermataceae 硬皮马勃属 *Scleroderma*

多疣硬皮马勃 *Scleroderma verrucosum* (Bull.) Pers.

| **植物别名** | 马粪球。

| **蒙 文 名** | 乌泰－杜丽－蘑菇。

| **药 材 名** | 多疣硬皮马勃（药用部位：成熟子实体）。

| **形态特征** | 外生菌根菌。子实体近球形或不规则形，直径 2 ～ 6 cm 或稍大，高 2.5 ～ 6 cm，无柄或基部伸长似短柄，土黄色或黄褐色，有暗色细疣状颗粒，稀平滑，成熟后不规则开裂。孢体暗褐色。孢子带暗褐色，球形，有刺，直径 8 ～ 12.5 μm。孢丝有隔或无隔，直径 2.6 ～ 5 μm。

| **生境分布** | 生于林间或林缘沙地。分布于内蒙古呼伦贝尔市、兴安盟等。

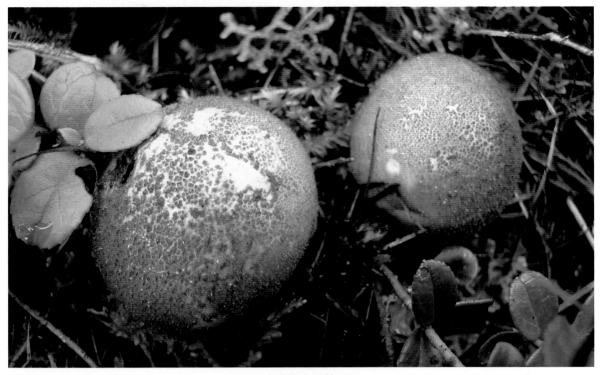

多疣硬皮马勃

| 资源情况 | 野生资源较少，无栽培资源。药材来源于野生。

| 采收加工 | 子实体成熟、孢子未弹射时采收，除去杂质，晒干。

| 功能主治 | 辛，平。清热利咽，解毒消肿，止血。用于咽喉肿痛，疮疡肿毒，冻疮流水，痔疮出血，消化道出血，外伤出血。

| 用法用量 | 内服煎汤，3 ~ 9 g。外用适量，研末调敷。

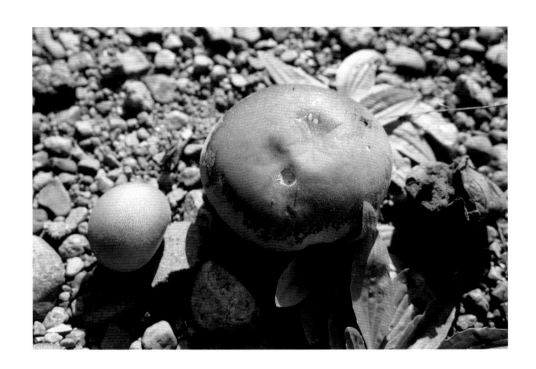

羊肚菌科 Morchellaceae 羊肚菌属 Morchella

黑脉羊肚菌 Morchella angusticeps Peck

| **植物别名** | 小顶羊肚菌、羊肚菜。

| **蒙 文 名** | 苏达拉图－何日和尼格－蘑菇。

| **药 材 名** | 黑脉羊肚菌（药用部位：子囊果）。

| **形态特征** | 子囊果中等大小；菌盖狭圆锥形，先端尖，长 5.5 ～ 10 cm，宽 3 ～ 5 cm，凹坑多呈长方圆形，蜡黄色至黄褐色，棱纹黑色，纵向排列，与横脉交织，边缘与菌柄连接；菌柄白色至淡土黄色，海绵状，中空，近圆柱形，上部稍有颗粒，基部往往有凹槽，整个菌柄表面有糠麸状小鳞片或小疣状附属物；菌肉与菌柄同色，质脆，厚 1 ～ 3 mm。子囊圆柱形，单行排列；子囊孢子椭圆形至广椭圆形，（18 ～ 24）μm ×（11 ～ 13）μm，光滑，微黄色；侧丝丝状，先

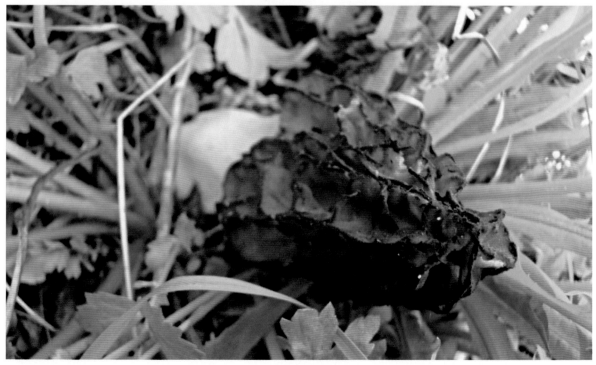

黑脉羊肚菌

端略膨大，直径 10 ~ 11 μm，无色。

| **生境分布** | 生于桦树、柞树、榆树的倒木和木桩上。分布于内蒙古呼伦贝尔市、兴安盟、包头市等。

| **资源情况** | 野生资源较少，无栽培资源。药材来源于野生。

| **采收加工** | 子囊果成熟、孢子未弹射时采收，除去杂质，晒干。

| **功能主治** | 甘，寒；无毒。益肠胃，化痰理气。动气发病者不可多食。

| **用法用量** | 内服煮食，6 ~ 15 g。

苔藓植物

瘤冠苔科 Grimaldiaceae 石地钱属 Reboulia

石地钱 *Reboulia hemisphaerica* (L.) Raddi

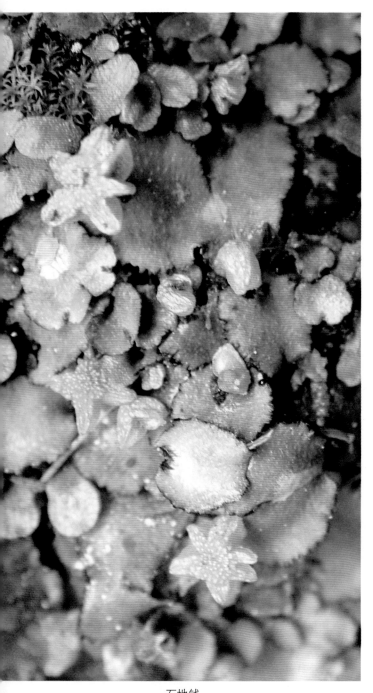

石地钱

| 植物别名 |

石蛤蟆。

| 蒙 文 名 |

齐拉宫 - 黑那。

| 药 材 名 |

石地钱（药用部位：全草）。

| 形态特征 |

叶状体呈扁平带状，叉状分枝，长 1 ~ 4 cm，宽 0.2 ~ 0.5 cm，先端心形，背面深绿色，革质，无光泽，边缘和腹面紫红色，腹鳞片 2 列，覆瓦状排列，紫红色，半月形，具 2 ~ 3 狭披针形附器。气孔单式，凸出，孔边细胞 6 ~ 8 列，每列 4 ~ 6 细胞，气室数层，六角形，无营养丝。雌雄同株。雄生殖托圆盘状，无托柄，贴生于叶状体背面中部；雌生殖托生于叶状体先端，托柄长 1 ~ 2 cm，具 1 长假根沟，托盘半球形，绿色，具 4 裂瓣，每裂瓣下有 1 总苞，总苞纵裂为 2 瓣，内有 1 孢蒴。孢蒴球形，黑色，成熟后自顶部 1/3 处不规则开裂；孢子棕黄色，具黄色边缘，表面有网格状纹饰，直径 70 ~ 80 μm；弹丝长约 400 μm，直径约 10 μm，具棕色螺纹。

| 生境分布 | 生于较湿润的峭壁、岩面、石缝薄土中。分布于内蒙古呼伦贝尔市（额尔古纳市、牙克石市、扎兰屯市）、兴安盟（科尔沁右翼前旗）、赤峰市（巴林右旗、克什克腾旗、宁城县、阿鲁科尔沁旗）、锡林郭勒盟（西乌珠穆沁旗）、呼和浩特市、鄂尔多斯市（乌审旗）。 |

| 资源情况 | 野生资源一般。药材来源于野生。 |

| 采收加工 | 夏、秋季采收，洗净泥土，晒干。 |

| 功能主治 | 淡、涩，凉。清热解毒，消肿止血。用于疮疖肿毒，烫火伤，跌打肿痛，外伤出血。 |

| 用法用量 | 内服煎汤，9 ~ 12 g。外用适量，捣敷；或研末调敷。 |

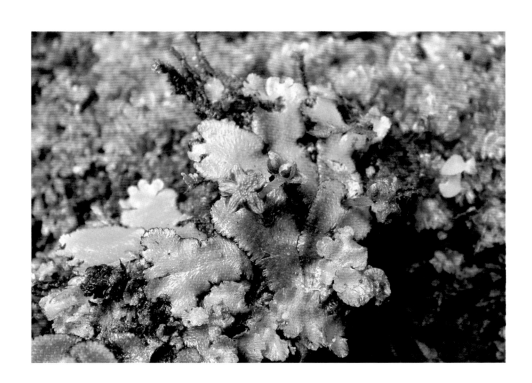

小石藓 *Weissia controversa* Hedw.

| **植物别名** | 垣衣。

| **蒙 文 名** | 吉吉格 – 楚伦 – 胡波图。

| **药 材 名** | 小石藓（药用部位：全草）。

| **形态特征** | 植物体矮小，密集丛生，绿色或黄绿色。茎单一直立或具分枝，高 0.5 ～ 1 cm。叶呈长披针形，先端渐尖，全缘，内卷；中肋粗壮，突出叶尖。叶上部细胞呈多角状圆形，壁薄，两面均密被粗疣；叶基部细胞呈长方形，平滑，透明，无疣。蒴柄长 5 ～ 8 mm；孢蒴直立，卵状圆柱形；蒴齿短，表面被密疣；蒴帽兜形。

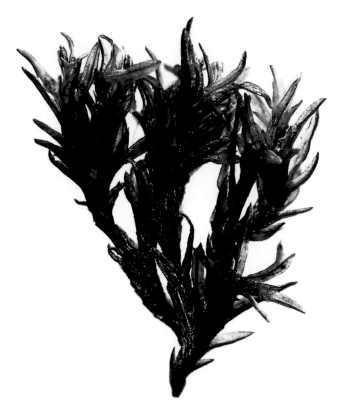

小石藓

| **生境分布** | 生于白桦林、蒙古栎林、灌丛下的岩面薄土、腐殖质土。分布于内蒙古呼伦贝尔市（鄂伦春自治旗）、兴安盟（科尔沁右翼前旗）、赤峰市（宁城县）、锡林郭勒盟（西乌珠穆沁旗）、呼和浩特市、鄂尔多斯市（准格尔旗）。

| **资源情况** | 野生资源一般。药材来源于野生。

| **采收加工** | 全年均可采收，洗净，鲜用或晒干。

| **功能主治** | 淡，凉。清热解毒。用于急、慢性鼻炎，鼻窦炎。

| **用法用量** | 外用适量，用纱布包裹后塞入鼻孔。

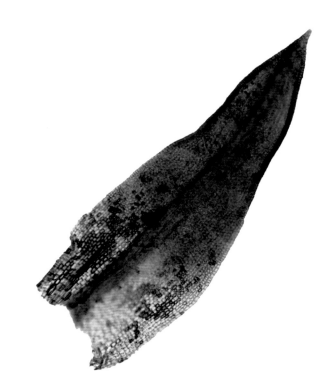

丛藓科 Pottiaceae 扭口藓属 Barbula

扭口藓
Barbula unguiculata Hedw.

| 蒙 文 名 | 陶布其 – 胡波图。

| 药 材 名 | 扭口藓（药用部位：全草）。

| 形态特征 | 植物体纤细，柔软，疏松，丛生，绿色或褐绿色。茎高 0.5 ~ 1.5 cm，有分枝。叶干燥时卷缩，潮湿时伸展，狭舌形或舌状阔披针形，全缘，中下部背卷，先端平展，圆钝，具小尖头，长 1.3 ~ 2 mm，宽 0.35 ~ 0.5 mm；中肋粗壮，达于叶尖或突出成小尖。叶上部细胞圆方形或六边形，壁薄，每细胞具 2 ~ 4 细小马蹄形疣，直径 6.6 ~ 10.6 μm；叶基部细胞长圆形，壁薄，平滑，透明。

| 生境分布 | 生于高山地区白桦林、蒙古栎林下的潮湿土壤、岩面薄土、水沟边。

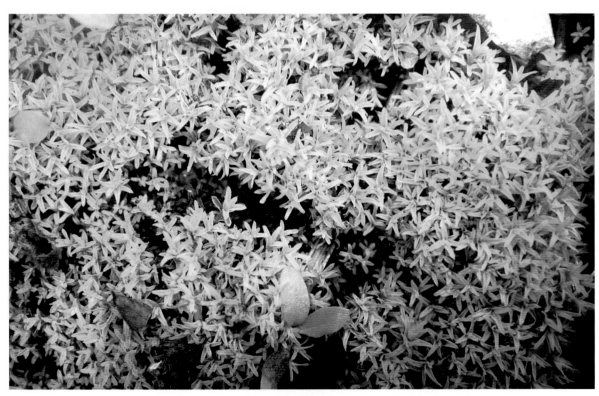

扭口藓

分布于内蒙古呼伦贝尔市（额尔古纳市、鄂温克族自治旗、扎兰屯市）、兴安盟（科尔沁右翼前旗）、赤峰市（阿鲁科尔沁旗、巴林左旗、克什克腾旗、宁城县）、通辽市（科尔沁左翼后旗）、巴彦淖尔市（乌拉特前旗）、鄂尔多斯市（准格尔旗）。

| **资源情况** | 野生资源一般。药材来源于野生。

| **采收加工** | 全年均可采收，洗净泥土，晒干。

| **功能主治** | 淡，平。清热解毒。用于慢性鼻炎，鼻窦炎。

| **用法用量** | 内服煎汤，10 ~ 15 g。

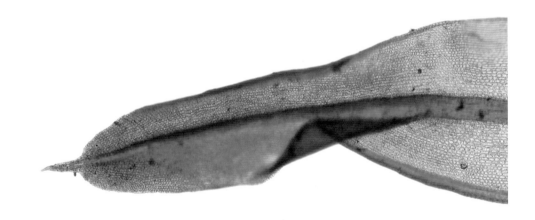

葫芦藓科 Funariaceae 葫芦藓属 Funaria

葫芦藓
Funaria hygrometrica Hedw.

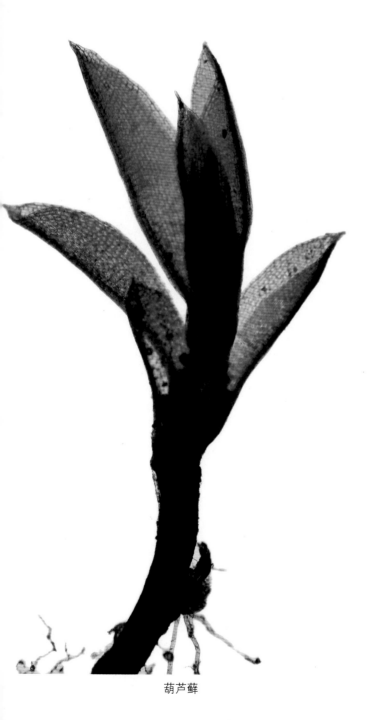

葫芦藓

| 植物别名 |

石松毛、牛毛七。

| 蒙 文 名 |

葫芦 - 胡波图。

| 药 材 名 |

葫芦藓（药用部位：全草）。

| 形态特征 |

植物体矮小，淡绿色，直立，高 1 ～ 3 cm。茎单一或从基部稀疏分枝。叶簇生于茎顶，长舌形，先端渐尖，全缘；中肋粗壮，近叶尖消失。叶细胞近长方形，壁薄。雌雄同株异苞。雄苞顶生，花蕾状。雌苞生于雄苞下的短侧枝上。蒴柄细长，黄褐色，长 2 ～ 5 cm，上部弯曲；孢蒴弯梨形，不对称，具明显台部，干时有纵沟槽；蒴齿 2 层；蒴帽兜形，具长喙，似葫芦瓢状。表皮和皮层均由薄壁细胞组成，并不形成真正的输导组织和机械组织。

| 生境分布 |

生于含氮丰富的高山、森林、村落、农田、庭院。分布于内蒙古呼伦贝尔市（额尔古纳市、鄂伦春自治旗、海拉尔区、扎兰屯市）、兴安盟（科尔沁右翼前旗）、赤峰市（阿鲁科尔沁旗、克什克腾旗、宁城县）、锡林郭勒盟（锡林浩特市、西乌珠穆沁旗）、巴彦淖尔市（乌拉特前旗）、鄂尔多斯市（达拉特旗）、阿拉善盟（阿拉善左旗）。

| **资源情况** | 野生资源一般。药材来源于野生。

| **采收加工** | 全年均可采收，洗净泥土，晒干。

| **药材性状** | 本品为皱缩的散株，或数株丛集的团块，黄绿色，无光泽，每株长可达 3 cm。茎多单一，茎顶密集簇生多数皱缩小叶。叶湿润展平后呈长舌状，全缘；中肋较粗，不达叶尖。有的可见细长的紫红色蒴柄，上部弯曲，着生梨形孢蒴；孢蒴不对称；蒴帽兜形，具长喙。气微，味淡。

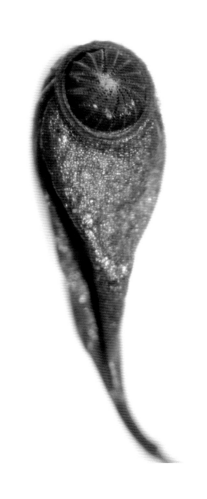

| **功能主治** | 辛、涩，平。归肺、肝、肾经。舒筋活血，祛风镇痛，止血。用于鼻窦炎，劳伤吐血，跌打损伤，关节炎。

| **用法用量** | 内服煎汤，30 ~ 60 g。外用适量，鲜品捣敷。孕妇及体虚者慎用。

真藓科 Bryaceae 大叶藓属 Rhodobryum

狭边大叶藓 Rhodobryum ontariense (Kindb.) Paris

| 蒙 文 名 | 那林 – 胡波图 – 涛木 – 胡波图。

| 药 材 名 | 狭边大叶藓（药用部位：全草）。

| 形态特征 | 植物体疏散丛生，鲜绿色，具地下匍匐茎，向上生直立茎。直立茎下部裸露无叶，密生假根。叶聚生先端，呈蔷薇花瓣状。叶干燥时皱缩，潮湿时伸展；叶长舌形，上部稍宽于下部，上部边缘平展，具齿，下部背卷；叶边细胞分化不明显；中肋长及叶尖或贯顶，横切面中部具马蹄形或近方形的厚壁细胞束，背部仅具 1 列大型表皮细胞。

| 生境分布 | 生于林下湿润地表、腐殖质土及岩面薄土上。分布于内蒙古呼伦贝

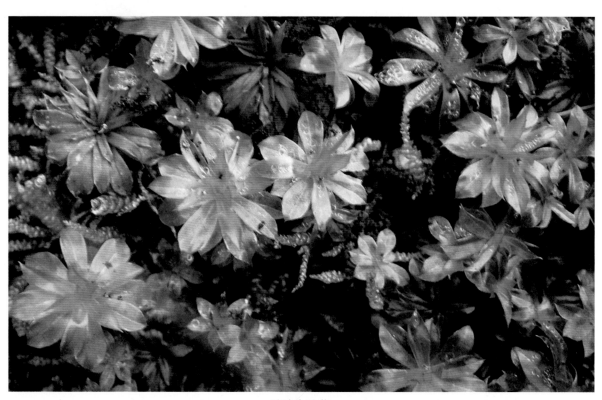

狭边大叶藓

尔市（根河市）、兴安盟（阿尔山市）。

| **资源情况** | 野生资源稀少。药材来源于野生。

| **采收加工** | 夏、秋季采收，晒干。

| **功能主治** | 辛、微苦，凉。清肝明日，镇静，养心安神。用于冠心病，心肌炎，高血压，神经衰弱，精神病，颜面神经麻痹，目赤肿痛，刀伤出血。

| **用法用量** | 外用适量，鲜品捣敷；或研末调敷。

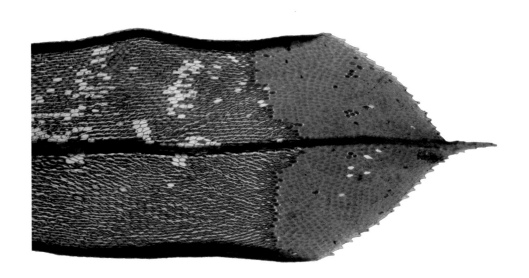

匐灯藓 *Plagiomnium cuspidatum* T. Kop.

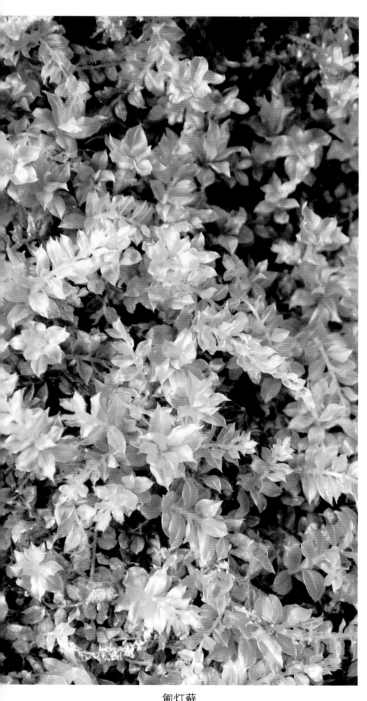

匐灯藓

| 蒙 文 名 |

赫布特 – 胡波图。

| 药 材 名 |

匐灯藓（药用部位：全草）。

| 形态特征 |

植物体暗绿色或黄绿色，无光泽，疏松丛生。茎及营养枝均匍匐生长或呈弓形弯曲，疏生叶，在着地的部位均丛生黄棕色假根。叶阔卵圆形或近菱形，长约 5 mm，宽约 3 mm，基部狭缩，基角部往往下延，先端急尖，具小尖头；叶缘具明显的分化边，中上部多具单列锯齿，仅枝上的幼叶近全缘；中肋平滑，长达叶尖，且稍突出。叶细胞壁薄，仅角部稍增厚，呈多角状不规则圆形。生殖枝直立，高 2 ~ 3 cm，叶多集生于上部，较狭长，呈长卵状菱形或披针形。雌雄异株。蒴柄红黄色，长 2 ~ 3 cm。孢蒴呈卵状圆柱形，往往下垂。

| 生境分布 |

生于山区林地及海拔 2 000 ~ 3 000 m 的林缘土坡、草地、沟谷边或河滩地上。分布于内蒙古呼伦贝尔市（根河市、鄂伦春自治

旗）、兴安盟（阿尔山市）。

| **资源情况** | 野生资源稀少。药材来源于野生。

| **采收加工** | 全年均可采收，洗净，晒干。

| **功能主治** | 淡，凉。止血。用于鼻衄，崩漏。

| **用法用量** | 外用适量，鲜品捣敷；或研末调敷。

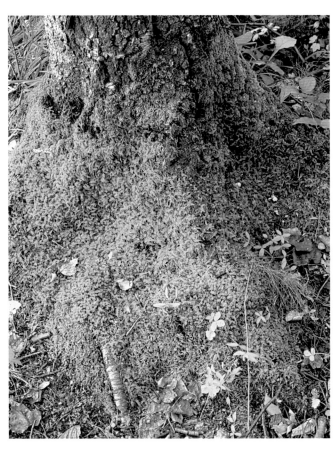

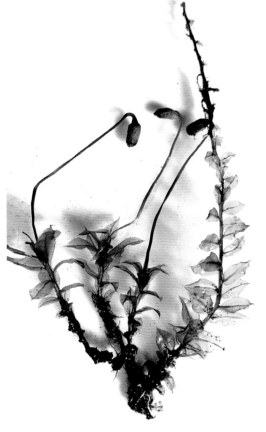

柳叶藓科 Amblystegiaceae 牛角藓属 Cratoneuron

牛角藓 *Cratoneuron filicinum* (Sull.) Spruc.

| **植物别名** | 短叶牛角藓。

| **蒙文名** | 额布日 – 胡波图。

| **药材名** | 牛角藓（药用部位：全草）。

| **形态特征** | 植物体粗壮，密集或稀疏交织丛生，绿色或黄绿色。茎匍匐或倾立，羽状分枝，分枝常弯曲；鳞毛多数，片状，边缘具齿。茎生叶阔三角状披针形，基部下延，无纵褶，先端渐尖，长 1 ～ 2 mm，宽 0.54 ～ 0.65 mm，叶缘平展，具细齿；中肋粗壮，达于叶尖。叶

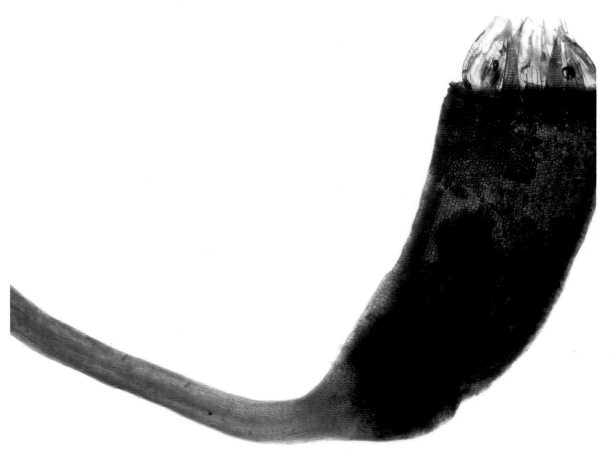

牛角藓

细胞狭菱形或长圆状六边形，壁薄，平滑，叶上部细胞长 13 ～ 21 μm，宽 4 ～ 5 μm；角细胞大形，壁薄，达于中肋。雌雄异株。蒴柄细长，红棕色，干燥时螺旋状扭曲，长 1.5 ～ 2.5 cm；孢蒴倾立或平列，卵状圆柱形，干燥时弓形弯曲，长 1.5 ～ 2 mm；蒴齿 2 层；孢子黄绿色，直径 13 ～ 18 μm，具粗疣。

| 生境分布 | 生于湿草原、沼泽及油松林、云杉林下的流水沟岩面。分布于内蒙古呼伦贝尔市（额尔古纳市、鄂伦春自治旗、鄂温克族自治旗、牙克石市、扎兰屯市）、兴安盟（科尔沁右翼前旗）、赤峰市（巴林右旗、克什克腾旗、宁城县）、通辽市（科尔沁左翼后旗）、锡林郭勒盟（锡林浩特市、西乌珠穆沁旗）、包头市（土默特右旗）、巴彦淖尔市（乌拉特前旗）、阿拉善盟（阿拉善左旗）。

| 资源情况 | 野生资源一般。药材来源于野生。

| 采收加工 | 全年均可采收，洗净，晒干。

| 功能主治 | 淡、微涩，平。宁心安神。用于心神不安，惊悸怔忡。

| 用法用量 | 内服煎汤，10 ～ 15 g。

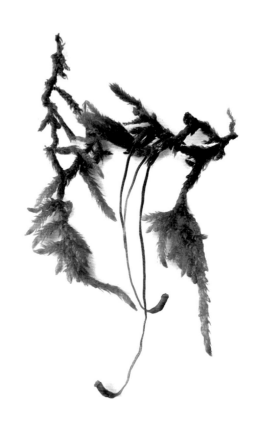

羽藓科 Thuidiaceae 小羽藓属 Haplocladium

狭叶小羽藓 Haplocladium angustifolium (Hampe & C. Müell.) Broth.

| 植物别名 | 细叶小羽藓、青苔、树毛衣。

| 蒙 文 名 | 那林 – 吉吉格 – 乌敦 – 胡波图。

| 药 材 名 | 细叶小羽藓（药用部位：全草）。

| 形态特征 | 植物体细小，密集或松散交织生长，深绿色或黄绿色。茎匍匐，长
5 ~ 20 mm，规则羽状分枝，分枝平展或倾立，长 1.5 ~ 5 mm。茎
叶大于枝叶，干燥时直立，紧贴，潮湿时倾立，基部阔卵形，具纵
褶，向上渐成细长毛尖，长 0.5 ~ 0.6 mm，宽 0.26 ~ 0.3 mm，叶缘
平展或基部背卷，先端具细齿；枝叶较小，卵状披针形，具长叶尖，
叶缘具细齿。雌雄同株。雌苞叶基部鞘状，向上成长渐尖，具纵褶，

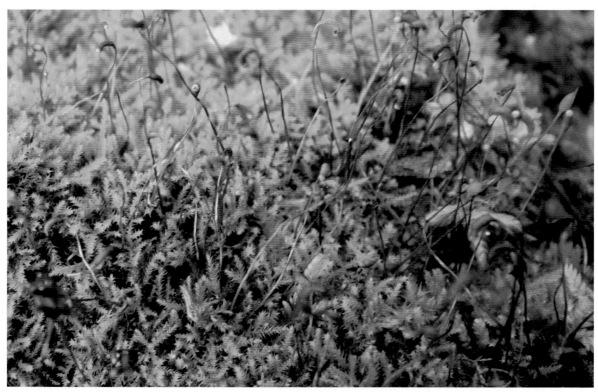

狭叶小羽藓

叶缘平滑。蒴柄细长，长 1～2 cm，红棕色，干燥时扭曲，平滑；孢蒴倾立或平列，长圆柱形，弓形弯曲，不对称，长 1～1.5 mm，红棕色，干燥时蒴口下部收缩；蒴齿 2 层，齿片淡黄色，披针形，上部具疣，中下部具横条纹，内蒴齿基膜高，齿毛 2～3，具节瘤；蒴盖圆锥形；孢子黄绿色，具细疣。

| **生境分布** | 生于较干燥的白桦林、落叶松林、蒙古栎林、樟子松林、云杉林下的岩面、腐木、树皮上、腐殖质土中。

分布于内蒙古呼伦贝尔市（额尔古纳市、牙克石市、扎兰屯市）、兴安盟（科尔沁右翼前旗）、赤峰市（克什克腾旗、宁城县）、锡林郭勒盟（西乌珠穆沁旗）。

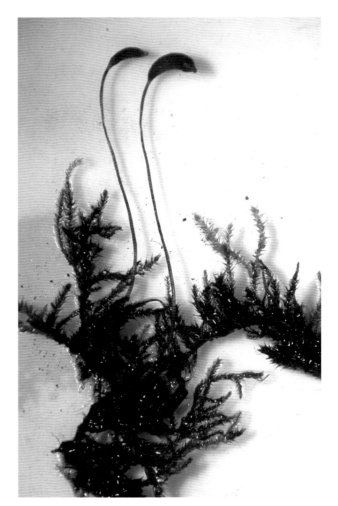

| **资源情况** | 野生资源一般。药材来源于野生。

| **采收加工** | 夏、秋季采收，洗净，晒干或鲜用。

| **功能主治** | 涩，凉。消炎止痛，退热。用于咽喉炎，气管炎，肺炎，胃肠炎，乳腺炎，尿路感染。

| **用法用量** | 内服煎汤，12～15 g。

绢藓科 Entodontaceae 绢藓属 Entodon

密叶绢藓 *Entodon compressus* (Hedw.) Müll. Hal.

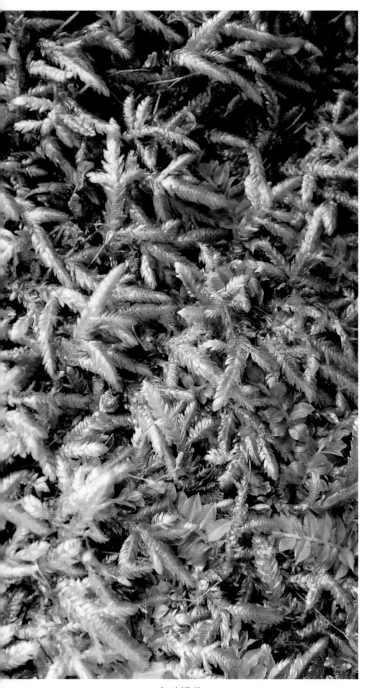

密叶绢藓

| 植物别名 |

扁枝绢藓、石苔。

| 蒙 文 名 |

尼格－套日格里格－胡波图。

| 药 材 名 |

密叶绢藓（药用部位：全草）。

| 形态特征 |

植物体密集平铺，呈垫状生长，鲜绿色或黄绿色，有光泽。茎匍匐，近羽状分枝，具叶枝条扁平。叶密生，扁平着生，干燥时紧贴，潮湿时松散。茎叶长圆卵形，内凹，先端钝或急尖，有时呈兜形，长 0.8 ~ 1.2 mm，宽 0.5 ~ 0.7 mm，叶缘平滑；中肋 2，极短。叶细胞狭长菱形，角细胞多数，方形，透明。枝叶与茎叶同形，较狭小。雌雄同株。雌苞叶呈鞘状，长圆状披针形，先端渐尖。蒴柄直立，红棕色，长 5 ~ 10 mm；孢蒴直立，圆柱形，长 1.2 ~ 1.5 mm；蒴齿 2 层，齿片披针形，密被疣，内蒴齿基膜不高，齿条线形，龙骨状，有穿孔，密被粗疣，常短于齿片；蒴盖圆锥形，具长喙状尖；环带由 2 ~ 3 列细胞组成；孢子黄绿色，直径

13 ~ 16 μm，具细疣。

生境分布

生于白桦林、蒙古栎林、樟子松林下的腐殖质土中、岩面、腐木、树皮上，常在阔叶林下形成地被层。分布于内蒙古呼伦贝尔市（额尔古纳市、鄂伦春自治旗、鄂温克族自治旗、牙克石市、海拉尔区、扎兰屯市）、兴安盟（科尔沁右翼前旗）、赤峰市（阿鲁科尔沁旗、克什克腾旗、宁城县）、通辽市（科尔沁左翼后旗）、锡林郭勒盟（西乌珠穆沁旗）。

资源情况

野生资源一般。药材来源于野生。

采收加工

全年均可采收，洗净，鲜用或晒干。

功能主治

苦，平。利尿消肿。用于水肿，小便不利。

用法用量

内服煎汤，15 ~ 30 g。

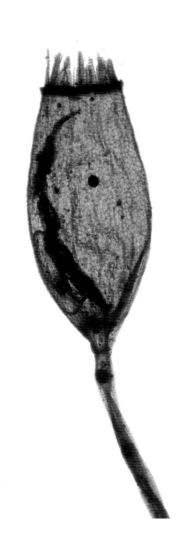

金发藓科 Polytrichaceae 金发藓属 Polytrichum

金发藓 *Polytrichum commune* Hedw.

| 蒙 文 名 | 阿拉坦 – 胡波图。

| 药 材 名 | 金发藓（药用部位：全草）。

| 形态特征 | 植物体密集或稀疏丛生，深绿色或棕绿色。茎直立，单一或叉状分枝，基部密生假根，无叶或具小叶，上部密生叶。叶较硬挺，具多层细胞，腹面着生多数绿色、单层细胞的栉片，干燥时直立，紧贴或弯曲，潮湿时伸展或背曲，从直立的鞘状基部向上呈长披针形，先端渐成具齿的短或长芒尖，芒尖呈红棕色或白色，叶缘平展或内卷，具粗齿；中肋宽阔，几乎占据整个叶面。蒴柄红棕色，长数厘米；孢蒴椭圆形，具 4 棱，台部明显；蒴齿 64；蒴盖扁圆锥形；蒴帽被多数金黄色纤毛。

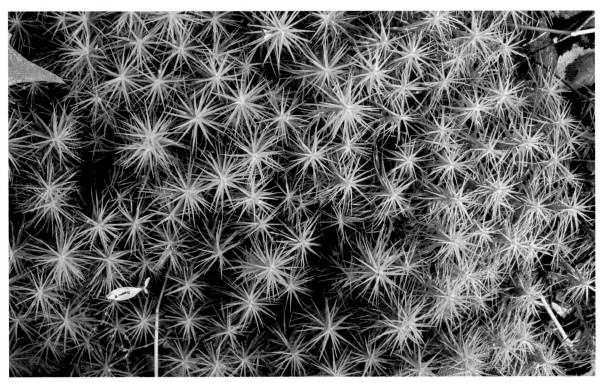

金发藓

| 生境分布 | 生于酸性而湿润的针叶林林地，多成大片生长，常与灰藓属或白发藓属植物混生。分布于内蒙古呼伦贝尔市（额尔古纳市、鄂伦春自治旗）、兴安盟（科尔沁右翼前旗）。

| 资源情况 | 野生资源较少。药材来源于野生。

| 采收加工 | 全年均可采收，洗净，晒干。

| 功能主治 | 苦，凉。败毒，止血，凉血，收敛，补虚，通便。用于久热不退，盗汗，肺痨吐血，衄血，便血，崩漏，毒痈，疮疖，跌打损伤，便秘。

| 用法用量 | 外用适量，鲜品捣敷；或研末调敷。

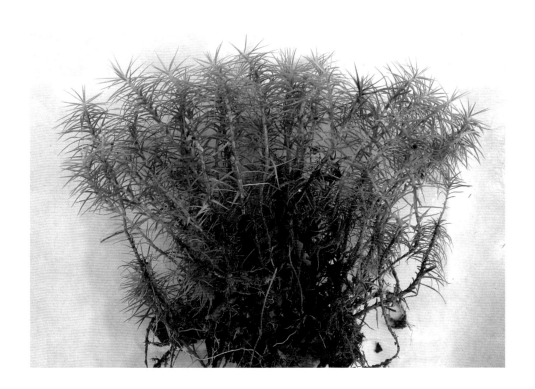

灰藓科 Hypnaceae 鳞叶藓属 Taxiphyllum

鳞叶藓 Taxiphyllum taxirameum (Mitt.) Fleisch.

| 植物别名 | 杉枝鳞叶藓、多枝鳞叶藓。

| 蒙文名 | 海日苏丽格－胡波图。

| 药材名 | 鳞叶藓（药用部位：全草）。

| 形态特征 | 植物体中等大小，柔弱，密集平铺生长，鲜绿色或黄绿色，有光泽。茎匍匐，不规则分枝或近羽状分枝，枝长，平展，生叶后扁平。叶扁平排列成2列，疏生，阔卵状披针形，稍内凹，基部一侧常内折，不对称，略下延，先端宽渐尖，长 1.2 ~ 1.5 mm，宽 0.4 ~ 0.6 mm，叶缘一侧常内曲，具齿；中肋2、甚短或缺失。叶细胞狭长菱形，先端细胞较短，壁薄，平滑，角细胞不分化。

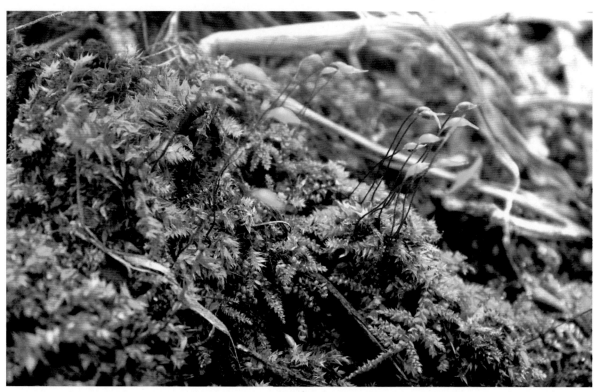

鳞叶藓

| **生境分布** | 生于阔叶林下或草原草丛下的潮湿砂土中。分布于内蒙古通辽市（科尔沁左翼后旗）、锡林郭勒盟（锡林浩特市）。

| **资源情况** | 野生资源较少。药材来源于野生。

| **采收加工** | 全年均可采收，洗净，晒干或鲜用。

| **药材性状** | 本品由数株丛集成片状，绿色或暗绿色，微有光泽。分离后每株呈扁平状，茎长可达 4 cm，不规则分枝，背叶和腹叶两侧斜生，成扁平 2 列，紧贴茎上，湿润展平后，叶基部长卵形，上部阔披针形，渐尖，中肋 2、甚短或缺失，叶缘有细锯齿。有的在分枝处可见细长柔弱的长蒴柄；孢蒴长卵形，褐色；蒴盖圆锥形，具长喙；蒴齿具横纹。气微，味淡。

| **功能主治** | 淡，凉。敛疮止血。用于外伤出血。

| **用法用量** | 外用适量，捣敷；或研末调敷。

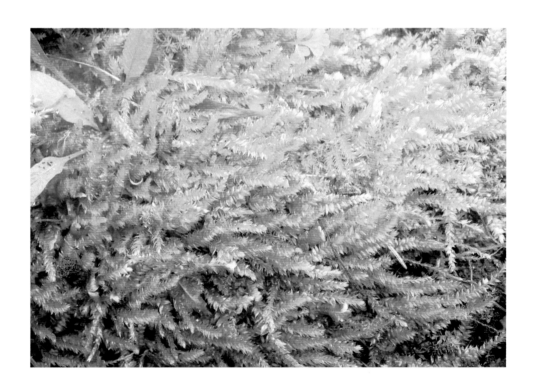

地衣植物

石蕊科 Cladoniaceae 石蕊属 Cladonia

雀石蕊 *Cladonia stellaris* (Opiz) Brodo

| 植物别名 | 高山石蕊、岭石蕊、石花。

| 蒙 文 名 | 杜古日格－哈担－哈嘎。

| 药 材 名 | 太白花（药用部位：地衣体）。

| 形态特征 | 枝状地衣。初生的地衣体消失；果柄枝状，中空，常 4 ~ 5 叉多次分枝，分枝稠密，呈团球状，上部浅黄绿色或灰绿色，下部灰白色或污灰色，无光泽，表皮无皮层，果柄稍硬而易碎，潮湿时膨胀成海绵状；枝腋中央穿孔，上部继续生长，基部渐次腐烂。子囊盘小型，褐色。

| 生境分布 | 生于高寒山地、针叶林下腐殖质土上、腐朽倒木及岩石腐殖质土上，

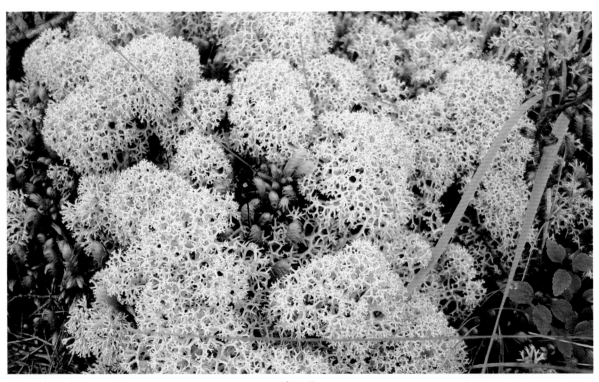

雀石蕊

常与苔藓植物混生。主要分布于内蒙古呼伦贝尔市（根河市、牙克石市、额尔古纳市）、鄂尔多斯市等。

| **资源情况** | 野生资源较少，无栽培资源。药材来源于野生。

| **采收加工** | 全年均可采收，除去杂质，阴干。

| **功能主治** | 淡，平。归肝、胃经。平肝息风，益肺气，健胃，补虚，调经，止血。用于高血压，头晕目眩，偏头痛，目疾，虚劳，带下，月经不调，鼻衄。

| **用法用量** | 内服煎汤，9 ~ 15 g；或代茶饮。

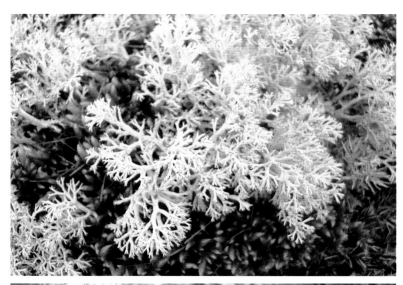

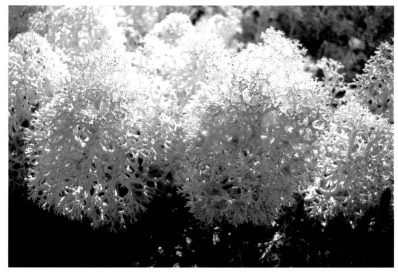

石蕊科 Cladoniaceae 石蕊属 Cladonia

石蕊 *Cladonia rangiferina* (L.) Web.

| **植物别名** | 鹿蕊、石花、太白树。

| **蒙 文 名** | 拉卡慕斯 – 哈嘎。

| **药 材 名** | 石蕊（药用部位：地衣体）。

| **形态特征** | 枝状地衣。初生的地衣体消失；果柄枝状，灰白色、灰绿色或暗灰色，下部污黑色，腐烂，圆筒状，中空，无光泽，常 3 ~ 5 叉假轴式分枝，先端小枝褐色，向同一方向倾斜弯曲；枝腋具圆形穿孔，常有纵向裂隙。子囊盘着生于分枝末梢，小型，褐色。

| **生境分布** | 生于林下腐殖质土上、草地上、腐朽倒木及岩石藓丛间，常与藓类植物混生。主要分布于内蒙古呼伦贝尔市（根河市、牙克石市、额

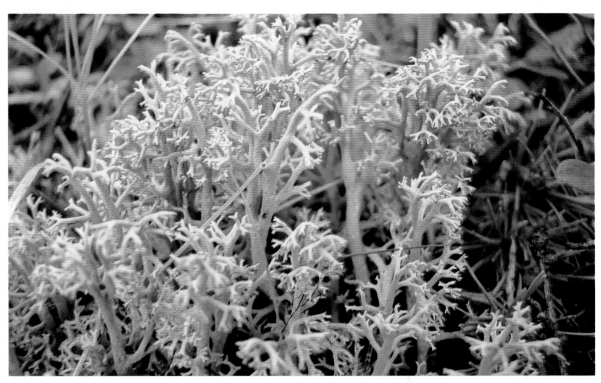

石蕊

尔古纳市 ）、鄂尔多斯市等。

| **资源情况** | 野生资源较少，无栽培资源。药材来源于野生。

| **采收加工** | 全年均可采收，除去杂质，阴干。

| **功能主治** | 甘、苦，凉。归心、肝经。清热化痰，祛风除湿，凉血止血。用于烦热，口疮，偏正头痛，风湿痹痛，热淋，黄疸，吐血，咯血，刀伤出血。

| **用法用量** | 内服煎汤，9 ~ 15 g；或入丸、散剂。外用适量，研末敷。

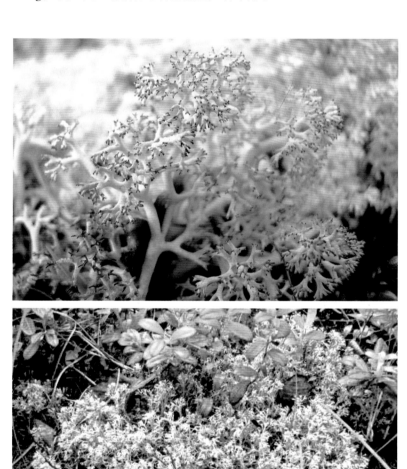

石蕊科 Cladoniaceae 石蕊属 Cladonia

黑穗石蕊 *Cladonia amaurocraea* (Flk.) Schaer.

| **植物别名** | 石花、太白树。

| **蒙 文 名** | 哈日－图如图－拉卡慕斯－哈嘎。

| **药 材 名** | 黑穗石蕊（药用部位：地衣体）。

| **形态特征** | 枝状地衣。初生的地衣体未见；果柄灌丛状，多分枝，黄绿色、灰绿色、灰黄色，末梢褐色，主枝及分枝圆筒形，中空，等二叉至不规则分枝，枝腋间有大的穿孔，分枝先端渐尖，簇生 2 ~ 4 小刺，果柄先端扩大成杯状，杯缘不规则锐裂或具放射状芒刺，杯体不穿孔或仅有网状筛孔；皮层较平滑，稍具斑点。子囊盘淡褐色，生于分枝末梢或杯缘放射状芒刺的先端。

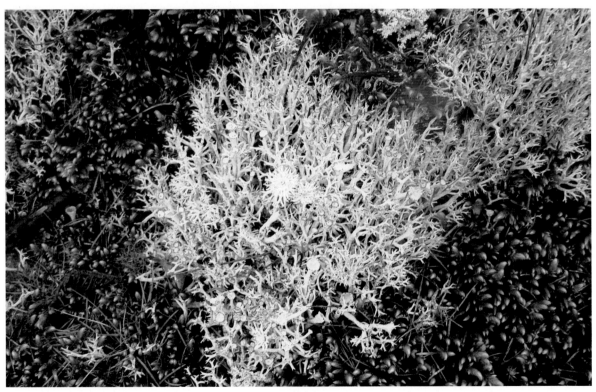

黑穗石蕊

| 生境分布 | 生于林内湿地及岩石藓土层上，常与其他地衣类植物及藓类植物混生。主要分布于内蒙古呼伦贝尔市、兴安盟、赤峰市等。

| 资源情况 | 野生资源较少，无栽培资源。药材来源于野生。

| 采收加工 | 全年均可采收，除去杂质，阴干。

| 功能主治 | 苦，凉。祛风，镇痛。用于头痛，偏头痛。

| 用法用量 | 内服煎汤，6 ~ 9 g。

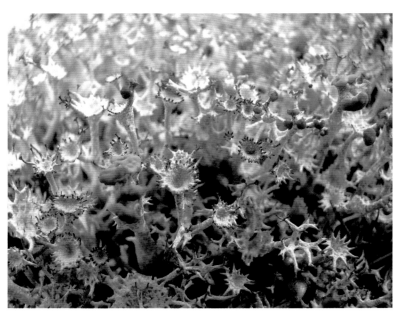

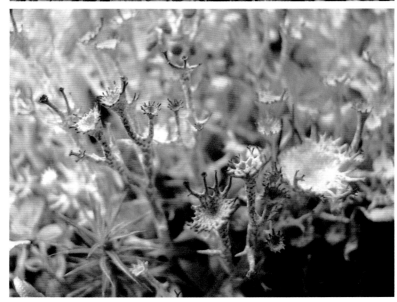

珊瑚枝科 Stereocaulaceae　珊瑚枝属 Stereocaulon

东方珊瑚枝 *Stereocaulon paschale* (L.) Hoffm.

| **植物别名** | 指状珊瑚枝、东方衣。

| **蒙 文 名** | 哲粪 – 舒茹丽格 – 蘑菇。

| **药 材 名** | 石寄生（药用部位：地衣体）。

| **形态特征** | 枝状地衣。初生的地衣体未见；假果柄直立，圆柱状或稍扁平，较粗壮，分枝下部的主轴明显，中部以上呈稠密的枝丛状，分枝表面密被颗粒状或麸糠状小鳞片，全株赭灰褐色，初期近灰绿色。子囊盘呈圆球状，褐红色，生于分枝先端。

| **生境分布** | 生于岩石或砂土地表的腐殖质土上。主要分布于内蒙古呼伦贝尔市等。

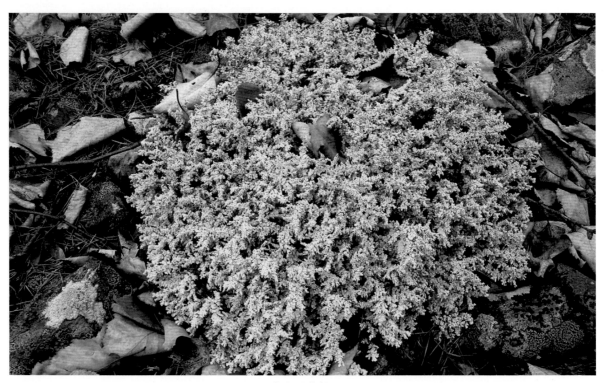

东方珊瑚枝

| **资源情况** | 野生资源较少，无栽培资源。药材来源于野生。 |

| **采收加工** | 全年均可采收，除去杂质，阴干。 |

| **功能主治** | 涩、苦，微寒。归肝经。凉血，平肝。用于血热妄行，吐血，衄血，肝阳上亢，头晕目眩。 |

| **用法用量** | 内服煎汤，9 ～ 15 g。 |

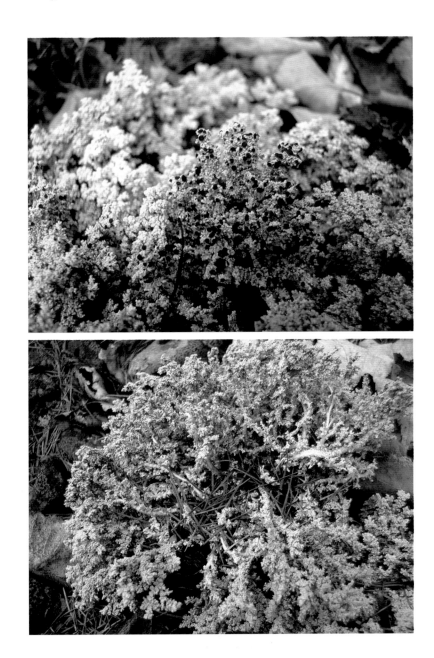

石耳科 Umbilicariaceae 石耳属 Umbilicaria

石耳
Umbilicaria esculenta (Miyoshi) Minks

| **植物别名** | 石木耳、脐衣、石壁花。

| **蒙 文 名** | 哈担 – 哈嘎。

| **药 材 名** | 石耳（药用部位：地衣体）。

| **形态特征** | 叶状地衣。地衣体单叶状，近圆形，直径可达 12 cm，革质，上表面褐色，光滑或有时局部粗糙而无光泽，下表面棕黑色至黑色，具细颗粒状突起，密生同色的粗短而分枝的假根，以中央脐固定于基物上，有时以中央脐为中心具放射状脉纹。子囊盘少见。

| **生境分布** | 生于林中岩石或山坡岩石上。主要分布于内蒙古呼伦贝尔市（根河市、额尔古纳市）等。

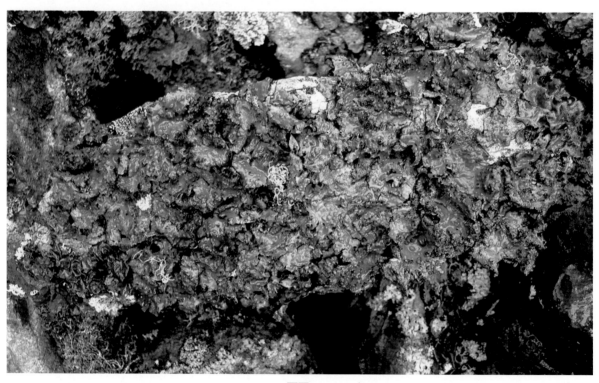

石耳

| **资源情况** | 野生资源一般，无栽培资源。药材来源于野生。

| **采收加工** | 全年均可采收，除去杂质，晒干。

| **功能主治** | 甘，平。归肺、心、胃经。清热止血，止咳化痰，解毒，利尿，消炎抗菌。用于尿路感染，支气管炎，劳咳吐血，毒蛇咬伤。

| **用法用量** | 内服煎汤，9 ～ 15 g。外用研末敷。

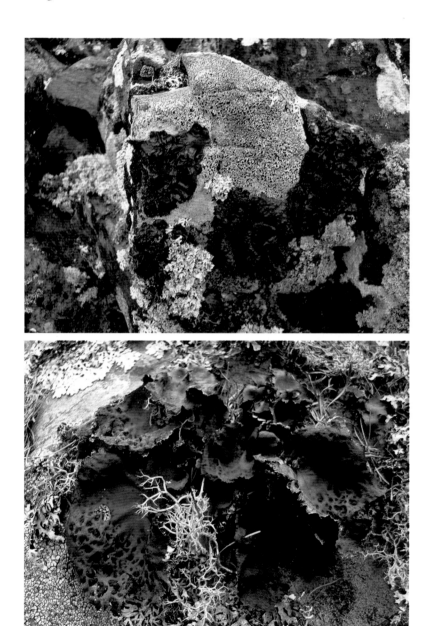

松萝科 Usneaceae 金丝属 Lethariella

金丝带

Lethariella zahlbruckneri (DR.) Krog.

| 植物别名 | 金蓬草、绿树发。

| 蒙 文 名 | 阿拉坦－乌塔斯－乌布斯。

| 药 材 名 | 金腰带（药用部位：地衣体）。

| 形态特征 | 丝状地衣。地衣体丝状，较柔软，悬垂，分枝二叉状或不规则，分枝圆柱状或分叉间略扁平，基部污灰白色，向上渐变为赭黄色或黄褐色，无光泽，皮层完整，无粉芽，中轴半透明棕色。子囊盘未见。

| 生境分布 | 生于海拔较高地区的柏树、落叶松的枯树干上。主要分布于内蒙古呼伦贝尔市（根河市）等。

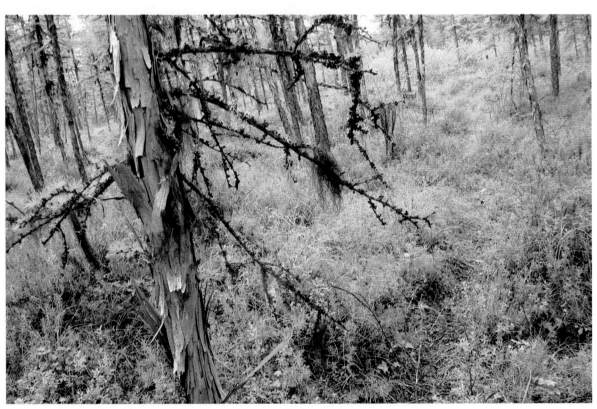

金丝带

| **资源情况** | 野生资源较少，无栽培资源。药材来源于野生。

| **采收加工** | 全年均可采收，除去杂质，晒干。

| **功能主治** | 甘、苦，平。除风湿，止血止痛，调经活血，镇惊安神，健脾胃。用于腰酸腿痛，外伤出血，月经不调，眩晕，半身不遂，肾虚腰痛，阳痿，癫痫。

| **用法用量** | 内服煎汤，3 ~ 9 g；或浸酒。外用适量，研末撒。

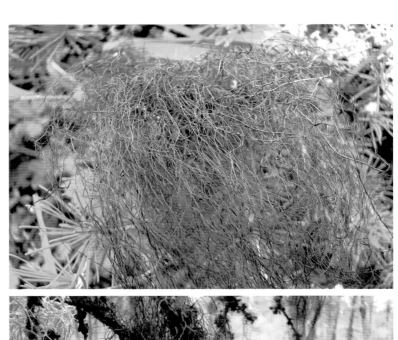

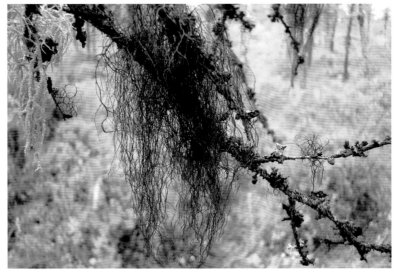

蕨类植物

卷柏科 Selaginellaceae 卷柏属 Selaginella

红枝卷柏 *Selaginella sanguinolenta* (L.) Spring

| 植物别名 | 圆枝卷柏、地柏树。

| 蒙 文 名 | 乌兰 - 麻特日音 - 好木苏。

| 药 材 名 | 圆枝卷柏（药用部位：全草）。

| 形态特征 | 夏绿蕨类，土生或石生、旱生，高（5～）10～30 cm，匍匐，具横走根茎。茎枝纤细，交织成片。根托在主茎与分枝上断续着生，由茎枝分叉处下面生出，长 2.5～5（～15）cm，纤细，直径 0.24～0.38 mm；根多分叉，密被根毛。主茎全部分枝，不呈"之"字形，或多少呈"之"字形，主茎下部直径 0.36～0.74 mm；茎圆柱状，无沟槽，红褐色或褐色，无毛。主茎的腋叶较分枝的腋叶

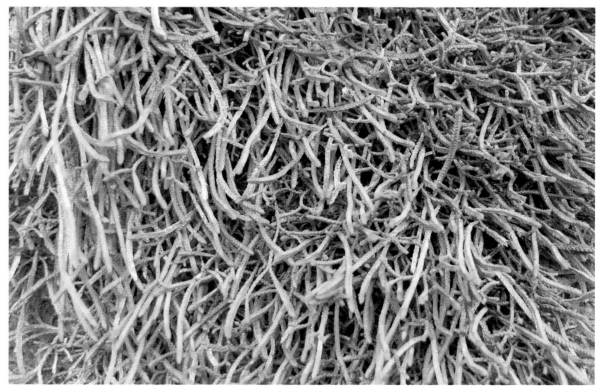

红枝卷柏

大，窄长圆形，先端圆钝，基部盾状；分枝的腋叶对称，窄椭圆形或窄长圆形，长 0.8 ~ 2.1 mm；叶覆瓦状排列，不明显二型，质较厚，表面光滑，不为全缘或近全缘，不具白边。孢子叶穗紧密，四棱柱形，单生小枝末端，长 0.6 ~ 3（~ 8）cm；孢子叶与营养叶近似，孢子叶一型，无白边，宽卵形，锐龙骨状，先端尖。

| **生境分布** | 中生植物。生于山坡岩石上。分布于内蒙古包头市（达尔罕茂明安联合旗、固阳县、石拐区、土默特右旗）、巴彦淖尔市（乌拉特前旗）。

| **资源情况** | 野生资源一般。药材来源于野生。

| **采收加工** | 春、秋季采收，除去须根，洗净泥土，晒干。

| **功能主治** | 舒筋活血，健脾止泻。用于风湿痹痛，筋脉拘急诸证，脾气不升，运化失健，腹泻，痢疾。

| **用法用量** | 内服煎汤，10 ~ 30 g。

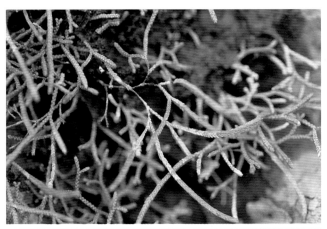

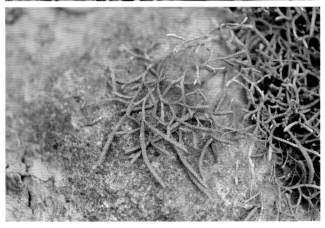

卷柏科 Selaginellaceae 卷柏属 Selaginella

中华卷柏 *Selaginella sinensis* (Desv.) Spring

| **植物别名** | 地柏枝。

| **蒙文名** | 囊给雅得－麻特日音－好木苏。

| **药材名** | 中华卷柏（药用部位：全草）。

| **形态特征** | 多年生草本，土生或旱生，匍匐，长 15 ~ 45 cm 或更长。根托在主茎上断续着生，自主茎分叉处下方生出，长 2 ~ 5 cm，纤细，直径 0.1 ~ 0.3 mm；根多分叉，光滑。主茎羽状分枝，禾秆色，主茎下部直径 0.4 ~ 0.6 mm；茎圆柱状，无毛，内具 1 维管束。叶交互排列，略二型，纸质，光滑，非全缘，具白边；分枝的腋叶对称，窄倒卵形，长 0.7 ~ 1.1 mm，边缘睫毛状。孢子叶穗紧密，四棱柱形，单生或

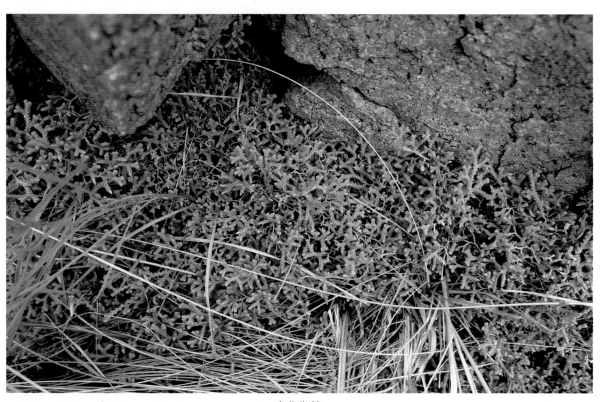

中华卷柏

对生小枝末端，长 0.5 ~ 1.2 cm；孢子叶一型，卵形，具睫毛，有白边，先端尖，龙骨状；有 1 大孢子叶位于孢子叶穗基部下侧，其余均为小孢子叶。大孢子白色；小孢子橘红色。

| 生境分布 | 中生植物。生于石质山坡。分布于内蒙古呼和浩特市（回民区、土默特左旗、武川县、新城区）、巴彦淖尔市（乌拉特前旗）、兴安盟（科尔沁右翼前旗、科尔沁右翼中旗、扎赉特旗）、通辽市（奈曼旗、扎鲁特旗、库伦旗）、赤峰市（巴林左旗、巴林右旗、阿鲁科尔沁旗、喀喇沁旗、敖汉旗、翁牛特旗、宁城县）。

| 资源情况 | 野生资源一般。药材来源于野生。

| 采收加工 | 夏、秋季采收，除去须根，洗净泥土，晒干。

| 功能主治 | 清热利湿，活血通经，止血。用于肝炎，胆囊炎，痢疾，下肢湿疹，烫火伤，痛经，经闭，跌打损伤，脱肛，外伤出血。

| 用法用量 | 内服煎汤，15 ~ 30 g。外用适量，研末敷。

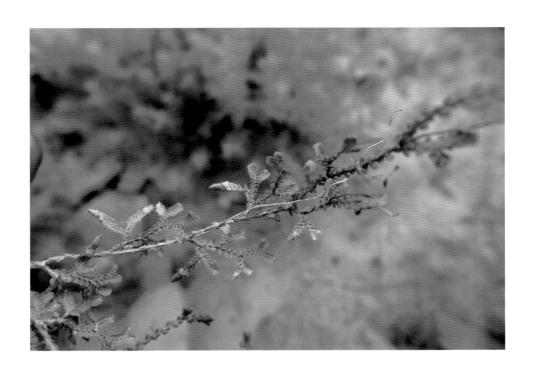

卷柏科 Selaginellaceae 卷柏属 Selaginella

小卷柏
Selaginella helvetica (L.) Spring

| 蒙 文 名 | 吉吉格－麻特日音－好木苏。

| 药 材 名 | 中华卷柏（药用部位：全草）。

| 形态特征 | 多年生草本，土生或石生，短匍匐，能育枝直立，高 5～15 cm，无游走茎。根托沿匍匐茎和枝断续生长，自茎分叉处下方生出，长 1.5～4.5 cm，纤细，直径 0.1～0.2 mm；根少分叉，无毛。直立茎分枝，禾秆色，茎下部直径 0.2～0.4 mm，具沟槽，无毛，具 1 维管束。叶交互排列，二型，光滑，非全缘，无白边；分枝的腋叶近对称，卵状披针形或椭圆形，长 1.4～1.6 mm，边缘睫毛状。孢子叶穗疏散或上部紧密，圆柱形，单生小枝末端或分叉，长 1.2～3.5 cm；孢子叶和营养叶略同型，无白边，具睫毛，略呈龙

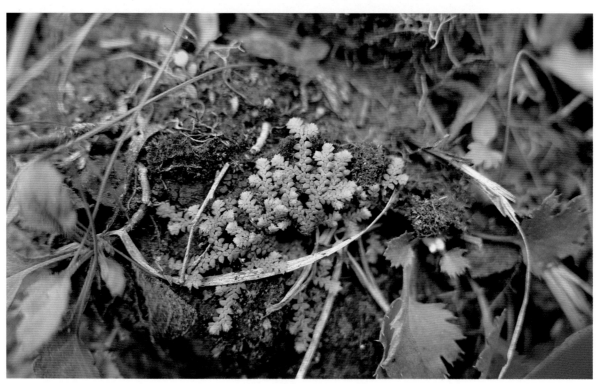

小卷柏

骨状，先端具长尖头。大孢子橙色或橘黄色；小孢子橘红色。

| **生境分布** | 湿中生草本。生于林区和草原区的阴湿山坡、林下湿地。分布于内蒙古乌兰察布市（卓资县）、呼和浩特市（回民区、土默特左旗、武川县、新城区）、包头市（固阳县、九原区、石拐区、土默特右旗）、呼伦贝尔市（额尔古纳市、鄂伦春自治旗）、兴安盟（科尔沁右翼前旗）。

| **资源情况** | 野生资源较少。药材来源于野生。

| **采收加工** | 夏、秋季采收，除去须根，洗净泥土，晒干。

| **功能主治** | 清热利湿，活血通经，止血。用于肝炎，胆囊炎，痢疾，下肢湿疹，烫火伤，痛经，经闭，跌打损伤，脱肛，外伤出血。

| **用法用量** | 内服煎汤，15 ~ 30 g。外用适量，研末敷。

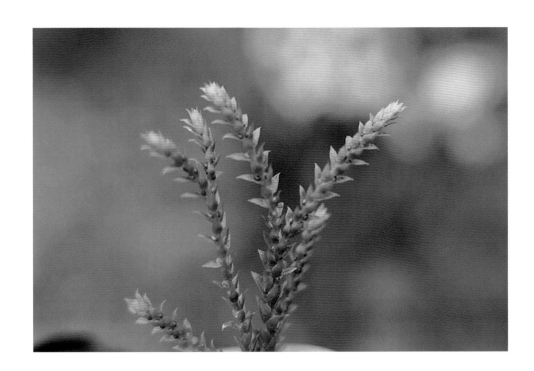

犬问荆 *Equisetum palustre* L.

| **蒙 文 名** | 那木根 – 西伯里。

| **药 材 名** | **中药** 犬问荆（药用部位：全草）。
蒙药 呼呼格 – 额布苏（药用部位：全草）。

| **形态特征** | 多年生草本，中小型蕨类。根茎直立和横走，黑棕色；节和根光滑或具黄棕色长毛。地上枝当年枯萎；枝一型，高 20 ～ 50（～ 60）cm，中部直径 1.5 ～ 2 mm，节间长 2 ～ 4 cm，绿色，下部 1 ～ 2 节间黑棕色，无光泽，基部常丛生状。主枝有 4 ～ 7 脊，脊背部弧形，光滑或有小横纹；鞘筒窄长，下部灰绿色，上部淡棕色，鞘齿 4 ～ 7，黑棕色，披针形，边缘膜质，鞘背上部有浅纵沟，宿存。侧枝较粗，长达 20 cm，圆柱状或扁平，有 4 ～ 6 脊，光滑或有浅色小横纹；

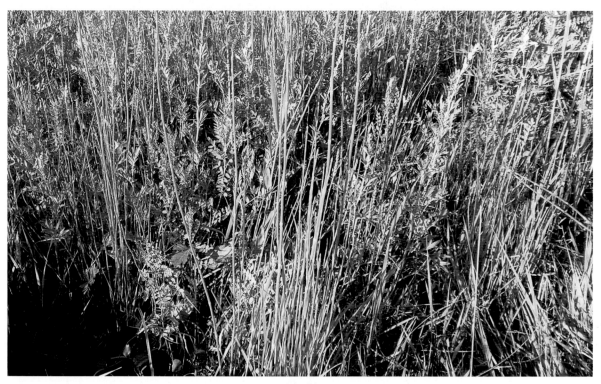

犬问荆

鞘齿 4 ~ 6，披针形，薄革质，灰绿色，宿存。孢子囊穗椭圆形或圆柱状，长 0.6 ~ 2.5 cm，直径 4 ~ 6 mm，先端钝，成熟时柄长 0.8 ~ 1.2 cm。

| 生境分布 | 中生植物。生于林下湿地、水沟边。分布于内蒙古包头市（土默特右旗）、阿拉善盟（阿拉善左旗）、呼伦贝尔市（额尔古纳市、根河市、牙克石市、鄂伦春自治旗）、兴安盟（科尔沁右翼前旗）、赤峰市（克什克腾旗）、锡林郭勒盟、乌兰察布市。

| 资源情况 | 野生资源一般。药材来源于野生。

| 采收加工 | **中药** 犬问荆：夏、秋季采收，除去杂质，洗净泥土，晒干。

| 功能主治 | **中药** 犬问荆：清热，止血，利尿，止咳。用于小便不利，热淋，吐血，衄血，月经过多，咳嗽气喘。

蒙药 呼呼格 - 额布苏：利尿，破痞，止血，生津。用于水肿，尿闭，石淋，尿道灼痛，月经过多，创伤出血，鼻出血，吐血，病后体虚。

| 用法用量 | **中药** 犬问荆：内服煎汤，3 ~ 10 g，鲜品 15 ~ 30 g。外用适量，捣敷；或研末调敷。

蒙药 呼呼格 - 额布苏：内服煮散剂，3 ~ 5 g；或入丸剂。

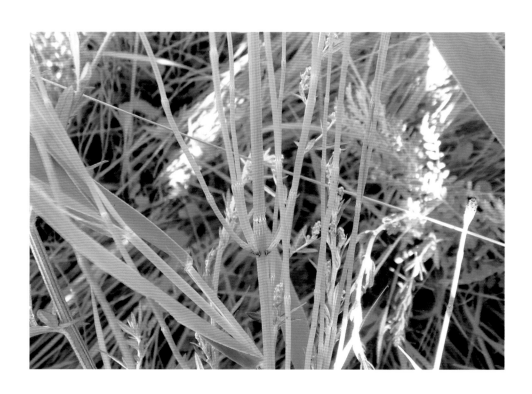

木贼科 Equisetaceae 木贼属 Equisetum

草问荆

Equisetum pratense Ehrhart

| **植物别名** | 马胡须。

| **蒙 文 名** | 闹古音－西伯里。

| **药 材 名** | **中药** 草问荆（药用部位：全草）。
蒙药 呼呼格－额布苏（药用部位：全草）。

| **形态特征** | 多年生草本，中型蕨类。根茎直立和横走，黑棕色；节和根疏生黄棕色长毛或光滑。地上枝当年枯萎；枝二型，不育枝与能育枝同期萌发。不育枝高 30 ～ 60 cm，中部直径 2 ～ 2.5 mm，节间长 2.2 ～ 2.8 cm，禾秆色或灰绿色，轮生分枝多；能育枝高 15 ～ 25 cm，中部直径 2 ～ 2.5 mm，节间长 2 ～ 3 cm，禾秆色，形

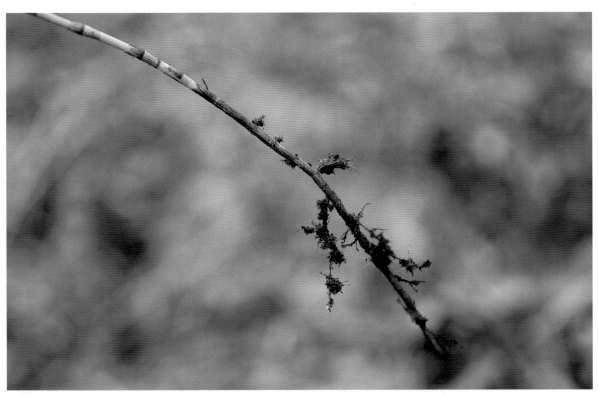

草问荆

成分枝，有 10 ~ 14 脊，脊光滑；鞘筒灰绿色，长约 6 mm，鞘齿 10 ~ 14，淡棕色，长 4 ~ 6 mm，披针形，膜质，背面有浅纵沟；孢子散后能育枝存活。孢子囊穗椭圆柱状，先端钝，成熟时柄伸长；柄长 1.7 ~ 4.5 cm。

| **生境分布** | 中生植物。生于林下草地、林间灌丛。分布于内蒙古乌兰察布市（凉城县）、巴彦淖尔市（乌拉特前旗）、呼伦贝尔市（额尔古纳市、根河市）、兴安盟（科尔沁右翼前旗）、赤峰市（克什克腾旗、阿鲁科尔沁旗、翁牛特旗、巴林右旗）、锡林郭勒盟（西乌珠穆沁旗、锡林浩特市）、乌兰察布市。

| **资源情况** | 野生资源一般。药材来源于野生。

| **采收加工** | **中药** 草问荆：夏、秋季采收，除去杂质，洗净泥土，鲜用或晒干。

| **功能主治** | **中药** 草问荆：清热，止血，利尿，止咳。用于小便不利，热淋，吐血，衄血，月经过多，咳嗽气喘。
　　　　　　　　蒙药 呼呼格 – 额布苏：利尿，破痞，止血，生津。用于水肿，尿闭，石淋，尿道灼痛，月经过多，创伤出血，鼻出血，吐血，病后体虚。

| **用法用量** | **中药** 草问荆：内服煎汤，3 ~ 10 g，鲜品 15 ~ 30 g。外用适量，捣敷；或研末调敷。
　　　　　　　　蒙药 呼呼格 – 额布苏：内服煮散剂，3 ~ 5 g；或入丸剂。

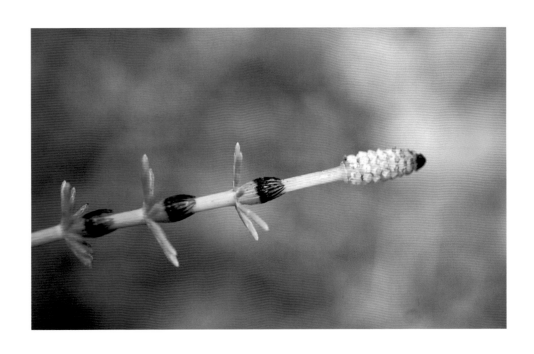

木贼科 Equisetaceae 木贼属 *Equisetum*

问荆

Equisetum arvense L.

| 植物别名 | 土麻黄、接续草。

| 蒙文名 | 那日存 – 额布苏。

| 药材名 | **中药** 问荆（药用部位：全草）。
蒙药 呼呼格 – 额布苏（药用部位：全草）。

| 形态特征 | 中生植物，中小型蕨类。根茎斜升、直立和横走，黑棕色；节和根密生黄棕色长毛或无毛。能育枝春季先萌发，高 5 ~ 35 cm，中部直径 3 ~ 5 mm，节间长 2 ~ 6 cm，黄棕色，无轮茎分枝，脊不明显，有密纵沟；鞘筒栗棕色或淡黄色，长约 8 mm，鞘齿 9 ~ 12，栗棕色，长 4 ~ 7 mm，窄三角形，鞘背上部有 1 浅纵沟，孢子散后能育枝枯

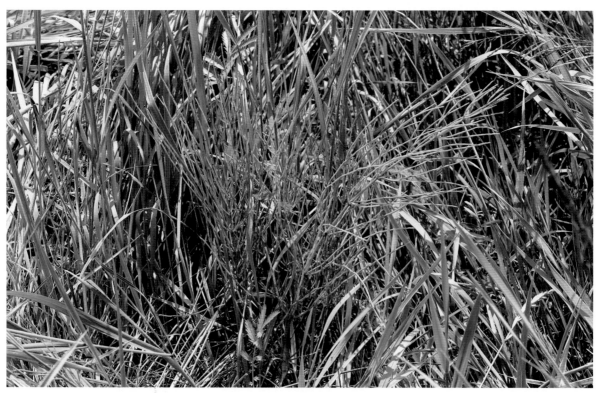

问荆

萎。不育枝后萌发，高达 40 cm；主枝中部直径 1.5 ~ 3 mm，节间长 2 ~ 3 cm，绿色，轮生分枝多，主枝中部以下有分枝，脊背部弧形，无棱，有横纹，无小瘤；鞘筒窄长，绿色，鞘齿三角形，5 ~ 6，中间黑棕色，边缘膜质，淡棕色，宿存。孢子囊穗圆柱形，长 1.8 ~ 4 cm，直径 0.9 ~ 1 cm，先端钝，成熟时柄长 3 ~ 6 cm。

| **生境分布** | 中生植物。生于草地、河边、沙地。分布于内蒙古乌兰察布市（商都县）、巴彦淖尔市（乌拉特前旗）、阿拉善盟（阿拉善左旗、阿拉善右旗）、呼伦贝尔市（额尔古纳市、根河市、牙克石市）、兴安盟（科尔沁右翼前旗）、通辽市（科尔沁左翼后旗、扎鲁特旗、库伦旗）、赤峰市（翁牛特旗、敖汉旗、巴林右旗、阿鲁科尔沁旗、克什克腾旗、喀喇沁旗、巴林左旗）、锡林郭勒盟（东乌珠穆沁旗、锡林浩特市）。

| **资源情况** | 野生资源较丰富。药材来源于野生。

| **采收加工** | **中药** 问荆：夏、秋季采收，除去杂质，洗净泥土，晒干。

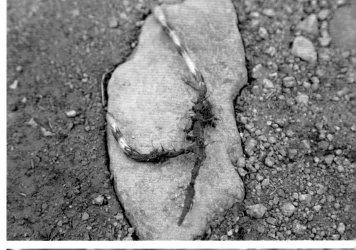

| **功能主治** | **中药** 问荆：清热，止血，利尿，止咳。用于小便不利，热淋，吐血，衄血，月经过多，咳嗽气喘。
蒙药 呼呼格－额布苏：利尿，破痞，止血，生津。用于水肿，尿闭，石淋，尿道灼痛，月经过多，创伤出血，鼻出血，吐血，病后体虚。

| **用法用量** | **中药** 问荆：内服煎汤，3 ~ 15 g，鲜品 15 ~ 30 g。外用适量，捣敷；或研末调敷。
蒙药 呼呼格－额布苏：内服煮散剂，3 ~ 5 g；或入丸剂。

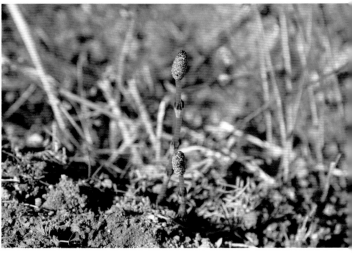

木贼科 Equisetaceae 木贼属 Equisetum

节节草
Equisetum ramosissimum Desf.

| **植物别名** | 土麻黄、草麻黄。

| **蒙文名** | 乌叶图－珠鲁古日－额布苏。

| **药材名** | **中药** 节节草（药用部位：全草）。
蒙药 萨格拉嘎日－西伯里（药用部位：全草）。

| **形态特征** | 中小型蕨类。根茎直立、横走或斜升，黑棕色；节和根疏生黄棕色长毛或无毛。地上枝多年生。侧枝较硬，圆柱状，有5～8脊，脊平滑，或有1行小瘤或浅色小横纹；鞘齿5～8，披针形，革质，边缘膜质，上部棕色，宿存。孢子囊穗短棒状或椭圆形，长0.5～2.5 cm，中部直径4～7 mm，先端有小尖突，无柄。

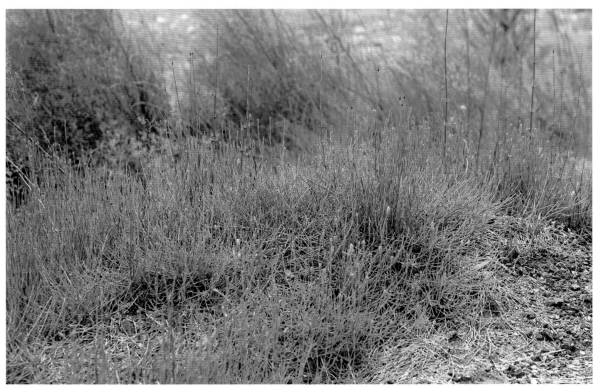

节节草

| **生境分布** | 中生植物。生于沙地、草地。分布于内蒙古乌兰察布市（察哈尔右翼后旗、察哈尔右翼中旗）、包头市（固阳县）、巴彦淖尔市（乌拉特后旗、乌拉特中旗）、阿拉善盟（阿拉善左旗）。

| **资源情况** | 野生资源较丰富。药材来源于野生。

| **采收加工** | **中药** 节节草：春、秋季采收，洗净泥土，鲜用或晒干。

| **功能主治** | **中药** 节节草：清肝明目，祛痰止咳，利尿通淋。用于目赤肿痛，角膜云翳，肝炎，支气管炎，咳嗽喘促，淋浊，小便涩痛，尿血。
蒙药 萨格拉嘎日－西伯里：用于水肿，尿道灼痛，尿闭，石淋，创伤出血，月经过多，鼻出血，吐血，体虚。

| **用法用量** | **中药** 节节草：内服煎汤，10 ~ 30 g，鲜品 30 ~ 60 g。
蒙药 萨格拉嘎日－西伯里：内服研末，单用 3 ~ 5 g。

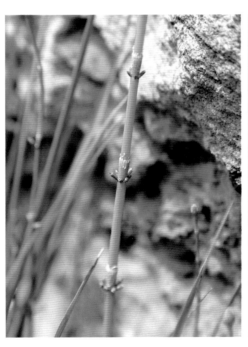
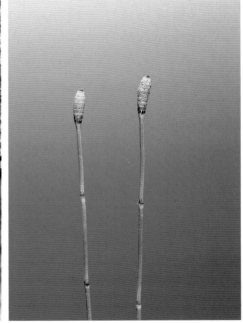

木贼 *Equisetum hyemale* L.

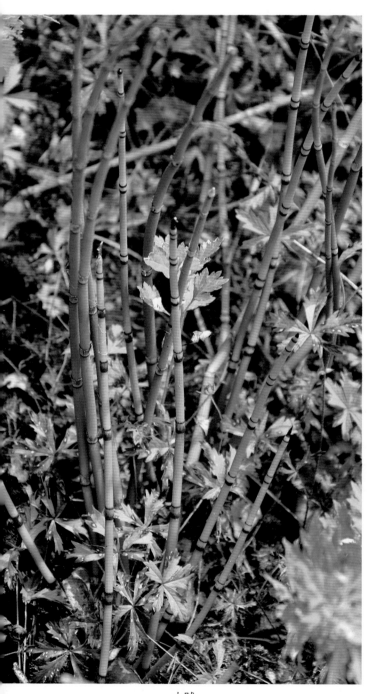

木贼

| 蒙 文 名 |

珠鲁古日－额布苏。

| 药 材 名 |

中药 木贼（药用部位：地上部分。别名：千峰草、锉草）。

蒙药 珠鲁古日－额布苏（药用部位：全草）。

| 形 态 特 征 |

多年生草本，大型植物。根茎横走或直立，黑棕色；节和根有黄棕色长毛。枝一型，高达1m或更高，中部直径（3～）5～9mm，节间长5～8cm，绿色，不分枝或仅基部有少数直立的侧枝。地上枝多年生，有16～22脊，脊背部弧形或近方形，无明显小瘤或有2行小瘤；鞘筒0.7～1cm，黑棕色或顶部及基部各有1圈或仅顶部有1圈黑棕色，鞘齿16～22，披针形，小，长0.3～0.4cm，先端淡棕色，膜质，芒状，早落，下部黑棕色，薄革质，基部背面有3～4纵棱，宿存或同鞘筒一起早落。孢子囊穗卵状，长1～1.5cm，直径0.5～0.7cm，先端有小尖突，无柄。

| **生境分布** | 中生植物。生于林下湿地、水沟边、湿草地。分布于内蒙古包头市（达尔罕茂明安联合旗）、乌兰察布市（凉城县）、兴安盟（科尔沁右翼前旗）、通辽市、赤峰市（克什克腾旗、宁城县）、锡林郭勒盟（西乌珠穆沁旗）。

| **资源情况** | 野生资源一般。药材来源于野生。

| **采收加工** | **中药** 木贼：夏、秋季采收，除去杂质，晒干或阴干。

| **功能主治** | **中药** 木贼：疏散风热，明目退翳。用于风热目赤，迎风流泪，目生云翳。
蒙药 珠鲁古日－额布苏：明目，治伤，排脓，燥"协日乌素"。用于目赤，眼花，角膜云翳，骨折，旧伤复发。

| **用法用量** | **中药** 木贼：内服煎汤，3～9 g；或入丸、散剂。外用适量，研末撒。
蒙药 珠鲁古日－额布苏：多配方用。

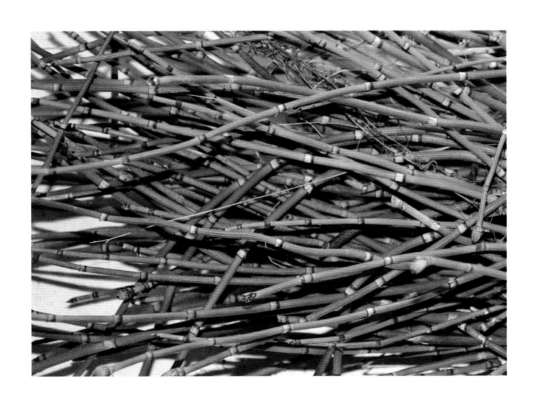

裸子植物

银杏科 Ginkgoaceae 银杏属 Ginkgo

银杏 *Ginkgo biloba* L.

| **植物别名** | 白果树、公孙树、鸭脚子。

| **蒙 文 名** | 孟根－桂乐苏。

| **药 材 名** | 银杏叶（药用部位：叶。别名：羊胡须草、羊毛胡子、羊胡子草）、白果（药用部位：种子。别名：鸭脚子、灵眼、佛指甲）、白果根（药用部位：根、根皮。别名：银杏根）。

| **形态特征** | 乔木，高达40 m，胸径可达4 m。叶扇形，有长柄，淡绿色，无毛，有多数叉状并列细脉，先端宽5～8 cm，在短枝上常具波状缺刻，在长枝上常2裂，基部宽楔形；柄长3～10 cm；叶在一年生长枝上螺旋状散生，在短枝上3～8叶呈簇生状，秋季落叶前变为黄色。球花雌雄异株，单性，生于短枝先端的鳞片状叶腋内，呈簇生状；雄

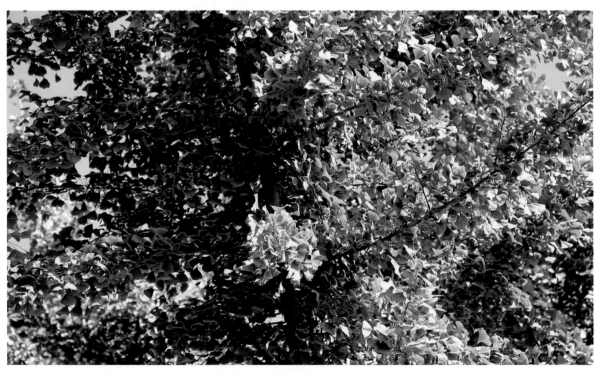

银杏

球花柔荑花序状，下垂，雄蕊排列疏松，具短梗，花药常 2，长椭圆形，药室纵裂，药隔不发达；雌球花具长梗，梗端常分 2 叉，稀 3 ~ 5 叉或不分叉，每叉顶生 1 盘状珠座，胚珠着生其上，通常仅 1 个叉端的胚珠发育成种子，风媒传粉。 种子具长梗，下垂，常呈椭圆形、长倒卵形、卵圆形或近圆球形；子叶 2，稀 3。花期 3 ~ 4 月，种子 9 ~ 10 月成熟。

| **生境分布** | 内蒙古无野生分布。内蒙古呼和浩特市、包头市、鄂尔多斯市（准格尔旗）有栽培。

| **资源情况** | 栽培资源稀少。药材来源于栽培。

| **采收加工** | 银杏叶：秋季叶尚绿时采收，及时干燥。
白果：秋末种子成熟后采收，除去肉质外种皮，晒干。
白果根：全年均可采收，切片，晒干。

| **药材性状** | 银杏叶：本品多折皱或破碎，完整者呈扇形，长 3 ~ 12 cm，宽 5 ~ 15 cm。黄绿色或浅棕黄色，上缘呈不规则波状弯曲，有的中间凹入，深者可达叶长的 4/5，具二叉状平行叶脉，细而密，光滑无毛，易纵向撕裂。叶基楔形。叶柄长 2 ~ 8 cm。体轻。气微，味微苦。
白果：本品略呈椭圆形，一端稍尖，另一端钝，长 1.5 ~ 2.5 cm，宽 1 ~ 2 cm，厚约 1 cm。表面黄白色或淡棕黄色，平滑，具 2 ~ 3 棱线。中种皮（壳）骨质，坚硬；内种皮膜质；种仁宽卵球形或椭圆形，一端淡棕色，另一端金黄色，横断面外层黄色，胶质样，内层淡黄色或淡绿色，粉性，中间有空隙。无臭，味甘、微苦。
白果根：本品呈圆柱形，稍弯曲，有分枝，长可达 1 m，直径 0.5 ~ 3 cm。表面灰黄色，有纵皱纹、横向皮孔及侧根痕。质硬，断面黄白色，有菊花心，呈放射状环。皮部带纤维性。气微，味淡。

| **功能主治** | 银杏叶：苦，凉。归肺经。活血化瘀，通络止痛，敛肺平喘，化浊降脂。用于瘀血阻络，胸痹心痛，中风偏瘫，肺虚咳喘，高脂血症。
白果：甘、苦、涩，平；有毒。归肺、肾经。敛肺定喘，止带缩尿。用于哮喘痰嗽，带下，白浊，尿频，遗尿等。
白果根：甘，温、平。益气，补虚弱。用于带下，遗精，虚弱劳伤等。

| **用法用量** | 银杏叶：内服煎汤，9 ~ 12 g。
白果：内服煎汤，3 ~ 9 g；或捣汁。外用捣敷；或切片涂。
白果根：内服煎汤，15 ~ 60 g。

红皮云杉 *Picea koraiensis* Nakai

| **植物别名** | 红皮臭、岛内云杉。

| **蒙 文 名** | 乌兰 – 嘎楚日。

| **药 材 名** | 红皮云杉（药用部位：树皮、枝、叶）。

| **形态特征** | 乔木，高超过 30 m，胸径 60 ~ 80 cm。树皮灰褐色或淡红褐色，很少灰色，裂成不规则薄条片脱落，裂缝常为红褐色；大枝斜伸至平展，树冠尖塔形。叶四棱状条形，主枝上的叶近辐射状排列，侧生小枝上的叶直上伸展，下面及两侧的叶从两侧向上弯伸，先端急尖，横切面四棱形，四面有气孔线。球果卵状圆柱形或长卵状圆柱形，成熟前绿色，成熟时绿黄褐色至褐色；中部种鳞倒卵形或三角状倒

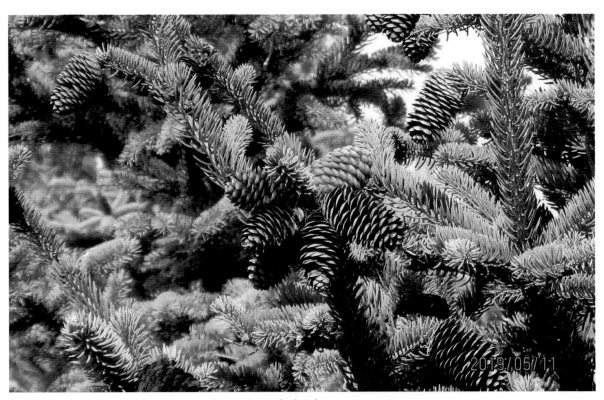

红皮云杉

卵形，先端圆或钝三角形，基部宽楔形，鳞背露出部分微有光泽，平滑，无明显的条纹；苞鳞条状。种子灰黑褐色，倒卵圆形，长约 4 mm，种翅淡褐色，倒卵状矩圆形；子叶 6 ～ 9，多为 7 ～ 8，条状锥形，棱上有稀疏齿毛。花期 5 ～ 6 月，球果 9 ～ 10 月成熟。

| **生境分布** | 生于山地、谷底湿地、河流两旁、溪边、山坡平缓地带。分布于内蒙古呼伦贝尔市（额尔古纳市、根河市）。

| **资源情况** | 野生资源较少。药材来源于野生。

| **采收加工** | 春、秋季剥取砍伐后的树干皮，晾干。全年均可采收枝、叶，鲜用或阴干。

| **功能主治** | 祛风除湿。用于风湿痹痛。

| **用法用量** | 外用适量，热水浸泡，洗患处。

松科 Pinaceae 云杉属 Picea

白扦

Picea meyeri Rehd. et Wils.

| 植物别名 | 红扦。

| 蒙文名 | 查干 – 嘎楚日。

| 药材名 | 白扦（药材来源：树脂）。

| 形态特征 | 乔木，高达 30 m，胸径约 60 cm。树皮灰褐色，裂成不规则的薄块片脱落；大枝近平展，树冠塔形；小枝密生或疏生短毛或无毛，一年生枝黄褐色，二年生、三年生枝淡黄褐色、淡褐色或褐色。主枝上的叶常辐射伸展，侧枝上的叶伸展，两侧及下面的叶向上弯伸，四棱状条形，微弯曲，先端钝尖或钝，横切面四棱形，四面有白色气孔线，上面 6 ~ 7 条，下面 4 ~ 5 条。球果成熟前绿色，成熟时

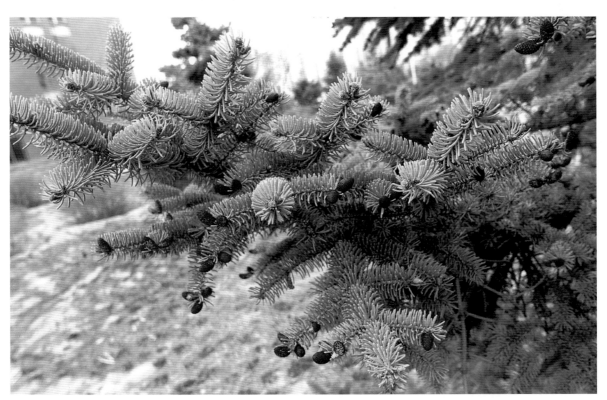

白扦

褐黄色，矩圆状圆柱形，长 6 ～ 9 cm，直径 2.5 ～ 3.5 cm；中部种鳞倒卵形，长约 1.6 cm，宽约 1.2 cm，先端圆或钝三角形，下部宽楔形或微圆，鳞背露出部分有条纹；种子倒卵圆形，长约 3.5 mm，种翅淡褐色，倒宽披针形，连种子长约 1.3 cm。花期 4 月，球果 9 月下旬至 10 月上旬成熟。

| **生境分布** | 生于海拔 1 400 ～ 1 700 m 的山地阴坡或半阴坡。分布于内蒙古赤峰市（巴林右旗、喀喇沁旗、宁城县）、锡林郭勒盟（多伦县）、乌兰察布市（卓资县）、鄂尔多斯市（准格尔旗、康巴什区、杭锦旗）、呼和浩特市（玉泉区、回民区、赛罕区）。

| **资源情况** | 野生资源较丰富，栽培资源较丰富。药材来源于野生和栽培。

| **采收加工** | 夏季采收植物中渗出的油树脂，数天凝成固体后，置密闭容器内，于阴凉遮光处保存。

| **功能主治** | 辛、苦，温。祛风散寒，活血止痛。用于肌肉疼痛，关节疼痛。

| **用法用量** | 外用适量，研末调搽。

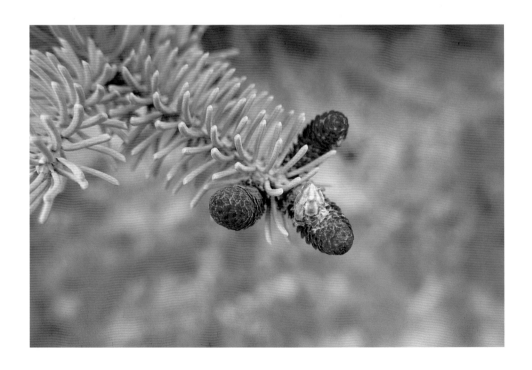

松科 Pinaceae 云杉属 Picea

青海云杉 *Picea crassifolia* Kom.

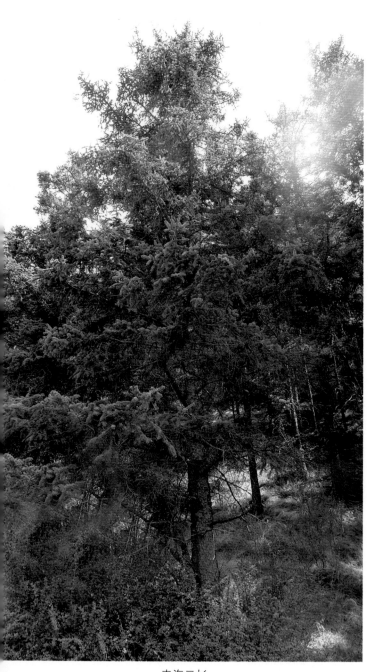

青海云杉

| 植物别名 |

扦树。

| 蒙 文 名 |

唐古特 – 嘎楚日。

| 药 材 名 |

云杉球果（药用部位：球果）。

| 形态特征 |

乔木，高达 23 m，胸径 60 cm。一年生枝初时淡绿黄色，后变粉红色或粉红褐色，多少被毛或近无毛；二年生枝被白粉或无，叶枕顶部白粉显著，基部宿存芽鳞反曲；冬芽宽圆锥形，通常无树脂。叶四棱状条形，微弯或直，长 1.2 ~ 3.5 cm，宽 2 ~ 3 cm，先端钝或具钝尖头，横切面四棱形，四面有粉白色气孔线，上面每边 5 ~ 7，下面每边 4 ~ 6。球果圆锥状圆柱形或长圆状圆柱形，下垂，长 7 ~ 11 cm，直径 2 ~ 3.5 cm，成熟前种鳞背面露出部分绿色，上部边缘紫红色，成熟时褐色；中部种鳞倒卵形，上部种鳞圆形，全缘或呈波状，微内曲；种子斜倒卵圆形，长约 3.5 mm，连翅长约 1.3 cm。

生境分布	中生植物。生于海拔 1 750 ~ 3 100 m 的山地阴坡或半阴坡、潮湿的谷地。分布于内蒙古乌兰察布市、呼和浩特市、包头市、阿拉善盟（阿拉善左旗、阿拉善右旗）等。
资源情况	野生资源较少。药材来源于野生和栽培。
采收加工	秋季球果开始成熟时采摘，晒干。
功能主治	化痰，止咳。用于久咳，痰喘。
用法用量	内服煎汤，6 ~ 15 g。

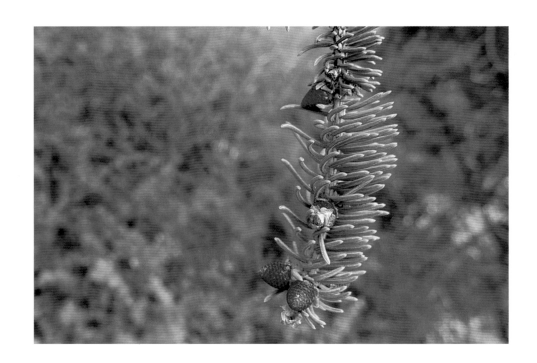

松科 Pinaceae 云杉属 Picea

青扦
Picea wilsonii Mast.

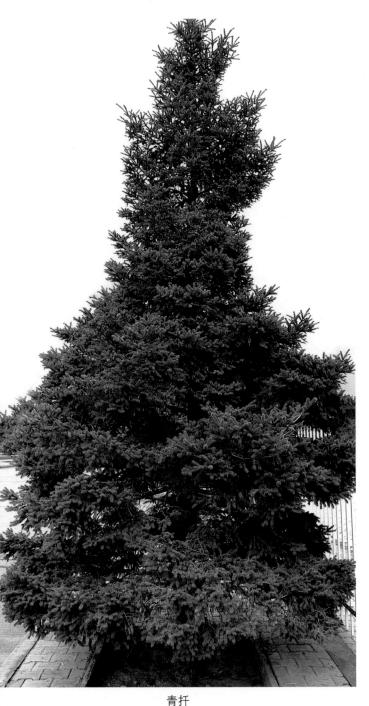

青扦

| 植物别名 |

刺儿松、华北云杉。

| 蒙 文 名 |

哈日－嘎楚日。

| 药 材 名 |

青扦（药材来源：树脂）。

| 形态特征 |

乔木，高达 50 m，胸径达 1.3 m。树皮灰色或暗灰色，裂成不规则鳞状块片脱落；枝条近平展，树冠塔形。叶排列较密，在小枝上部向前伸展，小枝下面的叶向两侧伸展，四棱状条形，直或微弯，较短。球果卵状圆柱形或圆柱状长卵圆形，成熟前绿色，成熟时黄褐色或淡褐色；中部种鳞倒卵形，先端圆或有急尖头，或呈钝三角形，或具凸起的截形尖头，基部宽楔形，鳞背露出部分无明显的槽纹，较平滑；苞鳞匙状矩圆形，先端钝圆，长约 4 cm；种子倒卵圆形，种翅倒宽披针形，淡褐色，先端圆；子叶 6～9，条状钻形，棱上有极细的齿毛；初生叶四棱状条形，先端有渐尖的长尖头，中部以上有整齐的细齿毛。花期 4 月，球果 10 月成熟。

| 生境分布 | 生于海拔 1 400 ～ 1 750 m 的山地阴坡或半阴坡。分布于内蒙古赤峰市（宁城县）、锡林郭勒盟（多伦县）、呼和浩特市（土默特左旗）。 |

| 资源情况 | 野生资源较丰富，栽培资源较丰富。药材来源于野生和栽培。 |

| 采收加工 | 夏季采收植物中渗出的油树脂，数天凝成固体后，置密闭容器内，于阴凉遮光处保存。 |

| 功能主治 | 辛、苦，温。祛风散寒，活血止痛。用于肌肉疼痛，关节疼痛。 |

| 用法用量 | 外用适量，研末调搽。 |

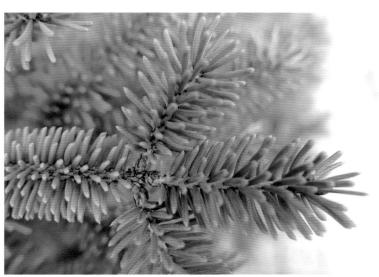

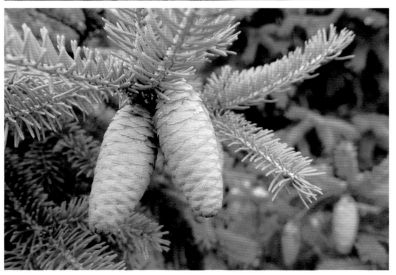

松科 Pinaceae 落叶松属 Larix

华北落叶松 *Larix gmelini* (Rupr.) Rupr. var. *principis-rupprechti* (Mayr) Pilger

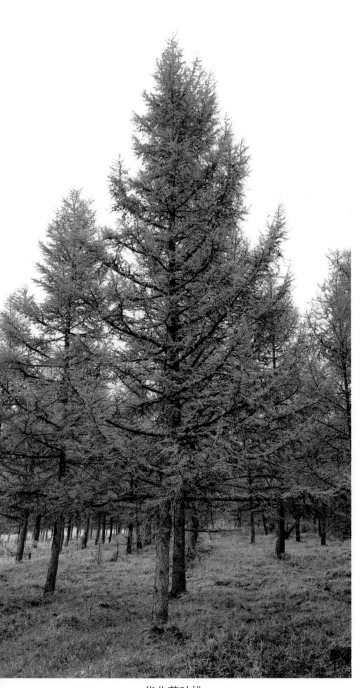

华北落叶松

| 植物别名 |

雾灵落叶松、落叶松。

| 蒙 文 名 |

奥木日阿特音－哈日盖。

| 药 材 名 |

落叶松（药材来源：树脂）。

| 形态特征 |

乔木，高达 30 m，胸径 1 m。树皮暗灰褐色，不规则纵裂，成小块片脱落；枝平展，具不规则细齿；苞鳞暗紫色，近带状矩圆形，长 0.8 ~ 1.2 cm，基部宽，中上部微窄，先端圆截形，中肋延长成尾状尖头，仅球果基部的苞鳞的先端露出。种子斜倒卵状椭圆形，灰白色，具不规则的褐色斑纹，长 3 ~ 4 mm，直径约 2 mm，种翅上部三角状，中部宽约 4 mm，种子连翅长 1 ~ 1.2 cm；子叶 5 ~ 7，针形，长约 1 cm，下面无气孔线。

| 生境分布 |

中生植物。生于海拔 1 400 ~ 1 800 m 的山地阴坡、阳坡、沟谷边，常组成纯林，或与青扦、白扦、山杨、白桦组成混交林。分布

于内蒙古赤峰市（喀喇沁旗）、锡林郭勒盟。

| **资源情况** | 野生资源一般。药材来源于野生和栽培。

| **采收加工** | 夏季采收植物中渗出的油树脂，数天凝成固体后，置密闭容器内，阴凉、避光处保存。

| **功能主治** | 活血止痛。用于肌肉酸痛，关节痛。

| **用法用量** | 外用适量，研末调敷。

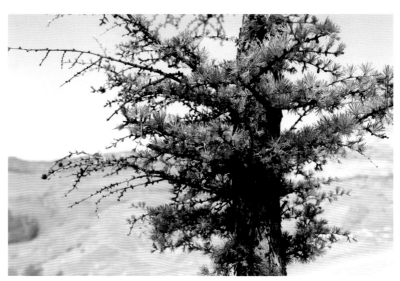

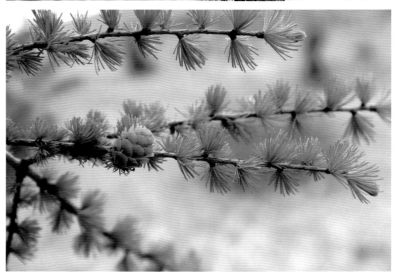

松科 Pinaceae 落叶松属 *Larix*

落叶松
Larix gmelini (Rupr.) Rupr.

| **植物别名** | 兴安落叶松。

| **蒙 文 名** | 兴安 – 哈日盖。

| **药 材 名** | 落叶松（药材来源：树脂）。

| **形态特征** | 乔木，高达 35 m，胸径 90 cm。树皮暗灰色或灰褐色，纵裂成鳞片状剥落，剥落后内皮呈紫红色；树冠卵状圆锥形；一年生长枝纤细，淡黄褐色或淡褐色；二年生或三年生枝褐色、灰褐色或灰色。叶条形或倒披针状条形，柔软，长 1.5 ～ 3 cm，宽不超过 0.1 cm，先端尖或钝尖，上面平，中脉不隆起，有时两侧各有 1 ～ 2 气孔线，下面中脉隆起，每侧各有 2 ～ 3 气孔线。球果幼时紫红色，成熟前卵

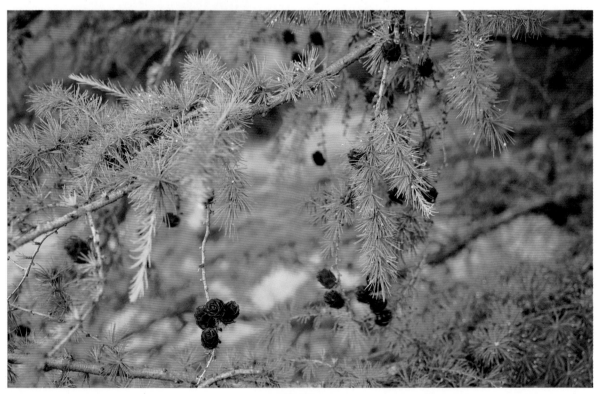

落叶松

圆形或椭圆形，成熟时上端种鳞张开，黄褐色、褐色或紫褐色，种鳞 14 ～ 20（～ 30），中部种鳞五角状卵形，先端平或微凹，有光泽，无毛，有条纹；苞鳞较短，长三角状卵形或卵状披针形，先端具中肋延长的急尖头；种子倒卵形，灰白色，具淡褐色条纹，长 3 ～ 4 mm，连翅长 10 mm。花期 5 ～ 6 月，球果 9 月成熟。

| **生境分布** | 生于海拔 300 ～ 1 600 m 的山地，在土层深厚、肥沃、湿润、排水良好的北向缓坡及丘陵地带生长旺盛。分布于内蒙古呼伦贝尔市（额尔古纳市、根河市、鄂伦春自治旗、牙克石市、阿荣旗、扎兰屯市、陈巴尔虎旗）、兴安盟（乌兰浩特市、突泉县、科尔沁右翼前旗）、呼和浩特市（清水河县、土默特左旗）、包头市（土默特右旗）。

| **资源情况** | 野生资源丰富，亦有栽培。药材来源于野生和栽培。

| **采收加工** | 夏季采收植物中渗出的油树脂，数天凝成固体后，置密闭容器内，于阴凉遮光处保存。

| **功能主治** | 辛，温。活血止痛。用于肌肉疼痛，关节痛。

| **用法用量** | 外用适量，研末调搽。

松科 Pinaceae 松属 Pinus

华山松
Pinus armandi Franch.

| **植物别名** | 白松、青松、五叶松。

| **蒙文名** | 华山－那日苏。

| **药材名** | 松节（药用部位：节或松树生病后长出的瘤状物）、松花粉（药用部位：花粉）、松针（药用部位：针叶）、松子仁（药用部位：种仁）。

| **形态特征** | 乔木。幼树树皮灰绿色，老树树皮灰色，裂成方形或长方形厚块片。针叶 5 针 1 束，边缘具细锯齿，仅腹面两侧各具 4 ~ 8 白色气孔线；横切面三角形，树脂道通常 3，叶鞘早落。雄球花黄色，基部有近 10 鳞片。球果幼时绿色，成熟时黄色，种鳞张开，种子脱落，鳞盾无纵脊；种子黄褐色，无翅或两侧及先端具棱脊。花期 4 ~ 5 月，

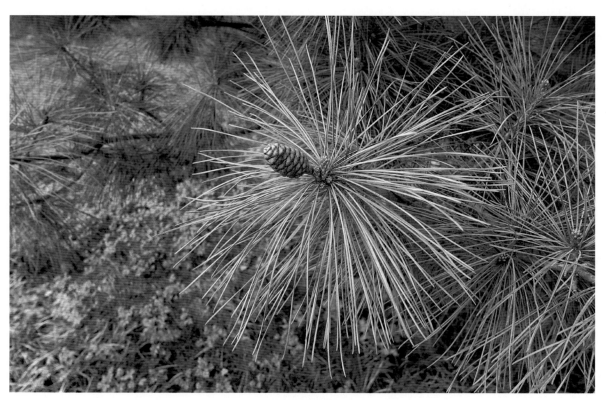

华山松

球果翌年 9 ～ 10 月成熟。

| **生境分布** | 生于酸性黄壤、黄褐壤土或钙质土上。内蒙古无野生分布。内蒙古呼和浩特市、乌兰察布市有栽培。

| **资源情况** | 栽培资源稀少。药材来源于栽培。

| **采收加工** | 松节：全年均可采收，于伐倒的松树上锯取，晒干。

松花粉：春季开花时采摘雄花穗，晾干，搓下花粉，过筛，取细粉。

松针：全年均可采收，晒干或鲜用。

松子仁：秋、冬季采收成熟果实，晒干，取出种子，除去外壳。

| **药材性状** | 松针：本品呈针状，长 6 ～ 18 cm，直径约 0.1 cm，5 针 1 束，基部有长约 0.5 cm 的鞘。叶片深绿色或枯绿色，表面光滑，中央有 1 细沟。质脆。气微香，味微苦、涩。

| **功能主治** | 松节：祛风除湿，活络止痛。用于风湿关节痛，腰腿痛，大骨节病，跌打肿痛。

松花粉：燥湿，收敛止血。用于湿疹，黄水疮，皮肤糜烂，脓水淋漓，外伤出血，尿布皮炎。

松针：祛风活血，明目，安神，解毒，止痒。用于流行性感冒，风湿关节痛，跌打肿痛，夜盲症，高血压，神经衰弱；外用于冻疮。

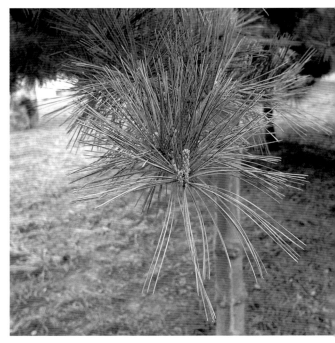

松子仁：润肺，滑肠。用于肺燥咳嗽，慢性便秘。

| **用法用量** | 松节、松针：内服煎汤，10 ～ 15 g；或浸酒服。外用适量，煎汤洗。

松花粉：内服煎汤，3 ～ 6 g。外用适量，敷患处。

松子仁：内服煎汤，10 ～ 25 g。

松科 Pinaceae 松属 Pinus

白皮松 *Pinus bungeana Zucc.*

| **植物别名** | 白果松。

| **蒙文名** | 查干－那日苏。

| **药材名** | 白松塔（药用部位：球果。别名：松塔、松球、松果）。

| **形态特征** | 乔木，高达 30 m，胸径可达 3 m，有明显的主干。枝较细长，斜展，形成宽塔形至伞形树冠；幼树树皮光滑，灰绿色，长大后树皮成不规则薄块片脱落，露出淡黄绿色新皮，老树树皮呈淡褐灰色或灰白色，裂成不规则的鳞状块片脱落，脱落后近光滑，露出粉白色内皮，白褐相间呈斑鳞状。针叶 3 针 1 束，粗硬。雄球花卵圆形或椭圆形，多数聚生于新枝基部呈穗状。球果通常单生，初直立，后下垂，成

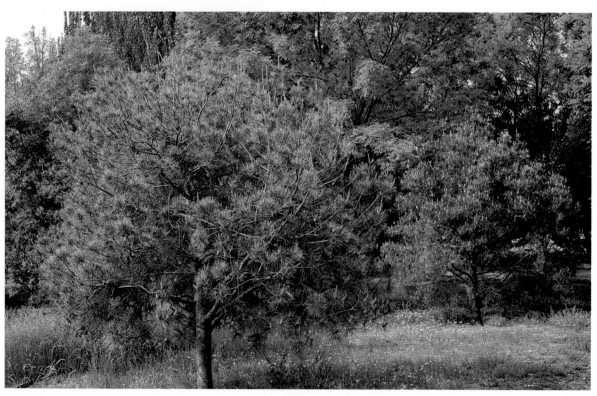

白皮松

熟前淡绿色，成熟时淡黄褐色，卵圆形或圆锥状卵圆形，有短梗或几无梗；种子灰褐色，近倒卵圆形，种翅短，赤褐色，有关节，易脱落，长约 5 mm；子叶 9 ~ 11，针形。花期 4 ~ 5 月，球果翌年 10 ~ 11 月成熟。

| 生境分布 | 生于海拔 500 ~ 1 800 m 的山区地带。内蒙古通辽市（霍林郭勒市）、赤峰市（元宝山区）、呼和浩特市、包头市有栽培。

| 资源情况 | 栽培资源稀少。药材来源于栽培。

| 采收加工 | 11 ~ 12 月采收，除去杂质，晒干。

| 药材性状 | 本品呈卵圆形，长 5 ~ 7 cm，淡黄褐色或棕褐色。种鳞先端厚，鳞盾多为菱形，有横脊，鳞脐生于鳞盾中央，具刺尖。种子呈倒卵圆形，长约 1 cm，种皮棕褐色，胚乳白色，气香，味甜，富油质；种翅长 5 mm，有关节，易脱落。

| 功能主治 | 苦，温。祛痰，止咳，平喘。用于哮喘，咳嗽，气短，痰多。

| 用法用量 | 内服煎汤，30 ~ 60 g。

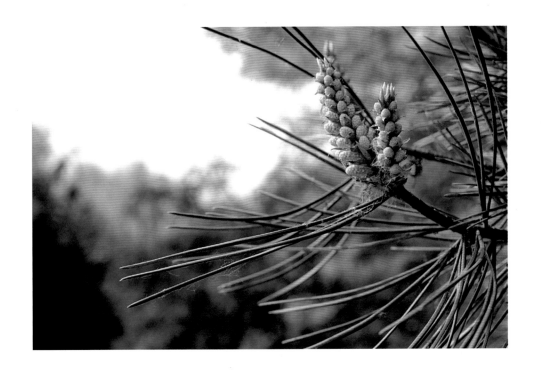

松科 Pinaceae 松属 Pinus

樟子松 *Pinus sylvestris* L. var. *mongolica* Litv.

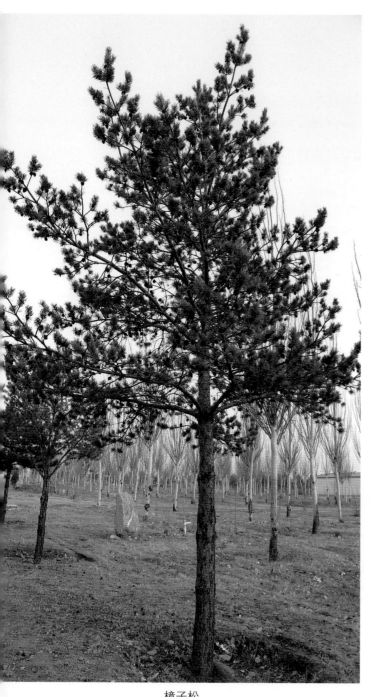

樟子松

| 植物别名 |

海拉尔松。

| 蒙 文 名 |

海拉尔 – 那日苏。

| 药 材 名 |

中药 松节（药用部位：节）、松叶（药用部位：叶）、松球（药用部位：球果）、松花粉（药用部位：花粉）、松香（药材来源：树脂）。

蒙药 海拉尔 – 那日苏（药材来源：节、树脂）。

| 形态特征 |

乔木，高达 30 m，胸径可达 1 m。树干下部树皮黑褐色或灰褐色，深裂成不规则的鳞状块片脱落，裂缝棕褐色，上部树皮及枝皮黄色或褐黄色，薄片脱落；一年生枝淡黄绿色，无毛，二年生或三年生枝灰褐色；冬芽褐色或淡黄褐色，长卵圆形，有树脂。针叶 2 针 1 束，长 4 ~ 9 cm，直径 1.5 ~ 2 mm，硬直，扭曲，边缘有细锯齿，两面有气孔线，横断面半圆形；叶鞘宿存，黑褐色。球果圆锥状卵形，长 3 ~ 6 cm，直径 2 ~ 3 cm，成熟前

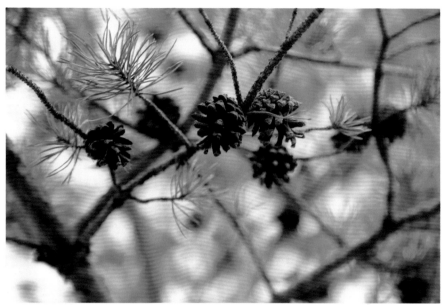

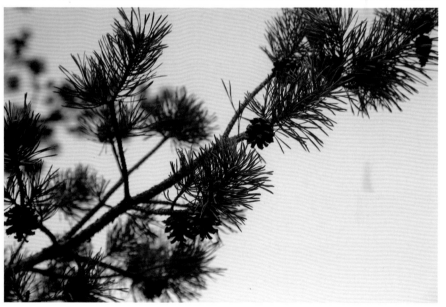

绿色，成熟时淡褐色，成熟后逐渐开始脱落；鳞盾多呈斜方形，纵横脊显著、肥厚，隆起向后反曲或不反曲，鳞脐小，瘤状凸起，有易脱落的短刺；种子长卵圆形或倒卵圆形，微扁，黑褐色，长 4 ~ 5.5 mm，连翅长 11 ~ 15 mm。花期 6 月，球果翌年 9 ~ 10 月成熟。

| 生境分布 | 生于山脊、向阳山坡、沙地及石砾砂土地区。分布于内蒙古呼伦贝尔市（海拉尔区、鄂温克族自治旗、新巴尔虎左旗）。内蒙古各地均有栽培。

| 资源情况 | 野生资源一般，栽培资源丰富。药材来源于野生和栽培。

| 采收加工 | **中药** 松节：多于采伐时或木器厂加工时锯取，经过选择修整，晒干或阴干。

松叶：全年均可采收，以腊月采者最好，采后晒干。

松球：春末夏初采集，鲜用或干燥。

松花粉：1～3月开花时，将雄球花摘下，晒干，搓下花粉，除去杂质。

松香：夏季在松树上用刀挖成V形或螺旋纹槽，使边材部的油树脂自伤口流出，收集后，加水蒸馏，使松节油馏出，取剩下的残渣，冷却凝固。

| 药材性状 | **中药** 松节：本品呈扁圆节段状或不规则片状、块状，长短、粗细不一。表面黄棕色、灰棕色或红棕色，稍粗糙，有时带棕色至黑棕色油脂斑，或有残存的栓皮。质坚硬而重，横断面木部淡棕色，心材色稍深，可见同心环纹，有时可见散在的棕色小孔状树脂道，显油性，髓部小，淡黄棕色，纵断面纹理直或斜，不均匀。有松节油香气，味微苦、辛。以体大、色红棕、油性足者为佳。

松叶：本品呈针状，长6～9 cm，直径约0.1 cm，2针1束，基部有长约0.5 cm的鞘。叶深绿色或枯绿色，表面光滑，中央有1细沟。质脆。气微香，味微苦、涩。

松球：本品呈类球形或卵圆形，由木质化螺旋状排列的种鳞组成，直径4～6 cm，多已破碎。表面棕色或棕褐色。种鳞背面先端宽厚隆起，鳞脐钝尖，基部有残存的果柄或果柄痕。质硬。有松脂特异香气，味微苦、涩。

松花粉：本品为淡黄色的细粉。在显微镜下观察，花粉粒椭圆形，长45～55 μm，直径29～40 μm，表面光滑，两侧各有一膨大的气囊，气囊壁有明显的网状纹理，网眼多角形。体质轻飘，易飞扬，手捻有滑润感，不沉于水。气微香，味有油腻感。以黄色、细腻、无杂质、流动性较强者为佳。

松香：本品为透明或半透明的不规则块状物，大小不等，颜色由浅黄色至深棕色。常温时质较脆，破碎面平滑，有玻璃样光泽，气微弱。遇热先变软，后融化，燃烧产生黄棕色浓烟。不溶于水，部分溶于石油醚，易溶于乙醇、乙醚、苯、氯仿及乙酸乙酯等溶剂。

| 功能主治 | **中药** 松节：苦，温。归肝经。祛风燥湿，止痛。用于风寒湿痹，历节风痛，脚痹痿软，跌打伤痛。

松叶：苦，温。祛风燥湿，杀虫止痒，活血安神。用于流行性感冒，风湿痿痹，跌打损伤，夜盲症，失眠，湿疮，疥癣，冻疮。

松球：甘、苦，温。归肺、大肠经。祛风除痹，化痰止咳平喘，利尿，通便。用于风寒湿痹，白癜风，慢性支气管炎，淋浊，便秘，痔疮。

松花粉：甘，温。归肝、脾经。祛风益气，收湿，止血。用于眩晕，中虚胃痛，久痢，诸疮湿烂，创伤出血。

松香：苦、甘，温。归肝、脾经。祛风燥湿，排脓拔毒，生肌止痛。用于痈疽恶疮，瘰疬，瘘证，疥癣，白秃，疠风，痹证，金疮，扭伤，妇女带下，血栓闭塞性脉管炎。

蒙药　海拉尔－那日苏：节，甘、苦，温、燥、糙、腻。祛巴达干赫依，燥寒性"协日乌素"，消肿，止痛。树脂，甘、苦，温。燥"协日乌素"，止痛。用于关节疼痛、屈伸不利，寒性"协日乌素"病，白癜风，疮疡，湿疹，浮肿。

| **用法用量** | **中药**　松节、松叶、松球：内服煎汤，10 ~ 15 g；或浸酒服。外用适量。

松花粉：内服煎汤，3 ~ 6 g。外用适量。

松香：外用适量，研末调敷；或擦患处。

蒙药　海拉尔－那日苏：多配方用。

松科 Pinaceae 松属 Pinus

油松

Pinus tabulaeformis Carr.

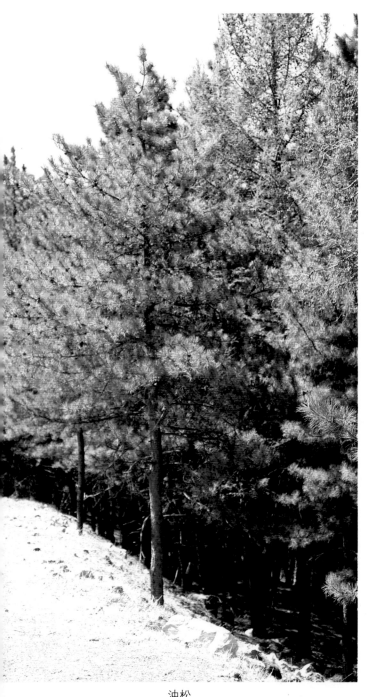

油松

| 植物别名 |

短叶松、红皮松、短叶马尾松。

| 蒙 文 名 |

那日苏。

| 药 材 名 |

中药 松节（药用部位：节）、松叶（药用部位：叶）、松球（药用部位：球果）、松花粉（药用部位：花粉）、松香（药材来源：树脂）。

蒙药 海拉尔－那日苏（药材来源：节、树脂）。

| 形态特征 |

乔木，高达 25 m，胸径可超过 1 m。树皮灰褐色或褐灰色，裂成不规则较厚的鳞状块片，裂缝及上部树皮红褐色；枝平展或向下斜展，老树树冠平顶，小枝较粗，褐黄色，无毛，幼时微被白粉；冬芽矩圆形，先端尖，微具树脂，芽鳞红褐色，边缘有丝状缺裂。针叶 2 针 1 束，深绿色，边缘有细锯齿，两面具气孔线。雄球花圆柱形，在新枝下部聚生成穗状。球果卵形或圆卵形，常宿存树上近数年之久；中部种鳞近矩圆状倒卵形，

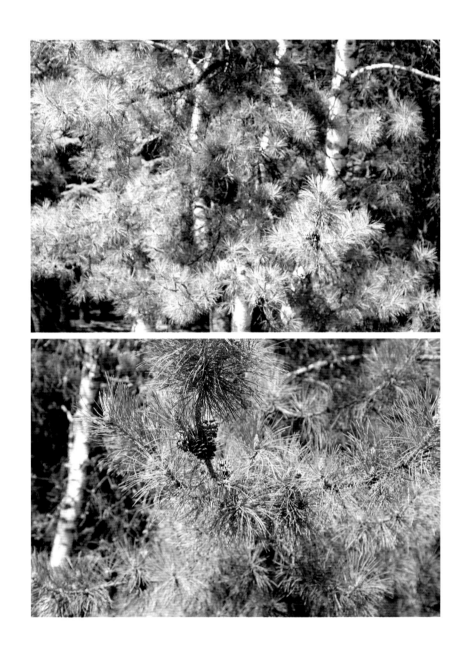

鳞盾肥厚、隆起或微隆起，扁菱形或菱状多角形，横脊显著，鳞脐凸起有尖刺；种子卵圆形或长卵圆形，淡褐色，有斑纹，连翅长 1.5 ～ 1.8 cm；子叶 8 ～ 12；初生叶窄条形，长约 4.5 cm，先端尖，边缘有细锯齿。花期 4 ～ 5 月，球果翌年 10 月成熟。

| **生境分布** | 生于土层深厚、排水良好的酸性、中性或钙质黄土中。分布于内蒙古呼伦贝尔市（扎兰屯市）、兴安盟（乌兰浩特市、突泉县、科尔沁右翼前旗）、赤峰市（巴林左旗、敖汉旗）、锡林郭勒盟（西乌珠穆沁旗）、巴彦淖尔市（临河区、磴口县、乌拉特中旗）、乌兰察布市（集宁区、凉城县、商都县、兴和县、丰镇市）、

呼和浩特市（清水河县、土默特左旗）、包头市（九原区、青山区、昆都仑区、石拐区）、鄂尔多斯市（准格尔旗、东胜区、康巴什区、鄂托克旗、达拉特旗、乌审旗）。

| **资源情况** | 野生资源丰富，栽培资源丰富。药材来源于野生和栽培。

| **采收加工** | **中药** 松节：多于采伐时或木器厂加工时锯取，经过选择修整，晒干或阴干。

松叶：全年均可采收，以腊月采者最好，采后晒干。

松球：春末夏初采集，鲜用或干燥。

松花粉：1 ~ 3 月开花时，将雄球花摘下，晒干，搓下花粉，除去杂质。

松香：夏季在松树上用刀挖成 V 形或螺旋纹槽，使边材部的油树脂自伤口流出，收集后，加水蒸馏，使松节油馏出，取剩下的残渣，冷却凝固。

| **药材性状** | **中药** 松节：本品呈扁圆节段状或不规则的片状或块状，长短、粗细不一。表面黄棕色、灰棕色或红棕色，稍粗糙，有时带棕色至黑棕色油脂斑，或有残存的栓皮。质坚硬而重，横断面木部淡棕色，心材色稍深，可见同心环纹，有时可见散在的棕色小孔状树脂道，显油性，髓部小，淡黄棕色，纵断面纹理直或斜，不均匀。有松节油香气，味微苦、辛。以体大、色红棕、油性足者为佳。

松叶：本品呈针状，长 6 ~ 18 cm，直径约 0.1 cm，2 针 1 束，基部有长约 0.5 cm 的鞘。叶深绿色或枯绿色，表面光滑，中央有 1 细沟。质脆。气微香，味微苦、涩。

松球：本品呈类球形或卵圆形，由木质化螺旋状排列的种鳞组成，直径 4 ~ 6 cm，多已破碎。表面棕色或棕褐色。种鳞背面先端宽厚隆起，鳞脐钝尖，基部有残存的果柄或果柄痕。质硬。有松脂特异香气，味微苦、涩。

松花粉：本品为淡黄色的细粉。在显微镜下观察，花粉粒椭圆形，长 45 ~ 55 μm，直径 29 ~ 40 μm，表面光滑，两侧各有一膨大的气囊，气囊壁有明显的网状纹理，网眼多角形。体质轻飘，易飞扬，手捻有滑润感，不沉于水。气微香，味有油腻感。以黄色、细腻、无杂质、流动性较强者为佳。

松香：本品为透明或半透明的不规则块状物，大小不等，颜色由浅黄色至深棕色。常温时质较脆，破碎面平滑，有玻璃样光泽，气微弱。遇热先变软，后融化，燃烧产生黄棕色浓烟。不溶于水，部分溶于石油醚，易溶于乙醇、乙醚、苯、氯仿及乙酸乙酯等溶剂。

| **功能主治** | **中药** 松节：苦，温。归肝经。祛风燥湿，止痛。用于风寒湿痹，历节风痛，脚痹痿软，跌打伤痛。

松叶：苦，温。祛风燥湿，杀虫止痒，活血安神。用于流行性感冒，风湿痿痹，跌打损伤，夜盲症，失眠，湿疮，疥癣，冻疮。

松球：甘、苦，温。归肺、大肠经。祛风除痹，化痰止咳平喘，利尿，通便。用于风寒湿痹，白癜风，慢性支气管炎，淋浊，便秘，痔疮。

松花粉：甘，温。归肝、脾经。祛风益气，收湿，止血。用于眩晕，中虚胃痛，久痢，诸疮湿烂，创伤出血。

松香：苦、甘，温。归肝、脾经。祛风燥湿，排脓拔毒，生肌止痛。用于痈疽恶疮，瘰疬，瘘证，疥癣，白秃，疠风，痹证，金疮，扭伤，妇女带下，血栓闭塞性脉管炎。

蒙药 海拉尔－那日苏：节，甘、苦，温、燥、糙、腻。祛巴达干赫依，燥寒性"协日乌素"，消肿，止痛。树脂，甘、苦，温。燥"协日乌素"，止痛。用于关节疼痛、屈伸不利，寒性"协日乌素"病，白癜风，疮疡，湿疹，浮肿。

| **用法用量** | **中药** 松节、松叶、松球：内服煎汤，10 ~ 15 g；或浸酒服。外用适量。

松花粉：内服煎汤，3 ~ 6 g。外用适量。

松香：外用适量，研末调敷；或擦患处。

蒙药 海拉尔－那日苏：多配方用。

柏科 Cupressaceae 侧柏属 Platycladus

侧柏
Platycladus orientalis (L.) Franco

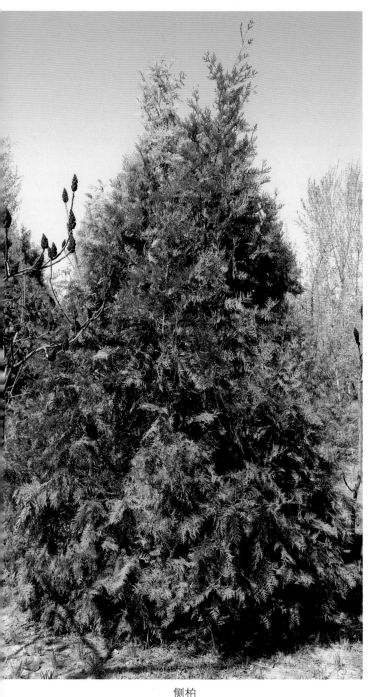

侧柏

| 植物别名 |

黄柏、香柏、扁柏。

| 蒙 文 名 |

哈布他盖 – 阿日查。

| 药 材 名 |

中药 柏子仁（药用部位：种子。别名：柏实、柏子、柏仁）、侧柏叶（药用部位：枝叶。别名：柏叶、扁柏叶、丛柏叶）。
蒙药 阿日查（药用部位：枝叶）。

| 形态特征 |

常绿乔木或灌木，高达 20 m，胸径 1 m。树冠圆锥形；树皮薄，浅灰褐色，纵裂成条片；生鳞叶的小枝细，向上直展或斜展，扁平，排成一平面。叶鳞形，长 1 ~ 3 mm，先端微钝。雄球花黄色，卵圆形，长约 2 mm；雌球花近球形，直径约 2 mm，蓝绿色，被白粉。球果近卵圆形，成熟前近肉质，蓝绿色，被白粉，成熟后木质，开裂，红褐色；中间 2 对种鳞倒卵形或椭圆形，鳞背先端的下方有一向外弯曲的尖头，上部 1 对种鳞窄长，近柱状，先端有向上的尖头，下部 1 对种鳞极小，长达 13 mm，稀退化而不显著；

种子卵圆形或近椭圆形，先端微尖，灰褐色或紫褐色，长 6 ~ 8 mm，稍有棱脊，无翅或有极窄的翅。花期 3 ~ 4 月，球果 10 月成熟。

| **生境分布** | 生于海拔 1 700 m 以下的向阳干山坡、岩缝中。分布于内蒙古通辽市（科尔沁区、科尔沁左翼中旗、扎鲁特旗、开鲁县）、兴安盟（乌兰浩特市、突泉县、科尔沁右翼前旗）、赤峰市（巴林左旗、宁城县、翁牛特旗）、锡林郭勒盟（阿巴嘎旗）、乌兰察布市（凉城县）、呼和浩特市（土默特左旗、武川县、托克托县）、包头市（九原区、青山区、昆都仑区、东河区、白云鄂博矿区、固阳县）、鄂尔多斯市（鄂托克前旗、鄂托克旗、达拉特旗、准格尔旗、康巴什区、杭锦旗）、巴彦淖尔市（乌拉特中旗、乌拉特后旗、临河区、磴口县、杭锦后旗）、乌海市（海勃湾区、海南区）。

| **资源情况** | 野生资源丰富，栽培资源丰富。药材来源于野生和栽培。

| **采收加工** | **中药** 柏子仁：秋、冬季采收，晒干，除去种皮，收集种仁。
侧柏叶：夏、秋季采收，阴干。

| **药材性状** | **中药** 柏子仁：本品呈长卵形或长椭圆形，长 0.3 ~ 0.7 cm，直径 0.1 ~ 0.3 cm。新货黄白色或淡黄色，陈货黄棕色，并有油点渗出。种仁外面常包有薄膜质种皮，先端略尖，圆三棱形，基部钝圆。质软，油润，断面黄白色，胚乳较多，子叶 2，均含丰富的油质。气微香，味淡而有油腻感。
侧柏叶：本品多分枝，小枝扁平。叶细小，鳞片状，交互对生，贴伏于枝上，深绿色或黄绿色。质脆，易折断。气清香，味苦、涩、微辛。

| **功能主治** | **中药** 柏子仁：甘，平。归心、肾、大肠经。养心安神，润肠通便。用于阴血不足，虚烦失眠，心悸怔忡，肠燥便秘，阴虚盗汗。
侧柏叶：苦、涩，寒。归肺、肝、脾经。凉血止血，化痰止咳。用于血热吐血、衄血、尿血、血痢等出血证，肺热咳嗽，血热脱发，须发早白等。
蒙药 阿日查：清热利尿，止血，消肿，治伤，祛黄水。用于肾、膀胱热，尿闭，"发症"，风湿性关节炎，痛风，游痛症。

| **用法用量** | **中药** 柏子仁：内服煎汤，3 ~ 9 g。大便溏者宜用柏子仁霜代替柏子仁。
侧柏叶：内服煎汤，6 ~ 15 g；或入丸、散剂。外用适量，煎汤洗；或捣敷；或研末调敷。
蒙药 阿日查：多配方用。外用作药浴。

柏科 Cupressaceae 圆柏属 Sabina

兴安圆柏 *Sabina davurica* (Pall.) Ant.

| 植物别名 | 兴安桧。

| 蒙 文 名 | 兴安 - 乌和日 - 阿日查。

| 药 材 名 | **中药** 兴安圆柏（药用部位：枝叶）。
　　　　　　蒙药 杭根 - 乌和日 - 阿日查（药用部位：叶）。

| 形态特征 | 匍匐灌木。枝皮紫褐色，裂成薄片剥落。叶二型，刺叶常出现在壮龄及老龄植株上，壮龄植株上的刺叶多于鳞叶，交叉对生，排列疏松，窄披针形或条状披针形，长 3 ~ 6 mm，先端渐尖，上面凹陷，有宽白粉带，下面拱圆，有钝脊，近基部有腺体；鳞叶交叉对生，排列紧密，菱状卵形或斜方形，长 1 ~ 3 mm，先端急尖、渐尖或

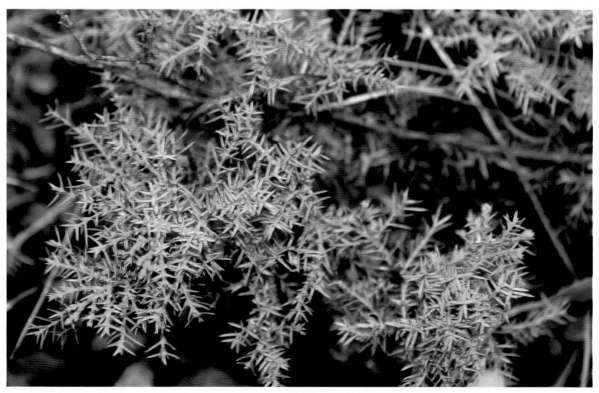

兴安圆柏

钝，叶背中部有椭圆形或矩圆形腺体。雄球花卵圆形或近矩圆形，雄蕊 6 ~ 9 对；雌球花与球果着生于向下弯曲的小枝先端。球果常呈不规则球形，较宽，长 4 ~ 6 mm，直径 6 ~ 8 mm，成熟时暗褐色至蓝紫色，被白粉，内有 1 ~ 4 种子；种子卵圆形，扁，先端急尖，有不明显的棱脊。花期 6 月，球果翌年 8 月成熟。

| 生境分布 | 生于多石山地、山峰岩缝中或沙丘。分布于内蒙古呼伦贝尔市（鄂伦春自治旗、牙克石市、根河市）。

| 资源情况 | 野生资源一般。药材来源于野生。

| 采收加工 | **中药** 兴安圆柏：全年均可采收，洗净，晒干。

| 功能主治 | **中药** 兴安圆柏：辛，温。发汗，利尿。用于风湿痹痛，小便不利。
蒙药 杭根 – 乌和日 – 阿日查：苦、涩，糙、轻、钝、凉。清热，止血，利尿，燥"协日乌素"，愈伤，消肿。用于肾脏损伤，尿血，膀胱热，尿闭，浮肿，"发症"，痛风，游痛症，"协日乌素"病，创伤。

| 用法用量 | **中药** 兴安圆柏：内服煎汤，6 ~ 12 g。
蒙药 杭根 – 乌和日 – 阿日查：内服多配方用。外用作药浴。

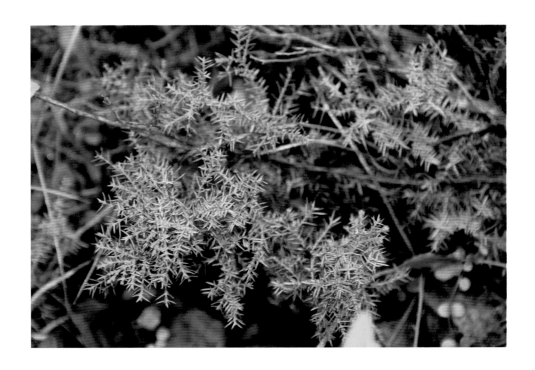

柏科 Cupressaceae 圆柏属 Sabina

叉子圆柏 *Sabina vulgaris* Ant.

| **植物别名** | 新疆圆柏、天山圆柏、双子柏。

| **蒙文名** | 好宁－阿日查。

| **药材名** | **中药** 叉子圆柏（药用部位：枝叶）。
　　　　　　 蒙药 伊曼－阿日查（药用部位：叶）。

| **形态特征** | 匍匐灌木，高不及 1 m，稀灌木或小乔木。枝密，斜上伸展，枝皮灰褐色，裂成薄片脱落；一年生枝的分枝皆为圆柱形，直径约 1 mm。叶二型，刺叶常生于幼树上，常交互对生或兼有 3 叶交叉轮生，排列较密，向上斜展，先端刺尖；鳞叶交互对生，排列紧密或稍疏，斜方形或菱状卵形，先端微钝或急尖，背面中部有明显的

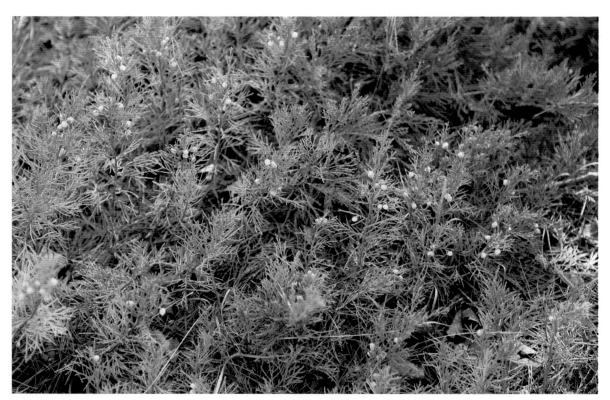

叉子圆柏

椭圆形或卵形腺体。雌雄异株,稀同株;雄球花椭圆形或矩圆形,雄蕊 5 ~ 7 对,各具 2 ~ 4 花药,药隔钝三角形;雌球花曲垂或初期直立而随后俯垂。球果生于向下弯曲的小枝先端,具 1 ~ 4(~ 5)种子,多为 2 ~ 3,形状各式,多为倒三角状球形;种子常为卵圆形,微扁,长 4 ~ 5 mm,先端钝或微尖,有纵脊与树脂槽。花期 5 月,球果翌年 10 月成熟。

| 生境分布 | 多生于海拔 1 100 ~ 2 800 m 的多石山坡。分布于内蒙古通辽市(科尔沁区、开鲁县)、兴安盟(科尔沁右翼中旗)、锡林郭勒盟(锡林浩特市、苏尼特左旗、二连浩特市、西乌珠穆沁旗)、乌兰察布市(集宁区、商都县、察哈尔右翼前旗)、呼和浩特市(清水河县)、包头市(九原区、青山区、昆都仑区、东河区、固阳县)、鄂尔多斯市(准格尔旗、鄂托克前旗、达拉特旗、康巴什区、杭锦旗)、巴彦淖尔市(磴口县、杭锦后旗、乌拉特中旗、乌拉特后旗、临河区)、乌海市、阿拉善盟(阿拉善左旗)。

| 资源情况 | 野生资源一般,栽培资源丰富。药材来源于野生和栽培。

| 采收加工 | **中药** 叉子圆柏:全年均可采收,鲜用或晒干。

| 功能主治 | **中药** 叉子圆柏:苦、辛,温;有毒。归肺经。祛风散寒,活血解毒。用于风寒感冒,风湿关节痛,荨麻疹,肿毒初起。

蒙药 伊曼 – 阿日查:清热利尿,止血,消肿,治伤,祛黄水。用于肾、膀胱热,尿闭,"发症",痛风,游痛症,"协日乌素"病,创伤等。

| 用法用量 | **中药** 叉子圆柏:内服煎汤,10 ~ 15 g。外用适量,煎汤洗;或燃烧取烟熏烤患处。

蒙药 伊曼 – 阿日查:多配方用。外用作药浴。

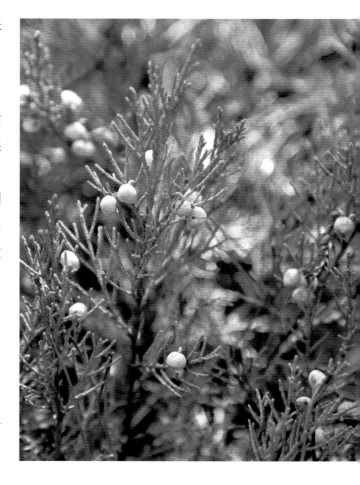

柏科 Cupressaceae 圆柏属 Sabina

圆柏 *Sabina chinensis* (Linn.) Ant.

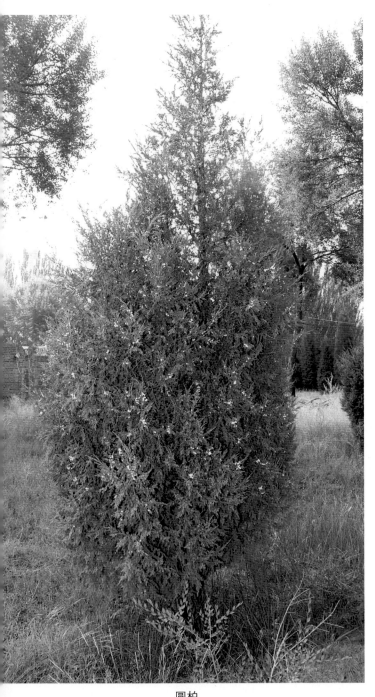

圆柏

| 植物别名 |

桧柏。

| 蒙 文 名 |

乌和日－阿日查。

| 药 材 名 |

中药 圆柏（药用部位：枝、叶）。

蒙药 乌和日－阿日查（药用部位：叶）。

| 形态特征 |

乔木，高达 20 m，胸径达 3.5 m。树皮深灰色，纵裂，呈条片状开裂；树皮灰褐色，纵裂，裂成不规则的薄片脱落；小枝通常直或稍呈弧状弯曲，生鳞叶的小枝近圆柱形或近四棱形，直径 1 ~ 1.2 mm。叶二型，即刺叶及鳞叶；刺叶生于幼树之上，老龄树则全为鳞叶，壮龄树兼有刺叶与鳞叶；刺叶 3 叶交互轮生，斜展，疏松，披针形，先端渐尖，上面微凹，有 2 白粉带。雌雄异株，稀同株；雄球花黄色，椭圆形，长 2.5 ~ 3.5 mm，雄蕊 5 ~ 7 对，常有 3 ~ 4 花药。球果近圆球形，有 1 ~ 4 种子；种子卵圆形，扁，先端钝，有棱脊及少数树脂槽；子叶 2，出土，条形，长 1.3 ~ 1.5 cm，宽约 1 mm，先端锐尖，下面有 2 白色气孔带，上面则不明显。花期 5 月，球果翌年 10 月成熟。

| **生境分布** | 生于海拔 1 300 m 以下的山坡丛林中。分布于内蒙古兴安盟（乌兰浩特市、突泉县、科尔沁右翼前旗）、通辽市（科尔沁区、奈曼旗、霍林郭勒市、开鲁县）、赤峰市（红山区）、锡林郭勒盟（锡林浩特市）、乌兰察布市（商都县）、呼和浩特市（玉泉区、清水河县、托克托县）、包头市（九原区、青山区、昆都仑区、东河区、固阳县）、鄂尔多斯市（准格尔旗、达拉特旗、杭锦旗、鄂托克前旗、鄂托克旗）、巴彦淖尔市（临河区、磴口县、杭锦后旗、乌拉特中旗）、乌海市。

| **资源情况** | 野生资源丰富，栽培资源丰富。药材来源于野生和栽培。

| **采收加工** | **中药** 圆柏：全年均可采收，鲜用或晒干。

| **功能主治** | **中药** 圆柏：苦、辛，温；有毒。归肺经。祛风散寒，活血解毒。用于风寒感冒，风湿关节痛，荨麻疹，肿毒初起。

蒙药 乌和日 - 阿日查：清热利尿，止血，消肿，治伤，祛黄水。用于肾、膀胱热，尿闭，"发症"，痛风，游痛症，"协日乌素"病，创伤等。

| **用法用量** | **中药** 圆柏：内服煎汤，10 ~ 15 g。外用适量，煎汤洗；或燃烧取烟熏烤患处。

蒙药 乌和日 - 阿日查：多配方用。外用作药浴。

| **附 注** | 本种为喜光树种，较耐阴，喜温凉、温暖气候及湿润土壤。

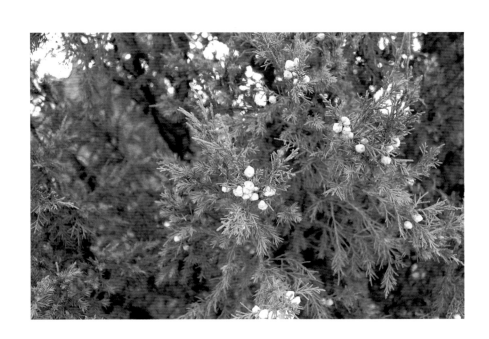

柏科 Cupressaceae 刺柏属 Juniperus

杜松

Juniperus rigida Sieb. et Zucc.

| **植物别名** | 刚桧、崩松、棒儿松。

| **蒙 文 名** | 乌日格苏图－阿日查。

| **药 材 名** | **中药** 杜松（药用部位：果实）。
蒙药 乌日格苏图－阿日查（药用部位：枝叶）。

| **形态特征** | 小乔木或灌木，高达 11 m。树冠塔形或圆柱形；树皮褐灰色，纵裂成条片状脱落；小枝下垂或直立，幼枝三棱形，无毛。刺叶 3 叶轮生，条状刺形，质厚，挺直，长 12 ~ 22 mm，宽约 1.2 mm，上部渐窄，先端锐尖，上面凹成深槽，白粉带位于凹槽之中，较绿色边带窄，下面有明显的纵脊，横断面呈"V"状。雌雄异株；雄球花着生于一年生枝的叶腋，椭圆形，黄褐色；雌球花亦腋生于一年生

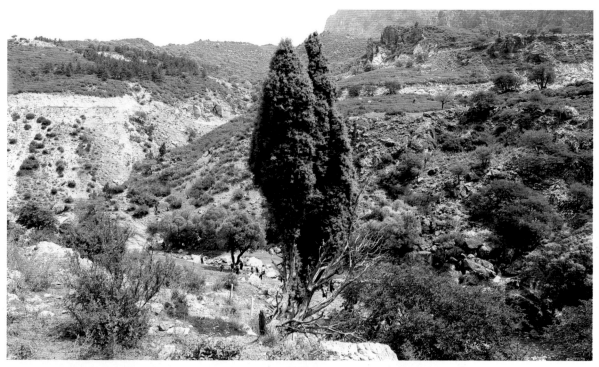

杜松

枝的叶腋，球形，绿色或褐色。球果圆球形，直径 6 ~ 8 mm，成熟前紫褐色，成熟时淡褐黑色或蓝黑色，被白粉，内有 2 ~ 3 种子；种子近卵圆形，先端尖，有 4 钝棱，具树脂槽。花期 5 月，球果翌年 10 月成熟。

| 生境分布 | 生于阔叶林区和草原区海拔 1 400 ~ 2 200 m 的山地阳坡或半阳坡、干燥岩石裸露山顶或山坡的石缝中。分布于内蒙古呼伦贝尔市（扎兰屯市）、兴安盟（科尔沁右翼前旗、科尔沁右翼中旗、乌兰浩特市、突泉县）、赤峰市（巴林左旗、巴林右旗）、锡林郭勒盟（苏尼特左旗、镶黄旗）、乌兰察布市（化德县、商都县）、呼和浩特市（清水河县）、包头市（青山区、昆都仑区）、鄂尔多斯市（准格尔旗、杭锦旗）、巴彦淖尔市（临河区、乌拉特中旗）、乌海市。

| 资源情况 | 野生资源丰富，栽培资源丰富。药材来源于野生和栽培。

| 采收加工 | **中药** 杜松：秋季采收果实，晒干。
蒙药 乌日格苏图 – 阿日查：夏、秋季采收枝叶，晒干。

| 功能主治 | **中药** 杜松：辛，温。发汗，利尿，镇痛。用于主治风湿关节痛，小便淋沥涩痛，布鲁氏菌病等。
蒙药 乌日格苏图 – 阿日查：苦、涩，糙、轻、钝、凉。清热，利尿，燥"协日乌素"，愈伤，止血。用于肾脏损伤，尿血，膀胱热，尿闭，浮肿，"发症"，痛风，游痛症，"协日乌素"病，创伤等。

| 用法用量 | **中药** 杜松：内服煎汤，1 ~ 3 g。外用适量，捣敷。
蒙药 乌日格苏图 – 阿日查：多配方用。外用作药浴。

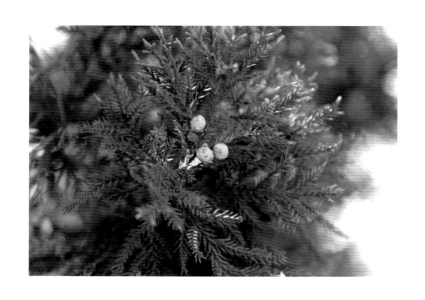

柏科 Cupressaceae 刺柏属 Juniperus

西伯利亚刺柏 Juniperus sibirica Burgsd.

| **植物别名** | 高山桧、山桧。

| **蒙文名** | 西伯日－乌日格苏图－阿日查。

| **药材名** | **中药** 西伯利亚刺柏（药用部位：果实）。
蒙药 西伯日－阿日查（药用部位：枝叶）。

| **形态特征** | 匍匐灌木，高 30 ～ 70 cm。枝皮灰色，小枝密，粗壮，直径约 2 mm。刺叶 3 叶轮生，斜伸，通常稍呈镰状弯曲，披针形或椭圆状披针形，先端急尖或上部渐窄成锐尖头，长 7 ～ 10 mm，宽 1 ～ 1.5 mm，上面稍凹，中间有 1 较绿色边带宽的白粉带，间或中下部有微明显的绿色中脉，下面具棱脊。球果圆球形或近球形，直径 5 ～ 7 mm，成熟时褐黑色，被白粉，通常有 3 种子，间或 1 ～ 2；

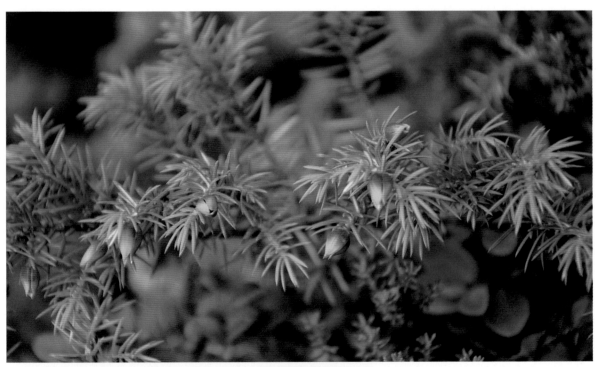

西伯利亚刺柏

种子卵圆形，先端尖，有棱角，长约 5 mm。花期 6 月，球果翌年 8 月成熟。

| 生境分布 | 生于海拔 600 ～ 1 700 m 的针叶林区干燥石砾质山地或疏林下。分布于内蒙古呼伦贝尔市（根河市）。

| 资源情况 | 野生资源一般。药材来源于野生。

| 采收加工 | **中药** 西伯利亚刺柏：秋季采收果实，晒干。
蒙药 西伯日－阿日查：夏、秋季采收枝叶，晒干。

| 功能主治 | **中药** 西伯利亚刺柏：辛，温。发汗，利尿，镇痛。用于风湿关节痛，小便淋沥涩痛，布鲁氏菌病等。
蒙药 西伯日－阿日查：用于肾脏损伤，尿血，膀胱热，尿闭，浮肿，"发症"，痛风，游痛症，"协日乌素"病，创伤等。

| 用法用量 | **中药** 西伯利亚刺柏：内服煎汤，1 ～ 3 g。外用适量，捣敷。
蒙药 西伯日－阿日查：多配方用。外用作药浴。

| 麻黄科 | Ephedraceae | 麻黄属 | *Ephedra*

膜果麻黄
Ephedra przewalskii Stapf

| **植物别名** | 勃氏麻黄。

| **蒙 文 名** | 希日－哲格日根讷。

| **药 材 名** | 膜果麻黄（药用部位：茎枝）。

| **形态特征** | 灌木，高 50 ～ 240 cm。木质茎明显，茎皮灰黄色或灰白色，细纤维状，纵裂成窄椭圆形网眼。叶通常 3 裂并有少数 2 裂混生，下部 1/2 ～ 2/3 合生，裂片三角形或长三角形，先端急尖或具渐尖的尖头。球花通常无梗，常多数密集成团状的复穗花序，对生或轮生于节上；雄球花淡褐色或褐黄色，近圆球形，雄蕊 7 ～ 8，花丝大部分合生，先端分离，花药有短梗；雌球花淡绿褐色或淡红褐色，近

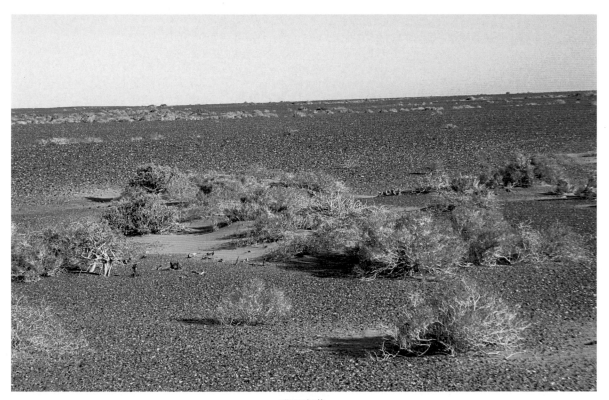

膜果麻黄

圆球形，苞片 4 ~ 5 轮，每轮 3，稀 2 对生，胚珠窄卵圆形，先端 1/4 处常窄缩成颈状，珠被管长 1.5 ~ 2 mm，伸出苞片外，直立、弯曲或卷曲，裂口约占全长的 1/2。种子通常 3，稀 2，包于干燥膜质苞片内，暗褐红色，长卵圆形，先端细窄成尖突状，表面常有细密纵皱纹。

| **生境分布** | 分布于内蒙古鄂尔多斯市（鄂托克旗）、巴彦淖尔市（乌拉特后旗）、阿拉善盟。

| **资源情况** | 野生资源较少。药材来源于野生。

| **采收加工** | 秋季采收，除去杂质，阴干，切段。

| **功能主治** | 辛、微苦，温。发汗散寒，宣肺平喘，利水。用于风寒感冒，胸闷喘咳，水肿。

| **用法用量** | 内服煎汤，1.5 ~ 6 g；或入丸、散剂。

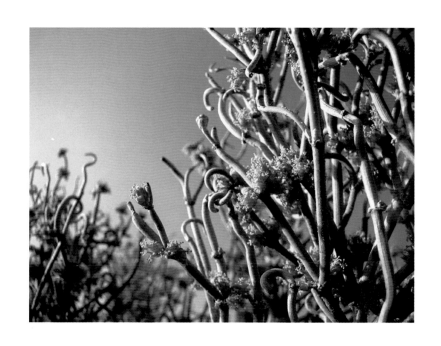

麻黄科 Ephedraceae 麻黄属 *Ephedra*

中麻黄
Ephedra intermedia Schrenk ex Mey.

| 蒙 文 名 | 查干－哲格日根讷。

| 药 材 名 | **中药** 麻黄（药用部位：草质茎。别名：龙沙、狗骨、卑相）、麻黄根（药用部位：根及根茎。别名：色道麻、结力根）。
蒙药 哲日根（药用部位：草质茎）。

| 形态特征 | 灌木，高20～50（～100）cm。木质茎短粗，灰黄褐色，直立或匍匐斜上，基部多分枝，茎皮干裂后显细纵纤维；小枝直立或稍弯曲，灰绿色或灰淡绿色。叶3裂及2裂混生，裂片呈钝三角形或呈先端具长尖头的三角形，长1～2mm，中部淡褐色，具膜质边缘，鞘长2～3mm。雄球花常数个（稀2～3）于节上密集成团状，几无梗，苞片5～7对交叉对生或5～7轮（每轮3），雄蕊5～8，花丝全

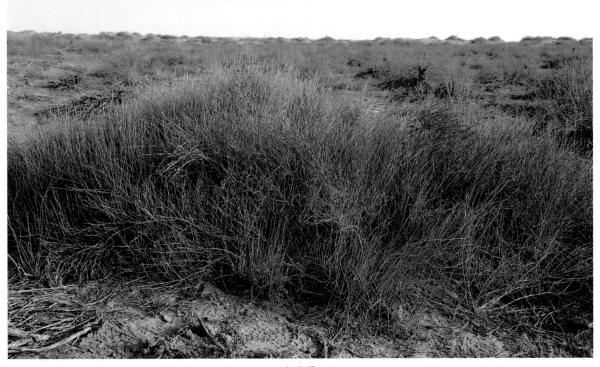

中麻黄

合生，花药无梗；雌球花 2 ~ 3 生于节上，具短梗，梗长 1.5 mm，由 3 ~ 5 轮（每轮 3）或 3 ~ 5 对交叉对生的苞片组成，基部合生，具窄膜质边缘，最上 1 轮或 1 对苞片有 2 ~ 3 雌花；珠被管长达 3 mm，螺旋状弯曲。雌球花成熟时苞片肉质，红色，椭圆形、卵圆形或矩圆状卵圆形。种子通常 3（稀 2），包于红色肉质苞片内，不外露，卵圆形或长卵圆形。花期 5 ~ 6 月，种子 7 ~ 8 月成熟。

| 生境分布 | 生于海拔数百米至 2000 多米的干旱荒漠、沙滩地区及干旱的山坡或草地上。分布于内蒙古通辽市（扎鲁特旗）、赤峰市（元宝山区、喀喇沁旗、克什克腾旗）、锡林郭勒盟（东乌珠穆沁旗）、呼和浩特市（赛罕区、回民区）、鄂尔多斯市（杭锦旗）、阿拉善盟（阿拉善右旗）。

| 资源情况 | 野生资源丰富。药材来源于野生。

| 采收加工 | **中药** 麻黄：秋季采收，晒干，除去木质茎、残根及杂质，切段。
麻黄根：立秋后采挖，除去须根及茎苗，晒干。
蒙药 哲日根：同"麻黄"。

| 药材性状 | **中药** 麻黄：本品多分枝，直径 1.5 ~ 3 mm，具 18 ~ 28 棱线，有粗糙感，节间长 2 ~ 6 cm，膜质鳞叶长 2 ~ 3 mm，裂片 3（稀 2），先端锐尖。断面髓部呈三角状圆形。
麻黄根：本品多呈圆柱形，略弯曲，长 8 ~ 25 cm，直径 0.5 ~ 1.5 cm。表面均呈红棕色或灰棕色，有纵皱纹及支根痕，外皮粗糙，易成片状剥落；上端较粗，偶有膨大的根头，下部较细，常扭曲。根茎粗细均匀，具凸起的节，节间长 0.7 ~ 2 cm。体轻，质硬脆，易折断，断面皮部黄白色，木部淡黄色或黄色，射线放射状排列，根茎中部有髓。无臭，味微苦。

| 功能主治 | **中药** 麻黄：辛、微苦，温。归肺、膀胱经。发汗解表，宣肺平喘，利水消肿。用于风寒感冒，咳嗽气喘，风水水肿。
麻黄根：甘、微涩，平。归肺经。固表止汗。用于自汗，盗汗。
蒙药 哲日根：苦、淡、涩，钝、燥、轻、糙、寒。清肝，止血，破痞，消肿，愈伤，发汗。用于肝损伤，肝、脾热，鼻衄，子宫出血，咯血，吐血，便血，创伤出血，伤热，劳热，搏热，希日热，痞症，新久热。

| 用法用量 | **中药** 麻黄：内服煎汤，1.5 ~ 10 g；或入丸、散剂。外用，研末嗜鼻；或研末敷。
麻黄根：内服煎汤，3 ~ 10 g；或入丸、散剂。外用，研末扑。
蒙药 哲日根：多配方用。外用作药浴。

麻黄科 Ephedraceae 麻黄属 Ephedra

木贼麻黄

Ephedra equisetina Bge.

| 植物别名 | 山麻黄。

| 蒙 文 名 | 哈日－哲格日根讷。

| 药 材 名 | **中药** 麻黄（药用部位：草质茎。别名：龙沙、狗骨、卑相）、麻黄根（药用部位：根及根茎。别名：色道麻、结力根）。
蒙药 哲日根（药用部位：草质茎）。

| 形态特征 | 直立灌木，高达 1 m。木质茎粗长，直立，稀部分匍匐状；小枝细，节间短，纵槽纹细浅不明显，常被白粉，呈蓝绿色或灰绿色。叶 2 裂，褐色，大部分合生，上部约 1/4 分离，裂片短三角形，先端钝，叶鞘长 1.8 ~ 2 mm，节间长 1.5 ~ 3 cm。雄球花单生或 3 ~ 4 集生于节上，无梗或开花时有短梗，苞片 3 ~ 4 对，基部约 1/3 合生，假花被近圆形，雄蕊 6 ~ 8，花丝全部合生，微外露，花药 2 室，稀 3

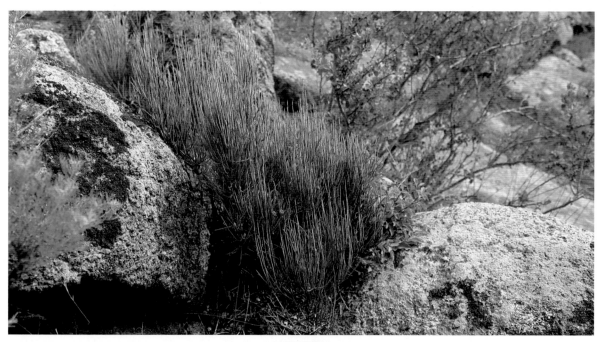

木贼麻黄

室；雌球花常 2 对生于节上，窄卵圆形或窄菱形，苞片 3 对，菱形或卵状菱形，最上 1 对苞片约 2/3 合生，雌花 1 ~ 2，珠被管长达 2 mm，稍弯曲。种子通常 1，窄长卵圆形，先端窄缩成颈柱状，基部渐窄圆，具明显的点状种脐与种阜。花期 6 ~ 7 月，种子 8 ~ 9 月成熟。

| 生境分布 | 生于干旱与半干旱地区的山顶、山谷、沙地及石砬子上。分布于内蒙古通辽市（开鲁县）、锡林郭勒盟（苏尼特左旗）、乌兰察布市（集宁区、商都县、察哈尔右翼后旗、察哈尔右翼中旗）、呼和浩特市（清水河县、和林格尔县）、包头市（固阳县、土默特右旗）、鄂尔多斯市（鄂托克旗、乌审旗）、巴彦淖尔市（磴口县、乌拉特中旗、乌拉特前旗）、阿拉善盟（阿拉善右旗、阿拉善左旗）。

| 资源情况 | 野生资源丰富。药材来源于野生。

| 采收加工 | **中药** 麻黄：秋季采收，晒干，除去木质茎、残根及杂质，切段。
麻黄根：立秋后采挖，除去须根及茎苗，晒干。
蒙药 哲日根：同"麻黄"。

| 药材性状 | **中药** 麻黄：本品较多分枝，直径 1 ~ 1.5 mm，无粗糙感。节间长 1.5 ~ 3 cm，膜质鳞叶长 1 ~ 2 mm；裂片 2（稀 3），上部为短三角形，灰白色，先端多不反曲，基部棕红色至棕黑色。
麻黄根：本品多呈圆柱形，略弯曲，长 8 ~ 25 cm，直径 0.5 ~ 1.5 cm。表面均呈红棕色或灰棕色，有纵皱纹及支根痕，外皮粗糙，易成片状剥落；上端较粗，偶有膨大的根头，下部较细，常扭曲。根茎粗细均匀，具凸起的节，节间长 0.7 ~ 2 cm。体轻，质硬脆，易折断，断面皮部黄白色，木部淡黄色或黄色，射线放射状排列，根茎中部有髓。无臭，味微苦。

| 功能主治 | **中药** 麻黄：辛、微苦，温。归肺、膀胱经。发汗解表，宣肺平喘，利水消肿。用于风寒感冒，咳嗽气喘，风水水肿。
麻黄根：甘、微涩，平。归肺经。固表止汗。用于自汗，盗汗。
蒙药 哲日根：苦、淡、涩、钝、燥、轻、糙、寒。清肝，止血，破痞，消肿，愈伤，发汗。用于肝损伤，肝、脾热，鼻衄，子宫出血，咯血，吐血，便血，创伤出血，伤热，劳热，搏热，希日热，痞症，新久热。

| 用法用量 | **中药** 麻黄：内服煎汤，1.5 ~ 10 g；或入丸、散剂。外用，研末嗜鼻；或研末敷。
麻黄根：内服煎汤，3 ~ 10 g；或入丸、散剂。外用，研末扑。
蒙药 哲日根：多配方用。外用作药浴。

单子麻黄
Ephedra monosperma Gmel. ex C. A. Mey.

| 植物别名 | 小麻黄。

| 蒙 文 名 | 雅曼－哲格日根讷。

| 药 材 名 | **中药** 麻黄（药用部位：草质茎。别名：龙沙、狗骨、卑相）、麻黄根（药用部位：根及根茎。别名：色道麻、结力根）。
蒙药 哲日根（药用部位：草质茎）。

| 形态特征 | 草本状矮小灌木，高 5 ~ 15 cm。木质茎短小，长 1 ~ 5 cm，多分枝，弯曲并有节结状突起，皮多呈褐红色；绿色小枝开展或稍开展，常微弯曲，节间细短。叶 2 对生，膜质鞘状，下部 1/3 ~ 1/2 合生，裂片短三角形，先端钝或尖。雄球花生于小枝上下各部，单生枝顶

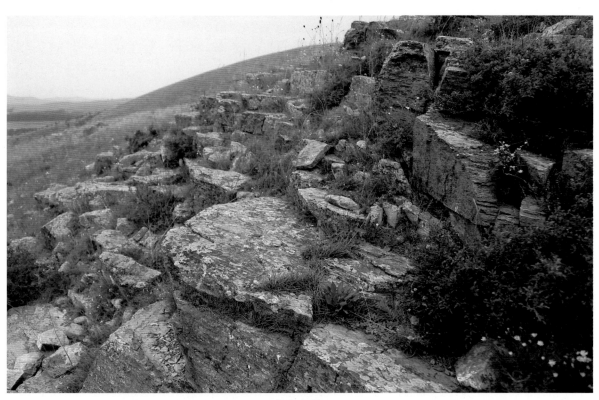

单子麻黄

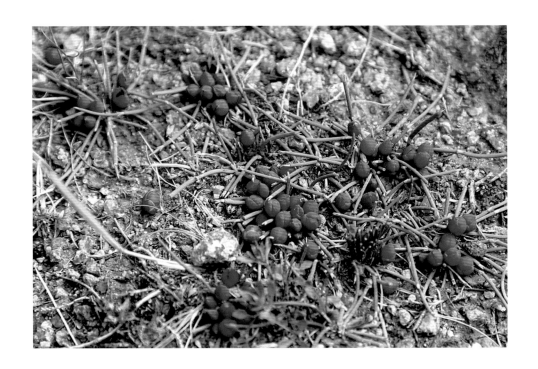

或对生节上，多呈复穗状，苞片 3 ~ 4 对，广圆形，中部绿色，两侧膜质边缘较宽，合生部分近 1/2，假花被较苞片长，倒卵圆形，雄蕊 7 ~ 8，花丝完全合生；雌球花单生或对生节上，无梗，苞片 3 对，基部合生，雌花通常 1，稀 2，胚珠的珠被管较长而弯曲，稀较短直，雌球花成熟时肉质，红色，微被白粉，卵圆形或矩圆状卵圆形，长 6 ~ 9 mm，直径 5 ~ 8 mm，最上 1 对苞片约 1/2 分裂。种子外露，多为 1，三角状卵圆形或矩圆状卵圆形，无光泽。花期 6 月，种子 8 月成熟。

| **生境分布** | 生于山坡石缝中或林木稀少的干燥地区。分布于内蒙古呼伦贝尔市（额尔古纳市、牙克石市）、赤峰市（巴林右旗、克什克腾旗）、锡林郭勒盟（锡林浩特市）、呼和浩特市（回民区、土默特左旗）、阿拉善盟（阿拉善左旗）。

| **资源情况** | 野生资源稀少。药材来源于野生。

| **采收加工** | **中药** 麻黄：秋季采收，晒干，除去木质茎、残根及杂质，切段。
麻黄根：立秋后采挖，除去须根及茎苗，晒干。
蒙药 哲日根：同"麻黄"。

| **功能主治** | **中药** 麻黄：辛、微苦，温。归肺、膀胱经。发汗解表，宣肺平喘，利水消肿。用于风寒感冒，咳嗽气喘，风水水肿。

麻黄根：甘、微涩，平。归肺经。固表止汗。用于自汗，盗汗。

蒙药 哲日根：苦、淡、涩，钝、燥、轻、糙、寒。清肝，止血，破痞，消肿，愈伤，发汗。用于肝损伤，肝、脾热，鼻衄，子宫出血，咯血，吐血，便血，创伤出血，伤热，劳热，搏热，希日热，痞症，新久热。

| **用法用量** | **中药** 麻黄：内服煎汤，1.5 ~ 10 g；或入丸、散剂。外用，研末嗜鼻；或研末敷。

麻黄根：内服煎汤，3 ~ 10 g；或入丸、散剂。外用，研末扑。

蒙药 哲日根：多配方用。外用作药浴。

被子植物

杨柳科 Salicaceae 杨属 Populus

银白杨 *Populus alba* L.

| 蒙 文 名 | 孟棍 – 奥力牙苏。

| 药 材 名 | 白背杨（药用部位：叶。别名：白背木耳、白背丝绸、水捻子）。

| 形态特征 | 乔木，高超过 35 m。树皮灰白色，平滑；幼枝密生白色绒毛；冬芽圆锥形，有白色绒毛或仅边缘有细柔毛。长枝的叶卵形或三角状卵形，长 4 ~ 10 cm，宽 3 ~ 6 cm，掌状 3 ~ 5 裂或不裂，裂片具三角状粗齿，基部近心形或圆形，上面初被绒毛，后变光滑，下面密生白色绒毛，或于秋后渐落；短枝上的叶较小，卵形或长椭圆状卵形，长 2.5 ~ 5 cm，边缘具深波状牙齿，背面具灰白色绒毛；叶柄近圆形，长 1.3 ~ 5 cm，被绒毛。雄花序长 3 ~ 7.5 cm，苞片紫红色，楔状椭圆形，边缘具不整齐牙齿，具长缘毛，雄蕊 6 ~ 11；雌花序

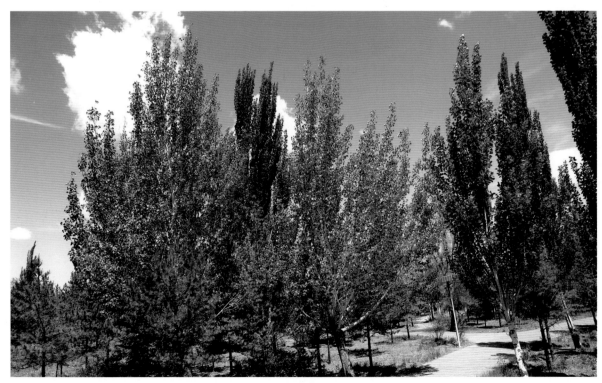

银白杨

长 2 ~ 5 cm，花序轴被绒毛，苞片边缘具不整齐的锯齿和长缘毛，花盘斜杯形，绿色，柱头 2，各 2 裂，子房椭圆形，先端尖，具短梗。蒴果光滑，具短柄，通常 2 瓣裂。花期 3 ~ 4 月，果熟期 5 ~ 6 月。

| 生境分布 | 内蒙古无野生分布。内蒙古鄂尔多斯市（准格尔旗）、巴彦淖尔市（临河区）等中西部地区有栽培。

| 资源情况 | 栽培资源一般。药材主要来源于栽培。

| 采收加工 | 春、夏季采收，鲜用或晒干。

| 功能主治 | 苦，温。归肺经。祛痰，消炎，平喘，止咳。用于慢性支气管炎，咳嗽，气喘。

| 用法用量 | 内服煎汤，3 ~ 9 g。

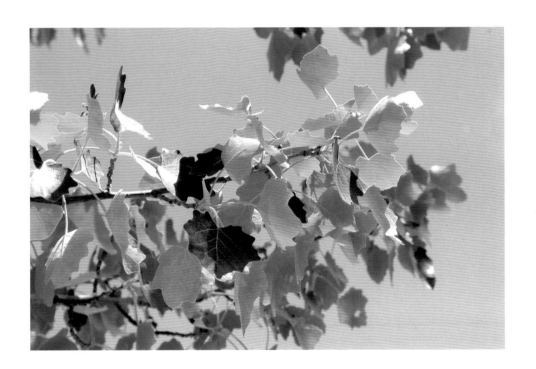

杨柳科 Salicaceae 杨属 Populus

山杨 *Populus davidiana* Dode

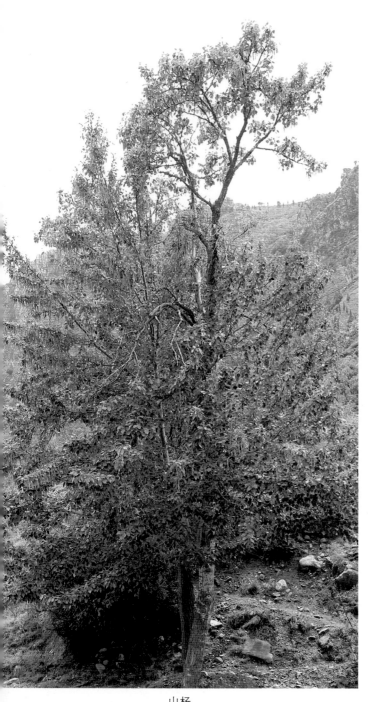

山杨

| 植物别名 |

火杨。

| 蒙 文 名 |

阿古拉音－奥力牙苏。

| 药 材 名 |

中药 白杨树皮（药用部位：树皮。别名：白杨皮、山杨皮）、白杨叶（药用部位：叶）。

蒙药 奥力牙苏（药用部位：树皮。别名：奥力牙苏－那布其、奥力牙苏－道日苏）。

| 形态特征 |

乔木，高达 25 m，胸径约 60 cm。树皮光滑，灰绿色或灰白色，老树基部黑色，粗糙；树冠圆形。小枝圆筒形，光滑，赤褐色；萌枝被柔毛。芽卵形或卵圆形，无毛，微有黏质。叶三角状卵圆形或近圆形，长宽近等，长 3 ～ 6 cm，先端钝尖、急尖或短渐尖，基部圆形、截形或浅心形，边缘有密波状浅齿，发叶时显红色；萌枝叶大，三角状卵圆形，下面被柔毛；叶柄侧扁，长 2 ～ 6 cm。花序轴有疏毛或密毛；苞片棕褐色，掌状条裂，边缘有密长毛；雄花序长 5 ～ 9 cm，雄蕊 5 ～ 12，花药紫红色；雌花序长 4 ～ 7 cm，

子房圆锥形，柱头 2 深裂，带红色。果序长达 12 cm；蒴果卵状圆锥形，长约 5 mm，有短柄，2 瓣裂。花期 3 ~ 4 月，果期 4 ~ 5 月。

| **生境分布** | 生于山地阳坡，常与白桦形成混交林。分布于内蒙古乌兰察布市（卓资县、凉城县）、呼和浩特市（武川县）、阿拉善盟（阿拉善左旗）。

| **资源情况** | 野生资源丰富。药材来源于野生。

| **采收加工** | **中药** 白杨树皮：全年均可采收，但多在秋、冬季结合栽培伐木时采收，趁鲜剥皮，晒干。

白杨叶：3 ~ 5 月采收，鲜用或晒干。

| **功能主治** | **中药** 白杨树皮：苦，寒。归肺、心经。祛风活血，清热利湿，驱虫。用于风痹，脚气，仆损瘀血，痢疾，肺热咳嗽，口疮，牙痛，小便淋沥，蛔虫病。

白杨叶：苦，寒。祛风止痛，解毒敛疮。用于龋齿疼痛，附骨疽，臁疮。

蒙药 奥力牙苏：燥脓，燥"协日乌素"。用于肺热，天花。

| **用法用量** | **中药** 白杨树皮：内服煎汤，10 ~ 30 g；或研末；或浸酒。外用适量，煎汤含漱；或研末调敷。

白杨叶：外用煎汤含漱；或捣敷；或贴敷。

蒙药 奥力牙苏：多配方用。

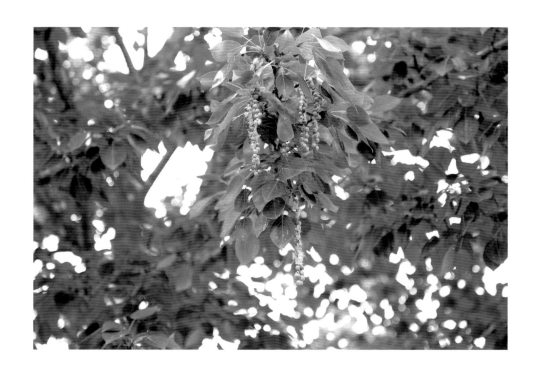

杨柳科 Salicaceae 杨属 Populus

小叶杨 *Populus simonii* Carr.

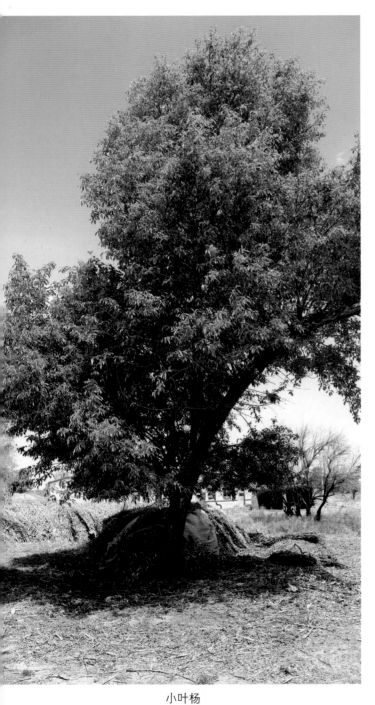

小叶杨

| 植物别名 |

明杨。

| 蒙 文 名 |

宝日－奥力牙苏。

| 药 材 名 |

小叶杨（药用部位：树皮）。

| 形态特征 |

乔木，高达 20 m，胸径超过 50 cm。树皮幼时灰绿色，老时暗灰色，沟裂；树冠近圆形。幼树小枝及萌枝有明显棱脊，常为红褐色，后变黄褐色，老树小枝圆形，细长而密，无毛。芽细长，先端长渐尖，褐色，有黏质。叶菱状卵形、菱状椭圆形或菱状倒卵形，长 3 ~ 12 cm，宽 2 ~ 8 cm，中部以上较宽，先端突急尖或渐尖，基部楔形、宽楔形或窄圆形，边缘平整，具细锯齿，无毛，上面淡绿色，下面灰绿色或微白色，无毛；叶柄圆筒形，长 0.5 ~ 4 cm，黄绿色或带红色。雄花序长 2 ~ 7 cm，花序轴无毛，苞片细条裂，雄蕊 8 ~ 9（~ 25）；雌花序长 2.5 ~ 6 cm；苞片淡绿色，裂片褐色，无毛，柱头 2 裂。果序长达 15 cm；蒴果小，

2（～3）瓣裂，无毛。花期 3～5 月，果期 4～6 月。

| 生境分布 | 生于河岸、河滩。分布于内蒙古通辽市（开鲁县）、赤峰市。内蒙古呼和浩特市、包头市、鄂尔多斯市有栽培。

| 资源情况 | 野生资源一般，栽培资源丰富。药材来源于野生和栽培。

| 采收加工 | 全年均可采剥，晒干。

| 药材性状 | 本品呈筒状，厚 1～3 mm。嫩皮灰绿色，表面有圆形皮孔及纵纹，偶见枝痕；老皮色较暗，表面粗糙，有粗大的沟状裂隙。内表面黄白色，有纵向细密纹。质硬，不易折断，断面纤维性。气微，味微苦。

| 功能主治 | 苦，寒。祛风活血，清热利湿。用于风湿痹证，跌打肿痛，口疮，牙痛，痢疾，脚气，蛔虫病。

| 用法用量 | 内服煎汤，10～30 g。外用煎汤洗；或研末调敷。

| 附　注 | 本种对气候和土壤的要求不严，耐干旱、瘠薄土壤和严寒气候，但喜湿润、肥沃的土壤。

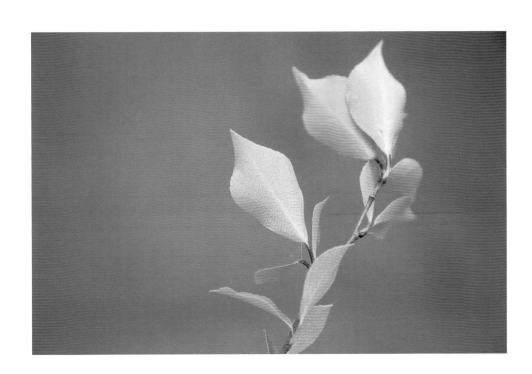

杨柳科 Salicaceae 杨属 Populus

小青杨
Populus pseudo-simonii Kitag.

| 蒙 文 名 | 吉吉格－混得日－毛都。

| 药 材 名 | 小青杨（药用部位：树皮）。

| 形态特征 | 乔木，高达 20 m。树冠卵形；树皮灰白色，老时浅沟裂。当年生枝绿色或淡褐绿色，有棱角或呈圆柱形，光滑无毛。冬芽圆锥形，黄红色，具胶质。长枝的叶较大，卵圆形，长达 10 cm，宽约 6 cm，先端短渐尖，基部宽楔形、楔形或近圆形，边缘具内曲、上下起伏的波状腺齿；短枝的叶卵形或菱状卵圆形，长 4 ~ 7 cm，宽 2.5 ~ 4 cm，先端渐尖，基部楔形、宽楔形或近圆形，边缘具波状腺齿，无毛或有毛，锯齿分布到叶基或近基部，上面绿色，沿主脉被短柔毛，下面带白色，

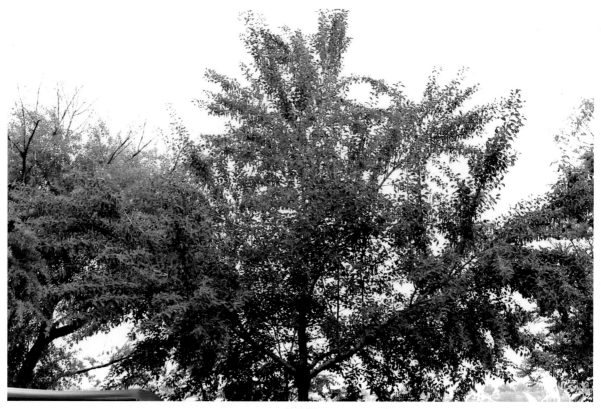

小青杨

光滑无毛；叶柄长 1.3 ～ 4.8 cm，微扁；萌枝的叶倒卵状椭圆形或长椭圆形，先端渐尖或钝尖，基部狭椭圆形，两面均有毛，具短柄。雄花序轴光滑无毛，苞片呈条裂或浅裂，雄蕊通常 20 ～ 30。蒴果具细柄，椭圆形，2 ～ 3 瓣裂。花期 4 月，果熟期 6 月。

| 生境分布 | 生于海拔 2 300 m 以下的山沟、河流两岸。分布于内蒙古赤峰市（克什克腾旗）、通辽市（科尔沁左翼后旗）、呼和浩特市（土默特左旗、武川县）。

| 资源情况 | 野生资源较丰富。药材来源于野生。

| 采收加工 | 春、夏季采收，鲜用或晒干。

| 功能主治 | 苦，寒。归肝经。解毒。用于顽癣疮毒。

| 用法用量 | 外用适量，研末调敷。

| 附　　注 | 本种喜光，耐寒，耐干旱，耐瘠薄土壤。

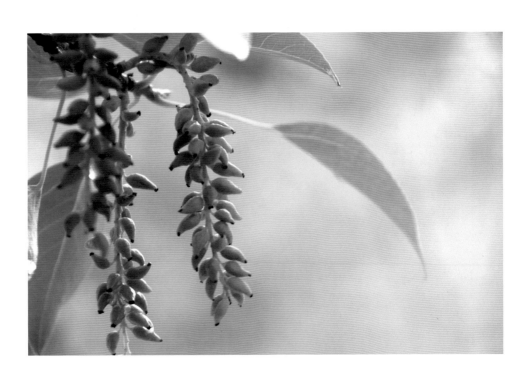

杨柳科 Salicaceae 杨属 Populus

加杨
Populus canadensis Moench.

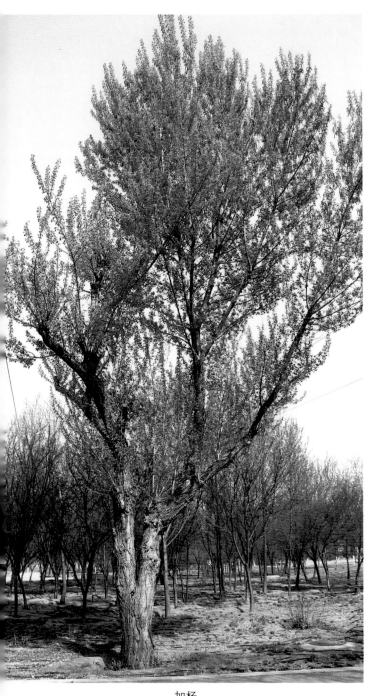

加杨

| 植物别名 |

加拿大杨。

| 蒙 文 名 |

卡那达 - 奥力牙苏。

| 药 材 名 |

杨树花（药用部位：雄花序）。

| 形态特征 |

大乔木，高超过 30 m。干直；树皮粗厚，深沟裂，下部暗灰色，上部褐灰色；大枝微向上斜展，树冠卵形。萌枝及苗茎棱角明显，小枝圆柱形，稍有棱角，无毛，稀微被短柔毛。芽大，先端反曲，初为绿色，后变为褐绿色，富黏质。叶三角形或三角状卵形，长枝和萌枝的叶较大，先端渐尖，基部截形或宽楔形，无或有 1 ~ 2 腺体，边缘半透明，有圆锯齿，近基部较疏，具短缘毛，上面暗绿色，下面淡绿色；叶柄侧扁而长，带红色（苗期特明显）。雄花序长 7 ~ 15 cm，花序轴光滑，每花有雄蕊 15 ~ 25（~ 40），苞片淡绿褐色，不整齐，丝状深裂，花盘淡黄绿色，全缘，花丝细长，白色，超出花盘；雌花序有花 45 ~ 50，柱头 4 裂。果序长达 27 cm；

蒴果卵圆形，长约 8 mm，先端锐尖，2 ~ 3 瓣裂。雄株多，雌株少。花期 4 月，果期 5 ~ 6 月。

| **生境分布** | 内蒙古有栽培。

| **资源情况** | 栽培资源较丰富。药材来源于栽培。

| **采收加工** | 春季现蕾开花时，分批摘取雄花序，鲜用或晒干。

| **药材性状** | 本品较短细。表面黄绿色或黄棕色。芽鳞片常分离成梭形，单个鳞片长卵形，长可达 2.5 cm，光滑无毛。花盘黄棕色或深黄棕色；雄蕊 15 ~ 25，棕色或黑棕色，有的脱落。苞片宽卵圆形或扇形，边缘呈条片状或丝状分裂，无毛。体轻。气微，味微。以花序粗长、身干、完整者为佳。

| **功能主治** | 苦，寒；无毒。归大肠经。清热解毒，化湿止痢。用于细菌性痢疾，急性肠炎。

| **用法用量** | 内服煎汤，9 ~ 15 g。外用适量，热熨。

| **附   注** | （1）本属植物毛白杨 *Populus tomentosa* Carr. 的花同作杨树花，内蒙古无该种分布。
（2）本种喜光，耐寒，喜湿润而排水良好的冲积土，对水涝、盐碱和瘠薄土地均有一定耐性，对二氧化硫抗性强，具有吸收能力。

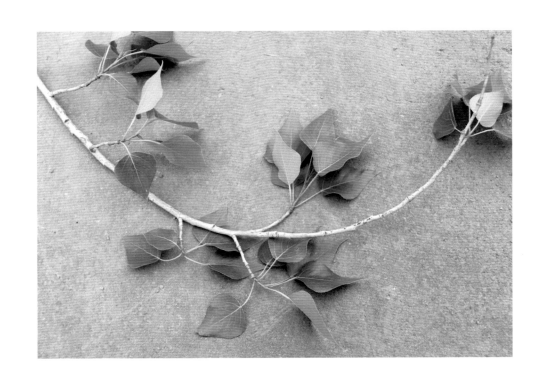

杨柳科 Salicaceae 杨属 Populus

胡杨
Populus euphratica Oliv.

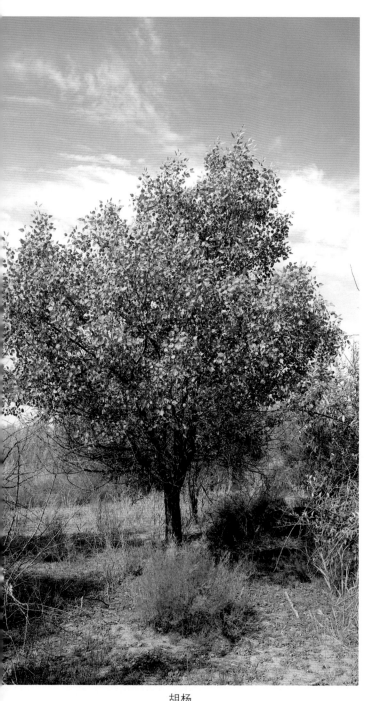

胡杨

| 植物别名 |

胡桐。

| 蒙 文 名 |

图乌日艾 - 奥力牙苏。

| 药 材 名 |

胡桐泪（药材来源：树脂。别名：胡桐律、石律、胡桐碱）。

| 形态特征 |

乔木，高 10 ~ 15 m，稀灌木状。树皮淡灰褐色，下部条裂；萌枝细，圆形，光滑或微有绒毛。芽椭圆形，光滑，褐色，长约 7 mm。叶形多变化，卵圆形、卵圆状披针形、三角状卵圆形或肾形，先端有粗牙齿，基部楔形或截形，有 2 腺点，两面同色；叶柄微扁，约与叶片等长，萌枝的叶柄极短，长仅 1 cm，有短绒毛或光滑。雄花序细圆柱形，长 2 ~ 3 cm，花序轴有短绒毛，雄蕊 15 ~ 25，花药紫红色，花盘膜质，边缘有不规则牙齿，苞片略呈菱形，长约 3 mm，上部有疏牙齿；雌花序长约 2.5 cm，果穗长达 9 cm，花序轴有短绒毛或无毛，子房长卵形，被短绒毛或无毛，子房柄约与子房等长，

柱头 3，2 浅裂，鲜红色或淡黄绿色。蒴果长卵圆形，长 10 ～ 12 mm，2 ～ 3 瓣裂，无毛。花期 5 月，果期 7 ～ 8 月。

| 生境分布 | 生于荒漠区的河流沿岸。分布于内蒙古乌兰察布市（四子王旗）、鄂尔多斯市（杭锦旗）、包头市（土默特右旗）、巴彦淖尔市（磴口县、杭锦后旗）、阿拉善盟（额济纳旗）。

| 资源情况 | 野生资源较少。药材来源于野生。

| 采收加工 | 冬季采收，除去泥土、杂质，干燥。

| 药材性状 | 本品分为老式、新式 2 种。流入土内年月较长者为老式，呈大小不一的块状或碎粉状，土黄色；质酥，易碎。流入土内年月较短者为新式，多为不规则的圆块，樱绿色；质软，色嫩，不易破碎，带酸性。以年久、色黄、无泥土及杂质者为佳。

| 功能主治 | 苦、咸，寒。归肺、胃经。清热解毒，化痰软坚。用于咽喉肿痛，齿痛，牙疳，中耳炎，瘰疬，胃痛。

| 用法用量 | 内服入散剂。外用煎汤含漱；或研末撒。

| 附　　注 | 本种喜光，抗热，耐干旱，耐盐碱，抗风沙。在湿热环境和黏重土壤中生长不良，在水分好的条件下，寿命可达百年。

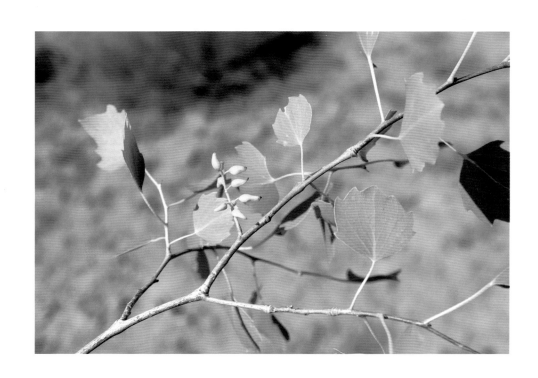

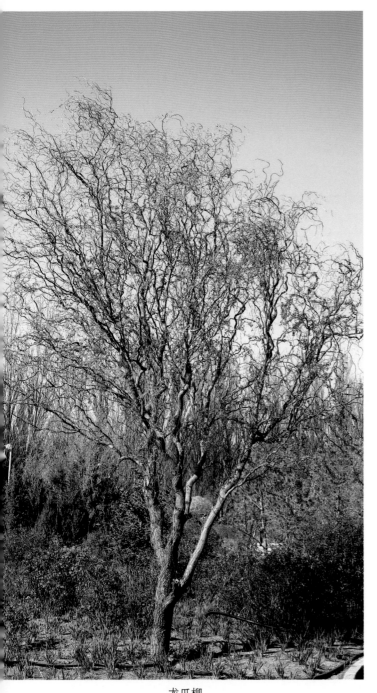

龙爪柳

| 杨柳科 | Salicaceae | 柳属 | Salix

龙爪柳

Salix matsudana Koidz. f. *tortuosa* (Vilm.) Rehd.

| **植物别名** |

旱柳。

| **蒙 文 名** |

牧斯黑木勒 – 乌达。

| **药 材 名** |

龙爪柳（药用部位：枝、叶）。

| **形态特征** |

乔木，高达 18 m，胸径达 80 cm。树皮暗灰黑色，有裂沟；枝细长，卷曲，浅褐黄色或带绿色，后变褐色。叶披针形，先端长渐尖，基部窄圆形或楔形，上面绿色，无毛，有光泽，下面苍白色或带白色，边缘有细腺锯齿。花序与叶同时开放；雄花序圆柱形，雄蕊 2，腺体 2；雌花序较雄花序短，长达 2 cm，有 3 ~ 5 小叶生于短花序梗上，花序轴有长毛，子房长椭圆形，近无柄。花期 4 ~ 5 月，果期 5 ~ 6 月。

| **生境分布** |

中生植物。生于通风良好的砂壤土中。内蒙古各地均有少量栽培。

| **资源情况** | 无野生资源，栽培资源较少。药材来源于栽培。 |

| **采收加工** | 夏、秋季采收，枝晒干，叶阴干。 |

| **功能主治** | 祛风，利尿，清热，止痛。用于风湿痹痛，急性膀胱炎，甲状腺肿，黄水疮，疮毒，牛皮癣，湿疹，牙痛。 |

| **用法用量** | 内服煎汤，枝 15 g，叶 15 ～ 30 g，鲜品 30 ～ 60 g。外用适量，煎汤洗；或研末调敷。 |

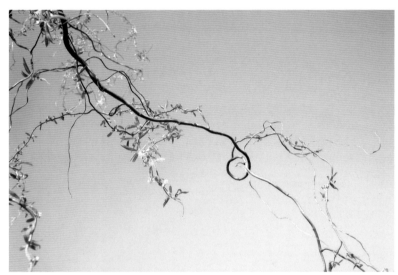

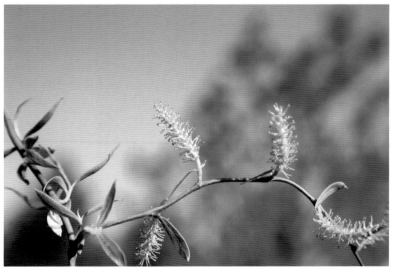

杨柳科 Salicaceae 柳属 Salix

五蕊柳
Salix pentandra L.

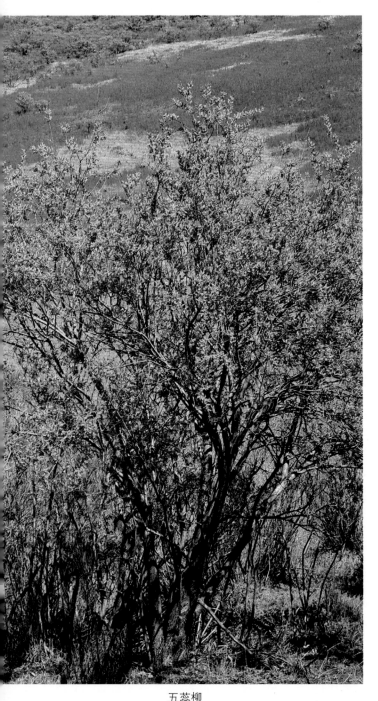

五蕊柳

| 蒙 文 名 |

呼和 – 布日嘎苏。

| 药 材 名 |

中药 柳叶（药用部位：叶）、柳花（药用部位：花序）、柳枝（药用部位：枝）、柳皮（药用部位：树皮）。

蒙药 布日嘎苏 – 杜日苏（药用部位：树皮）。

| 形 态 特 征 |

灌木或小乔木，高可达 3 m。树皮灰褐色；一年生小枝淡黄褐色或淡黄绿色，无毛，有光泽。叶片倒卵状矩圆形、矩圆形或长椭圆形，长 3 ~ 7 cm，两面无毛，上面亮绿色，下面苍白色；叶柄长 5 ~ 12 mm；托叶早落。花序与叶同时开放，具总柄，着生于当年生小枝的先端，花序轴密被白色长毛；雄花序圆柱形，雄花有 4 ~ 9 雄蕊，多为 5，花丝不等长，中下部有柔毛，花药圆球形，黄色，苞片倒卵形或卵状椭圆形，淡黄褐色，两面疏生长柔毛，腺体 2，背腹各 1，常叉裂；雌花序圆柱形，长 3 ~ 4 cm（果期可达 6 cm），子房卵状圆锥形，具短柄，无毛，花柱短，柱头 2 裂，苞片椭圆形或椭圆状卵

形，腺体 2，背腹各 1，腹腺常 2 ~ 3 裂。蒴果长 5 ~ 7 mm。花期 5 月下旬至 6 月上旬，果期 7 ~ 8 月。

| **生境分布** | 生于林区积水的草甸、沼泽地或林缘及较湿润的山坡。分布于内蒙古呼伦贝尔市（扎兰屯市）。

| **资源情况** | 野生资源一般。药材来源于野生。

| **采收加工** | **中药** 柳叶、柳枝：夏、秋季采收，晒干。
柳花：春、夏季开花时采集，晒干。
柳皮：春、夏季剥取，晒干。

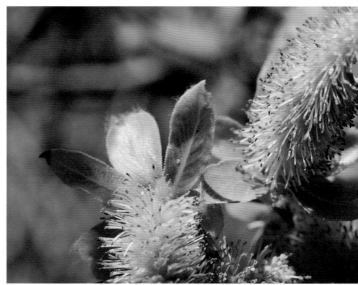

| **功能主治** | **中药** 柳叶：清热解毒，透疹，利尿。用于手术后尿潴留。
柳花：祛风利湿，止血，散瘀。
柳枝、柳皮：祛风利湿，止痛消肿，清热利尿。
蒙药 布日嘎苏 - 杜日苏：清热，利尿。用于产后热，疟疾发热。

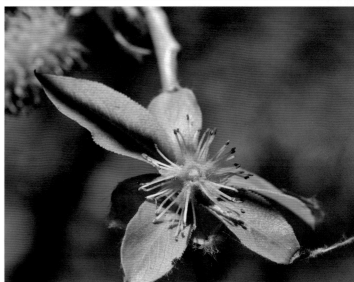

| **用法用量** | **中药** 柳叶、柳花、柳枝、柳皮：内服煎汤，15 ~ 30 g。外用适量。
蒙药 布日嘎苏 - 杜日苏：内服研末，3 ~ 5 g。

旱柳
Salix matsudana Koidz.

| **植物别名** | 河柳、羊角柳、白皮柳。 |

| **蒙 文 名** | 乌达。 |

| **药 材 名** | **中药** 旱柳叶（药用部位：嫩叶、枝叶）。
蒙药 旱柳（药用部位：树皮）。 |

| **形态特征** | 落叶乔木，高可达 20 m，胸径达 80 cm。大枝斜上，树冠广圆形；树皮暗灰黑色，有裂沟。枝细长，直立或斜展，浅褐黄色或带绿色，后变褐色，无毛，幼枝有毛。芽微有短柔毛。叶披针形，先端长渐尖，基部窄圆形或楔形，上面绿色，无毛，有光泽，下面苍白色或带白色，边缘有细腺锯齿，幼叶有丝状柔毛；叶柄短，在上面有长柔毛； |

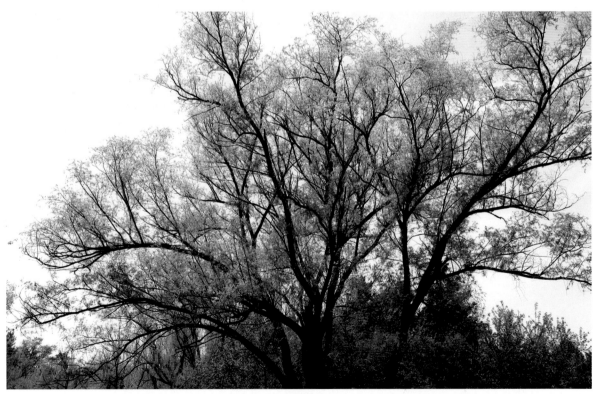

旱柳

托叶披针形或缺，边缘有细腺锯齿。花序与叶同时开放；雄花序圆柱形，雄蕊 2，花丝基部有长毛，花药卵形，黄色，苞片卵形，黄绿色，先端钝，基部多少有短柔毛，腺体 2；雌花序较雄花序短，有 3 ~ 5 小叶生于短花序梗上，花序梗有长毛，子房长椭圆形，近无柄，无毛，无花柱或花柱很短，柱头卵形，近圆裂，苞片同雄花，腺体 2，背生和腹生。果序长达 2（~ 2.5）cm。花期 4 月，果期 4 ~ 5 月。

| **生境分布** | 生于湿地、旱地，在湿润而排水良好的土壤上生长最好。内蒙古各地均有栽培。

| **资源情况** | 栽培资源丰富。药材来源于栽培。

| **采收加工** | **中药** 旱柳叶：春季采摘嫩叶，鲜用或阴干；春、夏季采收枝叶，鲜用或晒干，切段。

蒙药 旱柳：夏、秋季剥取树皮，晒干，切丝。

| **功能主治** | **中药** 旱柳叶：苦，寒。散风，清热除湿，消肿止痛。用于黄疸性肝炎，急性膀胱炎，小便不利，风湿痹痛，甲状腺肿大，黄水疮，疮毒，牛皮癣，湿疹，牙痛。

蒙药 旱柳：苦，凉。止血，消肿，解毒。用于各种出血，痈肿，水肿，毒热。

| **用法用量** | **中药** 旱柳叶：内服煎汤，10 ~ 15 g；或泡水代茶饮。外用适量，鲜品捣敷；或研末调敷。

蒙药 旱柳：内服，3 ~ 5 g，研末冲。

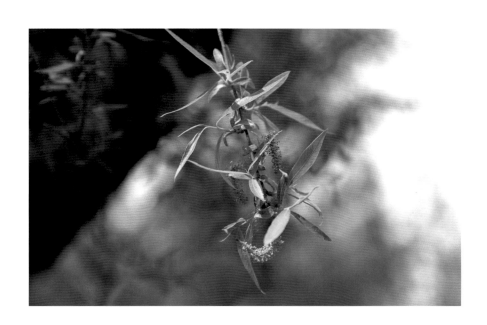

杨柳科 Salicaceae 柳属 Salix

垂柳

Salix babylonica L.

| 蒙 文 名 | 温吉给日－乌达。

| 药 材 名 | 柳根（药用部位：根）、柳枝（药用部位：枝）、柳白皮（药用部位：皮）、柳叶（药用部位：叶）、柳花（药用部位：花）、柳絮（药用部位：絮）。

| 形态特征 | 乔木，高达 12 ~ 18 m。树冠开展而疏散；树皮灰黑色，不规则开裂。枝细，下垂，淡褐黄色、淡褐色或带紫色，无毛。芽线形，先端急尖。叶狭披针形或线状披针形，先端长渐尖，基部楔形，两面无毛或微有毛，上面绿色，下面色较淡，边缘有锯齿；叶柄长（3 ~ ）5 ~ 10 mm，有短柔毛；托叶仅生于萌枝上，斜披针形或卵圆形，边缘

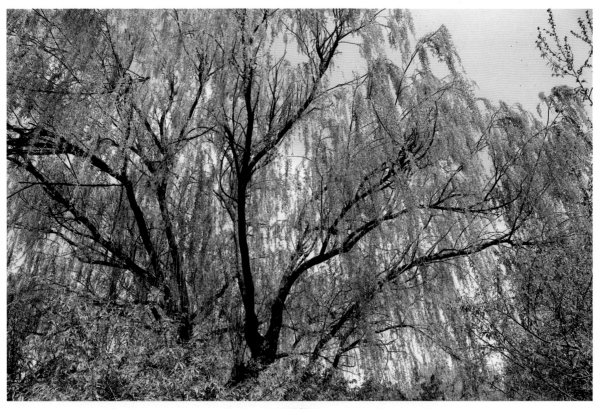

垂柳

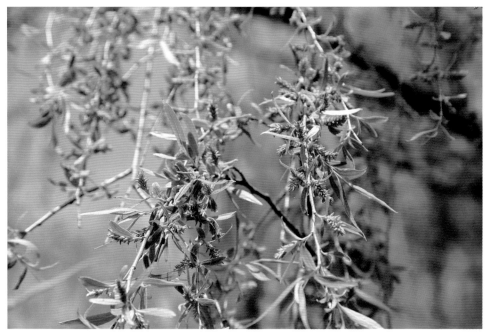

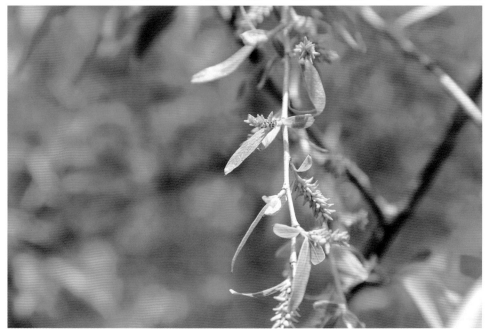

有牙齿。花序先叶开放或与叶同时开放；雄花序长 1.5 ~ 2（~ 3）cm，有短梗，
花序轴有毛，雄蕊 2，花丝与苞片近等长或较苞片长，花药红黄色，苞片披针形，
外面有毛，腺体 2；雌花序长达 2 ~ 3（~ 5）cm，有梗，基部有 3 ~ 4 小叶，
花序轴有毛，子房椭圆形，无毛或下部稍有毛，无柄或近无柄，花柱短，柱头
2 ~ 4 深裂，苞片披针形，外面有毛，腺体 1。蒴果长 3 ~ 4 mm，带绿黄褐色。
花期 3 ~ 4 月，果期 4 ~ 5 月。

| **生境分布** | 内蒙古无野生分布。 |

| **资源情况** | 栽培资源丰富。药材来源于栽培。 |

采收加工	柳根：全年均可采收，洗净，鲜用或晒干。
	柳枝：全年均可采收，鲜用或晒干。
	柳白皮：全年均可采收，除去栓皮及木部，取韧皮。
	柳叶：春、夏季采收，鲜用或晒干。
	柳花：春季花初开时采收，鲜用或晒干。
	柳絮：春季采收，干燥。

药材性状	柳根：本品须根众多细长，呈不规则尾巴状，多弯曲，有分枝。表面紫棕色至深褐色，较粗糙，有纵沟及根毛，外皮剥落后露出浅棕色内皮和木部。质脆，易折断，断面纤维性。
	柳白皮：本品树皮呈槽状或扭曲的卷筒状或片状，厚 0.5 ~ 1.5 mm。外表面淡黄色、灰褐色，有残留的棕黄色木栓，粗糙，具纵向皱纹及长圆形结节状疤痕；内表面灰黄色，有纵皱纹，易纵向撕裂。体轻，不易折断，断面裂片状。气微，味微苦、涩。根皮表面深褐色，粗糙，有纵沟纹，栓皮剥落后露出浅棕色木部。质脆，易折断，断面纤维性。气微，味涩。
	柳叶：本品狭披针形，长 9 ~ 16 cm，宽 0.5 ~ 1.5 cm，先端长渐尖，基部楔形，两面无毛，边缘有锯齿，全体灰绿色或淡绿棕色。有叶柄，长 0.5 ~ 1 cm。质柔软。
	柳花：本品为单性，柔荑花序，总梗有短柔毛，雄花序长 1.5 ~ 2 cm，雌花序长达 5 cm。苞片圆形至线状披针形，早落；雄花有 2 腺体，雄蕊 2，分离，基部具长柔毛；雌花有 1 腺体，子房无毛，无柄，花柱极短，柱头 2 裂。
	柳絮：本品种子细小，倒披针形，长 1 ~ 2 mm，黄褐色或淡灰黑色。表面有纵沟，先端簇生白色丝状绒毛，长 2 ~ 4 mm，成团状包围在种子外部。

功能主治	柳根：苦，寒。利水，通淋，祛风，除湿。用于淋病，白浊，水肿，黄疸，风湿疼痛，黄水湿疮，牙痛，烫伤。
	柳枝：苦，寒。祛风，利尿，止痛，消肿。用于风湿痹痛，淋病，白浊，小便不利，病毒性肝炎，风肿，疔疮，丹毒，龋齿，龈肿。
	柳白皮：祛风利湿，消肿止痛。用于风湿骨痛，风肿瘙痒，黄疸，淋浊，乳痈，牙痛，烫火伤。

柳叶：清热，解毒，利尿，平肝，止痛，透疹。用于慢性支气管炎，尿道炎，膀胱炎，膀胱结石，白浊，高血压，痈疽肿毒，烫火伤，关节肿痛，牙痛，痧疹，皮肤瘙痒。

柳花：苦，寒。祛风利湿，止血散瘀。用于风水，黄疸，咯血，吐血，便血，血淋，经闭，疮疥，齿痛。

柳絮：苦，凉。用于吐血，创伤出血，痈疽，恶疮。

| **用法用量** | 柳根：内服煎汤，10 ~ 15 g。外用适量，煎汤熏洗；或酒煮，熨患处。

柳枝：内服煎汤，15 ~ 30 g。外用适量，煎汤含漱；或熏洗患处。

柳叶：内服煎汤，15 ~ 30 g，鲜品 30 ~ 60 g。外用适量，煎汤洗；或研末调敷。

杨柳科 Salicaceae 柳属 Salix

兴安柳
Salix hsinganica Y. L. Chang et Skv.

| 蒙 文 名 | 兴安 – 布日嘎苏。

| 药 材 名 | **中药** 兴安柳（药用部位：叶、花、枝、树皮）。
蒙药 巴日嘎森 – 杜日苏（药用部位：树皮）。

| 形态特征 | 灌木，高约 1 m。当年生枝有绒毛，一年生枝在花期无毛或尚残留些毛，后无毛，暗红灰褐色。叶质坚厚，卵形、椭圆形或倒卵形，长 1 ~ 4.5 cm，宽 0.5 ~ 2.5 cm，先端急尖或短渐尖，基部楔形或圆形，上面绿色，稍发皱，下面色浅或稍带白色，侧脉 5 ~ 7 对，网脉明显凸起，两面有柔毛；叶柄短，长 3 ~ 5 mm，有长柔毛；托叶半卵状披针形或偏斜的半心形。花先叶开放，花序椭圆形至短圆柱形，长 1 ~ 2.5 cm；雌花序有花序梗，着生 3 ~ 5 叶，果序长可

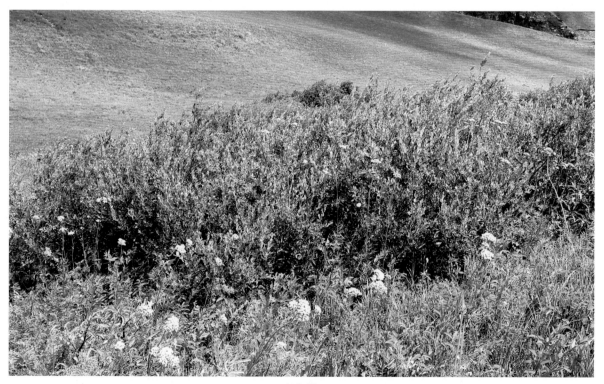

兴安柳

达 4（～ 5）cm；雄花具 2 雄蕊，花丝离生，常有柔毛，花药黄色，苞片长圆形，稀卵圆形，黄绿色，上端紫红色，两面有长毛，腺 1，腹生；子房狭卵形或卵状圆锥形，稀卵形，花柱短或无，柱头 2 ～ 4 裂，苞片同雄花，有时毛脱落，常比果柄短。

| **生境分布** | 生于森林区和草原区的沼泽中或较湿润的山坡上。分布于内蒙古呼伦贝尔市（额尔古纳市、根河市、牙克石市、扎兰屯市）、兴安盟（科尔沁右翼前旗、突泉县）、锡林郭勒盟（东乌珠穆沁旗、西乌珠穆沁旗）、呼和浩特市（回民区、武川县）。

| **资源情况** | 野生资源较少。药材来源于野生。

| **采收加工** | **中药** 兴安柳：夏、秋季采收叶、枝，晒干；春、夏季开花时采集花，晒干；春、夏季剥取树皮，晒干。

| **功能主治** | **中药** 兴安柳：叶，清热解毒，透疹，利尿。用于手术后尿潴留。花，祛风利湿，止血，散瘀。枝、树皮，祛风利湿，止痛消肿，清热利尿。
蒙药 巴日嘎森－杜日苏：清热，利尿。用于产后热，疟疾发热。

| **用法用量** | **中药** 兴安柳：内服煎汤，15 ～ 30 g。外用适量。
蒙药 巴日嘎森－杜日苏：内服研末，3 ～ 5 g。

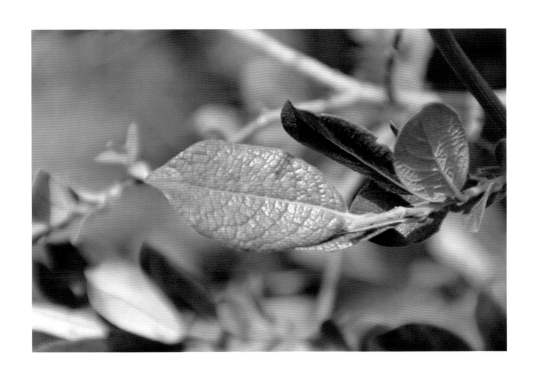

杨柳科 Salicaceae 柳属 Salix

皂柳
Salix wallichiana Anderss.

| 蒙 文 名 | 哈日－乌达。

| 药 材 名 | 皂柳根（药用部位：根）。

| 形态特征 | 灌木或乔木。小枝褐色。芽卵形，有棱，先端尖，常外弯，红褐色或栗色，无毛。叶披针形、狭椭圆形，先端急尖至渐尖，基部楔形至圆形，下面有平伏的绢质短柔毛或无毛，浅绿色至有白霜，网脉不明显，幼叶发红色；上年落叶灰褐色；叶柄长约 1 cm；托叶小，比叶柄短，半心形，边缘有牙齿。花序先叶开放或与叶近同时开放，无花序梗；雄花序长 1.5 ~ 2.5（~ 3）cm；雄蕊 2，花药大，椭圆形，黄色，花丝纤细，离生，无毛或基部有疏柔毛；雌花序圆柱形，

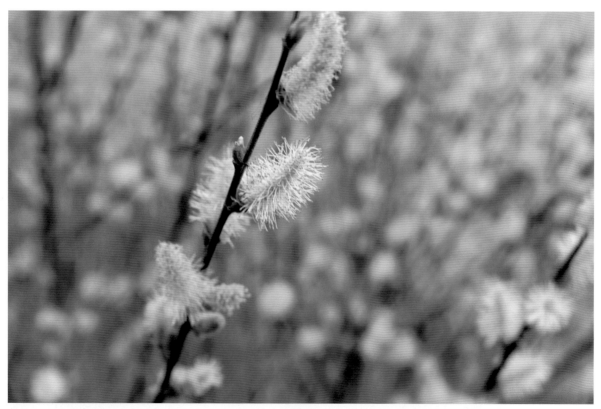

皂柳

或向上部渐狭（下部花先开放），果序可伸长至 12 cm；子房狭圆锥形，密被短柔毛，花柱短至明显，柱头直立，2 ~ 4 裂；苞片长圆形，先端急尖，有长毛；腺体同雄花。蒴果长可达 9 mm，开裂后，果瓣向外反卷。花期 4 月中下旬至 5 月初，果期 5 月。

| **生境分布** | 生于山地及河岸。分布于内蒙古乌兰察布市（丰镇市）、包头市（固阳县）。

| **资源情况** | 野生资源较少。药材来源于野生。

| **采收加工** | 全年均可采挖，洗净，晒干。

| **功能主治** | 辛、苦、涩，凉。归肝经。祛风除湿，解热止痛。用于风湿关节痛，头风头痛。

| **用法用量** | 内服煎汤，15 ~ 30 g。外用适量，煎汤熏洗；或捣敷。

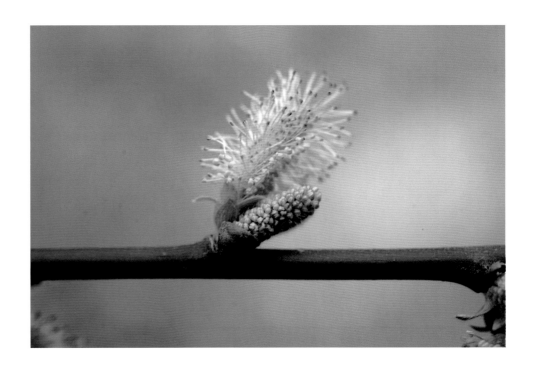

杨柳科 Salicaceae 柳属 Salix

粉枝柳

Salix rorida Laksch.

| 蒙 文 名 | 孟根 – 乌达。

| 药 材 名 | **中药** 粉枝柳（药用部位：叶、花、枝、树皮）。
　　　　　　蒙药 巴日嘎森 – 杜日苏（药用部位：树皮）。

| 形态特征 | 乔木，高可达 15 m。树冠卵圆形；树皮灰褐色，片状剥裂。一年生、二年生枝紫红色或红褐色，无毛，常明显具白粉；芽光滑。叶披针形，长 5 ~ 12 cm，宽 0.8 ~ 1.5 cm，上面深绿色，下面淡绿色，有白粉，两面无毛，先端渐尖，基部楔形或钝圆，边缘具整齐的腺齿；叶柄长 3 ~ 10 mm；托叶卵形或卵圆形。花序先叶开放，长 2 ~ 4 cm，直径 1 ~ 1.5 cm；雄花序长椭圆形，雄花有雄蕊 2，长约 8 mm，花丝分离，光滑无毛；腹腺 1，矩圆形，苞片椭圆形，先端黑色，两

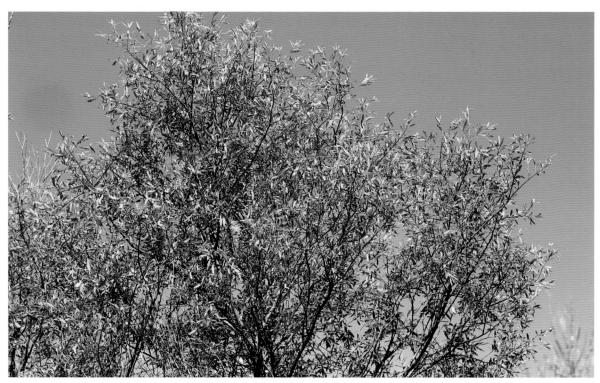

粉枝柳

面密被白色长毛，有时边缘有腺齿；雌花序无梗，圆柱形，苞片矩圆形，黑褐色，密被长柔毛，腹腺 1，与子房柄几相等，子房光滑无毛，有明显的柄，花柱细长，长 1 ~ 2 mm，柱头 2 裂。果序长可达 6 cm，蒴果长 4 ~ 6 mm。

| 生境分布 | 生于河流两岸、山沟、林地。分布于内蒙古呼伦贝尔市（额尔古纳市、根河市、鄂伦春自治旗）、兴安盟（阿尔山市）、锡林郭勒盟（东乌珠穆沁旗）、赤峰市（巴林右旗、喀喇沁旗、宁城县）。

| 资源情况 | 野生资源较少。药材来源于野生。

| 采收加工 | **中药** 粉枝柳：夏、秋季采收叶、枝，晒干；春、夏季开花时采集花，晒干；春、夏季剥取树皮，晒干。

| 功能主治 | **中药** 粉枝柳：叶，清热解毒，透疹，利尿。用于手术后尿潴留。花，祛风利湿，止血，散瘀。枝、树皮，祛风利湿，止痛消肿，清热利尿。
蒙药 巴日嘎森－杜日苏：清热，利尿。用于产后热，疟疾发热。

| 用法用量 | **中药** 粉枝柳：内服煎汤，15 ~ 30 g。外用适量。
蒙药 巴日嘎森－杜日苏：内服研末，3 ~ 5 g。

| 附 注 | 本种因其一年生、二年生枝为紫红色或红褐色及枝条具白粉等特性，在无雌、雄花序时易与钻天柳混淆。但本种的叶多为披针形，有托叶；而钻天柳的叶多为倒披针形或倒披针状矩圆形，无托叶，可以以此区别。

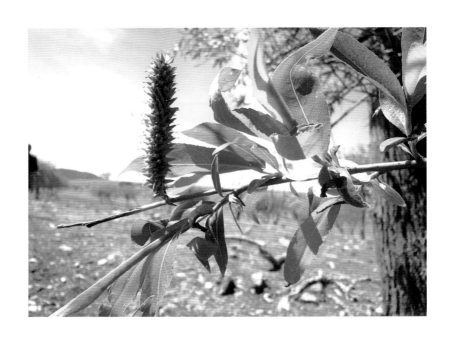

杨柳科 Salicaceae 柳属 Salix

蒿柳
Salix viminalis L.

| 植物别名 | 绢柳、清钢柳。

| 蒙 文 名 | 特莫根－布日嘎苏。

| 药 材 名 | **中药** 蒿柳（药用部位：叶、花、枝、树皮）。
蒙药 巴日嘎森－杜日苏（药用部位：树皮）。

| 形态特征 | 灌木或小乔木，高可达 10 m。树皮灰绿色。枝无毛或有极短的短柔毛。叶线状披针形，长 15 ~ 20 cm，宽 0.5 ~ 1.5（~ 2）cm，有银色光泽；叶柄长 0.5 ~ 1.2 cm，有丝状毛；托叶狭披针形，有时浅裂，或镰状，长渐尖，具有腺的齿缘，脱落性，较叶柄短。花序先叶开放或与叶同时开放，无梗；雄花序长圆状卵形，长 2 ~ 3 cm，

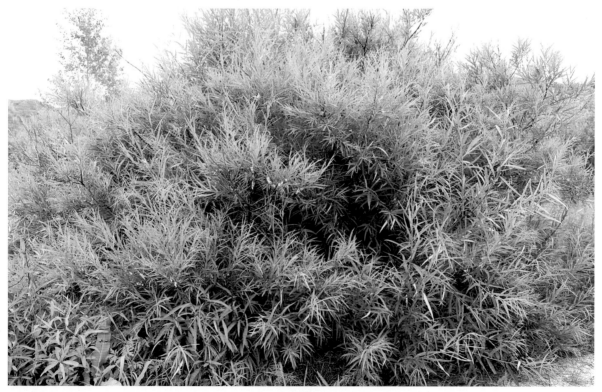

蒿柳

宽 1.5 cm，雄蕊 2，花丝离生，罕有基部合生，无毛，花药金黄色，后为暗色，苞片长圆状卵形，钝头或急尖，浅褐色，先端黑色，两面有疏长毛或疏短柔毛，腺体 1，腹生；雌花序圆柱形，长 3 ~ 4 cm，子房卵形或卵状圆锥形，无柄或近无柄，有密丝状毛，花柱长 0.3 ~ 2 mm，长约为子房的 1/2，柱头 2 裂或近全缘，苞片同雄花，腺体 1，腹生。果序长达 6 cm。

| **生境分布** | 生于海拔 300 ~ 600 m 的河边、溪边。分布于内蒙古呼伦贝尔市（额尔古纳市、根河市、鄂伦春自治旗、牙克石市、扎兰屯市）、兴安盟（阿尔山市）、锡林郭勒盟（东乌珠穆沁旗）、赤峰市（巴林右旗、喀喇沁旗、宁城县）。

| **资源情况** | 野生资源丰富。药材来源于野生。

| **采收加工** | **中药** 蒿柳：夏、秋季采收叶、枝，晒干；春、夏季开花时采集花，晒干；春、夏季剥取树皮，晒干。

| **功能主治** | **中药** 蒿柳：叶，清热解毒，透疹，利尿。用于手术后尿潴留。花，祛风利湿，止血，散瘀。枝、树皮，祛风利湿，止痛消肿，清热利尿。
蒙药 巴日嘎森－杜日苏：清热，利尿。用于产后热，疟疾发热。

| **用法用量** | **中药** 蒿柳：内服煎汤，15 ~ 30 g。外用适量。
蒙药 巴日嘎森－杜日苏：内服研末，3 ~ 5 g。

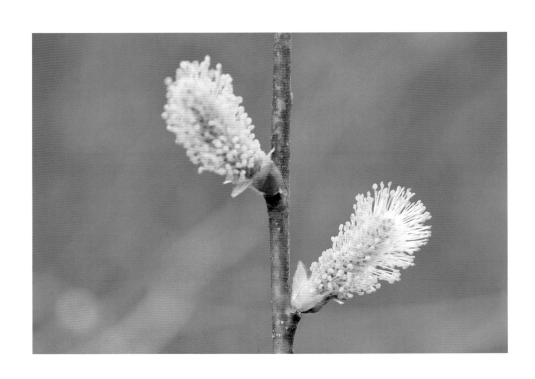

杨柳科 Salicaceae 柳属 Salix

北沙柳

Salix psammophila C. Wang et Ch. Y. Yang

| 植物别名 | 沙柳、西北沙柳。

| 蒙 文 名 | 额乐存 - 巴日嘎苏。

| 药 材 名 | 北沙柳（药用部位：根皮）。

| 形态特征 | 灌木，高 2 ~ 4 m。树皮灰色；老枝颜色变化较大，浅灰色、黄褐色或紫褐色。小枝叶长可达 12 cm，先端渐尖，基部楔形，边缘有稀疏腺齿，上面淡绿色，下面苍白色，幼时微具柔毛，后光滑；叶线形，长 4 ~ 12 cm，宽 2 ~ 4 mm，先端渐尖，基部楔形，边缘具疏锯齿，上面淡绿色，下面带灰白色，幼叶微有绒毛，成叶无毛。花先叶或几与叶同时开放；花序长 1 ~ 2 cm，具短花序梗和小叶片，

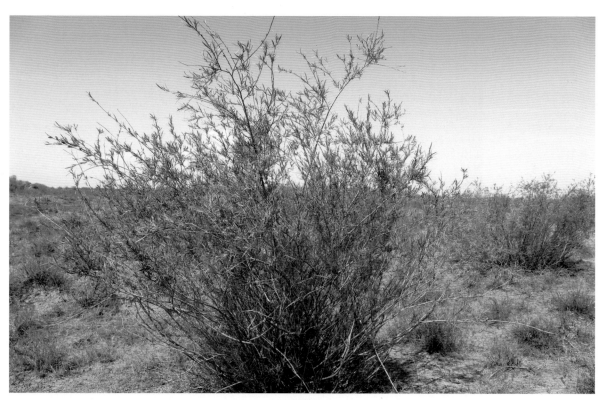

北沙柳

花序轴有绒毛；苞片卵状长圆形，先端钝圆，外面褐色；雄蕊 2，花丝合生，基部有毛，黄色；子房卵圆形，无柄，被绒毛，花柱明显，长约 0.5 mm，柱头 2 裂。花期 4 月下旬，果期 5 月。

| 生境分布 | 旱中生植物。生于草原区的流动、半固定沙丘及沙丘间低地。分布于内蒙古巴彦淖尔市（临河区、磴口县）、鄂尔多斯市、阿拉善盟等。

| 资源情况 | 野生资源较少。药材来源于野生和栽培。

| 采收加工 | 春、夏季采剥，除去杂质，阴干。

| 功能主治 | 清热消肿。

| 用法用量 | 内服煎汤，15 ~ 30 g。外用适量，煎汤熏洗；或捣绒，炒热包患处。

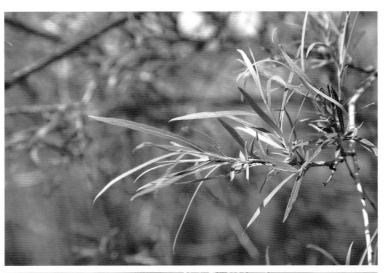

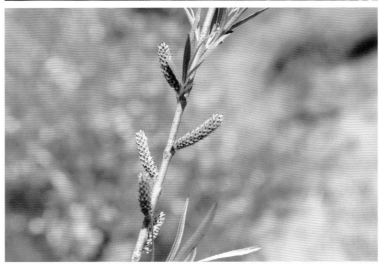

杨柳科 Salicaceae 柳属 Salix

乌柳

Salix cheilophila Schneid.

| 植物别名 | 筐柳、沙柳。

| 蒙 文 名 | 哈日－布日嘎苏。

| 药 材 名 | 沙柳（药用部位：鲜茎、叶、树皮）。

| 形态特征 | 灌木或小乔木，高达 5.4 m。枝初被绒毛或柔毛，后无毛，灰黑色或黑红色。芽具长柔毛。叶线形或线状倒披针形，先端渐尖或具短硬尖，基部渐尖，稀钝，上面绿色，疏被柔毛，下面灰白色，密被绢状柔毛，中脉显著凸起，边缘外卷，上部具腺锯齿，下部全缘；叶柄长1 ~ 3 mm，被柔毛。花序与叶同时开放，近无梗，基部具 2 ~ 3 小叶；雄花序长 1.5 ~ 2.3 cm，直径 3 ~ 4 mm，密花，雄蕊 2，完全合生，

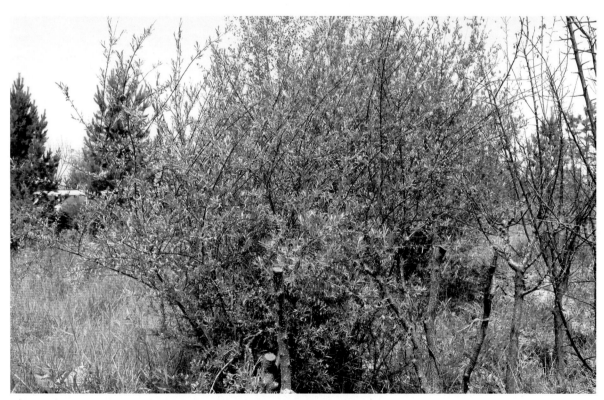

乌柳

花丝无毛，花药黄色，4室，苞片倒卵状长圆形，先端钝或微缺，基部具柔毛，腺体 1，腹生，狭长圆形，先端稀浅 2 裂；雌花序长 1.3 ~ 2 cm，直径 1 ~ 2 mm，密花，花序轴具柔毛，子房卵形或卵状长圆形，密被短毛，无柄，花柱短或无，柱头小，苞片近圆形，腺体同雄花。蒴果长 3 mm。花期 4 ~ 5 月，果期 5 月。

| 生境分布 | 生于海拔 750 ~ 3 000 m 的山河沟边、河流、溪沟两岸及沙丘间低湿地。分布于内蒙古锡林郭勒盟（锡林浩特市、西乌珠穆沁旗）、乌兰察布市（商都县）、呼和浩特市（玉泉区、清水河县）、包头市（九原区）、鄂尔多斯市（准格尔旗、东胜区、康巴什区、鄂托克前旗、鄂托克旗）、巴彦淖尔市（磴口县）。

| 资源情况 | 野生资源一般。药材来源于野生。

| 采收加工 | 春末初夏采收，鲜用或晒干。

| 功能主治 | 辛、甘，温。解表祛风。用于麻疹初起，斑疹不透，皮肤瘙痒，风湿病。

| 用法用量 | 内服煎汤，3 ~ 9 g。外用适量，捣敷。

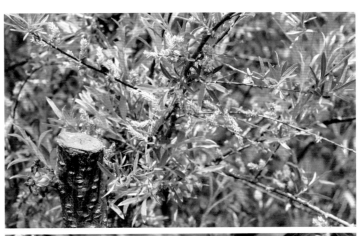

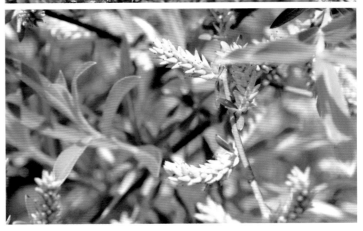

小穗柳

Salix microstachya Turcz. var. *microstachya*

| 蒙 文 名 | 图如丽哥 – 布日嘎苏。

| 药 材 名 | **中药** 乌柳根（药用部位：根）。

蒙药 布日嘎苏（药用部位：茎皮、叶、果穗）。

| 形态特征 | 灌木，高 1 ~ 2 m。小枝淡黄色或黄褐色，无毛或稍有短柔毛。芽
卵形，钝头，有丝状毛。叶线形或线状倒披针形或镰状披针形，长
1.5 ~ 4 cm，宽 0.2 ~ 0.4 cm，两端渐狭，初两面有丝状柔毛，后近
无毛，下面中脉明显，近全缘或有不明显的细齿；叶柄短，无毛或
有丝状短柔毛；托叶无或特小，卵状披针形，全缘或具牙齿，脱落性。
花先叶开放或与叶近同时开放，花序圆柱形，长 1 ~ 1.5（~ 2）cm，
近无花序梗，基部具 1 ~ 2 鳞片状小叶，花序轴有毛；雄蕊 2，花

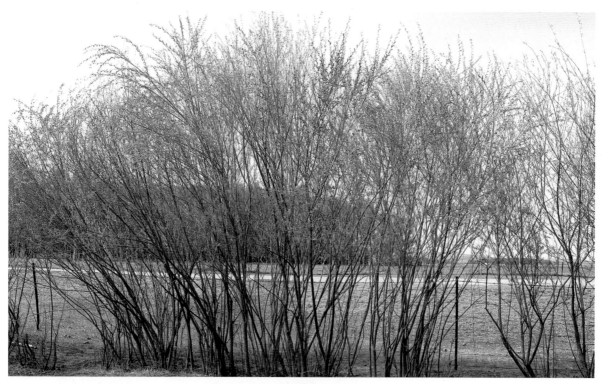

小穗柳

丝和花药合生，花药黄色，苞片长圆形，先端截形或具钝头，淡褐色或黄绿色，先端褐色，边缘有疏长毛，腺体1，腹生，形小；子房卵状圆锥形，无毛，绿褐色，无柄，花柱短而明显，柱头红褐色，2浅裂，苞片同雄花，腺体1，腹生。花期5月，果期6～7月。

| **生境分布** | 生于森林草原带的沙丘间低地、河流两岸，为沙地或河岸柳灌丛的优势种。分布于内蒙古呼伦贝尔市（海拉尔区、扎赉诺尔区）、赤峰市（巴林右旗）、鄂尔多斯市（准格尔旗）。

| **资源情况** | 野生资源较少。药材来源于野生。

| **采收加工** | **中药**　乌柳根：春、夏、秋季采收，洗净，鲜用或晒干。
　　　　　　蒙药　布日嘎苏：春季或初夏剥取茎皮，夏季采摘叶，6～7月采收近成熟果实，晒干。

| **功能主治** | **中药**　乌柳根：清热，泻火，顺气。用于风火牙痛，急性腰扭伤。
　　　　　　蒙药　布日嘎苏：清热，利尿。用于产后热，疟疾发热。

| **用法用量** | **中药**　乌柳根：内服煎汤，1.5～3 g。
　　　　　　蒙药　布日嘎苏：内服研末，3～5 g。

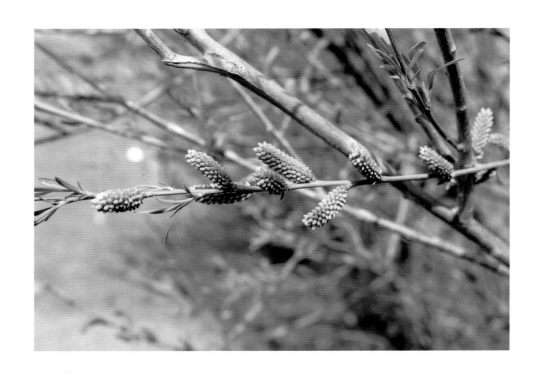

杨柳科 Salicaceae 柳属 Salix

小红柳

Salix microstachya Turcz. var. *bordensis* (Nakai) C. F. Fang

| 蒙文名 | 宝日 – 布日嘎苏。

| 药材名 | **中药** 乌柳根（药用部位：根）。
蒙药 布日嘎苏（药用部位：茎皮、叶、果穗）。

| 形态特征 | 灌木，高约 1 m。小枝灰紫褐色，稀灰绿色，下端稍下垂，幼时被绢毛，后渐脱落。叶条形或条状披针形，长 1.5 ~ 4.5 cm，宽 0.2 ~ 0.5 cm，先端渐尖，基部楔形，全缘或有不明显的疏齿，幼时两面密被绢毛，后渐脱落，叶柄长 1 ~ 3 mm。花序与叶同时开放，细圆柱形，长 1 ~ 2 cm，直径 3 ~ 4 mm；苞片淡褐色或黄绿色，倒卵形或卵状椭圆形；腺体 1，腹生；雄蕊 2，花丝完全合生，花丝无毛，花药红色；子房卵状圆锥形，无毛，花柱明显，柱头 2 裂。蒴果长

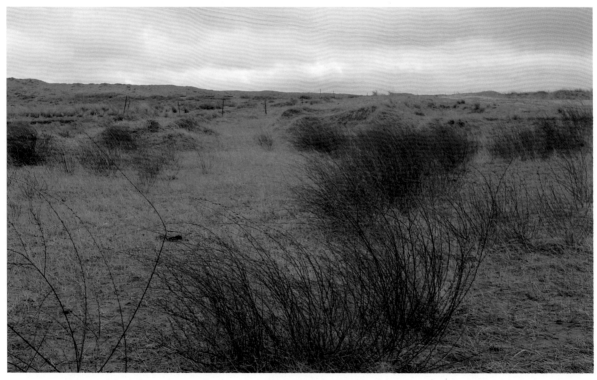

小红柳

3 ~ 4 mm，无毛。

| **生境分布** | 生于草原带的沙丘间低地、河谷。分布于内蒙古兴安盟（科尔沁右翼中旗）、通辽市（奈曼旗）、赤峰市（翁牛特旗、阿鲁科尔沁旗、巴林右旗）、锡林郭勒盟（苏尼特左旗、正镶白旗）、鄂尔多斯市（准格尔旗、乌审旗）、巴彦淖尔市（磴口县）。

| **资源情况** | 野生资源较少。药材来源于野生。

| **采收加工** | **中药** 乌柳根：春、夏、秋季采收，洗净，鲜用或晒干。
蒙药 布日嘎苏：春季或初夏剥取茎皮，夏季采摘叶，6 ~ 7 月采收近成熟果实，晒干。

| **功能主治** | **中药** 乌柳根：清热，泻火，顺气。用于风火牙痛，急性腰扭伤。
蒙药 布日嘎苏：清热，利尿。用于产后热，疟疾发热。

| **用法用量** | **中药** 乌柳根：内服煎汤，1.5 ~ 3 g。
蒙药 布日嘎苏：内服研末，3 ~ 5 g。

| **附　注** | 本种与原变种小穗柳 *Salix microstachya* Turcz. var. *microstachya* 同等入药，两者的区别在于：本种的植株通常较低矮，高约 1 m；小枝灰紫褐色，稀灰绿色，而不为淡黄色或黄褐色；雄花的花药外壁常红色；花期 5 月，果期 6 月。

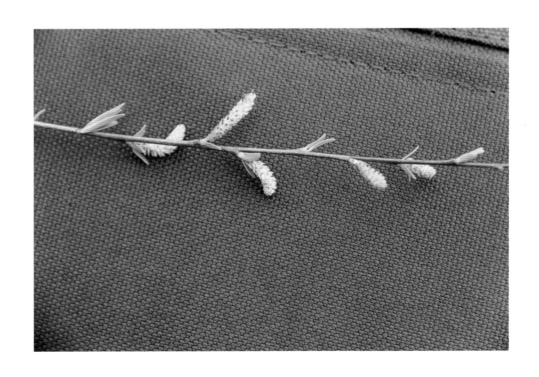

胡桃 *Juglans regia* L.

| **植物别名** | 核桃。

| **蒙文名** | 胡西格。

| **药材名** | **中药** 胡桃仁（药用部位：种仁）、分心木（药用部位：种隔）、青龙衣（药用部位：外果皮）、胡桃枝（药用部位：嫩枝）、胡桃叶（药用部位：叶）。

蒙药 胡西格（药用部位：种仁）。

| **形态特征** | 乔木，高达 30 m。树皮灰色，浅纵沟裂；冬芽球形，具数个鳞片，幼时两面皆被淡黄色绒毛；小枝光滑，髓心片状。奇数羽状复叶，小叶 5 ~ 9，先端钝圆，基部歪斜，全缘，上面深绿色，下面淡绿色。

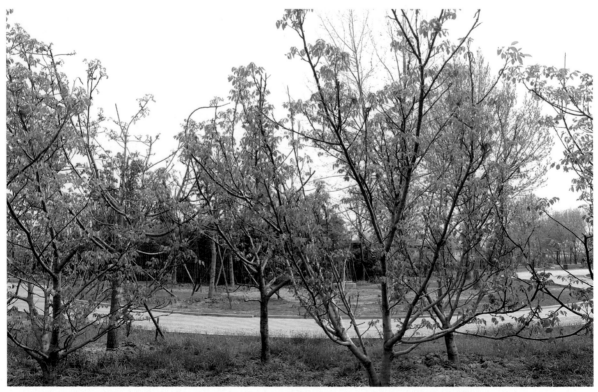

胡桃

雄柔黄花序下垂；雄花的苞片、小苞片及花被片均被腺毛；雄蕊 6 ~ 30，花药黄色，无毛。雌穗状花序通常具 1 ~ 3 雌花；雌花的总苞被极短腺毛；柱头浅绿色。果序具 1 ~ 3 果实；果实无毛，果核稍具皱曲，有 2 纵棱，内果皮内壁具不规则的空隙或无空隙而仅具皱曲；种子呈脑状，富含油脂。花期 5 月上旬，果期 10 月。

| 生境分布 | 中生植物。生于排水良好、土层深厚的砂壤土、壤土、石灰性土壤。分布于内蒙古呼和浩特市（回民区、赛罕区、新城区、玉泉区）、包头市（东河区、九原区、昆都仑区、青山区）。

| 资源情况 | 无野生资源。药材来源于栽培。

| 采收加工 | **中药** 胡桃仁、分心木：秋季采收成熟果实，除去果皮，晒干，敲破果核，分别取种仁及种隔。

青龙衣：夏、秋季采收未成熟果实，剥取青绿色外果皮，鲜用或晒干。

胡桃枝、胡桃叶：春、夏、秋季采收，嫩枝晒干，叶鲜用或阴干。

| 功能主治 | **中药** 胡桃仁：补肾固精，敛肺定喘，润肠通便。用于肾虚腰痛腿软，耳鸣，阳痿，遗精，咳喘，小便频数，石淋，便秘。

分心木：补肾固精。用于遗精，骨蒸，遗尿。

青龙衣：消肿，止痒。用于慢性支气管炎，咳嗽气喘；外用于头癣，牛皮癣，痈肿疮疡。

胡桃枝：软坚散结，解毒，杀虫。用于瘰疬，疥疮。

胡桃叶：消肿，解毒，杀虫。用于象皮肿，带下，疥癣。

蒙药 胡西格：镇赫依，固精。用于赫依病，腰膝酸痛，遗精，阳痿。

| 用法用量 | **中药** 胡桃仁：内服煎汤，6 ~ 15 g；或入丸、散剂。

分心木：内服煎汤，9 ~ 15 g。

青龙衣：内服煎汤，6 ~ 12 g。外用适量，鲜品捣敷；或研末调敷。

胡桃枝：内服煎汤，15 ~ 30 g。外用适量，煎汤洗。

胡桃叶：内服煎汤，6 ~ 12 g。外用适量，煎汤洗；或捣敷。

蒙药 胡西格：内服煎汤，3 ~ 5 g；或入丸、散剂。外用适量，研末调敷。

胡桃楸
Juglans mandshurica Maxim.

| 植物别名 | 山核桃、核桃楸。

| 蒙 文 名 | 乌麻日图 – 胡西格。

| 药 材 名 | **中药** 核桃楸皮（药用部位：皮。别名：楸树皮、楸皮）、核桃楸果（药用部位：果实。别名：马核桃、马核果、楸马核果）。
蒙药 哲日力格 – 胡西格（药用部位：种仁）。

| 形态特征 | 乔木，高 20 m。树皮灰色或暗灰色，光滑，具细纵裂。冬芽大，被黄褐色毛；叶痕猴脸形。小枝灰色，粗壮，被腺毛，髓心薄片状，灰褐色。单数羽状复叶互生，小叶 9 ~ 17，卵状矩圆形或矩圆形，长 5 ~ 14（~ 20）cm，宽 3 ~ 6 cm，先端尖或短渐尖，上面暗绿色，

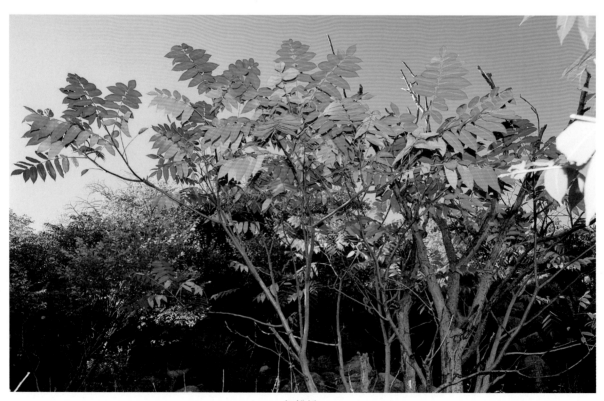

胡桃楸

下面淡绿色，沿主脉密生短细毛，边缘具细锯齿；叶轴和总叶柄密生黄褐色腺毛。花单性，雌雄同株；雄柔黄花序腋生，长 10 ~ 20（~ 30）cm，先叶开放，雄花具萼片 3 ~ 4，雄蕊 8 ~ 40；雌穗状花序顶生，直立，具 5 ~ 10 花，生于密被短柔毛的花序轴上，与叶同时开放，具萼片 4；子房下位，乳头状柱头 2 裂，暗红色。核果球形或卵圆形，长 4 ~ 6 cm，直径 3 ~ 4 cm，先端尖；外果皮具褐色腺毛；果核卵形或椭圆形，坚硬，先端锐尖，表面具 8 纵棱，有不规则的下凹皱纹；种仁较瘦小，含油脂少。

| **生境分布** | 生于土壤肥沃、排水良好的山坡地或谷地。分布于内蒙古赤峰市（巴林右旗、喀喇沁旗、宁城县、敖汉旗）。内蒙古呼和浩特市、兴安盟有栽培。

| **资源情况** | 野生资源稀少，栽培资源稀少。药材主要来源于栽培。

| **采收加工** | **中药** 核桃楸皮：春、秋季采收，剥取枝皮或干皮，晒干。
核桃楸果：9 ~ 10 月采集近成熟的果实，干燥。

蒙药 哲日力格 – 胡西格：秋季采摘成熟果实，砸去内果皮，取种仁，晒干。

| **药材性状** | **中药** 核桃楸皮：本品常扭曲成绳状或呈单卷筒状，长短不一，长可超过 1 m，厚 1 ~ 2 mm。外表面浅灰棕色，平滑，有细纵纹，并有少数浅棕色圆形凸起的皮孔与三角形叶痕；内表面暗棕色，平滑而有细纵纹。质坚韧，不易折断，易纵裂，断面纤维性。气无，味微苦而略涩。

核桃楸果：本品呈类卵圆形。鲜品直径 3.5 ~ 4 cm，长 4.5 ~ 5 cm；表面灰绿色，密被浅灰褐色茸毛。干品直径 3 ~ 3.5 cm，长 3.5 ~ 4 cm；表面褐色，密被浅褐色茸毛，并具 8 纵棱，间有不规则深纵纹。一端稍大，有凸起的花柱基，花柱基长 1.5 ~ 2 cm，另一端有凹陷的果柄痕。果皮稍坚硬，不易碎裂，断面褐色，略呈颗粒状。种子皱褶如脑状，黄白色，外被黄棕色种皮。气清香，味涩。

| **功能主治** | **中药** 核桃楸皮：苦，寒。清热，解毒，止痢，明目。用于泄泻，痢疾，带下，目赤。

核桃楸果：归胃经。行气止痛。用于脘腹疼痛，牛皮癣。

蒙药 哲日力格 – 胡西格：甘，温。镇赫依，固精。用于腰膝酸软，遗精阳痿。

| **用法用量** | **中药** 核桃楸皮：内服煎汤，4.5 ~ 9 g。外用煎汤洗眼。
核桃楸果：内服浸酒，6 ~ 9 g。外用，鲜品捣汁搽。

蒙药 哲日力格 – 胡西格：多配方用。

桦木科 Betulaceae 榛属 Corylus

榛

Corylus heterophylla Fisch. ex Trautv.

| 植物别名 | 榛子、平榛。

| 蒙 文 名 | 西得。

| 药 材 名 | 榛子（药用部位：种仁）、榛子花（药用部位：雄花）。

| 形态特征 | 灌木或小乔木，高 1 ~ 7 m。树皮灰色；枝条暗灰色，无毛，小枝黄褐色，密被短柔毛兼被疏生的长柔毛，无或多少具刺状腺体。叶呈矩圆形或宽倒卵形，先端凹缺或截形，中央具三角状突尖，基部心形，有时两侧不相等，边缘具不规则的重锯齿，中部以上具浅裂，上面无毛，下面于幼时疏被短柔毛，以后仅沿脉疏被短柔毛，其余无毛，侧脉 3 ~ 5 对；叶柄纤细，疏被短毛或近无毛。雄花序单生，

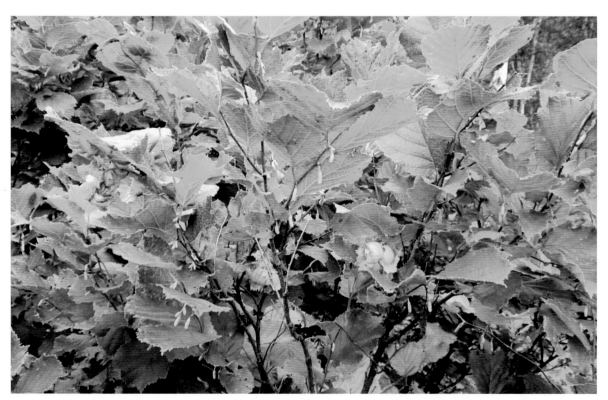

榛

长约 4 cm。果实单生或 2 ～ 6 簇生成头状；果苞钟状，外面具细条棱，密被短柔毛兼被疏生的长柔毛，密生刺状腺体，很少无腺体，较果实长但不超过果实的 1 倍，很少较果实短，上部浅裂，裂片三角形，全缘，很少具疏锯齿。坚果近球形，长 7 ～ 15 mm，无毛或仅先端疏被长柔毛。

| 生境分布 | 生于海拔 200 ～ 1 000 m 的山地阴坡灌丛中。分布于内蒙古呼伦贝尔市（扎兰屯市、鄂伦春自治旗、牙克石市、阿荣旗）、赤峰市（喀喇沁旗）。

| 资源情况 | 野生资源丰富。药材来源于野生。

| 采收加工 | 榛子：秋季果实成熟后及时采摘果实，晒干后除去总苞及果壳。
榛子花：清明前后五六日采收，晾干或加工制成干粉。

| 功能主治 | 榛子：甘，平。归脾、胃经。益气补虚，调中开胃，明目。用于病后体弱，脾虚泄泻，食欲不振，咳嗽。
榛子花：止血，消肿，敛疮。用于外伤出血，冻伤，疮疖。

| 用法用量 | 榛子：内服煎汤，30 ～ 60 g；或研末。
榛子花：外用适量，研末敷。

| 附　注 | 本种及同属植物川榛 *Corylus heterophylla* Fisch. var. *sutchuenensis* Franch.、毛榛 *Corylus mandshurica* Maxim. 的种仁和雄花均作榛子和榛子花药用。三者的区别在于：川榛的叶片呈椭圆形、宽卵形或近圆形，先端尾状，花药红色，果苞裂片全缘，很少有锯齿，花期 3 ～ 4 月，果期 10 月；毛榛为灌木，叶边缘具粗锯齿，中部以上浅裂，基部两侧近对称，果苞管状，在坚果上部缢缩，较果实长 2 ～ 3 倍，外面被黄色刚毛并兼被白色短柔毛，上部被浅短柔毛，上部浅裂，坚果先端具小突尖，外被白色绒毛。

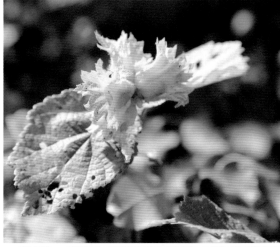
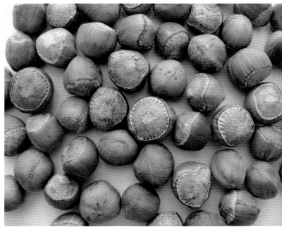

桦木科 Betulaceae 桦木属 Betula

白桦 *Betula platyphylla* Suk.

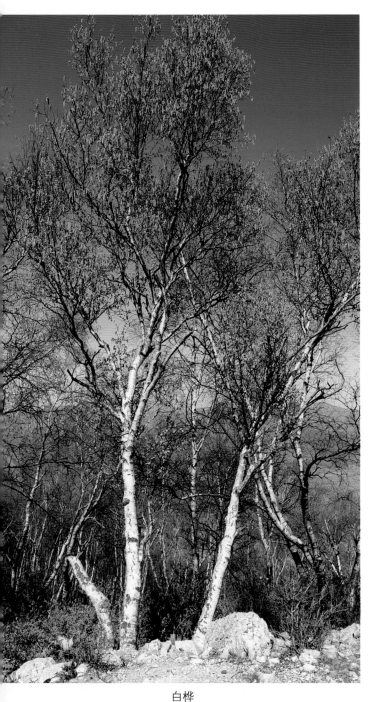

白桦

| 植物别名 |

粉桦、桦木。

| 蒙 文 名 |

查干－胡斯。

| 药 材 名 |

中药 桦木皮（药用部位：树皮。别名：白桦皮）。

蒙药 胡森－哈利苏（药用部位：树皮）。

| 形态特征 |

乔木，高 10 ~ 20（~ 30）m。树皮白色，层状剥裂，内皮呈赤褐色；枝灰红褐色，光滑，密生黄色树脂状腺体，小枝红褐色；冬芽卵形或椭圆状卵形，先端尖，具 3 对芽鳞，鳞片褐色，边缘具纤毛。叶稍厚，纸质，边缘具不规则的粗重锯齿，上面绿色，各脉凸起，下面淡绿色，无毛，密生腺点，侧脉 5 ~ 8 对；叶柄细。果序单生，圆柱形，下垂或斜展；果序梗长 7 ~ 13 mm，散生黄色树脂状腺体；果苞长 4 ~ 6（~ 7）mm，边缘具短纤毛，基部楔形或宽楔形，上部具 3 裂片，中裂片三角状卵形，先端渐尖或钝，侧裂片卵形或近圆形，直立、斜展至向下弯，如为直立

或斜展则较中裂片稍宽且微短，如为横展至向下弯则长、宽均大于中裂片；小坚果狭矩圆形、矩圆形或卵形，背面疏被极短柔毛，膜质翅长 3 mm，宽 1.5 ～ 1.7 mm。花期 5 ～ 6 月，果期 8 ～ 9 月。

| 生境分布 | 生于海拔 400 ～ 4 100 m 的山坡或林中。分布于内蒙古呼伦贝尔市（海拉尔区、鄂伦春自治旗、陈巴尔虎旗、莫力达瓦达斡尔族自治旗、鄂温克族自治旗）、通辽市（扎鲁特旗）、兴安盟（科尔沁右翼中旗）、赤峰市（林西县、巴林左旗、巴林右旗）、锡林郭勒盟（锡林浩特市、西乌珠穆沁旗、东乌珠穆沁旗、多伦县）、呼和浩特市（清水河县、和林格尔县、土默特左旗）、包头市（东河区、固阳县）。

| 资源情况 | 野生资源丰富。药材来源于野生。

| 采收加工 | **中药** 桦木皮：春、夏、秋季均可剥取，以春、秋季采者为佳，切碎，晒干。

| 药材性状 | **中药** 桦木皮：本品呈反卷筒状，卷筒的外表面（即树皮的内表面）淡黄棕色，有深色横条纹。卷筒的内表面（即树皮的外表面）灰白色而微带红色，上有疙瘩样的枝痕，黑棕色。质柔韧，折断面略平坦，可成层片状剥落。气微弱而香，味苦。

| 功能主治 | **中药** 桦木皮：苦，平。归肺、胃、大肠经。清热利湿，祛痰止咳，解毒。用于咽痛喉痹，咳嗽气喘，黄疸，腹泻，痢疾，淋证，小便不利，乳痈，疮毒，痒疹。

蒙药 胡森 – 哈利苏：祛痰止咳，清热解毒。用于肺热咳嗽，耳脓，牙痛，烫伤。

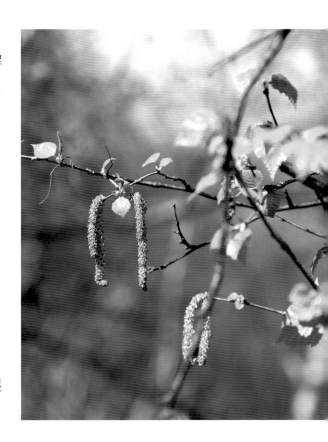

| 用法用量 | **中药** 桦木皮：内服煎汤，10 ～ 15 g。外用适量，研末或煅炭研末，调敷。

蒙药 胡森 – 哈利苏：多配方用。

| 附 注 | 本种适应性强，分布甚广，尤喜湿润土壤，为次生林的先锋树种。

桦木科 Betulaceae 桦木属 Betula

黑桦 *Betula dahurica* Pall.

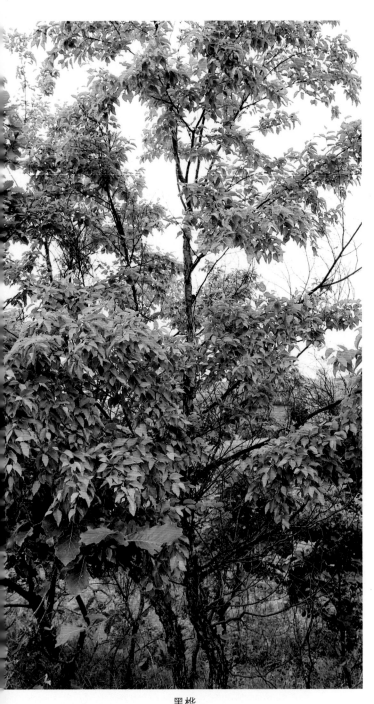

黑桦

| **植物别名** |

棘皮桦、千层桦。

| **蒙文名** |

哈日-胡斯。

| **药材名** |

黑桦（药用部位：树皮、芽）。

| **形态特征** |

乔木，高 5 ~ 18（~ 20）m。树皮黑褐色，龟裂，有深沟，或稍剥裂；枝红褐色或灰紫褐色，具光泽，无毛，小枝红褐色，密生黄白色树脂状腺体；冬芽长卵形，先端急尖，具 3 对芽鳞，带黏性，鳞片锈褐色，边缘具密短毛。叶较厚，纸质，长卵形、卵形、宽卵形、菱状卵形或椭圆形，先端锐尖或渐尖，基部宽楔形、圆形或楔形，边缘具不规则的粗重锯齿，上面暗绿色，被伏生长柔毛，沿中脉尤密，下面淡绿色，沿脉被伏生长柔毛，脉腋间簇生黄白色髯毛，侧脉 6 ~ 8 对；叶柄长 4 ~ 10 mm，被长柔毛或稍有毛。果序矩圆状圆柱形，单生，直立或斜伸；果苞长 4 ~ 6 mm，背面拱起，无毛；小坚果宽椭圆形，稀倒卵形；膜质翅宽 1 ~ 1.2 mm。

花期 5 ~ 6 月，果期 8 ~ 9 月。

| 生境分布 | 生于海拔 400 ~ 1 300 m 的干燥、土层较厚的阳坡、山顶石岩上、潮湿阳坡、针叶林或杂木林下。分布于内蒙古呼伦贝尔市（扎兰屯市、莫力达瓦达斡尔族自治旗）、兴安盟（科尔沁右翼前旗、科尔沁右翼中旗）、赤峰市（巴林左旗）、锡林郭勒盟（西乌珠穆沁旗）。

| 资源情况 | 野生资源丰富。药材来源于野生。

| 采收加工 | 春季发芽时采收，晒干。

| 功能主治 | 树皮，用于乳痈，咳嗽。芽，用于胃病。

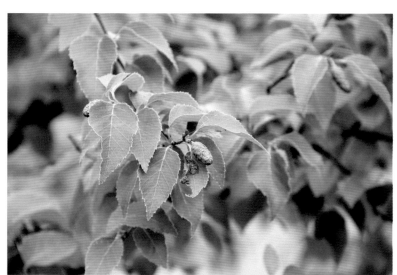

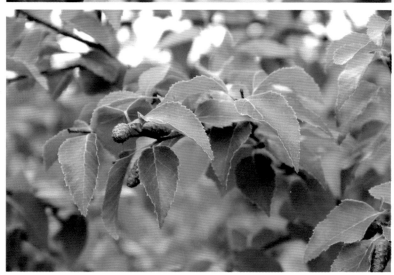

売斗科 Fagaceae 栎属 Quercus

蒙古栎
Quercus mongolica Fisch. ex Turcz. var. *liaotungensis* (Koidz.) Nakai

| **植物别名** | 橡子树、柴忽拉。

| **蒙 文 名** | 沙嘎日格 – 查日苏。

| **药 材 名** | **中药** 辽东栎皮（药用部位：根皮、树皮）、辽东栎壳斗（药用部位：果实外的总苞）。
蒙药 辽东 – 查日苏（药用部位：果实）。

| **形态特征** | 落叶乔木，高达 15 m。树皮灰褐色，纵裂；幼枝绿色，无毛，老时灰绿色，具淡褐色圆形皮孔。叶片倒卵形至长倒卵形，长 5 ~ 17 cm，宽 2 ~ 10 cm，先端圆钝或短渐尖，基部窄圆形或耳形，叶缘有5 ~ 7 对圆齿，叶面绿色，背面淡绿色，幼时沿脉有毛，老时无毛，

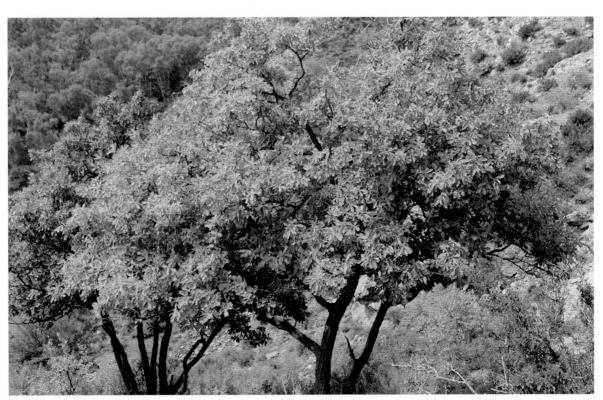

蒙古栎

侧脉每边 5 ~ 7 (~ 10) ；叶柄长 2 ~ 5 mm，无毛。雄花序生于新枝基部，长 5 ~ 7 cm，花被 6 ~ 7 裂，雄蕊通常 8；雌花序生于新枝上端叶腋，长 0.5 ~ 2 cm，花被通常 6 裂。壳斗浅杯形，包着坚果约 1/3，直径 1.2 ~ 1.5 cm，高约 8 mm；小苞片长三角形，长 1.5 mm，扁平，微凸起，被稀疏短绒毛。坚果卵形至卵状椭圆形，直径 1 ~ 1.3 cm，高 1.5 ~ 1.8 cm，先端有短绒毛；果脐微凸起，直径约 5 mm。花期 4 ~ 5 月，果期 9 月。

| 生境分布 | 生于干燥山坡。分布于内蒙古通辽市（科尔沁左翼后旗）、赤峰市（阿鲁科尔沁旗）、锡林郭勒盟（多伦县）、呼和浩特市（土默特左旗）、包头市（石拐区、昆都仑区）。

| 资源情况 | 野生资源丰富。药材来源于野生。

| 采收加工 | **中药** 辽东栎皮：春季发芽时采收，晒干。
辽东栎壳斗：果实成熟后形成壳斗，摘取，晒干。
蒙药 辽东－查日苏：秋季果实成熟后采集，晒干。

| 功能主治 | **中药** 辽东栎皮：苦，平。收敛，止泻。用于久痢，水泻，恶疮，痈肿。
辽东栎壳斗：涩，温。收敛，止血，止泻。用于便血，子宫出血，带下，泻痢，疮肿。
蒙药 辽东－查日苏：止泻，止血，祛黄水。用于血痢，腹痛，肠刺痛，小肠痧，痔疮出血。

| 用法用量 | **中药** 辽东栎皮、辽东栎壳斗：用于久痢、水泻，内服煎汤，9 g。用于恶疮、痈肿，外用煎汤洗，15 g。
蒙药 辽东－查日苏：多配方用。

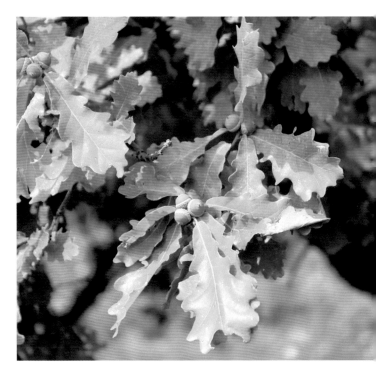

榆科 Ulmaceae 榆属 *Ulmus*

欧洲白榆 *Ulmus laevis* Pall.

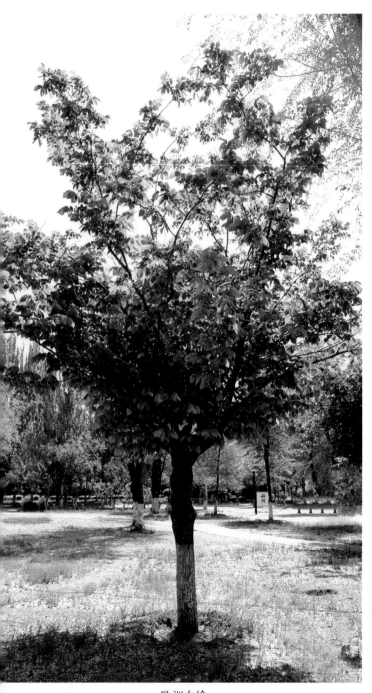

欧洲白榆

| 植物别名 |

新疆大叶榆。

| 蒙 文 名 |

欧伯日坡 – 查干 – 海拉苏。

| 药 材 名 |

欧洲白榆（药用部位：枝、叶）。

| 形态特征 |

落叶乔木。树皮灰褐色，初平滑，后鳞片状
剥落，最后不规则纵裂；嫩枝被柔毛，后渐
光滑；老枝常散生圆点状皮孔。叶倒卵状宽
椭圆形或椭圆形，中上部较宽，先端凸尖，
基部明显偏斜，一边楔形，一边半心形，边
缘具重锯齿，齿端内曲，叶柄长 6 ~ 13 mm，
叶全体被毛或仅上面有毛。20 ~ 30 花排成
密集的短聚伞花序，花序长 6 ~ 20 mm。翅
果卵形或卵状椭圆形，边缘具睫毛，果核位
于翅果的中下部或近中部，基部有宿存的花
被；果梗长 1 ~ 3 cm。花期 4 月下旬，果期
5 月。

| 生境分布 |

中生植物。生于海拔 1 000 m 以下的平原地

区。内蒙古包头市、赤峰市、呼和浩特市有栽培。

| **资源情况** | 无野生资源，栽培资源较少。药材来源于栽培。

| **采收加工** | 夏、秋季采摘，鲜用或晒干。

| **功能主治** | 用于烧伤感染，骨折，音哑。

| **用法用量** | 内服煎汤，9 ~ 15 g，鲜品 15 ~ 30 g。外用适量，研末调敷。

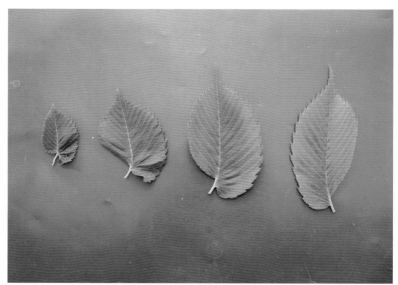

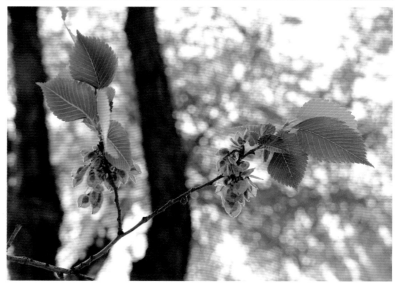

大果榆
Ulmus macrocarpa Hance

| **植物别名** | 黄榆、蒙古黄榆。

| **蒙 文 名** | 得力图。

| **药 材 名** | 芜荑（药材来源：种子的加工品。别名：无荑、无姑、芜荑仁）。

| **形态特征** | 落叶乔木或灌木，高达 20 m，胸径可达 40 cm。树皮暗灰色或灰黑色，纵裂，粗糙；幼枝有疏毛；冬芽卵圆形或近球形，芽鳞背面多少被短毛或无毛，边缘有毛。叶宽倒卵形，厚革质，大小变异很大，先端短尾状，稀骤凸，基部渐窄至圆，偏斜或近对称，两面粗糙，边缘具大而浅钝的重锯齿，或兼有单锯齿；叶柄长 2 ~ 10 mm，仅上面有毛或下面有疏毛。花自花芽或混合芽抽出，在去年生枝上排成

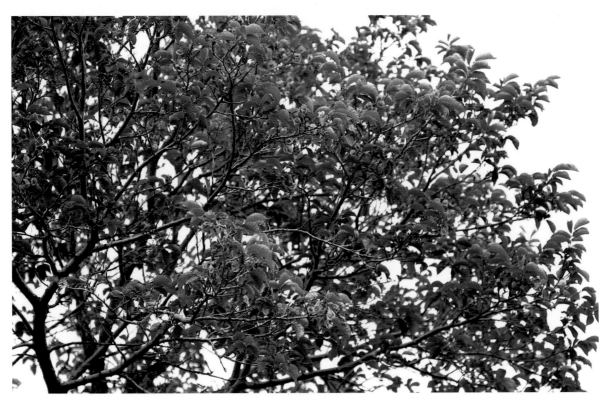

大果榆

簇状聚伞花序或散生于新枝的基部。翅果宽倒卵状圆形,基部多少偏斜或近对称,微狭或圆,有时子房柄较明显,先端凹或圆,缺口内缘柱头面被毛,两面及边缘有毛;果核位于翅果中部;宿存花被钟形,外被短毛或几无毛,上部 5 浅裂,裂片边缘有毛;果梗被短毛。花果期 4 ~ 5 月。

| **生境分布** | 生于海拔 700 ~ 1 800 m 的山坡、谷地、台地、黄土丘陵、固定沙丘、岩缝中。分布于内蒙古呼伦贝尔市(陈巴尔虎旗、牙克石市、莫力达瓦达斡尔族自治旗、阿荣旗)、兴安盟(乌兰浩特市、科尔沁右翼前旗)、赤峰市(林西县、喀喇沁旗、阿鲁科尔沁旗)、锡林郭勒盟(锡林浩特市、太仆寺旗、苏尼特左旗、西乌珠穆沁旗)、乌兰察布市(四子王旗、卓资县、凉城县)、呼和浩特市(土默特左旗)、包头市(石拐区、固阳县、土默特右旗、达尔罕茂明安联合旗)、鄂尔多斯市(准格尔旗、鄂托克前旗)、巴彦淖尔市(乌拉特中旗、乌拉特后旗、杭锦后旗)、乌海市。

| **资源情况** | 野生资源较少。药材来源于野生。

| **采收加工** | 5 ~ 6 月果实成熟时采下,晒干,搓去膜翅,取出种子。将 55 kg 种子浸入水中,待发酵后,加入家榆树皮面 5 kg、红土 15 kg、菊花末 2.5 kg,加适量温水混合均匀,如糊状,放板上摊平约 1.3 cm 厚,切成长约 6.7 cm 的方块,晒干,即为成品。亦可在 5 ~ 6 月采实取仁,将种子、异叶败酱、家榆树皮、灶心土按 6∶2∶1∶1 混合制成扁平方形,晒干。

| **药材性状** | 本品呈扁平方块状。表面黄褐色,有多数小孔和空隙,杂有纤维和种子。体质松脆而粗糙,断面黄黑色,易呈鳞片状剥离。气特异,味微酸、涩。

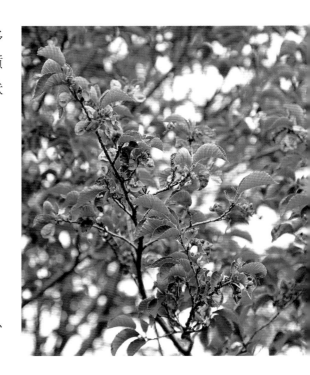

| **功能主治** | 辛、苦,温。归脾、胃经。杀虫消积,除湿止痢。用于虫积腹痛,小儿疳积,久泻久痢,疮疡,疥癣。

| **用法用量** | 内服煎汤,3 ~ 10 g;或入丸、散剂。外用研末调敷。

| **附　注** | 本种为阳性树种,耐干旱,能适应碱性、中性及微酸性土壤。

榆科 Ulmaceae 榆属 Ulmus

榆树 *Ulmus pumila* L.

| 植物别名 | 家榆、白榆。

| 蒙 文 名 | 海拉苏。

| 药 材 名 | **中药** 榆叶（药用部位：叶）、榆花（药用部位：花）、榆枝（药用部位：枝）、榆白皮（药用部位：树皮、根皮）、榆荚仁（药用部位：果实、种子）、榆皮涎（药材来源：茎皮部的涎汁）。
蒙药 海拉苏（药用部位：树皮）。

| 形态特征 | 落叶乔木，高达 25 m，胸径 1 m，在干瘠地长成灌木状。幼树树皮平滑，灰褐色或浅灰色，大树树皮暗灰色，不规则深纵裂，粗糙；小枝无毛或有毛，淡黄灰色、淡褐灰色或灰色，有散生皮孔；冬芽

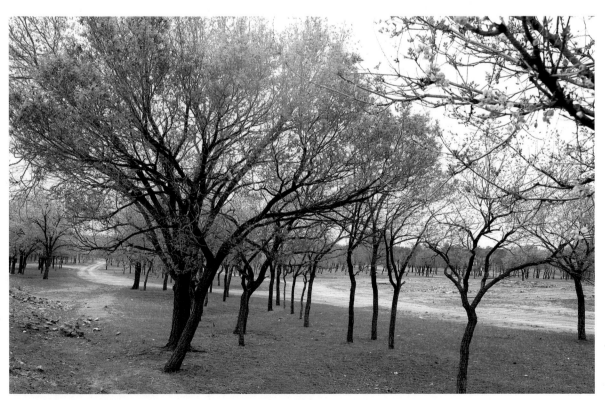

榆树

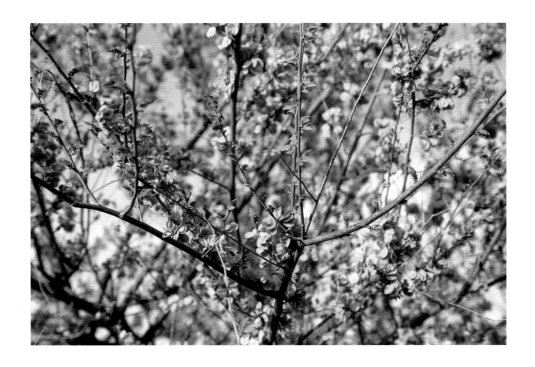

近球形或卵圆形，芽鳞背面无毛，内层芽鳞的边缘具白色长柔毛。叶椭圆状卵形，先端渐尖或长渐尖，基部偏斜或近对称，一侧楔形至圆，另一侧圆至半心形，叶面平滑无毛，边缘具重锯齿或单锯齿，侧脉每边 9 ～ 16；叶柄长 4 ～ 10 mm，通常仅上面有短柔毛。花先叶开放，在去年生枝的叶腋呈簇生状。翅果近圆形；果核位于翅果的中部，初淡绿色，后白黄色，宿存花被无毛，4 浅裂，裂片边缘有毛；果梗较花被短，长 1 ～ 2 mm，被（或稀无）短柔毛。花果期 3 ～ 6 月。

| 生境分布 | 生于海拔 1 000 ～ 2 500 m 以下的山坡、山谷、川地、丘陵及沙冈等处。分布于内蒙古呼伦贝尔市（海拉尔区、扎赉诺尔区、扎兰屯市、莫力达瓦达斡尔族自治旗、鄂伦春自治旗）、兴安盟（乌兰浩特市、科尔沁右翼前旗）、通辽市（科尔沁左翼中旗）、赤峰市（林西县、巴林左旗）、锡林郭勒盟（锡林浩特市、太仆寺旗、苏尼特左旗、苏尼特右旗、二连浩特市、阿巴嘎旗、西乌珠穆沁旗）、乌兰察布市（集宁区、四子王旗、卓资县、凉城县、商都县、丰镇市）、呼和浩特市（土默特左旗、清水河县、武川县、托克托县）、包头市（石拐区、九原区、昆都仑区、固阳县）、鄂尔多斯市（准格尔旗、东胜区、康巴什区、鄂托克前旗、鄂托克旗、杭锦旗、达拉特旗）、巴彦淖尔市（磴口县、杭锦后旗、乌拉特中旗、乌拉特前旗）、乌海市。

| 资源情况 | 野生资源丰富，栽培资源丰富。药材来源于野生和栽培。

| 采收加工 | **中药** 榆叶：夏、秋季采收，鲜用或晒干。

榆花：3 ~ 4 月采摘，鲜用或晒干。

榆枝：夏、秋季采收，鲜用或晒干。

榆白皮：春季或 8 ~ 9 月割下老枝条，剥取内皮，春、秋季采收根皮，晒干。

榆荚仁：4 ~ 6 月果实成熟时采收，除去果翅，晒干。

榆皮涎：全年均可采收，割破茎皮，收集流出的涎汁。

| 药材性状 | **中药** 榆叶：本品常皱缩，展平后呈椭圆状卵形或椭圆状披针形，长 2 ~ 8 cm，宽 2 ~ 2.5 cm。上表面暗绿色，下表面色稍浅，叶脉明显，侧脉 9 ~ 16 对，脉腋有簇生的白色茸毛，叶缘有单锯齿；叶柄长 0.2 ~ 1 cm。质脆，易碎。气微，味稍涩。

榆花：本品略呈类球形或不规则团状，直径 5 ~ 8 mm，有短梗，暗紫色。花被钟形，4 ~ 5 裂；雄蕊 4 ~ 5，伸出花被或脱落，花药紫色；雌蕊 1，子房扁平，花柱 2。体轻，质柔韧。气微，味淡。

榆白皮：本品呈板片状或浅槽状，长短不一，厚 3 ~ 7 mm。外表面浅黄白色或灰白色，较平坦，皮孔横生，嫩皮较明显，有不规则的纵向浅裂纹，偶有残存的灰褐色粗皮；内表面黄棕色，具细密的纵棱纹。质柔韧，纤维性。气微，味稍淡，有黏性。

榆荚仁：本品翅果呈类圆形或倒卵形，直径 1 ~ 1.5 cm；先端有缺口，基部有短柄，长约 2 mm。果翅类圆形而薄，表面光滑，可见放射状脉纹。种子呈长椭圆形或卵圆形，长 1 ~ 1.5 cm，直径约 5 mm，位于翅果上部或近上部，与缺口的底缘密接。

| 功能主治 | **中药** 榆叶：甘，平；无毒。归脾、胃经。清热利尿，安神，祛痰止咳。用于水肿，小便不利，石淋，尿浊，失眠，暑热困闷，痰多咳嗽，酒齄鼻。

榆花：甘，平。归脾、胃经。清热定惊，利尿疗疮。用于小儿惊痫，小便不利，头疮。

榆枝：甘，平。利尿通淋。用于气淋。

榆白皮：甘，微寒；无毒。归肺、脾、膀胱经。利水通淋，祛痰，消肿解毒。用于水肿，小便不利，淋浊，带下，咳喘痰多，失眠，内外出血，难产，胎死不下，痈疽，瘰疬，秃疮，疥癣。

榆荚仁：甘、微辛，平；无毒。归肝、脾经。健脾安神，清热利水，消肿杀虫。用于失眠，食欲不振，带下，小便不利，水肿，小儿疳热羸瘦，烫火伤，疮癣。

榆皮涎：杀虫。用于疥癣。

蒙药 海拉苏：甘、淡，平。清热，治伤。用于金伤，伤热，痈肿。

| **用法用量** | **中药** 榆叶：内服煎汤，5 ～ 10 g；或入丸、散剂。外用适量，煎汤洗。

榆花：内服煎汤，5 ～ 9 g。外用适量，研末调敷。

榆枝：内服煎汤，9 ～ 15 g。

榆白皮：内服煎汤，9 ～ 15 g；或研末。外用适量，煎汤洗；或捣敷；或研末调敷。

榆荚仁：内服煎汤，10 ～ 15 g。外用适量，研末调敷。

榆皮涎：外用适量，涂敷。

蒙药 海拉苏：多配方用。

榆科 Ulmaceae 榆属 Ulmus

垂枝榆
Ulmus pumila 'Tenue' S. Y. Wang

| 植物别名 | 倒榆、白榆。

| 蒙 文 名 | 温吉给日 – 海拉苏。

| 药 材 名 | 榆白皮（药用部位：根皮、树皮）、榆叶（药用部位：叶）、榆钱（药
用部位：未成熟果实）。

| 形态特征 | 落叶乔木，高可达 25 m。树冠伞形；树干上部的主干不明显，分枝
较多；树皮灰白色，较光滑；一至三年生枝下垂而不卷曲或扭曲。
叶片椭圆状卵形、长卵形、椭圆状披针形或卵状披针形，上面平滑
无毛，下面幼时有短柔毛。花先叶开放。翅果近圆形，稀倒卵状圆形，
果核部分位于翅果的中部，裂片边缘有毛。花果期 3 ~ 6 月。

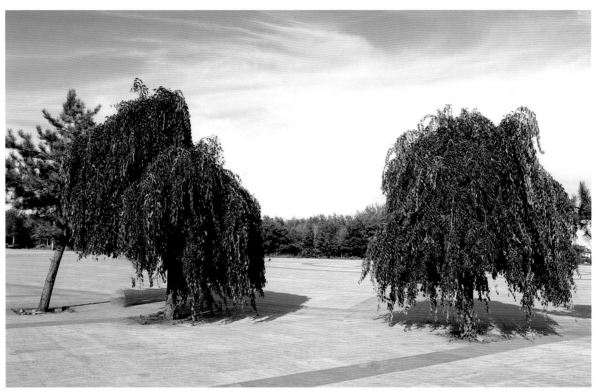

垂枝榆

| 生境分布 | 中生植物。分布于内蒙古巴彦淖尔市、鄂尔多斯市、赤峰市（喀喇沁旗）、锡林郭勒盟（锡林浩特市）。内蒙古阴山地区有栽培。

| 资源情况 | 野生资源较少。药材来源于野生和栽培。

| 采收加工 | 榆白皮：春、秋季剥取根皮，晒干；夏、秋季剥取树皮，除去外层粗皮，鲜用或晒干。
榆叶：夏、秋季采摘，鲜用或晒干。
榆钱：春季半展叶前采摘绿色的未成熟果实，晒干。

| 功能主治 | 榆白皮：利水安神，解毒消肿。用于小便不利，淋浊，水肿，痈疽，丹毒，疥癣，外伤出血，烫火伤。
榆叶：利尿，止咳祛痰，润肠。用于淋浊，体虚浮肿，失眠，喘咳，咳痰不利。
榆钱：安神健脾。用于神经衰弱，失眠，食欲不振。

| 用法用量 | 榆白皮、榆叶：内服煎汤，9 ~ 15 g；或入丸、散剂。外用适量，煎汤洗；或研末调敷；或以 80% 乙醇浸泡，作喷雾。
榆钱：内服煎汤，3 ~ 10 g。

| 附　　注 | 本种喜光，耐寒，抗旱，喜肥沃、湿润、排水良好的土壤，不耐水湿，但能耐干旱瘠薄和盐碱。

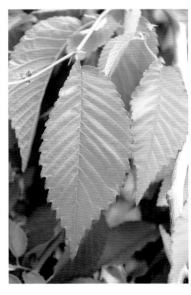
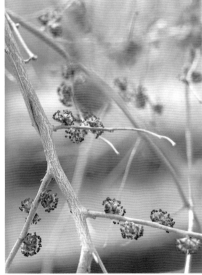
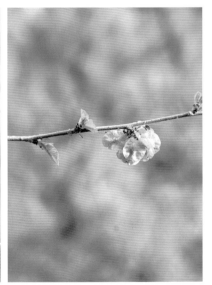

榆科 Ulmaceae 榆属 *Ulmus*

中华金叶榆
Ulmus pumila L. cv. Jinye

| 植物别名 | 美人榆、金叶榆。

| 蒙 文 名 | 囊给雅得－希日－海拉苏。

| 药 材 名 | 金叶榆（药用部位：树皮）。

| 形态特征 | 乔木或灌木。叶金黄色，有自然光泽，色泽艳丽，叶片卵圆形，长
3～5 cm，宽 2～3 cm，比榆树叶片稍短，叶脉清晰，质感好，叶
缘具锯齿，叶先端渐尖，互生于枝条上。枝条萌生力强，比榆树枝
条密集，树冠更丰满。

| 生境分布 | 内蒙古各地均有栽培。

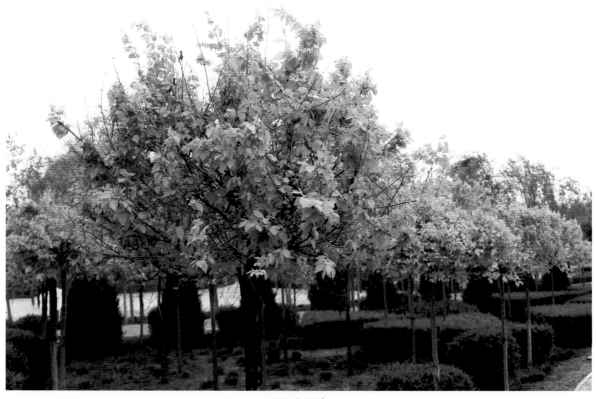

中华金叶榆

| **资源情况** | 无野生资源，栽培资源较丰富。药材来源于栽培。

| **采收加工** | 夏、秋季剥下树皮，除去粗皮，晒干或鲜用。

| **功能主治** | 利水，消肿。用于神经衰弱，失眠。

| **用法用量** | 内服煎汤，9 ~ 15 g。

| **附　　注** | 本种抗寒性、抗旱性、抗逆性、抗盐碱性强。

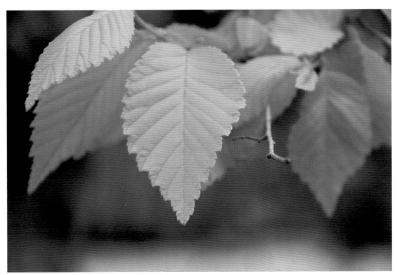

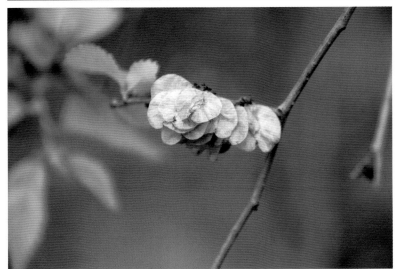

榆科 Ulmaceae 榆属 Ulmus

旱榆
Ulmus glaucescens Franch.

| **植物别名** | 灰榆、山榆。

| **蒙 文 名** | 布日勒 – 海拉苏。

| **药 材 名** | **蒙药** 摇布合（药用部位：树皮）、唷保（药用部位：茎枝皮）。

| **形态特征** | 乔木或灌木。当年生枝通常紫褐色或紫色，少为黄褐色，具疏毛，后渐光滑；二年生枝深灰色或灰褐色；树皮浅纵裂；小枝无木栓翅及膨大的木栓层。叶卵形、菱状卵形、椭圆形、长卵形或椭圆状披针形，先端渐尖至尾状渐尖，基部偏斜，楔形或圆，两面光滑无毛，边缘具钝而整齐的单锯齿或近单锯齿。花萼钟形，长 2 ~ 3 mm，先端 4 浅裂，宿存，花 3 ~ 5 呈簇生状。翅果椭圆形或宽椭圆形，稀

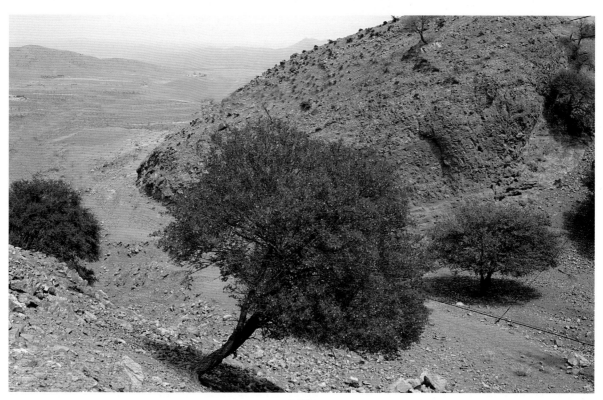

旱榆

倒卵形、长圆形或近圆形，除先端缺口柱头面有毛外，其余无毛，果翅较厚，果核位于翅果中上部，上端接近或微接近缺口，宿存花被钟形，无毛，上端 4 浅裂，裂片边缘有毛；果梗长 2 ～ 4 mm，密被短毛。花期 4 月，果熟期 5 月。

| 生境分布 |　旱生植物。生于向阳山坡、山麓及沟谷等。分布于内蒙古巴彦淖尔市（乌拉特中旗）。

| 资源情况 |　野生资源一般。药材来源于野生和栽培。

| 采收加工 |　**蒙药**　摇布合、唷保：夏、秋季剥取，鲜用或晒干。

| 功能主治 |　**蒙药**　摇布合：清热解毒，散瘀。用于创伤。

唷保：清热解毒，散瘀。用于疮疖痈肿。

| 用法用量 |　**蒙药**　摇布合：外用适量，熬膏敷。

唷保：外用适量，熬膏敷。

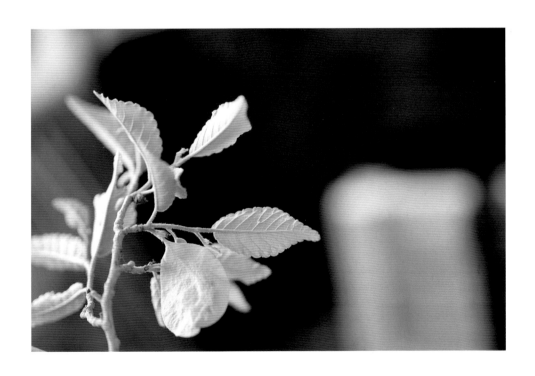

榆科 Ulmaceae 榆属 Ulmus

春榆

Ulmus davidiana Planch. var. *japonica* (Rehd.) Nakai

| 植物别名 | 沙榆。

| 蒙 文 名 | 查干 – 海拉苏。

| 药 材 名 | 翼枝榆（药用部位：树皮、根皮）。

| 形态特征 | 乔木。树皮浅灰色，不规则开裂；幼枝被疏或密的柔毛，小枝周围有时有全面膨大而不规则纵裂的木栓层。叶倒卵形或倒卵状椭圆形，长 3 ~ 10 cm，宽 1.5 ~ 4 cm，先端尾状渐凸尖，基部歪斜，叶面散生硬毛，后脱落，常留有毛迹，不粗糙或粗糙，叶缘具较整齐的重锯齿；叶柄长 5 ~ 10 mm，被毛。花簇生于去年枝上；花萼钟状，4浅裂。翅果倒卵形或倒卵状椭圆形，长 1 ~ 1.5 cm，宽 0.7 ~ 1 cm，

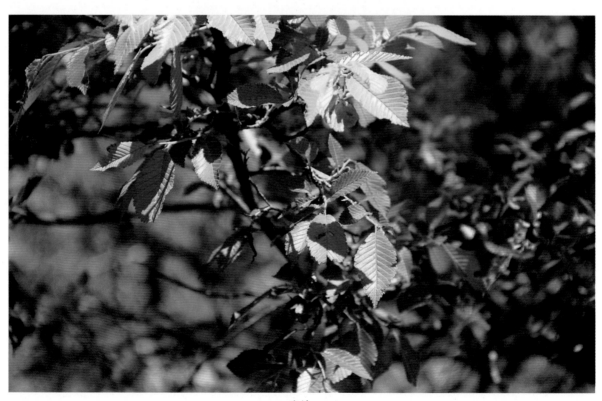

春榆

果核深褐色，位于翅果的中上部，先端接近缺口；果翅较薄，色淡，果核、果翅均无毛；果梗长约 2 mm。花期 4 ~ 5 月，果熟期 5 ~ 6 月。

| **生境分布** | 生于河岸、沟谷山麓及排水良好的冲积地和山坡。分布于内蒙古呼伦贝尔市（牙克石市）、赤峰市（林西县）。

| **资源情况** | 野生资源一般。药材来源于野生。

| **采收加工** | 夏、秋季剥取树皮，春、秋季剥取根皮，鲜用或晒干。

| **功能主治** | 酸、苦，平。归胃、肾经。驱虫消积，祛痰利尿。用于小儿疳积，骨瘤，骨结核。

| **用法用量** | 内服煎汤，15 ~ 30 g。

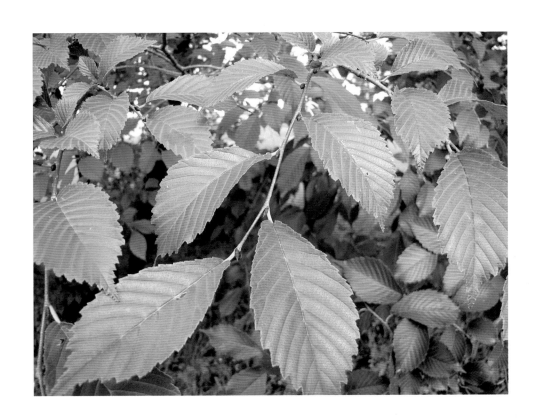

荨麻目科 Urticales 朴属 Celtis

黑弹树

Celtis bungeana Bl.

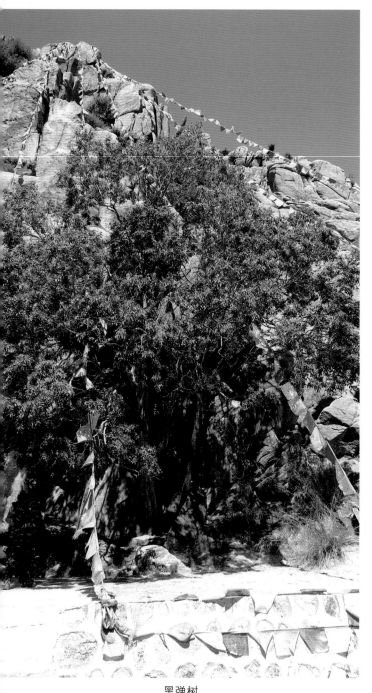

黑弹树

| 植物别名 |

小叶朴、黑弹朴。

| 蒙 文 名 |

巴嘎 - 浩特胡日。

| 药 材 名 |

棒棒木（药用部位：树干、树皮、枝条）。

| 形态特征 |

落叶乔木，高达 10 m。树皮暗灰色；当年生小枝淡棕色，老后色较深，无毛，散生椭圆形皮孔；去年生小枝灰褐色；冬芽暗棕色，鳞片无毛。叶厚纸质，狭卵形，基部宽楔形，先端较尖；叶柄淡黄色，上面有沟槽，幼时槽中有短毛，老后脱净；萌发枝上的叶形状变异较大，先端可具尾尖且有糙毛。果实单生叶腋，果柄较细软，无毛，果实成熟时蓝黑色，近球形，核近球形，肋不明显，表面极大部分近平滑或略具网孔状凹陷。花期 4 ~ 5 月，果期 10 ~ 11 月。

| 生境分布 |

中生植物。生于向阳山地。分布于内蒙古呼和浩特市（土默特左旗）、包头市（土默特

右旗）、巴彦淖尔市（乌拉特前旗）。

| 资源情况 | 野生资源较少。药材来源于野生。

| 采收加工 | 全年均可采收树干、树皮，晒干，树干劈成薄片或刨成片，树皮切丝；夏季割取枝条，晒干。

| 功能主治 | 止咳，祛痰。用于慢性支气管炎，支气管哮喘。

| 用法用量 | 内服煎汤，30 ~ 60 g。

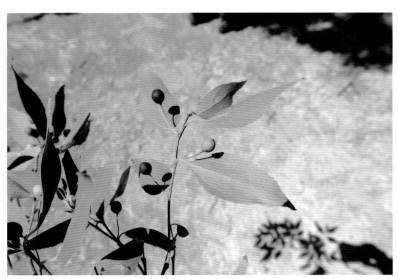

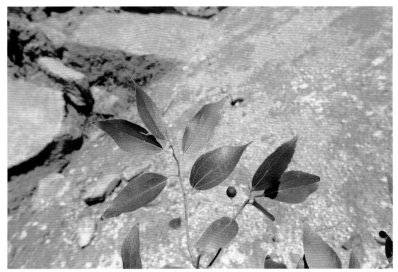

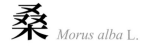

桑科 Moraceae 桑属 Morus

桑 *Morus alba* L.

| **植物别名** | 家桑、白桑。

| **蒙 文 名** | 伊拉玛。

| **药 材 名** | **中药** 桑叶（药用部位：叶）、桑枝（药用部位：茎枝）、桑椹（药用部位：果穗）、桑白皮（药用部位：根皮）。
蒙药 伊拉玛（药用部位：果穗）。

| **形态特征** | 多年生落叶灌木或小乔木，高 3 ~ 7 m 或更高。树皮灰白色，常有条状裂缝，枝折断后有乳汁流出。叶互生，卵形至广卵形，长 5 ~ 15 cm，宽 3 ~ 12 cm，先端急尖或钝，基部圆形、浅心形或稍偏斜，边缘有粗锯齿，有时不规则分裂，上面无毛，有光泽，下面

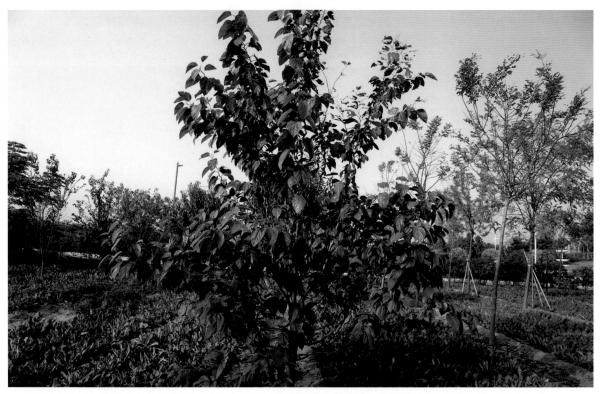

桑

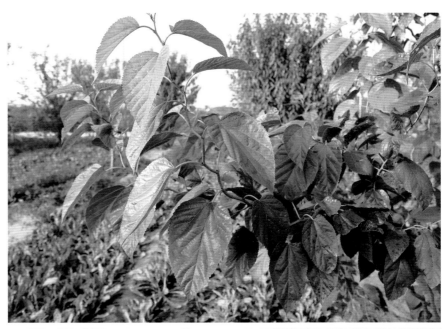

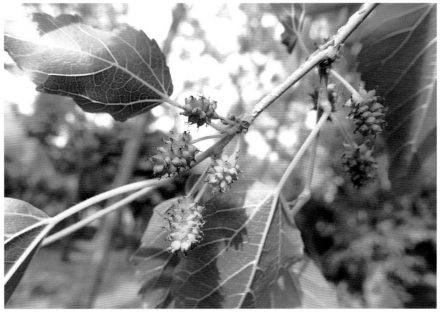

脉上有疏毛，并有腋毛。花单性，雌雄异株，穗状花序腋生；雄花序长 1 ~ 3 cm，雄花花被片 4，无花柱或花柱极短，柱头 2 裂，宿存。聚花果长 1 ~ 2.5 cm，黑紫色或白色。花期 4 ~ 5 月，果期 6 ~ 7 月。

| 生境分布 | 栽培于田边、村旁、田野等处。内蒙古兴安盟（科尔沁右翼中旗）、通辽市（科尔沁左翼后旗、奈曼旗、霍林郭勒市）、赤峰市（元宝山区、松山区）、锡林郭勒盟（锡林浩特市）、呼和浩特市、包头市（土默特右旗、青山区、昆都仑区）、鄂尔多斯市（准格尔旗、达拉特旗、杭锦旗、鄂托克旗）、巴彦淖尔市（磴口

县）、阿拉善盟（阿拉善左旗）有栽培。

| 资源情况 | 栽培资源丰富。药材来源于栽培。

| 采收加工 | **中药** 桑叶：初霜后采收，除去杂质，晒干。

桑枝：春末夏初采收，除去叶，晒干。

桑椹：5 ~ 6 月果穗变红色时采收，晒干或蒸后晒干。

桑白皮：秋末叶落时至翌年春季发芽前挖根，刮去黄棕色粗皮，剥取根皮，晒干。

蒙药 伊拉玛：夏、秋季果穗成熟时采摘，阴干或煮烫后晾干。

| 药材性状 | **中药** 桑叶：本品多皱缩破碎。完整者有柄，叶片展平后呈卵形或宽卵形，长 8 ~ 15 cm，宽 7 ~ 13 cm，先端渐尖，基部截形、圆形或心形，边缘有锯齿或钝锯齿，有的不规则分裂。上表面黄绿色或浅黄棕色，有的有小疣状突起；下表面色稍浅，叶脉突出，小脉网状，脉上被疏毛，脉基具簇毛。质脆。气微，味淡、微苦、涩。

桑枝：本品呈长圆柱形，少有分枝，长短不一，直径 0.5 ~ 1.5 cm。表面灰黄色或黄褐色，有多数黄褐色点状皮孔及细纵纹，并有灰白色略呈半圆形的叶痕和黄棕色腋芽。质坚韧，不易折断，断面纤维性，皮部较薄，木部黄白色，射线放射状，髓部白色或黄白色。气微，味淡。

桑椹：本品呈长圆形，长 1 ~ 2 cm，直径 6 ~ 10 mm，基部具柄，柄长 1 ~ 1.5 cm。表面紫红色或紫黑色。果穗由 30 ~ 60 瘦果聚合而成；瘦果卵圆形，稍扁，长 2 ~ 5 mm，外具膜质苞片 4。质油润，富有糖性。气微，味微酸而甜。

桑白皮：本品呈扭曲的卷筒状、槽状或板片状，长短、宽窄不一，厚 1 ~ 4 mm。外表面白色或淡黄白色，较平坦，有的残留橙黄色或棕黄色鳞片状粗皮；内表面黄白色或灰黄色，有细纵纹。体轻，质韧，纤维性强，难折断，易纵向撕裂，撕裂时有粉尘飞扬。气微，味微甘。

| 功能主治 | **中药** 桑叶：甘、苦，寒。归肺、肝经。疏散风热，清肺，明目。用于风热感冒，风温初起，发热头痛，汗出恶风，咳嗽胸痛，肺燥干咳无痰，咽干口渴，风热，肝阳上扰，目赤肿痛。

桑枝：微苦，平。归肝经。祛风湿，利关节。用于风湿痹证，尤宜于风湿热痹。

桑椹：甘、酸，寒。归心、肝、肾经。滋阴补血，生津润肠。用于眩晕耳鸣，须发早白，血虚经闭，津伤口渴，内热消渴，肠燥便秘等。

桑白皮：甘，寒。归肺经。泻肺平喘，利水消肿。用于肺热喘咳，水肿胀满尿少，面目肌肤浮肿。

蒙药 伊拉玛：甘、酸，凉，腻。清骨热，滋补。用于妇女骨热，骨伤热。

| **用法用量** | **中药** 桑叶：内服煎汤，5 ~ 9 g；或入丸、散剂。外用煎汤洗眼。

桑枝：内服煎汤，9 ~ 15 g。外用适量。

桑椹：内服煎汤，10 ~ 15 g；或熬膏；或生啖；或浸酒。外用浸水洗。

桑白皮：内服煎汤，6 ~ 12 g。

蒙药 伊拉玛：内服煮散剂，3 ~ 5 g；或入丸、散剂。

桑科 Moraceae 桑属 Morus

蒙桑
Morus mongolica (Bur.) Schneid.

| **植物别名** | 山桑、刺叶桑、崖桑。

| **蒙 文 名** | 蒙古勒－依拉玛。

| **药 材 名** | **蒙药** 蒙古勒－依拉玛（药用部位：果穗）。

| **形态特征** | 多年生灌木或小乔木，高 3 ~ 8 m。树皮灰褐色，呈不规则纵裂；当年生枝初为暗绿褐色，后变为褐色，光滑；小枝浅红褐色，光滑；冬芽暗褐色，矩圆状卵形。单叶互生，卵形至椭圆状卵形，长 4 ~ 16 cm，宽 3.5 ~ 9 cm，先端长渐尖、尾状渐尖或钝尖，基部心形，边缘具粗锯齿，齿端具长达 3 mm 的刺尖，不分裂或 3 ~ 5 裂，上面深绿色，下面淡绿色，两面无毛；叶柄长 2 ~ 6 cm，无毛；托

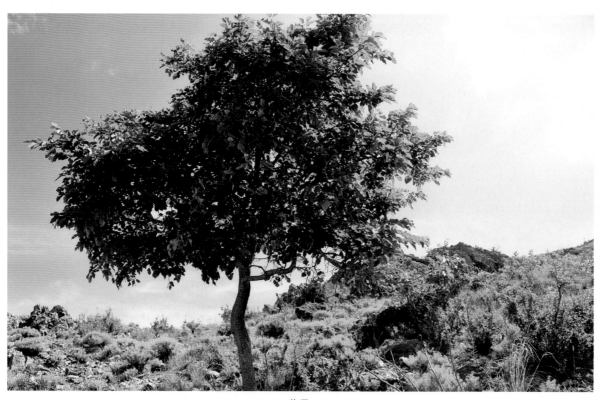

蒙桑

叶早落。花单性，雌雄异株，腋生下垂的穗状花序。雄花序长约 3 cm，早落；花被片 4，暗黄绿色；雄蕊 4，花丝内曲（开花时直伸），有不育雄蕊。雌花序短，长约 1.5 cm；花被片 4；花柱明显高出子房，柱头 2 裂。聚花果圆柱形，长 8 ~ 10 mm，成熟时红紫色至紫黑色。花期 5 月，果熟期 6 ~ 7 月。

| 生境分布 | 生于森林草原带和草原带的向阳山坡、山麓、丘陵、低地、沟谷或疏林中。分布于内蒙古呼伦贝尔市（扎兰屯市）、兴安盟（科尔沁右翼前旗、科尔沁右翼中旗）、通辽市（科尔沁左翼后旗）、赤峰市（阿鲁科尔沁旗、巴林右旗、翁牛特旗、敖汉旗、喀喇沁旗、宁城县）、包头市（土默特右旗）、巴彦淖尔市（乌拉特中旗）、呼和浩特市（土默特左旗）、阿拉善盟（阿拉善左旗）。

| 资源情况 | 野生资源较少。药材来源于野生。

| 采收加工 | **蒙药** 蒙古勒 - 依拉玛：夏、秋季果穗成熟时采摘，阴干，或煮烫后晾干，或制膏。

| 药材性状 | **蒙药** 蒙古勒 - 依拉玛：本品呈圆柱形，有的稍弯曲，长 1 cm，直径 0.5 ~ 0.8 cm，果序柄长约 1 cm。果穗有瘦果 30 ~ 60，表面黄棕色、棕红色至暗紫色。瘦果卵圆形，稍扁，长约 2 mm，宽约 1 mm，外包肉质花被片 4，果实边缘有棱线，果皮薄。种皮淡黄色，胚乳白色，油质。气微，味微酸而甜。

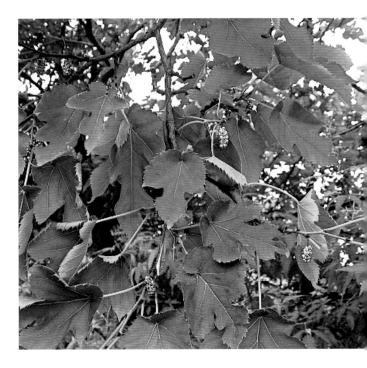

| 功能主治 | **蒙药** 蒙古勒 - 依拉玛：甘、酸，凉，腻。清骨热，滋补。用于妇女骨热，骨伤热。

| 用法用量 | **蒙药** 蒙古勒 - 依拉玛：内服煮散剂，3 ~ 5 g；或入丸、散剂。

桑科 Moraceae 葎草属 Humulus

葎草
Humulus scandens (Lour.) Merr.

| 植物别名 | 拉拉秧、五爪龙、簕草。

| 蒙文名 | 朱日给。

| 药材名 | 葎草（药用部位：全草）。

| 形态特征 | 一年生或多年生缠绕草本。茎枝和叶柄有倒钩刺。叶对生，具长柄，叶片近肾状五角形，直径 7 ～ 10 cm，掌状深裂，裂片（3 ～）5 ～ 7，边缘有粗锯齿，两面均有粗糙刺毛，下面有黄色小腺点。花单性，雌雄异株；雄花序圆锥状，雄花花被片和雄蕊各 5，黄绿色；雌花序穗状，通常 10 余花相集而下垂，每 2 花有 1 卵形苞片，有白刺毛和黄色小腺点，花被退化为一全缘的膜质片。瘦果淡黄色，扁圆形。

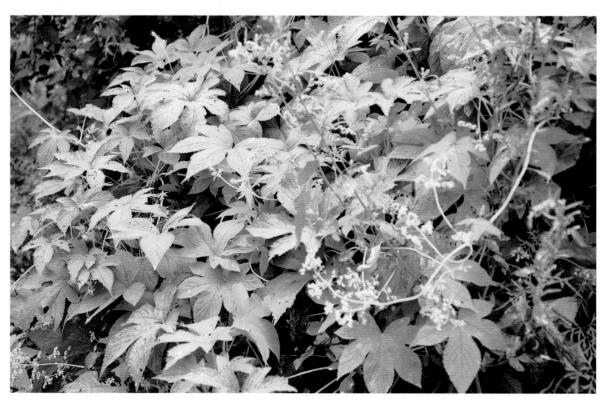

葎草

| 生境分布 | 生于路边、路旁荒地。分布于内蒙古呼伦贝尔市（牙克石市、扎兰屯市）、兴安盟（科尔沁右翼前旗、突泉县）、通辽市（科尔沁左翼中旗、科尔沁左翼后旗、奈曼旗、开鲁县）、赤峰市（宁城县）、锡林郭勒盟（西乌珠穆沁旗、苏尼特左旗、二连浩特市）、呼和浩特市（土默特左旗、武川县）、包头市（土默特右旗、九原区、青山区）、鄂尔多斯市（伊金霍洛旗、准格尔旗）。

| 资源情况 | 野生资源丰富。药材来源于野生。

| 采收加工 | 夏、秋季采收，晒干。

| 药材性状 | 本品叶皱缩成团，完整叶片展平后为近肾形五角状，掌状深裂，裂片 5 ~ 7，边缘有粗锯齿，两面均有毛茸，下面有黄色小腺点；叶柄长 5 ~ 20 cm，有纵沟和倒刺。茎圆形，有倒刺和毛茸。质脆，易碎，茎断面中空，不平坦，皮、木部易分离。有的可见花序或果穗。气微，味淡。

| 功能主治 | 甘、苦，寒。归肺、肾经。清热解毒，利尿通淋。用于肺热咳嗽，肺痈，虚热烦渴，热淋，水肿，小便不利，湿热泻痢，热毒疮疡，皮肤瘙痒。

| 用法用量 | 内服煎汤，10 ~ 15 g，鲜品 30 ~ 60 g；或捣汁。外用适量，捣敷；或煎汤熏洗。

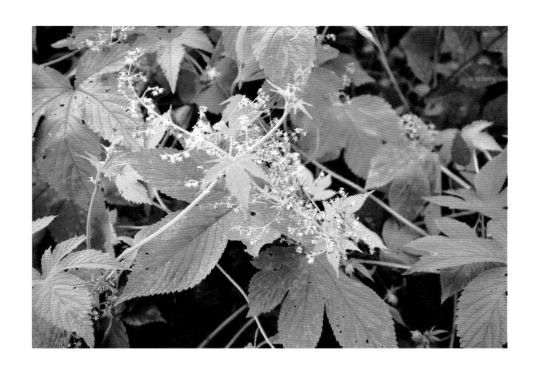

桑科 Moraceae 葎草属 Humulus

啤酒花
Humulus lupulus L.

| **植物别名** | 忽布、香蛇麻、野酒花。

| **蒙 文 名** | 啤酒音－朱日给。

| **药 材 名** | 啤酒花（药用部位：雌花序）。

| **形态特征** | 多年生攀缘草本。茎、枝和叶柄密生绒毛和倒钩刺。叶卵形或宽卵形，长4～11 cm，宽4～8 cm，先端急尖，基部心形或近圆形，不裂或3～5裂，边缘具粗锯齿，表面密生小刺毛，背面疏生小毛和黄色腺点；叶柄长不超过叶片。雄花排列为圆锥花序，花被片与雄蕊均为5；雌花每2生于1苞片腋间，苞片呈覆瓦状排列为一近球形的穗状花序。果穗球果状，直径3～4 cm；宿存苞片干膜质，

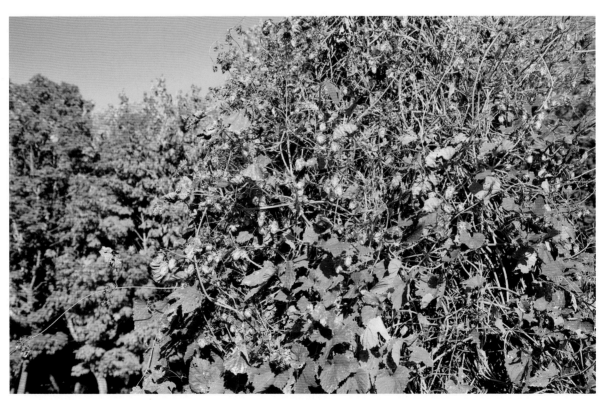

啤酒花

果实增大，长约 1 cm，无毛，具油点；瘦果扁平，每苞腋 1 ~ 2，内藏。花期秋季。

| **生境分布** | 栽培，少数逸生。内蒙古呼伦贝尔市（扎兰屯市）、呼和浩特市（和林格尔县、托克托县）有栽培。

| **资源情况** | 栽培资源丰富。药材来源于栽培。

| **采收加工** | 夏、秋季花盛开时采摘雌花序，鲜用或晒干。

| **药材性状** | 本品呈松球形，长 3 ~ 6 cm，黄绿色，有多数叶状苞片，苞片椭圆形，覆瓦状排列，内侧基部生有 1 对雌花，无花被，花柱 2 裂，具大量黄粉。体轻，质脆。气香，味苦。

| **功能主治** | 苦，微凉；无毒。归肝、胃经。健胃消食，安神，利尿。用于消化不良，腹胀，浮肿，小便淋痛，肺痨，失眠。

| **用法用量** | 内服煎汤，1.5 ~ 5 g；或泡水代茶饮。

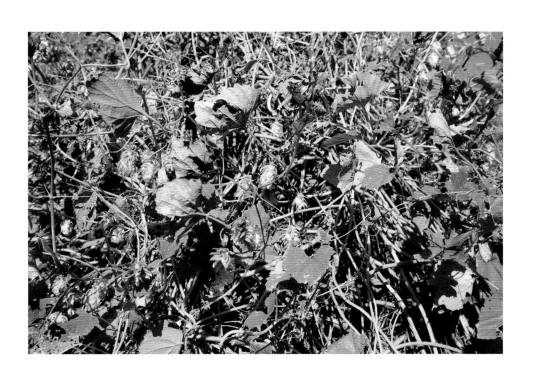

大麻 *Cannabis sativa L.*

| 植物别名 | 花麻、火麻、线麻。

| 蒙 文 名 | 敖鲁苏。

| 药 材 名 | **中药** 火麻仁（药用部位：果实）。
蒙药 傲鲁森－乌热（药用部位：果实）。

| 形态特征 | 一年生草本，高达 3 m。枝具纵槽，密被灰白色平伏毛。叶互生或下部对生，掌状全裂，上部叶具 1 ～ 3 裂片，下部叶具 5 ～ 11 裂片，裂片披针形或线状披针形，长 7 ～ 15 cm，宽 0.5 ～ 2 cm，先端渐尖，基部窄楔形，上面微被糙毛，下面幼时密被灰白色平伏毛，后脱落，上面中脉及侧脉微凹下，具内弯的粗齿；叶柄长 3 ～ 15 cm，密被

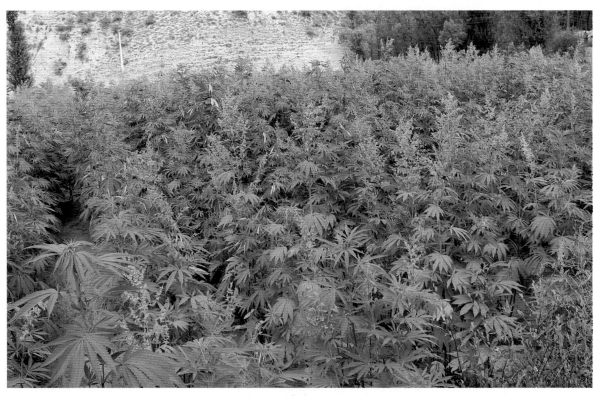

大麻

灰白色平伏毛；托叶线形。雄圆锥花序长达 25 cm，雄花黄绿色，花梗纤细，下垂，花被片 5，膜质，被平伏细毛，雄蕊 5，在芽中直伸。雌花簇生叶腋，雌花绿色，花被膜质，紧包子房，稍被细毛，子房无柄，花柱 2，丝状，每花具叶状苞片。瘦果侧扁，为宿存黄褐色苞片所包，果皮坚脆，具细网纹；种子扁平，胚乳肉质，胚弯曲，子叶厚肉质。花期 5 ～ 6 月，果期 7 月。

| **生境分布** | 内蒙古各地均有栽培。

| **资源情况** | 栽培资源丰富。药材来源于栽培。

| **采收加工** | **中药** 火麻仁：秋季果实成熟时采收，除去杂质，晒干。

| **药材性状** | **中药** 火麻仁：本品呈卵圆形，长 4 ～ 5.5 mm，直径 2.5 ～ 4 mm。表面灰绿色或灰黄色，有微细的白色或棕色网纹，两边有棱，先端略尖，基部有 1 圆形果梗痕。果皮薄而脆，易破碎。种皮绿色，子叶 2，乳白色，富油性。气微，味淡。

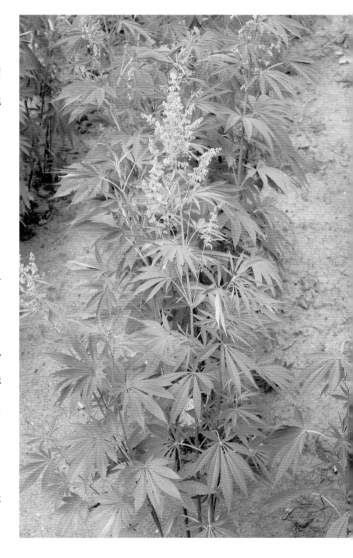

| **功能主治** | **中药** 火麻仁：甘，平。归脾、胃、大肠经。润肠通便。用于血虚津亏，肠燥便秘。

蒙药 傲鲁森 - 乌热：甘，平，腻。除"协日乌素"，杀虫，滋补强身，润肠通便。用于陶赖，赫如虎，"协日乌素"病，皮肤病。

| **用法用量** | **中药** 火麻仁：内服煎汤，10 ～ 15 g；或入丸、散剂。

蒙药 傲鲁森 - 乌热：内服研末，3 ～ 5 g；或入丸、散剂。

桑科 Moraceae 大麻属 *Cannabis*

野大麻

Cannabis sativa L. f. *ruderalis* (Janisch.) Chu

| 蒙 文 名 | 哲日力格 – 敖鲁苏。

| 药 材 名 | **中药** 野大麻（药用部位：果实）。
　　　　　蒙药 和仁 – 敖老森 – 乌日（药用部位：种仁）。

| 形态特征 | 一年生草本，植株较矮小。枝具纵槽，密被灰白色平伏毛。叶互生或下部对生，掌状全裂，上部叶具 1 ~ 3 裂片，下部叶具 5 ~ 11 裂片，裂片披针形或线状披针形，叶较小，先端渐尖，基部窄楔形，上面微被糙毛，下面幼时密被灰白色平伏毛，后脱落，上面中脉及侧脉微凹下，具内弯的粗齿；叶柄长 3 ~ 15 cm，密被灰白色平伏毛；托叶线形。雄圆锥花序长达 25 cm，雄花黄绿色，花梗纤细，下垂，花被片 5，膜质，被平伏细毛，雄蕊 5，在芽中直伸。雌花簇生叶腋，

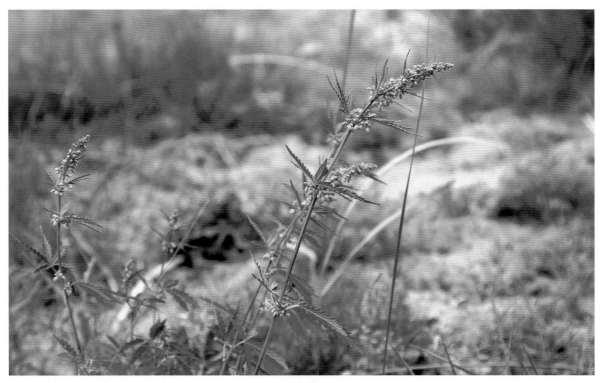

野大麻

雌花绿色，花被膜质，紧包子房，稍被细毛，子房无柄，花柱 2，丝状，每花具叶状苞片。瘦果较小，为宿存黄褐色苞片所包，果皮坚脆，表面具棕色大理石状花纹。种子扁平，胚乳肉质，胚弯曲，子叶厚肉质。花期 5 ~ 6 月，果期 7 月。

| **生境分布** | 生于森林带和草原带的向阳干山坡、固定沙丘、丘间低地。分布于内蒙古呼伦贝尔市（额尔古纳市、牙克石市、鄂温克族自治旗、新巴尔虎左旗）、兴安盟（阿尔山市、科尔沁右翼中旗）、赤峰市（克什克腾旗、巴林左旗、翁牛特旗）、锡林郭勒盟（东乌珠穆沁旗、锡林浩特市、苏尼特左旗、正蓝旗）、包头市、巴彦淖尔市（乌拉特后旗、磴口县）、鄂尔多斯市（达拉特旗）。

| **资源情况** | 野生资源一般。药材来源于野生。

| **采收加工** | **中药** 野大麻：秋季果实成熟时采收，除去杂质，晒干。

| **药材性状** | **中药** 野大麻：本品呈卵圆形，长 4 ~ 5.5 mm，直径 2.5 ~ 4 mm。表面灰绿色或灰黄色，有微细的白色或棕色网纹，两边有棱，先端略尖，基部有 1 圆形果梗痕。果皮薄而脆，易破碎。种皮绿色，子叶 2，乳白色，富油性。气微，味淡。

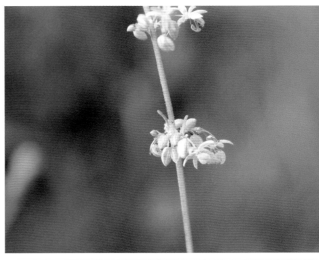

| **功能主治** | **中药** 野大麻：甘，平。归脾、胃、大肠经。润肠通便。用于血虚津亏，肠燥便秘。

蒙药 和仁 - 敖老森 - 乌日：甘，平，腻。除"协日乌素"，杀虫，滋补强身，润肠通便。用于陶赖，赫如虎，"协日乌素"病，皮肤病。

| **用法用量** | **中药** 野大麻：内服煎汤，10 ~ 15 g；或入丸、散剂。

蒙药 和仁 - 敖老森 - 乌日：内服研末，3 ~ 5 g；或入丸、散剂。

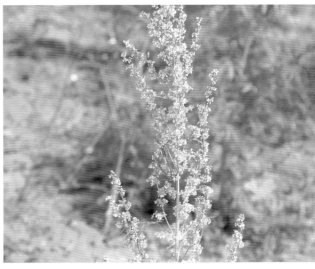

| 荨麻科 Urticaceae | 荨麻属 Urtica

麻叶荨麻
Urtica cannabina L.

| **植物别名** | 火麻草、螫麻子、焮麻。

| **蒙 文 名** | 哈拉盖。

| **药 材 名** | **中药** 麻叶荨麻（药用部位：全草）。
　　　　　　　蒙药 哈拉盖－敖嘎（药用部位：全草）。

| **形态特征** | 多年生草本。横走的根茎木质化。茎高 50 ~ 150 cm，下部四棱形，常近无刺毛，具少数分枝。叶片五角形，上面常仅疏生细糙毛，后渐变无毛，下面有短柔毛并在脉上疏生刺毛；叶柄生刺毛或微柔毛；托叶离生，条形，长 5 ~ 15 mm，两面被微柔毛。花雌雄同株；雄花序圆锥状，生于下部叶腋者斜展，生于最上部叶腋者中常混生雌

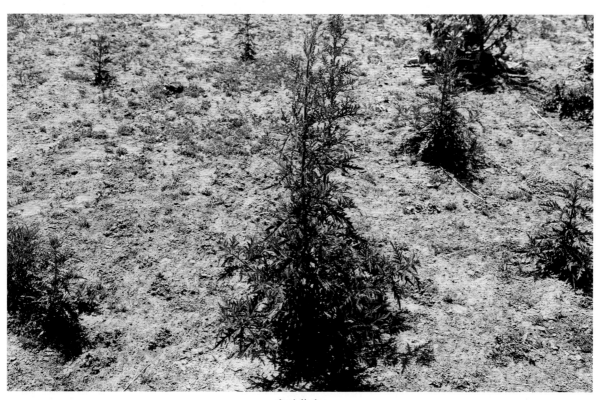

麻叶荨麻

花；雌花序生于上部叶腋，常呈穗状，直立或斜展。瘦果狭卵形，先端锐尖，稍扁，成熟时变灰褐色，表面有明显或不明显的褐红色点。花期 7 ~ 8 月，果期 8 ~ 10 月。

| **生境分布** | 生于人和畜经常活动的干燥山坡、丘陵坡地、沙丘坡地、山野路旁、居民点附近。分布于内蒙古呼伦贝尔市（额尔古纳市、根河市、鄂温克族自治旗、鄂伦春自治旗、牙克石市、陈巴尔虎旗、海拉尔区、满洲里市、新巴尔虎左旗、新巴尔虎右旗、扎兰屯市）、兴安盟（扎赉特旗、科尔沁右翼前旗、科尔沁右翼中旗、突泉县）、通辽市（扎鲁特旗、科尔沁左翼后旗）、赤峰市（阿鲁科尔沁旗、巴林右旗、林西县、克什克腾旗、翁牛特旗、宁城县）、锡林郭勒盟（东乌珠穆沁旗、西乌珠穆沁旗、锡林浩特市、苏尼特左旗、苏尼特右旗、二连浩特市、正蓝旗、正镶白旗、镶黄旗、多伦县、太仆寺旗）、乌兰察布市（化德县、商都县、兴和县、察哈尔右翼前旗、察哈尔右翼中旗、察哈尔右翼后旗、四子王旗、卓资县、凉城县、丰镇市）、呼和浩特市（回民区、玉泉区、土默特左旗、武川县、和林格尔县）、包头市（土默特右旗、达尔罕茂明安联合旗、固阳县）、鄂尔多斯市（达拉特旗、鄂托克旗）、巴彦淖尔市（乌拉特中旗、乌拉特后旗、磴口县）。

| **资源情况** | 野生资源丰富。药材来源于野生。

| **采收加工** | **中药** 麻叶荨麻：夏、秋季采收，晒干。

| **功能主治** | **中药** 麻叶荨麻：苦、辛，温；有小毒。祛风湿，凉血，定惊。用于高血压；外用于荨麻疹初起，风湿性关节炎，毒蛇咬伤，小儿惊风。

蒙药 哈拉盖 - 敖嘎：除"协日乌素"，解毒，镇赫依，温胃，破痞。用于腰腿及关节疼痛，虫咬伤。

| **用法用量** | **中药** 麻叶荨麻：内服煎汤，15 ~ 30 g。外用适量，煎汤洗；或捣敷。

蒙药 哈拉盖 - 敖嘎：同"麻叶荨麻"。

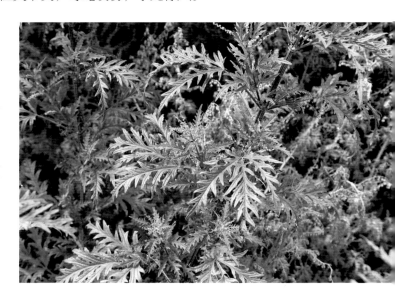

荨麻科 Urticaceae　荨麻属 Urtica

宽叶荨麻
Urtica laetevirens Maxim.

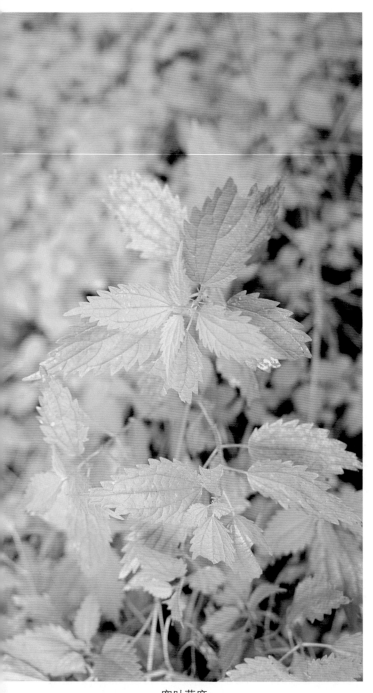

宽叶荨麻

| 植物别名 |

螫麻、哈拉海、红活麻。

| 蒙 文 名 |

浩您－哈拉盖。

| 药 材 名 |

宽叶荨麻（药用部位：全草或根、种子）。

| 形态特征 |

多年生草本。根茎匍匐。茎纤细，高 30 ～
100 cm，节间常较长，四棱形，近无刺毛或
有稀疏的刺毛和细糙毛，不分枝或少分枝。
叶常近膜质，卵形或披针形；叶柄纤细，向
上渐变短，疏生刺毛和细糙毛；托叶每节 4，
离生或有时上部的多少合生，条状披针形或
长圆形，被微柔毛。雌雄同株，稀异株；雄
花序近穗状，纤细，生于上部叶腋；雌花序
近穗状，生于下部叶腋，较短，纤细，稀缩
短成簇生状，小团伞花簇稀疏地着生于花序
轴上。瘦果卵形，双凸透镜状，先端稍钝，
成熟时变灰褐色，多少有疣点，果梗上部有
关节；宿存花被片 4，在基部合生，外面疏
生微糙毛，内面 2 椭圆状卵形，与果实近等
大，外面 2 狭卵形或倒卵形，伸达内面花被

片中下部。花期 6 ～ 8 月，果期 8 ～ 9 月。

| 生境分布 | 生于山坡林下阴湿处、林缘路旁、山谷溪流附近、水边湿地、沟边。分布于内蒙古呼伦贝尔市（陈巴尔虎旗、扎兰屯市）、赤峰市（阿鲁科尔沁旗、巴林右旗、宁城县）。

| 资源情况 | 野生资源稀少。药材来源于野生。

| 采收加工 | 夏季茎叶茂盛时采收全草，除去杂质，切段，鲜用或晒干；秋、冬季采收根、种子。

| 药材性状 | 本品全草长达 80 cm。茎直径 1.5 ～ 4 mm；表面绿色至红紫色，有钝棱，疏生蜇毛和短柔毛，节上有对生叶。叶绿色，皱缩易碎。花序穗状，数个腋生，具短总梗。瘦果密集，宽卵形，稍扁，长约 1.5 mm。体轻，质软。气微，味淡、微辛。

| 功能主治 | 苦、辛，温。归肝、胃经。祛风定惊，消食通便。用于风湿关节痛，产后抽风，小儿惊风，小儿麻痹后遗症，高血压，消化不良，大便不通；外用于荨麻疹初起，蛇咬伤，虫咬伤等。

| 用法用量 | 内服煎汤，3 ～ 6 g。外用适量，捣汁外搽；或煎汤洗。

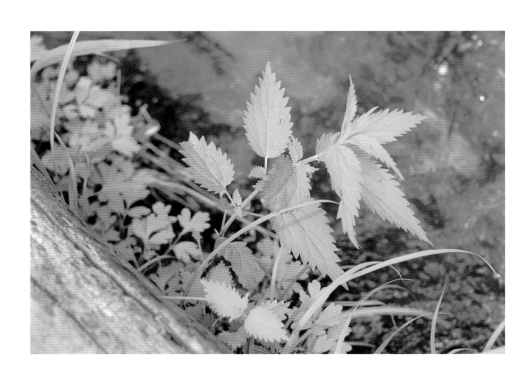

荨麻科 Urticaceae 荨麻属 Urtica

狭叶荨麻

Urtica angustifolia Fisch. ex Hornem.

| **植物别名** | 螫麻子、小荨麻、哈拉海。

| **蒙文名** | 希日－哈拉盖。

| **药材名** | **中药** 狭叶荨麻（药用部位：全草）。
　　　　　　蒙药 奥存－哈拉盖（药用部位：全草）。

| **形态特征** | 多年生草本，有木质化根茎。茎高 40 ～ 150 cm，下部直径达
8 mm，四棱形，疏生刺毛和稀疏的细糙毛，分枝或不分枝。叶披针
形至披针状条形，稀狭卵形，先端长渐尖或锐尖，基部圆形，稀浅
心形，边缘有 9 ～ 19 粗牙齿或锯齿，齿尖常前倾或稍内弯，上面粗
糙，生细糙伏毛且具粗而密的缘毛，下面沿脉疏生细糙毛，基出脉

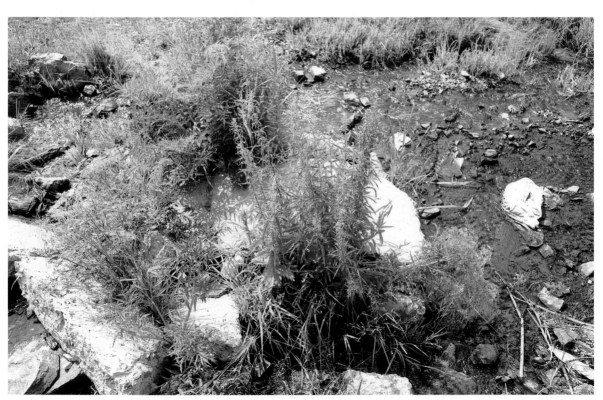

狭叶荨麻

3；托叶每节 4，离生，条形，长 6 ~ 12 mm。雌雄异株；花序圆锥状，有时分枝短而少近穗状；雄花近无梗；花被片 4，在近中部合生，裂片卵形，外面上部疏生小刺毛和细糙毛；退化雌蕊碗状，长约 0.2 mm；雌花小，近无梗。瘦果卵形或宽卵形，近光滑或有不明显的细疣点；宿存花被片 4，在下部合生。花期 6 ~ 8 月，果期 8 ~ 9 月。

| **生境分布** | 生于山地林缘、灌丛间、溪沟旁、湿地、山野阴湿处、水边沙丘灌丛间。分布于内蒙古呼伦贝尔市（额尔古纳市、鄂伦春自治旗、牙克石市、陈巴尔虎旗、海拉尔区、鄂温克族自治旗、新巴尔虎左旗、阿荣旗、扎兰屯市）、兴安盟（扎赉特旗、科尔沁右翼前旗、科尔沁右翼中旗、乌兰浩特市、突泉县）、通辽市（科尔沁左翼后旗）、赤峰市（阿鲁科尔沁旗、巴林右旗、克什克腾旗）、锡林郭勒盟（东乌珠穆沁旗、西乌珠穆沁旗）、乌兰察布市（察哈尔右翼中旗、兴和县、卓资县、凉城县）、呼和浩特市（武川县、和林格尔县）。

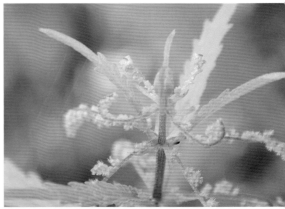

| **资源情况** | 野生资源较少。药材来源于野生。

| **采收加工** | **中药** 狭叶荨麻：夏、秋季采收，鲜用或晒干。

| **功能主治** | **中药** 狭叶荨麻：苦、辛，温；有小毒。祛风定惊，消食通便。用于风湿关节痛，产后抽风，小儿惊风，小儿麻痹后遗症，高血压，消化不良，大便不通；外用于荨麻疹初起，蛇咬伤。

蒙药 奥存－哈拉盖：除“协日乌素”，解毒，镇赫依，温胃，破痞。用于腰腿及关节疼痛，虫咬伤。

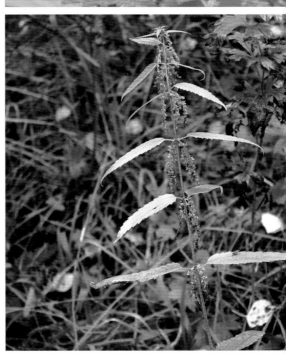

| **用法用量** | **中药** 狭叶荨麻：内服煎汤，3 ~ 6 g。外用适量，捣汁外搽；或煎汤洗。

蒙药 奥存－哈拉盖：内服煎汤，15 ~ 30 g。外用适量，煎汤洗；或捣敷。

蝎子草
Girardinia suborbiculata C. J. Chen

| **植物别名** | 红蒿毛草、火麻草。

| **蒙 文 名** | 矛仁 – 哈拉盖。

| **药 材 名** | 蝎子草（药用部位：全草）。

| **形态特征** | 一年生草本，全株被螫毛和伏硬毛。茎直立，高 25 ~ 130 cm，具纵条棱，通常单生或上部叶腋有短枝。叶互生，卵形、宽椭圆形或近圆形，长 4.5 ~ 16 cm，宽 3.5 ~ 14 cm，先端渐尖或尾尖，稀锐尖，基部近截形或圆形，边缘具缺刻状大形牙齿，有时大牙齿边缘还有小牙齿，表面密生小球状钟乳体，基出脉 3，常带红色；叶柄长 1 ~ 9 cm；托叶合生，三角状锥形，长约 1 cm。花单性，雌雄

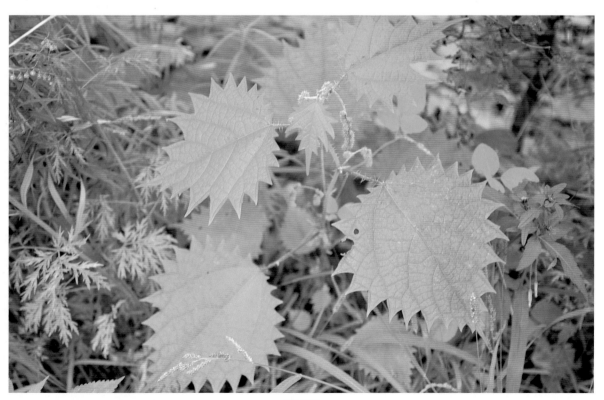

蝎子草

同株；花序腋生，比叶短，少分枝，具总梗；雄花序总状或穗状，生于下部，雄花花被 4 ~ 5 深裂，雄蕊 4 ~ 5，与花被裂片对生，退化雌蕊杯形；雌花序为穗状二歧聚伞状，生于上部，雌花花被 2 裂，裂片不等大，上端裂片宽椭圆形，先端具 2 ~ 3 微齿，背面中部呈龙骨状凸起，果实成熟时抱托瘦果基部，下端裂片小，条形，花柱丝形，长 2.5 mm，结果时向下反曲。瘦果宽卵形，长 1.8 ~ 2.2 mm，宽约 1.5 mm，光滑或疏生小疣状突起，扁平而呈双凸镜状，常密生于果序一侧。花期 7 ~ 8 月，果期 8 ~ 10 月。

| **生境分布** | 生于森林带或草原带的林下、林缘阴湿地、山坡岩石间、山沟边、宅旁、废墟上。分布于内蒙古呼伦贝尔市（扎兰屯市）、兴安盟（扎赉特旗、科尔沁右翼前旗、科尔沁右翼中旗）。

| **资源情况** | 野生资源稀少。药材来源于野生。

| **采收加工** | 夏、秋季采收，多鲜用。

| **功能主治** | 辛，温；有毒。止痛。用于风湿痹痛。

| **用法用量** | 外用适量，用鲜草在痛处刷打数次，至局部发红、发热、起疙瘩。

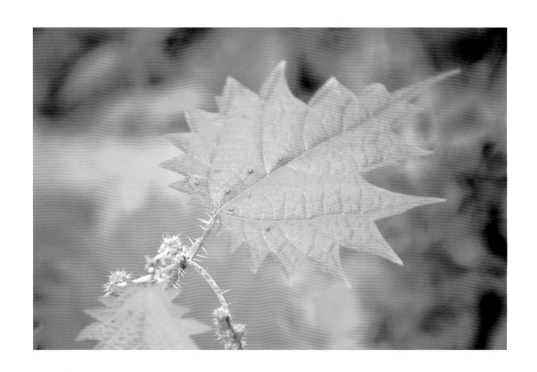

荨麻科 Urticaceae 墙草属 *Parietaria*

墙草

Parietaria micrantha Ledeb.

| **植物别名** | 小花墙草、石薯、软骨石薯。

| **蒙文名** | 麻查日干那。

| **药材名** | 墙草（药用部位：全草或根）。

| **形态特征** | 一年生铺散草本，长 10 ~ 40 cm。茎上升平卧或直立，肉质，纤细，多分枝，被短柔毛。叶膜质，卵形或卵状心形，先端锐尖或钝尖，基部圆形或浅心形，稀宽楔形或骤狭，上面疏生短糙伏毛，下面疏生柔毛，钟乳体点状，在上面明显，基出脉 3。花杂性，聚伞花序数朵，具短梗或近簇生状；苞片条形，单生于花梗的基部或 3 枚在基部合生成轮生状，着生于花被的基部，绿色，外面被腺毛。两性

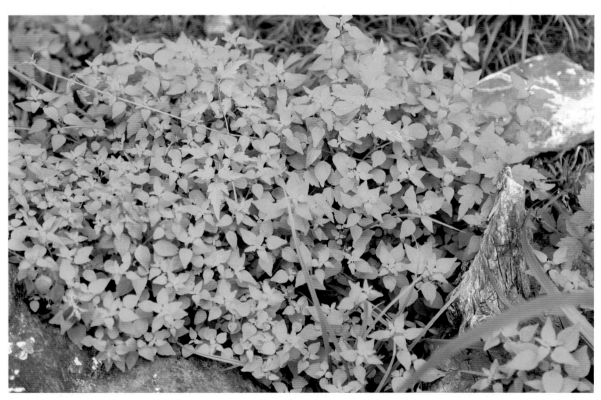

墙草

花具梗，长约 0.6 mm；花被片 4 深裂，褐绿色，外面有毛，膜质，裂片长圆状卵形；雄蕊 4，花丝纤细，花药近球形，淡黄色；柱头画笔头状。雌花具短梗或近无梗；花被片合生成钟状，4 浅裂，浅褐色，薄膜质，裂片三角形。果实坚果状，卵形，黑色，极光滑，有光泽，具宿存的花被和苞片。花期 6 ~ 7 月，果期 8 ~ 10 月。

| 生境分布 | 生于森林区和森林草原带的山坡阴湿处、石缝间、湿地上。分布于内蒙古呼伦贝尔市（额尔古纳市、根河市、满洲里市、牙克石市、扎兰屯市）、兴安盟（阿尔山市、扎赉特旗、科尔沁右翼前旗、科尔沁右翼中旗）、赤峰市（巴林右旗、林西县、克什克腾旗、喀喇沁旗）、锡林郭勒盟（锡林浩特市）、乌兰察布市（兴和县、察哈尔右翼中旗）、呼和浩特市（土默特左旗）、包头市（土默特右旗）。

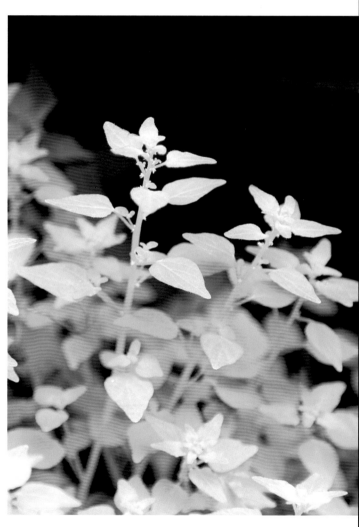

| 资源情况 | 野生资源较少。药材来源于野生。

| 采收加工 | 夏季采挖带根全草，除去泥土，鲜用或晒干。

| 功能主治 | 苦、酸，平。归肝经。清热解毒，消肿拔脓。用于痈疽疔疮，睾丸炎，乳腺炎，多发性脓肿，白秃疮。

| 用法用量 | 内服煎汤，10 ~ 15 g，鲜品 30 ~ 60 g；或捣汁。外用适量，捣敷；或煎汤熏洗。

檀香科 Santalaceae 百蕊草属 Thesium

百蕊草 *Thesium chinense* Turcz.

| **植物别名** | 珍珠草、细须草、青龙草。

| **蒙 文 名** | 陶高日楚格 – 额布苏。

| **药 材 名** | 百蕊草（药用部位：全草）。

| **形态特征** | 多年生草本。根直生，顶部有时多头。茎直立或近直立，高 15 ～ 45 cm，丛生或有时单生，纤细，圆柱状，具纵棱，无毛，上部多分枝。叶互生，条形，长 1.5 ～ 4.5 cm，宽 0.1 ～ 0.2 cm，先端渐尖或急尖，全缘，具软骨质顶尖，稍肉质，主脉 1，明显；无叶柄。花两性，小形，单生叶腋，花梗极短，长不超过 4 mm；苞片 1，叶状，条形，通常比花长 3 ～ 4 倍，小苞片 2，狭条形，长 2 ～ 6 mm；花被绿白

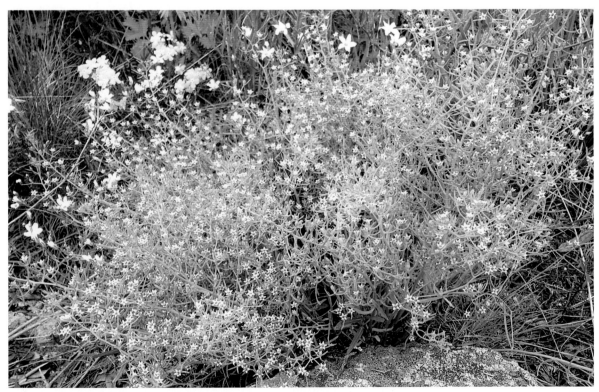

百蕊草

色，长 2 ~ 3 mm，下部合生成筒状钟形，先端具 5 浅裂，裂片内面有不明显的束毛，先端锐尖而稍内曲，下部与子房合生；雄蕊 5，生于花被筒近喉部或花被裂片基部，与花被裂片对生，花丝短，不伸出花被外；子房下位，花柱极短，长不及雄蕊，近圆锥形。坚果球形、椭圆形或椭圆状球形，长 2 ~ 3 mm，直径 1.5 ~ 2 mm，绿色或黄绿色，先端具宿存花被，表面具明显的网状脉棱，果柄长不超过 4 mm。花期 5 ~ 6 月，果期 6 ~ 7 月。

| **生境分布** | 生于阔叶林带和草原带的砾石质坡地、干燥草坡、山地草原、林缘、灌丛间、沙地边缘、河谷干草地。分布于内蒙古呼伦贝尔市（扎兰屯市）、兴安盟（科尔沁右翼前旗、科尔沁右翼中旗）、通辽市（科尔沁左翼后旗、奈曼旗、开鲁县）、赤峰市（克什克腾旗、敖汉旗）、锡林郭勒盟（镶黄旗）、乌兰察布市（兴和县）、包头市（达尔罕茂明安联合旗）、鄂尔多斯市（准格尔旗）。

| **资源情况** | 野生资源较少。药材来源于野生。

| **采收加工** | 春、夏季采收，晒干。

| **功能主治** | 辛、微苦、涩，寒。清热解毒，补肾涩精。用于急性乳腺炎，肺炎，肺脓肿，扁桃体炎，上呼吸道感染，肾虚腰痛，头昏，遗精。

| **用法用量** | 内服煎汤，9 ~ 30 g；或研末；或浸酒。外用适量，研末调敷。

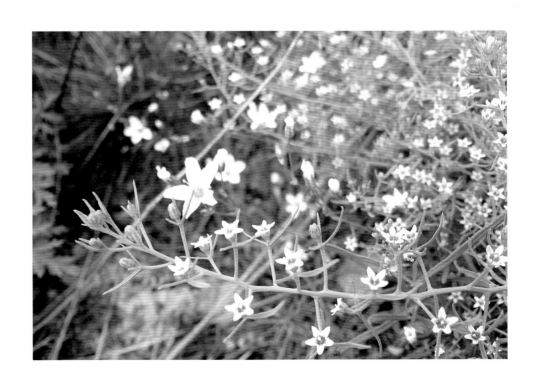

| 檀香科 | Santalaceae | 百蕊草属 | *Thesium*

急折百蕊草 *Thesium refractum* C. A. Mey.

| **植物别名** | 珍珠草、九仙草、反折百蕊草。

| **蒙文名** | 毛瑞－陶高日楚格－额布苏。

| **药材名** | 急折百蕊草（药用部位：全草）。

| **形态特征** | 多年生草本，高 20 ～ 40 cm。根茎直，颇粗壮。茎有明显的纵沟。叶线形，长 3 ～ 5 cm，宽 2 ～ 2.5 mm，先端常钝，基部收狭不下延，无柄，两面粗糙，通常单脉。总状花序腋生或顶生；花白色，长 5 ～ 6 mm；总花梗呈"之"字形曲折；花梗长 5 ～ 7 mm，细长，有棱，花后外倾并渐反折；苞片 1，长 6 ～ 8 mm，叶状，开展；小苞片 2；花被筒状或阔漏斗状，上部 5 裂，裂片线状披针形；雄蕊 5，

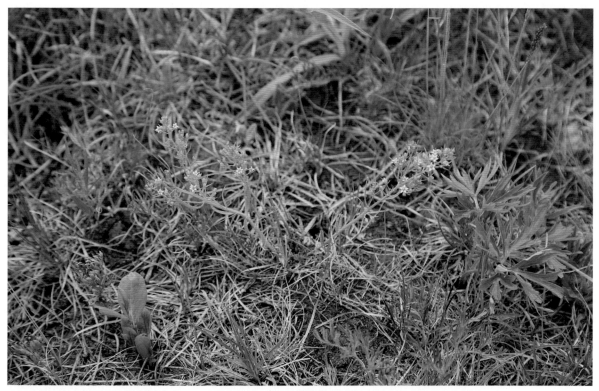

急折百蕊草

内藏；子房柄很短，花柱圆柱状，不外伸。坚果椭圆状或卵形，长 3 mm，直径 2 ～ 2.5 mm，表面有 5 ～ 10 不很明显的纵脉（或纵棱），纵棱偶分叉；宿存花被长 1.5 cm；果柄长达 1 cm，果实成熟时反折。花期 7 月，果期 9 月。

| 生境分布 | 生于森林带和草原带的山坡草地、砾石质坡地、沙地、林缘、草甸。分布于内蒙古呼伦贝尔市（额尔古纳市、鄂伦春自治旗、根河市、牙克石市、陈巴尔虎旗、海拉尔区、扎赉诺尔区、鄂温克族自治旗、新巴尔虎右旗、扎兰屯市）、兴安盟（阿尔山市、科尔沁右翼前旗、科尔沁右翼中旗）、通辽市（扎鲁特旗、科尔沁左翼后旗）、赤峰市（林西县、巴林右旗、克什克腾旗、喀喇沁旗）、锡林郭勒盟（西乌珠穆沁旗、锡林浩特市、正蓝旗、太仆寺旗）、乌兰察布市（卓资县、凉城县）。

| 资源情况 | 野生资源稀少。药材来源于野生。

| 采收加工 | 夏、秋季采收，除去杂质，晒干。

| 功能主治 | 微辛，凉。归肺、胃、肝经。清热解表，化痰止咳。用于感冒，中暑，咳嗽，小儿惊风等。

| 用法用量 | 内服煎汤，6 ～ 12 g。

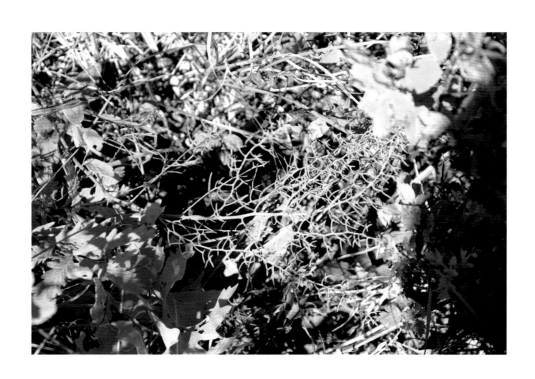

檀香科 Santalaceae 百蕊草属 Thesium

长叶百蕊草 *Thesium longifolium* Turcz.

| 植物别名 | 九龙草、珍珠草、小星宿草。

| 蒙 文 名 | 乌日特－麦令嘎日。

| 药 材 名 | 长叶百蕊草（药用部位：全草）。

| 形态特征 | 多年生草本，高约 50 cm。茎簇生，有明显的纵沟。叶无柄，线形，长 4 ~ 4.5 cm，宽 2.5 mm，两端渐尖，有 3 脉。总状花序腋生或顶生；花黄白色，钟状，长 4 ~ 5 mm；花梗长 0.6 ~ 2 cm，有细条纹；苞片 1，线形，长 1 cm；小苞片 2，狭披针形，长约 4.5 mm，边缘均粗糙；花被 5 裂，裂片狭披针形，先端锐尖，内弯；雄蕊 5，插生于裂片基部，内藏；花柱内藏，子房柄长 0.5 mm。坚果近球形

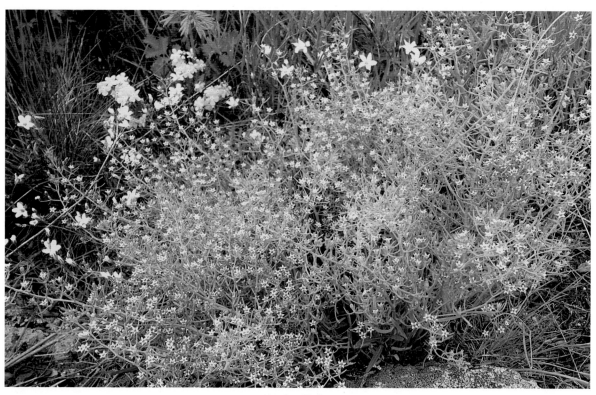

长叶百蕊草

或椭圆状，黄绿色，长 3.5 ～ 4 mm，表面偶有分叉的纵脉（或纵棱），宿存花被比果实短。花果期 6 ～ 7 月。

| 生境分布 | 生于森林带和草原带的沙地、砂质草原、山坡、山地草原、林缘、灌丛、草甸。分布于内蒙古呼伦贝尔市（额尔古纳市、鄂伦春自治旗、根河市、海拉尔区、满洲里市）、兴安盟（乌兰浩特市、扎赉特旗、科尔沁右翼前旗、科尔沁右翼中旗、突泉县）、赤峰市（巴林右旗、翁牛特旗、敖汉旗、红山区、喀喇沁旗、宁城县）、锡林郭勒盟（西乌珠穆沁旗、锡林浩特市、阿巴嘎旗、苏尼特左旗、正蓝旗）、乌兰察布市（卓资县、凉城县）、鄂尔多斯市（准格尔旗、鄂托克旗）。

| 资源情况 | 野生资源稀少。药材来源于野生。

| 采收加工 | 夏、秋季采收，除去杂质，晒干。

| 功能主治 | 辛、苦，凉。归肺、肝、脾经。祛风清热，解痉。用于感冒，中暑，小儿肺炎，咳嗽，惊风。

| 用法用量 | 内服煎汤，6 ～ 9 g；或蒸鸡蛋服。

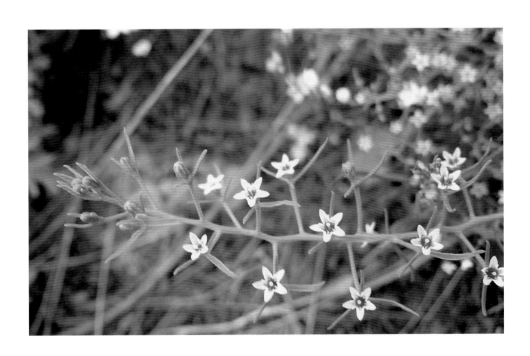

桑寄生科 Loranthaceae 槲寄生属 Viscum

槲寄生
Viscum coloratum (Kom.) Nakai

| 植物别名 | 北寄生、柳寄生、寄生子。

| 蒙文名 | 伊拉曼－曹格苏日。

| 药材名 | 槲寄生（药用部位：带叶茎枝）。

| 形态特征 | 多年生半寄生常绿小灌木，高 0.3 ~ 0.8 m。茎、枝均呈圆柱状，二歧或三歧、稀多歧分枝，节稍膨大。叶对生，稀 3 叶轮生，厚革质或革质，长椭圆形至椭圆状披针形，先端圆形或圆钝，基部渐狭，基出脉 3 ~ 5；叶柄短。雌雄异株；花序顶生或腋生于茎叉状分枝处。雄花序聚伞状，总花梗长达 5 mm 或近无，总苞舟形，通常具 3 花，中央的花具 2 苞片或无；雄花花蕾时卵球形，萼片 4，卵形。雌花

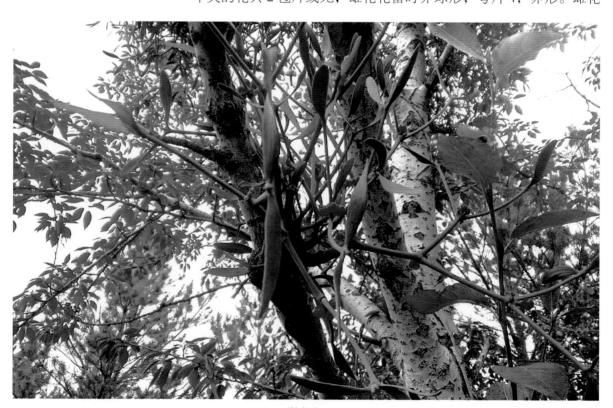

槲寄生

序聚伞式穗状，总花梗长 2 ~ 3 mm 或近无，具 3 ~ 5 花，顶生的花具 2 苞片或无，交叉对生的花各具 1 苞片；花托卵球形，萼片 4，三角形，长约 1 mm；柱头乳头状。果实球形，直径 6 ~ 8 mm，具宿存花柱，成熟时淡黄色或橙红色，果皮平滑。花期 4 ~ 5 月，果期 9 ~ 11 月。

| 生境分布 | 寄生于杨树、柳树、栎树、梨树、桦树、桑树上。分布于内蒙古呼伦贝尔市（扎兰屯市）、兴安盟（扎赉特旗、科尔沁右翼前旗）、赤峰市（红山区、喀喇沁旗、宁城县）、鄂尔多斯市（准格尔旗）。

| 资源情况 | 野生资源一般。药材来源于野生。

| 采收加工 | 冬季至翌年春季采割，除去粗茎，切段，干燥或蒸后干燥。

| 药材性状 | 本品茎枝呈圆柱形，2 ~ 5 叉状分枝，长约 30 cm，直径 0.3 ~ 1 cm；表面黄绿色、金黄色或黄棕色，有纵皱纹；节膨大，节上有分枝或枝痕；体轻，质脆，易折断，断面不平坦，皮部黄色，木部色较浅，射线放射状，髓部常偏向一边。叶对生于枝梢，易脱落，有短柄或无柄；叶片呈长椭圆状披针形，长 2 ~ 7 cm，宽 0.5 ~ 1.5 cm，先端钝圆，基部楔形，全缘；表面黄绿色，有细皱纹，主脉 5 出，中间 3 明显；革质。气微，味微苦，嚼之有黏性。

| 功能主治 | 苦、甘，平。归肝、肾经。祛风湿，补肝肾，强筋骨，安胎元。用于风湿痹痛，腰膝酸软，筋骨无力，崩漏经多，妊娠漏血，胎动不安，头晕目眩。

| 用法用量 | 内服煎汤，10 ~ 15 g；或入丸、散剂；或浸酒；或捣汁。外用适量，捣敷。

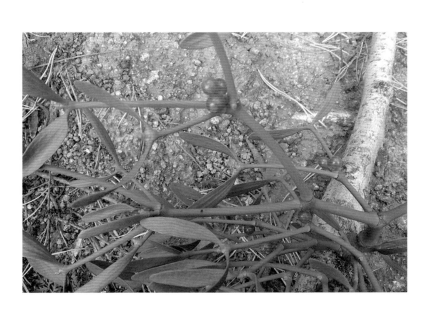

蓼科 Polygonaceae 蓼属 Polygonum

萹蓄
Polygonum aviculare L.

| **植物别名** | 异叶蓼、扁竹竹、道生草。

| **蒙文名** | 布敦纳音－苏勒。

| **药材名** | 萹蓄（药用部位：地上部分）。

| **形态特征** | 一年生草本，高 10 ～ 40 cm。茎丛生，平卧、斜展或直立。叶片矩圆形或披针形，全缘；托叶鞘膜质，下部褐色，上部白色，透明，有不明显脉纹。花 1 ～ 5 簇生叶腋，遍布于全株；花被 5 深裂，裂片椭圆形，绿色，边缘白色或淡红色；雄蕊 8；花柱 3。瘦果卵形，有 3 棱，黑色或褐色，生不明显小点，无光泽。

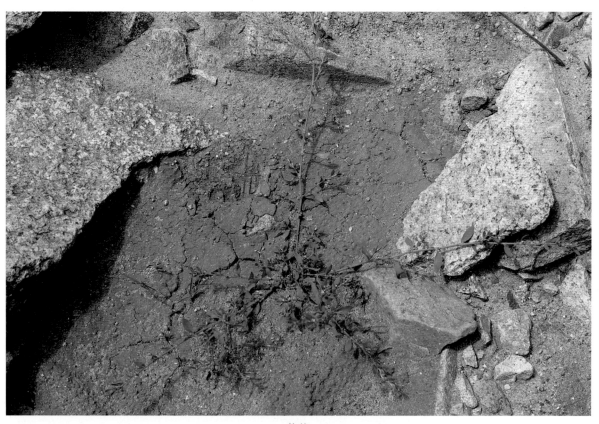

萹蓄

| **生境分布** | 生于路边、田野、村舍附近、河边湿地等。内蒙古各地均有分布。

| **资源情况** | 野生资源丰富。药材来源于野生。

| **采收加工** | 夏季叶茂盛时采收，除去根及杂质，晒干。

| **药材性状** | 本品茎呈圆柱形而略扁，有分枝，长 15 ~ 40 cm，直径 0.2 ~ 0.3 cm。表面灰绿色或棕红色，有细密微凸起的纵纹；节部稍膨大，有浅棕色膜质托叶鞘，节间长约 3 cm；质硬，易折断，断面髓部白色。叶互生，近无柄或具短柄，叶片多脱落或皱缩、破碎，完整者展平后呈披针形，全缘，两面均呈棕绿色或灰绿色。气微，味微苦。

| **功能主治** | 苦，微寒。归膀胱经。利尿通淋，杀虫，止痒。用于热淋涩痛，小便短赤，虫积腹痛，皮肤湿疹，阴痒带下。

| **用法用量** | 内服煎汤，9 ~ 15 g。外用适量，煎汤洗。

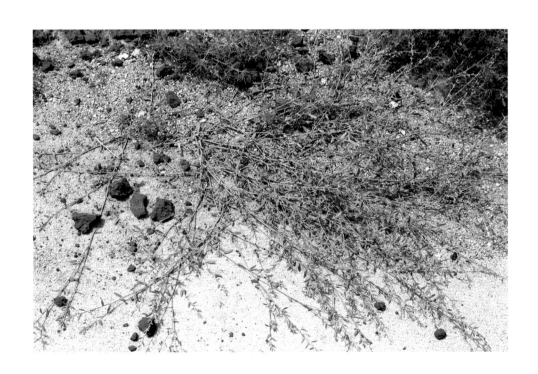

蓼科 Polygonaceae 蓼属 Polygonum

习见蓼

Polygonum plebeium R. Br.

| 植物别名 | 铁马鞭、铁马齿苋。

| 蒙 文 名 | 额格乐 – 希莫勒得格。

| 药 材 名 | 习见蓼（药用部位：全草）。

| 形态特征 | 一年生草本，高 10 ~ 30 cm。茎匍匐或直立，多分枝，具沟纹，节间通常较叶片短。叶近无柄，叶片矩圆形、狭椭圆形或倒卵状披针形，长 5 ~ 10 mm，宽 1 ~ 2 mm，先端钝或锐尖，基部楔形，全缘，侧脉不显，无毛；托叶鞘膜质，无脉纹或脉纹不显著。花小，1 至数朵簇生叶腋；花梗甚短，中部具关节；花被 5 深裂，裂片矩圆形，长约 2 mm，粉红色或白色；雄蕊 5；花柱 3，很短，柱头头状。瘦

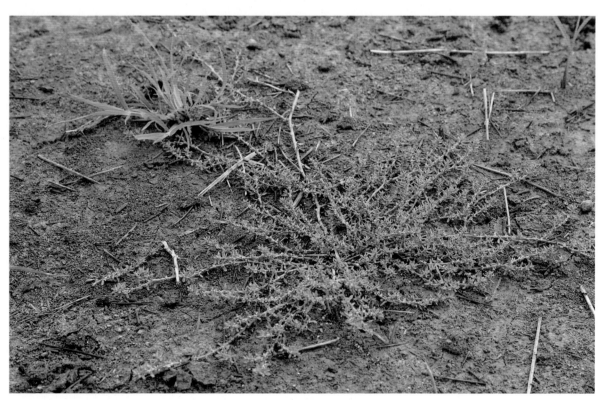

习见蓼

果椭圆形或菱形，具 3 棱，长 1 ~ 1.5 mm，黑色或黑褐色，表面有光泽，全部包于宿存的花被内。

| **生境分布** | 生于路边、田边、河边湿地。分布于内蒙古包头市、鄂尔多斯市（准格尔旗）、阿拉善盟（阿拉善右旗）。

| **资源情况** | 野生资源稀少。药材来源于野生。

| **采收加工** | 夏季叶茂盛时采收，晒干。

| **功能主治** | 苦，平。归肝、脾、胃、大肠经。利水通淋，化浊杀虫。用于恶疮疥癣，淋浊，蛔虫病。

| **用法用量** | 内服煎汤，9 ~ 15 g。

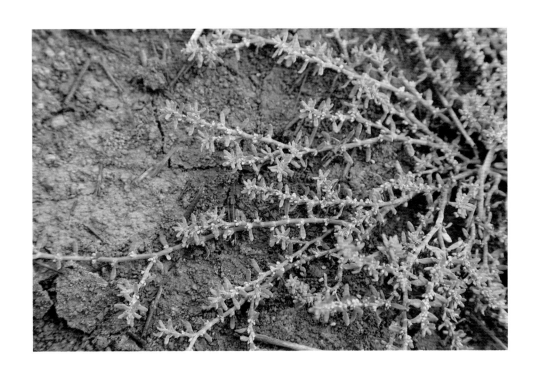

蓼科 Polygonaceae 蓼属 Polygonum

两栖蓼 *Polygonum amphibium* L.

| **植物别名** | 水蓼吊子、水荭、湖蓼。

| **蒙 文 名** | 努日音 – 希莫勒得格。

| **药 材 名** | 两栖蓼（药用部位：全草）。

| **形态特征** | 多年生草本。根茎横走。生于水中者茎漂浮，无毛，节部生不定根；叶长圆形或椭圆形，浮于水面，先端钝或微尖，基部近心形，两面无毛，全缘，无缘毛；叶柄自托叶鞘近中部发出；托叶鞘筒状，薄膜质，先端截形，无缘毛。生于陆地者茎直立，不分枝或自基部分枝，高 40 ~ 60 cm；叶披针形或长圆状披针形，先端急尖，基部近圆形，两面被短硬伏毛，全缘，具缘毛；叶柄自托叶鞘中部发出；托叶鞘

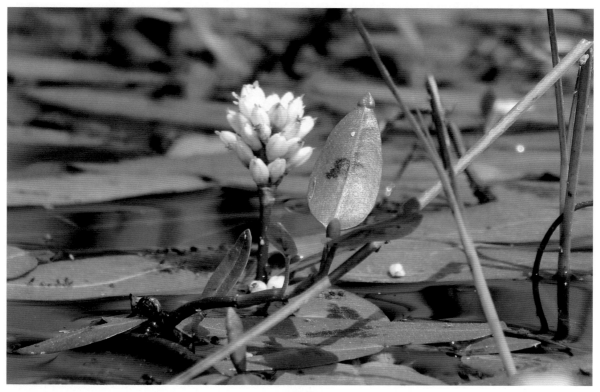

两栖蓼

筒状，膜质，疏生长硬毛，先端截形，具短缘毛。总状花序呈穗状，顶生或腋生；苞片宽漏斗状；花被 5 深裂，淡红色或白色，花被片长椭圆形，长 3 ~ 4 mm；雄蕊通常 5，比花被短；花柱 2，比花被长，柱头头状。瘦果近圆形，双凸镜状，黑色，有光泽，包于宿存花被内。花期 7 ~ 8 月，果期 8 ~ 9 月。

| 生境分布 | 生于河溪岸边、湖滨、低湿地、农田。内蒙古各地均有分布。

| 资源情况 | 野生资源较丰富。药材来源于野生。

| 采收加工 | 夏、秋季采收，晒干。

| 药材性状 | 本品茎枝长圆柱形而微扁，节部略膨大，并生多数黑色细须状不定根；表面褐色至棕褐色，有细密纵走肋线，无毛。叶多卷曲，展平后，水生叶长圆形或长圆状披针形，长 5 ~ 12 cm，宽 2.5 ~ 4 cm，先端急尖或钝，基部心形或圆形，无毛；陆生叶或伸出水面，长圆状披针形，长 4 ~ 8 cm，宽 1 ~ 1.5 cm，先端渐尖，两面被短伏毛；托叶鞘筒状，先端截形；叶柄由托叶鞘中部以上伸出。花序穗状；花被褐色，雄蕊 5，花柱 2。气微，味微涩。

| 功能主治 | 苦，平。清热利湿。用于痢疾；外用于疔疮。

| 用法用量 | 内服煎汤，15 ~ 30 g。外用捣敷。

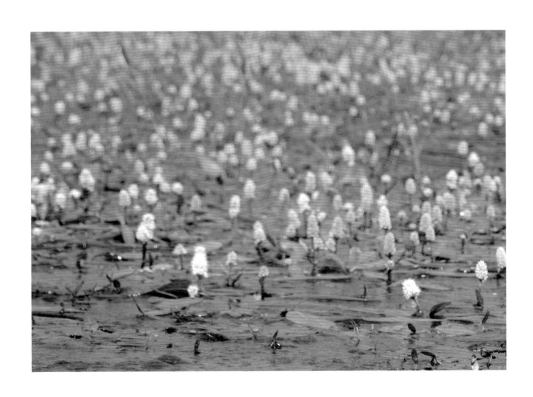

蓼科 Polygonaceae 蓼属 Polygonum

春蓼 *Polygonum persicaria* L.

| **植物别名** | 大蓼、桃叶蓼、马蓼。

| **蒙 文 名** | 乌赫日－希莫勒得格。

| **药 材 名** | 春蓼（药用部位：全草）。

| **形态特征** | 一年生草本，高 20 ～ 60 cm。茎直立或基部斜升，不分枝或分枝，
无毛或被稀疏的硬伏毛。叶柄短或近无柄，下部者较明显，长不超
过 1 cm，被硬刺毛；叶片披针形或条状披针形，长 2 ～ 10 cm，宽
0.2 ～ 2 cm，先端长渐尖，基部楔形，两面无毛或被疏毛，主脉与
叶缘具硬刺毛；托叶鞘紧密包围茎。疏生伏毛，先端截形，具长缘

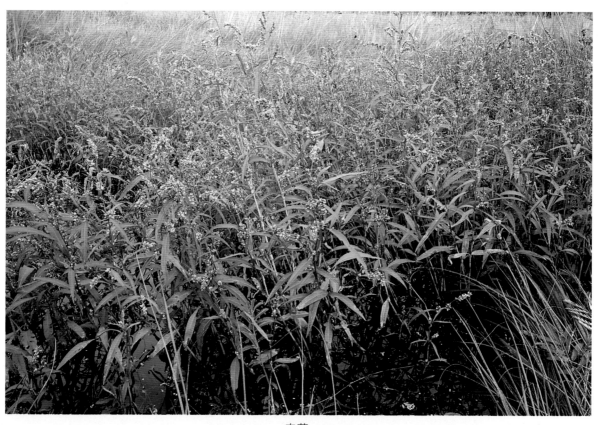

春蓼

毛。圆锥花序由多数花穗组成，顶生或腋生，直立，紧密，较细，长 1.5 ～ 5 cm，总花梗近无毛或被稀疏柔毛，有时具腺；苞片漏斗状，长约 1.5 mm，紫红色，先端斜形，疏生缘毛；花梗比苞片短；花被粉红色或白色，微有腺，长约 3 mm，通常 5 深裂；雄蕊通常 6，比花被短；花柱 2，稀 3，向外弯曲。瘦果宽卵形，两面扁平或稍凸，稀三棱形，长 1.8 ～ 2.5 mm，黑褐色，有光泽，包于宿存的花被内。花果期 7 ～ 9 月。

| **生境分布** | 生于草原区的河岸和低湿地。分布于内蒙古呼伦贝尔市（满洲里市、牙克石市、鄂温克族自治旗、新巴尔虎左旗）、兴安盟（扎赉特旗、科尔沁右翼前旗、科尔沁右翼中旗）、赤峰市（阿鲁科尔沁旗、克什克腾旗、敖汉旗、喀喇沁旗、宁城县）、锡林郭勒盟（锡林浩特市、苏尼特左旗）、包头市（达尔罕茂明安联合旗）。

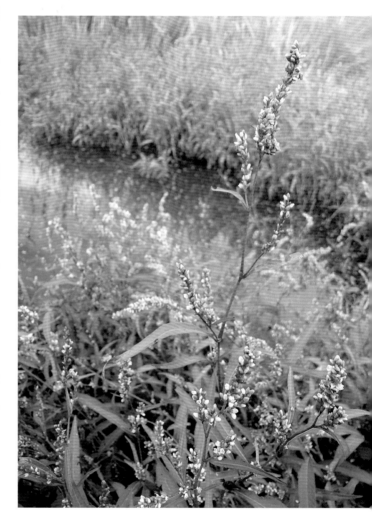

| **资源情况** | 野生资源稀少。药材来源于野生。

| **采收加工** | 6 ～ 9 月花期采收，晒干。

| **功能主治** | 辛、苦，温。归肺、脾、大肠经。发汗除湿，消食，杀虫。用于风寒感冒，风寒湿痹，伤食泄泻，肠道寄生虫病。

| **用法用量** | 内服煎汤，6 ～ 12 g。

蓼科 Polygonaceae 蓼属 Polygonum

酸模叶蓼
Polygonum lapathifolium L.

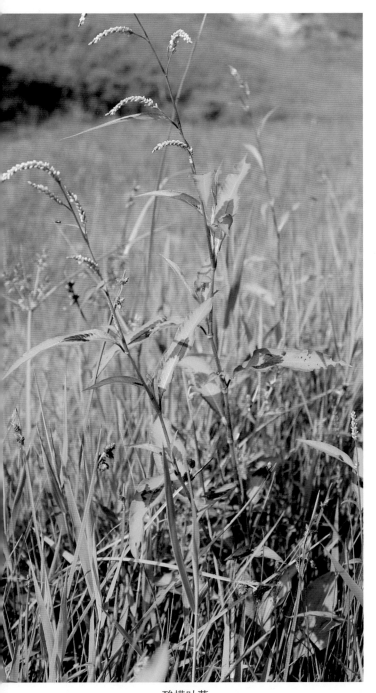

酸模叶蓼

| 植物别名 |

大马蓼、旱苗蓼、柳叶蓼。

| 蒙 文 名 |

胡日根－希莫勒得格。

| 药 材 名 |

中药 酸模叶蓼（药用部位：全草或果实）。
蒙药 乌兰－初麻孜（药用部位：全草）。

| 形态特征 |

一年生草本，高 40 ~ 90 cm。茎直立，具分枝，无毛，节部膨大。叶披针形或宽披针形，长 5 ~ 15 cm，宽 1 ~ 3 cm，先端渐尖或急尖，基部楔形，上面绿色，常有一大的黑褐色新月形斑点，两面沿中脉被短硬伏毛，全缘，边缘具粗缘毛；叶柄短，具短硬伏毛；托叶鞘筒状，长 1.5 ~ 3 cm，膜质，淡褐色，无毛，具多数脉，先端截形，无缘毛，稀具短缘毛。总状花序呈穗状，顶生或腋生，近直立，花紧密，通常由数个花穗再组成圆锥状，花序梗被腺体；苞片漏斗状，边缘具稀疏短缘毛；花被淡红色或白色，4（~ 5）深裂，花被片椭圆形，外面两面较大，脉粗壮，先端分叉，外弯；雄蕊通常 6。瘦果宽卵形，双凹，长 2 ~ 3 mm，黑褐色，有光泽，包于宿存花被内。花期 6 ~ 8 月，果期 7 ~ 9 月。

| **生境分布** | 生于阔叶林带、森林草原带、草原及荒漠草原带的低湿草甸、河谷草甸和山地草甸。内蒙古各地均有分布。

| **资源情况** | 野生资源较丰富。药材来源于野生。

| **采收加工** | **中药** 酸模叶蓼：夏、秋季间采收，除去杂质，晒干。

| **药材性状** | **中药** 酸模叶蓼：本品茎圆柱形，褐色或浅绿色，无毛，常具紫色斑点。叶片卷曲，展平后呈披针形或长圆状披针形，长 7 ~ 15 cm，宽 1 ~ 3 cm，先端渐尖，基部楔形，主脉及叶缘具刺状毛；托叶鞘筒状，膜质，无毛。花序圆锥状，由数个花穗组成；苞片漏斗状，内具数花；花被通常 4 裂，淡绿色或粉红色，具腺点；雄蕊 6；花柱 2，向外弯曲。瘦果卵圆形，侧扁，两面微凹，黑褐色，有光泽，直径 2 ~ 3 mm，包于宿存花被内。气微，味微涩。

| **功能主治** | **中药** 酸模叶蓼：辛、苦，微温。解毒，健脾，化湿，活血，截疟。用于疮疡肿痛，暑湿腹泻，肠炎痢疾，小儿疳积，跌打伤痛，疟疾。

蒙药 乌兰 - 初麻孜：利尿，消肿，除"协日乌素"，止痛，止吐。用于"协日乌素"病，关节痛，疥，脓疱疮。

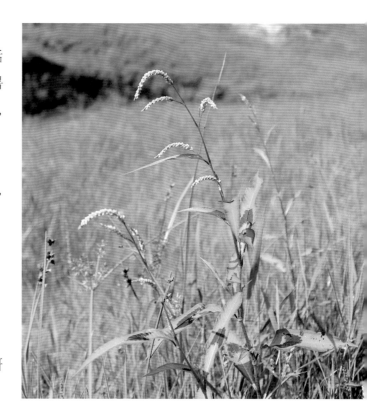

| **用法用量** | **中药** 酸模叶蓼：内服煎汤，3 ~ 10 g。外用适量，捣敷；或煎汤洗。

蒙药 乌兰 - 初麻孜：内服研末，3 ~ 5 g；或入丸、散剂。

蓼科 Polygonaceae 蓼属 Polygonum

绵毛酸模叶蓼

Polygonum lapathifolium L. var. *salicifolium* Sibth.

| **植物别名** | 柳叶蓼。

| **蒙 文 名** | 胡泵－乌苏图－胡日干－其黑。

| **药 材 名** | 绵毛酸模叶蓼（药用部位：全草）。

| **形态特征** | 一年生草本，高 40 ~ 90 cm。茎直立，具分枝，无毛，节部膨大。叶披针形，上面绿色，常有 1 黑褐色新月形斑点，叶下面密生白色绵毛；托叶鞘筒状，膜质。总状花序呈穗状，顶生或腋生，近直立，花序梗被腺体；苞片漏斗状，边缘具稀疏短缘毛；花被淡红色或白色，花被片椭圆形，外面两面较大，脉粗壮，先端分叉，外弯；雄蕊 6。瘦果宽卵形，双凹，黑褐色，有光泽，包于宿存花被内。花期 6 ~ 8

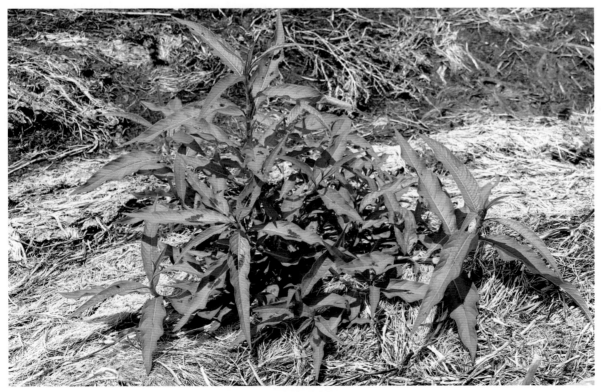

绵毛酸模叶蓼

月，果期 7 ~ 10 月。

| **生境分布** | 中生植物。生于阔叶林带、森林草原带、草原带及荒漠带的低湿草甸、河谷草甸和山地草甸。内蒙古各地均有分布。

| **资源情况** | 野生资源较少。药材来源于野生。

| **采收加工** | 夏、秋季采收，除去杂质，洗净泥土，鲜用或晒干。

| **功能主治** | 祛风利湿，清热解毒，止血，消滞。用于湿疹，瘰疬，食积不消，外伤出血。

| **用法用量** | 内服煎汤，10 ~ 15 g。外用适量，煎汤洗；或鲜品捣敷。

麦科 Polygonaceae 蓼属 Polygonum

红蓼 *Polygonum orientale* L.

| **植物别名** | 茳草、东方蓼、狗尾巴花。

| **蒙文名** | 乌兰－呼恩底。

| **药材名** | 水红花子（药用部位：果实）。

| **形态特征** | 一年生草本。茎直立，粗壮，高 1 ~ 2 m，上部多分枝，密被开展的长柔毛。叶宽卵形、宽椭圆形或卵状披针形，先端渐尖，基部圆形或近心形，微下延，全缘，密生缘毛，两面密生短柔毛，叶脉上密生长柔毛；叶柄长 2 ~ 10 cm，具开展的长柔毛；托叶鞘筒状，膜质，被长柔毛，具长缘毛，通常沿先端具绿色的草质翅。总状花序呈穗状，顶生或腋生，花紧密，微下垂，通常数个再组成圆锥状；苞片宽漏

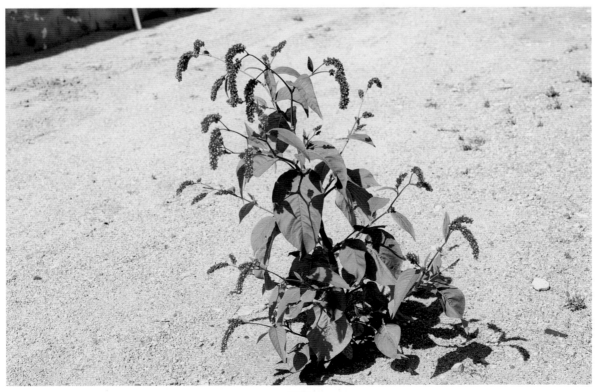

红蓼

斗状，草质，绿色，被短柔毛，边缘具长缘毛，每苞内具 3 ～ 5 花；花梗比苞片长；花被 5 深裂，淡红色或白色，花被片椭圆形；雄蕊 7，比花被长；花盘明显；花柱 2，中下部合生，比花被长，柱头头状。瘦果近圆形，双凹，黑褐色，有光泽，包于宿存花被内。花期 6 ～ 9 月，果期 8 ～ 10 月。

| **生境分布** | 生于田边、路旁、水沟边、庭园住舍附近。分布于内蒙古呼伦贝尔市（鄂伦春自治旗、莫力达瓦达斡尔族自治旗、扎兰屯市）、兴安盟（科尔沁右翼前旗）、通辽市（科尔沁左翼中旗、奈曼旗、开鲁县）、赤峰市（敖汉旗）、锡林郭勒盟（二连浩特市）、乌兰察布市（化德县、兴和县、察哈尔右翼后旗、察哈尔右翼前旗、丰镇市）、呼和浩特市（玉泉区、和林格尔县）、包头市（石拐区、昆都仑区）、巴彦淖尔市（临河区、乌拉特中旗）、鄂尔多斯市（达拉特旗、准格尔旗、伊金霍洛旗、乌审旗、鄂托克旗）。

| **资源情况** | 野生资源一般，栽培资源较丰富。药材来源于野生和栽培。

| **采收加工** | 秋季果实成熟时割取果穗，晒干，打下果实，除去杂质。

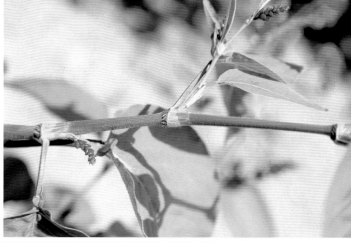

| **药材性状** | 本品呈扁圆形，直径 2 ～ 3.5 mm，厚 1 ～ 1.5 mm。表面棕黑色，有的红棕色，有光泽，两面微凹，中部略有纵向隆起，先端有凸起的柱基，基部有浅棕色略凸起的果梗痕，有的有膜质花被残留。质硬。气微，味淡。

| **功能主治** | 咸，微寒。归肝、胃经。散血消癥，消积止痛，利水消肿。用于癥瘕痞块，瘿瘤，食积不消，胃脘胀痛，水肿腹水。

| **用法用量** | 内服煎汤，15 ～ 30 g。外用适量，熬膏敷患处。

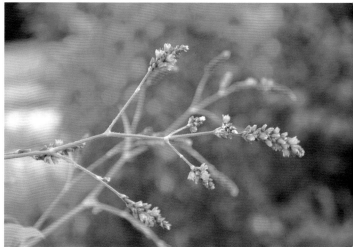

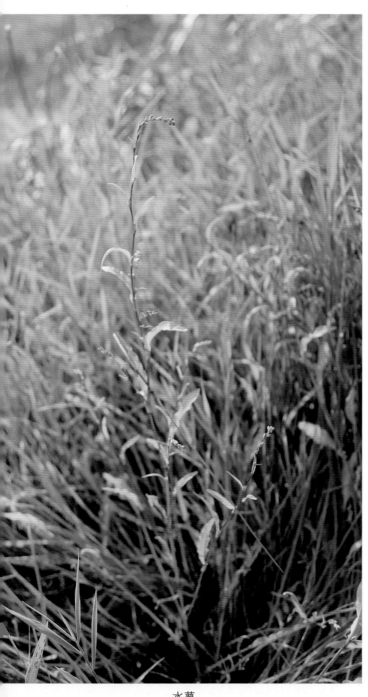

水蓼

蓼科 Polygonaceae 蓼属 Polygonum

水蓼

Polygonum hydropiper L.

| 植物别名 |

辣蓼、泽蓼。

| 蒙 文 名 |

奥存－希没乐得格。

| 药 材 名 |

水蓼（药用部位：全草）。

| 形态特征 |

一年生草本，高 40 ～ 70 cm。茎直立，多
分枝，无毛，节部膨大。叶披针形或椭圆状
披针形，先端渐尖，基部楔形，全缘，具缘
毛，两面无毛，被褐色小点，有时沿中脉具
短硬伏毛，具辛辣味，叶腋具闭花受精花；
托叶鞘筒状，膜质，褐色，疏生短硬伏毛，
先端截形，具短缘毛，通常托叶鞘内藏有花
簇。总状花序呈穗状，顶生或腋生，通常下
垂，花稀疏，下部间断；苞片漏斗状，绿色，
边缘膜质，疏生短缘毛，每苞内具 3 ～ 5 花；
花梗比苞片长；花被 5 深裂，稀 4 裂，绿色，
上部白色或淡红色，被黄褐色透明腺点，花
被片椭圆形；雄蕊 6，稀 8，比花被短，花
柱 2 ～ 3，柱头头状。瘦果卵形，长 2 ～ 3 mm，
双凸镜状或具 3 棱，密被小点，黑褐色，无

光泽，包于宿存花被内。花期 5 ~ 9 月，果期 6 ~ 10 月。

| 生境分布 | 生于海拔 50 ~ 3 500 m 的河滩、水沟边、山谷湿地。分布于内蒙古呼伦贝尔市（额尔古纳市、陈巴尔虎旗、海拉尔区、鄂温克族自治旗、新巴尔虎右旗）、兴安盟（科尔沁右翼前旗、科尔沁右翼中旗）、通辽市（扎鲁特旗、奈曼旗、霍林郭勒市）、赤峰市（元宝山区、松山区、阿鲁科尔沁旗、巴林右旗、克什克腾旗、喀喇沁旗、宁城县、敖汉旗）、锡林郭勒盟（西乌珠穆沁旗、锡林浩特市、阿巴嘎旗、苏尼特左旗）、乌兰察布市（察哈尔右翼前旗、卓资县）、呼和浩特市（武川县、土默特左旗、托克托县）、包头市（固阳县、土默特右旗）、鄂尔多斯市（伊金霍洛旗、乌审旗、杭锦旗）、阿拉善盟（阿拉善右旗）。

| 资源情况 | 野生资源一般。药材来源于野生。

| 采收加工 | 秋季花开时采收，晒干。

| 药材性状 | 本品茎圆柱形，有分枝，长 30 ~ 70 cm；表面灰绿色或棕红色，有细棱线，节膨大；质脆，易折断，断面浅黄色，中空。叶互生，有柄，叶片皱缩或破碎，完整者展平后呈披针形或卵状披针形，长 5 ~ 10 cm，宽 0.7 ~ 1.5 cm，先端渐尖，基部楔形，全缘；上表面棕褐色，下表面褐绿色，两面有棕黑色斑点及细小的腺点；托叶鞘筒状，长 0.8 ~ 1.1 cm，紫褐色，缘毛长 1 ~ 3 mm。总状穗状花序长 4 ~ 10 cm，花簇稀疏间断；花被淡绿色，5 裂，密被腺点。气微，味辛、辣。

| 功能主治 | 辛、苦，平。归脾、胃、大肠经。行滞化湿，散瘀止血，祛风止痒，解毒。用于湿滞内阻，脘闷腹痛，泄泻，痢疾，小儿疳积，崩漏，血滞经闭痛经，跌打损伤，风湿痹痛，便血，外伤出血，皮肤瘙痒，湿疹，风疹，足癣，痈肿，毒蛇咬伤。

| 用法用量 | 内服煎汤，15 ~ 30 g，鲜品 30 ~ 60 g。外用适量，煎汤浸洗；或捣敷。

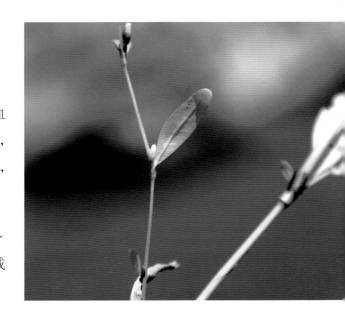

蓼科 Polygonaceae 蓼属 Polygonum

珠芽蓼 *Polygonum viviparum* L.

| 植物别名 | 山谷子、山高粱。

| 蒙 文 名 | 胡日干－莫和日。

| 药 材 名 | **中药** 珠芽蓼（药用部位：根茎）。
蒙药 胡日干－莫和日（药用部位：根茎）。

| 形态特征 | 多年生草本。茎直立，高 15 ~ 60 cm，不分枝，通常 2 ~ 4 自根茎发出。基生叶长圆形或卵状披针形，长 3 ~ 10 cm，宽 0.5 ~ 3 cm，先端尖或渐尖，基部圆形、近心形或楔形，两面无毛，边缘脉端增厚、外卷，具长叶柄；茎生叶较小，披针形，近无柄；托叶鞘筒状，膜质，下部绿色，上部褐色，偏斜，开裂，无缘毛。总状花序呈穗状，顶生，紧密，下部生珠芽；苞片卵形，膜质，每苞内具 1 ~ 2 花；

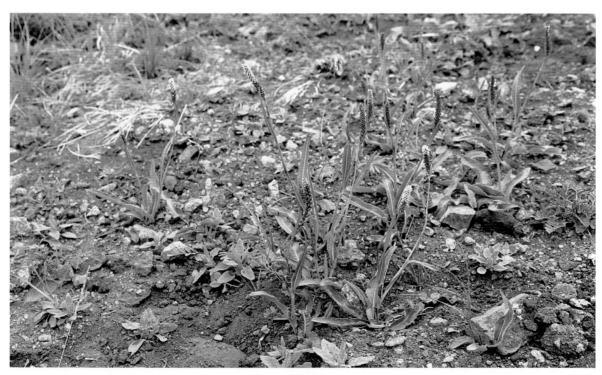

珠芽蓼

花梗细弱；花被深裂，白色或淡红色，花被片椭圆形，长 2 ~ 3 mm；雄蕊 8，花丝不等长；花柱 3，下部合生，柱头头状。瘦果卵形，具 3 棱，深褐色，有光泽，长约 2 mm，包于宿存花被内。花期 5 ~ 7 月，果期 7 ~ 9 月。

| **生境分布** | 生于高山、亚高山带和海拔较高的山地顶部地势平缓的坡地及林缘、山地灌丛中。分布于内蒙古呼伦贝尔市（额尔古纳市、根河市、牙克石市）、兴安盟（科尔沁右翼前旗）、赤峰市（巴林右旗、克什克腾旗、宁城县）、锡林郭勒盟（东乌珠穆沁旗、锡林浩特市）、乌兰察布市（兴和县、卓资县、凉城县）、呼和浩特市（武川县、土默特左旗、和林格尔县）、包头市（固阳县、土默特右旗）、阿拉善盟（阿拉善左旗）。

| **资源情况** | 野生资源一般。药材来源于野生。

| **采收加工** | **中药** 珠芽蓼：秋季采挖，除去茎叶、细根、泥沙，晒干。

| **药材性状** | **中药** 珠芽蓼：本品呈扁圆柱形或团块状，常弯曲成虾状，长 2 ~ 5 cm，直径 0.3 ~ 1.5 cm。表面呈棕褐色，稍粗糙，可见较密的环节及根痕；一面隆起，另一面较平坦或略具凹槽；有时先端具棕褐色叶鞘残基。质较硬，折断面平坦，灰棕色或紫红色，白色点状维管束排列成断续的环状。气微，味苦、涩。

| **功能主治** | **中药** 珠芽蓼：苦、涩、微甘，温。清热解毒，散瘀止血。用于扁桃体炎，咽喉炎，肠炎，痢疾，带下，崩漏，便血；外用于跌打损伤，痈疖肿毒，外伤出血。

蒙药 胡日干 - 莫和日：止泻，清热，止血，止痛。用于各种出血症，肠刺痛，腹泻，呕吐。

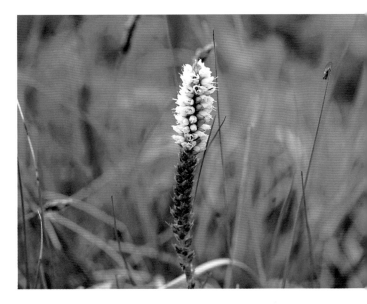

| **用法用量** | **中药** 珠芽蓼：内服煎汤，5 ~ 15 g；或研末冲服。外用适量，研末敷患处。

蒙药 胡日干 - 莫和日：内服研末，3 ~ 5 g；或入丸、散剂。

蓼科 Polygonaceae 蓼属 Polygonum

耳叶蓼
Polygonum manshuriense V. Petr. ex Kom.

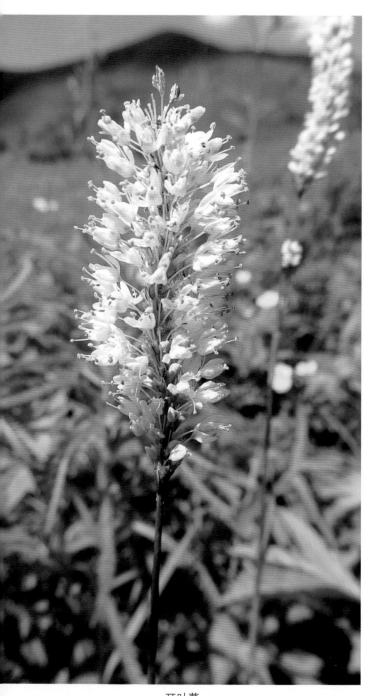

耳叶蓼

| 植物别名 |

地虾、山虾、刀剪药。

| 蒙文名 |

塔拉音 - 莫和日。

| 药材名 |

中药 耳叶蓼（药用部位：根茎）。

蒙药 苏门 - 莫和日（药用部位：根茎）。

| 形态特征 |

多年生草本。根茎短，肥厚，弯曲，直径约 1 cm，黑色。茎直立，高 60 ～ 80 cm，通常数个自根茎发出，不分枝，无毛。基生叶长圆形或披针形，纸质，先端渐尖，基部楔形，沿叶柄下延成狭翅，全缘，上面绿色，下面灰绿色，两面无毛，叶柄长可达 15 cm；茎生叶 5 ～ 7，披针形，无柄，上部的叶抱茎，具叶耳；托叶鞘筒状，膜质，下部绿色，上部褐色，偏斜，开裂至中部，无缘毛。总状花序呈穗状，顶生；苞片卵形，膜质，先端骤尖；每苞内具 2 ～ 3 花；花梗长 4 ～ 5 mm，比苞片长，先端具关节；花被 5 深裂，淡红色或白色，花被片椭圆形；雄蕊 8，比花被长；花柱 3，柱头头状。瘦果卵形，具 3 锐棱，长约 3 mm，有光泽，包于宿存花被内。

花期 6 ~ 7 月，果期 8 ~ 9 月。

| **生境分布** | 生于森林草原带的山地林缘草甸、灌丛、河谷草甸。分布于内蒙古呼伦贝尔市（额尔古纳市、牙克石市、扎兰屯市、新巴尔虎左旗）、兴安盟（科尔沁右翼前旗、突泉县）、赤峰市（敖汉旗、喀喇沁旗、宁城县）。

| **资源情况** | 野生资源稀少。药材来源于野生。

| **采收加工** | **中药** 耳叶蓼：春、秋季采挖，洗净，除去须根，晒干。

| **功能主治** | **中药** 耳叶蓼：清热解毒，凉血止血。用于咽喉肿痛，肠炎便血。
蒙药 苏门－莫和日：清肺热，解毒，止泻，消肿。用于感冒，肺热，瘟疫，脉热，肠刺痛，关节肿痛。

| **用法用量** | **中药** 耳叶蓼：内服煎汤，10 ~ 15 g。
蒙药 苏门－莫和日：内服研末，3 ~ 5 g；或入丸、散剂。

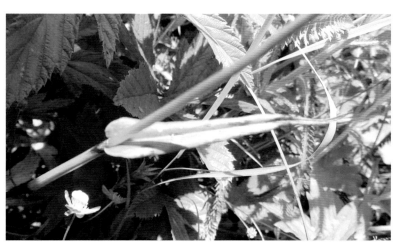

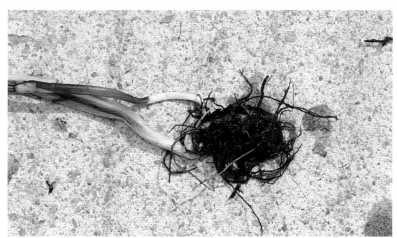

蓼科 Polygonaceae 蓼属 Polygonum

狐尾蓼
Polygonum alopecuroides Turcz. ex Besser

| 蒙 文 名 | 哈日－莫和日。

| 药 材 名 | 狐尾蓼（药用部位：根茎）。

| 形态特征 | 多年生草本。根茎肥厚，直径 1 ~ 2 cm，弯曲。茎直立，高 50 ~ 90 cm，不分枝，无毛。基生叶狭长圆形或长圆状披针形，纸质，长 10 ~ 15 cm，宽 1 ~ 2 cm，先端渐尖，基部楔形，沿叶柄下延成翅，全缘，上面绿色，下面灰绿色，两面无毛或下面有短柔毛，叶柄长 10 ~ 20 cm；茎生叶 5 ~ 6，披针形或狭披针形，先端渐尖，基部近圆形或微心形，叶柄极短或近无柄；托叶鞘筒状，膜质，下部绿色，上部褐色，开裂至中部，无缘毛。总状花序呈穗状，顶生，紧密，长 4 ~ 7 cm，直径约 1 cm；苞片宽椭圆形，具尾状尖，每苞内具 2 ~ 3

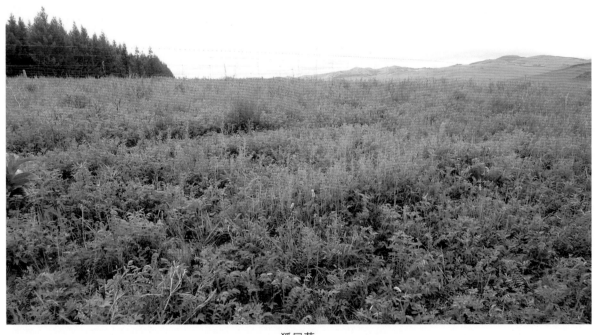

狐尾蓼

花；花梗细弱，比苞片长；花被 5 深裂，白色或淡红色，花被片长椭圆形，长 2.5 ～ 3 mm；雄蕊 8，比花被长；花柱 3，离生，柱头头状。瘦果长卵状，具 3 锐棱，长约 3 mm，褐色，有光泽，包于宿存花被内。花期 6 ～ 7 月，果期 7 ～ 8 月。

| **生境分布** | 生于海拔 900 ～ 2 300 m 的草甸、山坡草地。分布于内蒙古呼伦贝尔市（额尔古纳市、鄂伦春自治旗、根河市、牙克石市、陈巴尔虎旗、海拉尔区、满洲里市、阿荣旗）、兴安盟（科尔沁右翼前旗、乌兰浩特市、阿尔山市、突泉县）、赤峰市（翁牛特旗）、呼和浩特市（玉泉区）。

| **资源情况** | 野生资源稀少。药材来源于野生。

| **采收加工** | 春初发芽时或秋季茎叶将枯萎时采挖，除去泥沙，晒干，除去须根。

| **功能主治** | 苦、涩，微寒。归肺、肝、大肠经。清热解毒，消肿，止血。用于赤痢热泻，肺热咳嗽，痈肿瘰疬，口舌生疮，血热吐衄，痔疮出血，蛇虫咬伤。

| **用法用量** | 内服煎汤，5 ～ 10 g；或入丸、散剂。外用适量，捣敷；或煎汤含漱；或煎汤熏洗。

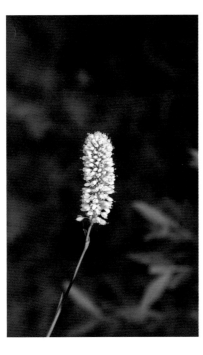
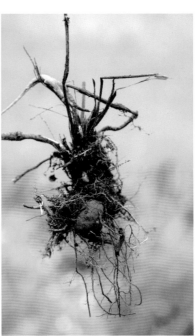
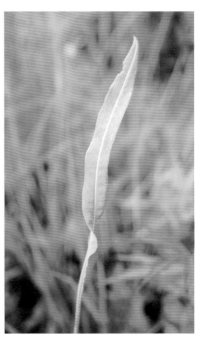

蓼科 Polygonaceae 蓼属 Polygonum

拳参 *Polygonum bistorta* L.

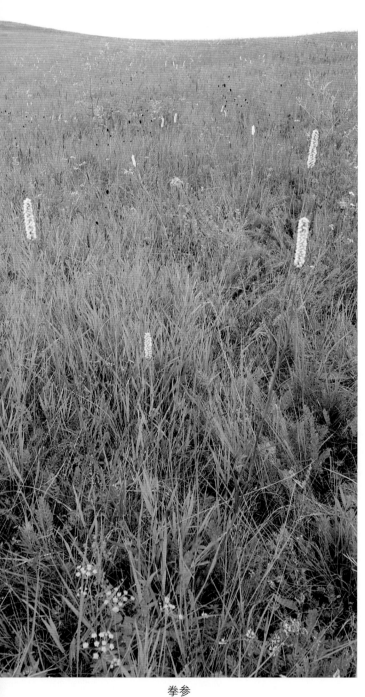

拳参

|植物别名|

紫参、草河车、山虾。

|蒙文名|

莫和日。

|药材名|

中药 拳参（药用部位：根茎）。
蒙药 莫和日（药用部位：根茎）。

|形态特征|

多年生草本。根茎肥厚，直径 1 ~ 3 cm，弯曲，黑褐色。茎直立，高 50 ~ 90 cm，不分枝，无毛，通常 2 ~ 3 自根茎发出。基生叶宽披针形或狭卵形，纸质，长 4 ~ 18 cm，宽 2 ~ 5 cm，先端渐尖或急尖，基部截形或近心形，沿叶柄下延成翅，两面无毛或下面被短柔毛，边缘外卷，微呈波状，叶柄长 10 ~ 20 cm；茎生叶披针形或线形，无柄；托叶筒状，膜质，开裂至中部，无缘毛。总状花序呈穗状；苞片卵形，先端渐尖，膜质，淡褐色，每苞片内含 3 ~ 4 花；花梗细弱，开展；花被 5 深裂，白色或淡红色，花被片椭圆形；雄蕊 8；花柱 3，柱头头状。瘦果椭圆形，褐色，有光泽。花期 6 ~ 7 月，果期 8 ～ 9 月。

| 生境分布 | 生于海拔 800 ～ 3 000 m 的山地林缘、草甸。分布于内蒙古呼伦贝尔市（海拉尔区、鄂温克族自治旗、扎兰屯市）、兴安盟（扎赉特旗、科尔沁右翼前旗）、通辽市（扎鲁特旗）、赤峰市（阿鲁科尔沁旗、巴林右旗、林西县、克什克腾旗、敖汉旗、喀喇沁旗、宁城县）、锡林郭勒盟（东乌珠穆沁旗、西乌珠穆沁旗、苏尼特右旗、正镶白旗、正蓝旗、多伦县、太仆寺旗）、乌兰察布市（察哈尔右翼前旗、察哈尔右翼中旗、察哈尔右翼后旗、兴和县、卓资县、丰镇市、凉城县）、呼和浩特市（武川县、土默特左旗、和林格尔县）、包头市（固阳县、土默特右旗）、鄂尔多斯市（乌审旗）、巴彦淖尔市（乌拉特前旗）。

| 资源情况 | 野生资源一般。药材来源于野生。

| 采收加工 | **中药** 拳参：春初发芽时或秋季茎叶将枯萎时采挖，除去泥沙，晒干，除去须根。

| 药材性状 | **中药** 拳参：本品呈扁长条形或扁圆柱形，弯曲，有的对卷弯曲，两端略尖或一端渐细，长 6 ～ 13 cm，直径 1 ～ 2.5 cm。表面紫褐色或紫黑色，粗糙，一面隆起，另一面稍平坦或略具凹槽，全体具密粗环纹，有残留须根或根痕。质硬，断面浅棕红色或棕红色，维管束呈黄白色点状，排列成环。气微，味苦、涩。

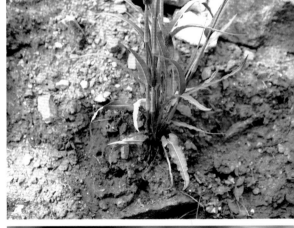

| 功能主治 | **中药** 拳参：苦、涩，微寒。归肺、肝、大肠经。清热解毒，消肿，止血。用于赤痢热泻，肺热咳嗽，痈肿瘰疬，口舌生疮，血热吐衄，痔疮出血，蛇虫咬伤。

蒙药 莫和日：清肺热，解毒，止泻，消肿。用于感冒，肺热，瘟疫，脉热，肠刺痛，关节肿痛。

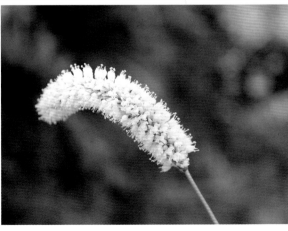

| 用法用量 | **中药** 拳参：内服煎汤，5 ～ 10 g；或入丸、散剂。外用适量，捣敷；或煎汤含漱；或煎汤熏洗。

蒙药 莫和日：内服研末，3 ～ 5 g；或入丸、散剂。

蓼科 Polygonaceae 蓼属 Polygonum

杠板归
Polygonum perfoliatum L.

| **植物别名** | 穿叶蓼、贯叶蓼、犁头刺。

| **蒙 文 名** | 班柏－那布其图－西莫力。

| **药 材 名** | 杠板归（药用部位：地上部分）。

| **形态特征** | 一年生草本。茎攀缘，多分枝，长 1～2 m，具纵棱，沿棱具稀疏的倒生皮刺。叶三角形，长 3～7 cm，宽 2～5 cm，先端钝或微尖，基部截形或微心形，薄纸质，上面无毛，下面沿叶脉疏生皮刺；叶柄与叶片近等长，具倒生皮刺，盾状着生于叶片的近基部；托叶鞘叶状，草质，绿色，圆形或近圆形，穿叶，直径 1.5～3 cm。总状花序呈短穗状，不分枝，顶生或腋生，长 1～3 cm；苞片卵圆

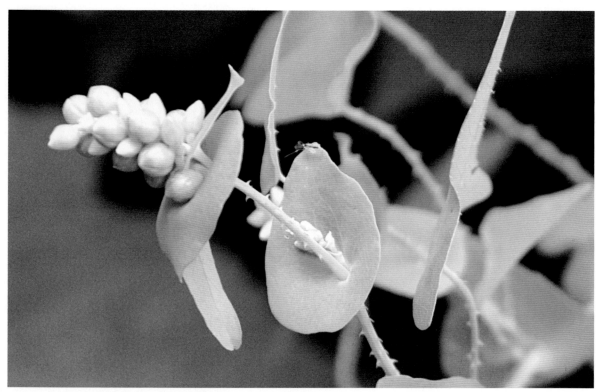

杠板归

形，每苞片内具花 2 ~ 4；花被 5 深裂，白色或淡红色，花被片椭圆形，长约 3 mm，果时增大，呈肉质，深蓝色；雄蕊 8，略短于花被；花柱 3，中上部合生，柱头头状。瘦果球形，直径 3 ~ 4 mm，黑色，有光泽，包于宿存花被内。花期 6 ~ 8 月，果期 7 ~ 10 月。

| 生境分布 | 生于落叶阔叶林带的山地林缘草甸及沟谷低湿地。分布于内蒙古呼伦贝尔市（莫力达瓦达斡尔族自治旗、扎兰屯市）、兴安盟（科尔沁右翼前旗）、通辽市（科尔沁左翼后旗）、赤峰市（宁城县）。

| 资源情况 | 野生资源较少。药材来源于野生。

| 采收加工 | 夏季开花时采割，晒干。

| 药材性状 | 本品茎略呈方柱形，有棱角，多分枝，直径可达 0.2 cm；表面紫红色或紫棕色，棱角上有倒生钩刺，节略膨大，节间长 2 ~ 6 cm；断面纤维性，黄白色，有髓或中空。叶互生，有长柄，盾状着生；叶片多皱缩，展平后呈近等边三角形，灰绿色至红棕色，下表面叶脉和叶柄均有倒生钩刺；托叶鞘包于茎节上或脱落。短穗状花序顶生或生于上部叶腋，苞片圆形，花小，多萎缩或脱落。气微，茎味淡，叶味酸。

| 功能主治 | 酸，微寒。归肺、膀胱经。清热解毒，利水消肿，止咳。用于咽喉肿痛，肺热咳嗽，小儿顿咳，水肿尿少，湿热泻痢，湿疹，疖肿，蛇虫咬伤。

| 用法用量 | 内服煎汤，15 ~ 30 g；或入丸、散剂。外用适量，煎汤熏洗。

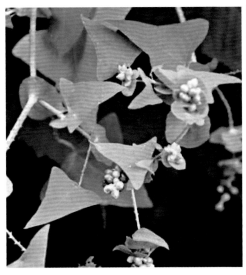
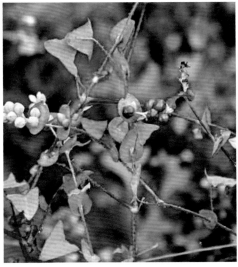

蓼科 Polygonaceae 蓼属 Polygonum

戟叶蓼
Polygonum thunbergii Sieb. et Zucc.

| **植物别名** | 苦荞麦、沟荞麦、蝶叶蓼。

| **蒙 文 名** | 色日格图－希没乐得格。

| **药 材 名** | 戟叶蓼（药用部位：全草）。

| **形态特征** | 一年生草本。茎直立或上升，具纵棱，沿棱具倒生皮刺，基部外倾，节部生根，高 30 ～ 90 cm。叶戟形，长 4 ～ 8 cm，宽 2 ～ 4 cm，先端渐尖，基部截形或近心形，两面疏生刺毛，极少具稀疏的星状毛，边缘具短缘毛，中部裂片卵形或宽卵形，侧生裂片较小，卵形，具倒生皮刺，通常具狭翅；托叶鞘膜质，边缘具叶状翅，翅近全缘，具粗缘毛。花序头状，顶生或腋生，分枝，花序梗具腺毛及短柔毛；

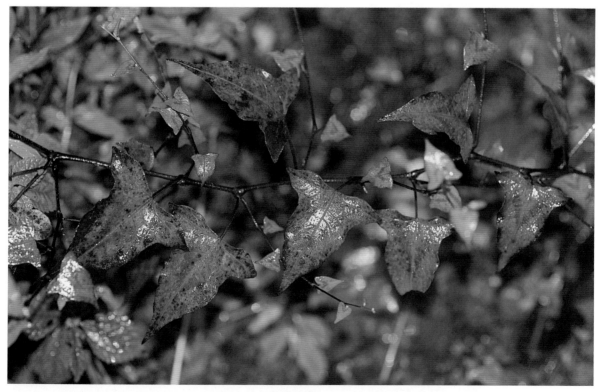

戟叶蓼

苞片披针形，先端渐尖，边缘具缘毛，每苞内具 2 ～ 3 花；花梗无毛，比苞片短；花被 5 深裂，淡红色或白色，花被片椭圆形，长 3 ～ 4 mm；雄蕊 8，成 2 轮，比花被短；花柱 3，中下部合生，柱头头状。瘦果宽卵形，具 3 棱，黄褐色，无光泽，包于宿存花被内。花期 7 ～ 9 月，果期 8 ～ 10 月。

| 生境分布 | 生于落叶阔叶林带的河边低湿地。分布于内蒙古呼伦贝尔市（扎兰屯市、新巴尔虎左旗）、通辽市（科尔沁左翼后旗）、赤峰市（宁城县）。

| 资源情况 | 野生资源稀少。药材来源于野生。

| 采收加工 | 夏季采收，鲜用或晒干。

| 功能主治 | 苦，平。归胃经。理气止痛，健脾利湿。用于胃痛，消化不良，腰腿疼痛，跌打损伤。

| 用法用量 | 内服煎汤，9 ～ 15 g。外用适量，研末调敷。

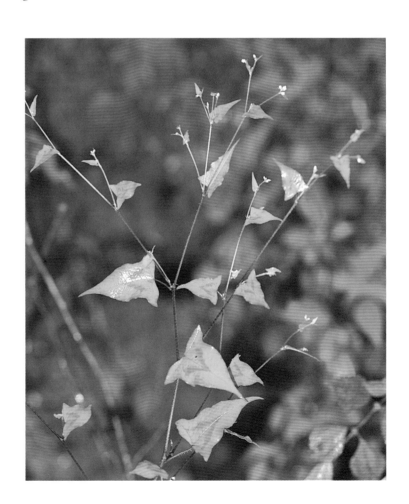

蓼科 Polygonaceae 蓼属 Polygonum

柳叶刺蓼 *Polygonum bungeanum* Turcz.

| **植物别名** | 本氏蓼。

| **蒙 文 名** | 乌日格斯图 – 塔日纳。

| **药 材 名** | 柳叶刺蓼（药用部位：根）。

| **形态特征** | 一年生草本。茎高 30 ~ 90 cm，分枝，具纵棱，被稀疏的倒生短皮刺。叶披针形或狭椭圆形，被短硬伏毛，边缘具短缘毛；叶柄密生短硬伏毛；托叶鞘筒状，膜质，具硬伏毛，先端截形，具长缘毛。总状花序呈穗状，顶生或腋生，花序梗密被腺毛；苞片漏斗状，无毛，有时具腺毛；花梗粗壮；花被 5 深裂，白色或淡红色，花被片椭圆形；雄蕊 7 ~ 8；花柱 2，中下部合生，柱头头状。瘦果近圆形，

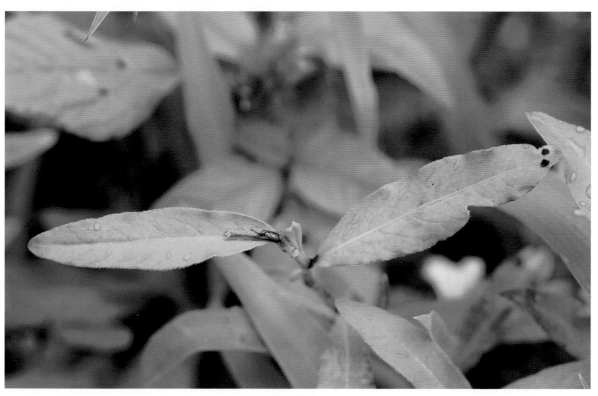

柳叶刺蓼

双凸镜状，黑色，无光泽。花果期 7 ~ 8 月。

| 生境分布 | 中生植物。散生于落叶阔叶林区和草原区的砂质地、田边和路旁湿地。分布于内蒙古乌兰察布市（丰镇市、凉城县、卓资县）、呼和浩特市（回民区、赛罕区、土默特左旗、武川县、新城区、玉泉区）、包头市（达尔罕茂明安联合旗、固阳县、九原区、石拐区、土默特右旗）。

| 资源情况 | 野生资源较少。药材来源于野生。

| 采收加工 | 春、秋季采挖，除去茎叶，洗净，切片，晒干。

| 功能主治 | 清热解毒，利尿。

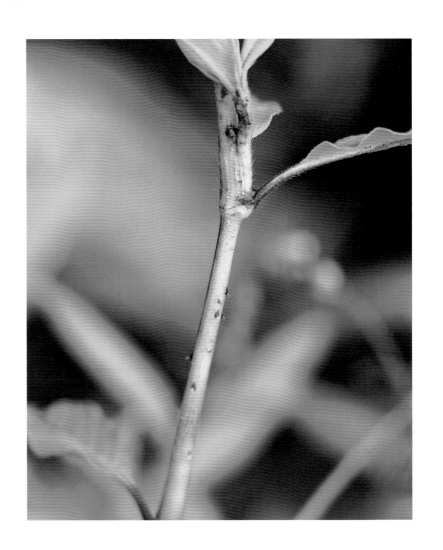

蓼科 Polygonaceae 蓼属 Polygonum

箭叶蓼

Polygonum sieboldii Meisn.

| 植物别名 | 刺蓼、秋雀翘、猫爪刺。

| 蒙文名 | 苏门－希没乐得格。

| 药材名 | 箭叶蓼（药用部位：全草）。

| 形态特征 | 一年生草本。茎基部外倾，上部近直立，有分枝，无毛，四棱形，沿棱具倒生皮刺。叶宽披针形或长圆形，长 2.5 ~ 8 cm，宽 1 ~ 2.5 cm，先端急尖，基部箭形，上面绿色，下面淡绿色，两面无毛，下面沿中脉具倒生短皮刺，全缘，无缘毛；叶柄长 1 ~ 2 cm，具倒生皮刺；托叶鞘膜质，偏斜，无缘毛，长 0.5 ~ 1.3 cm。花序头状，通常成对，顶生或腋生；花序梗细长，疏生短皮刺；苞片椭圆形，先端急尖，

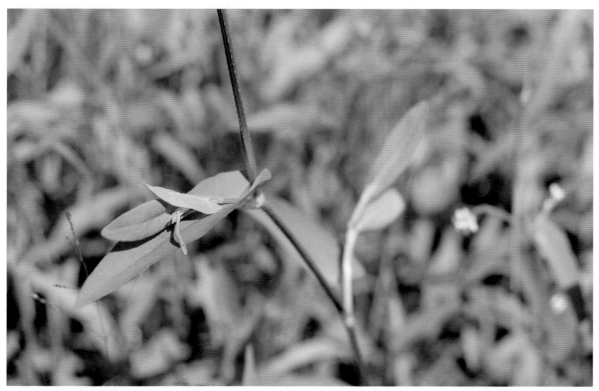

箭叶蓼

背部绿色,边缘膜质,每苞内具 2 ~ 3 花;花梗短,长 1 ~ 1.5 mm,比苞片短;花被 5 深裂,白色或淡紫红色,花被片长圆形,长约 3 mm;雄蕊 8,比花被短;花柱 3,中下部合生。瘦果宽卵形,具 3 棱,黑色,无光泽,长约 2.5 mm,包于宿存花被内。花期 6 ~ 9 月,果期 8 ~ 10 月。

| 生境分布 | 生于山间谷地、河边和低湿地,为草甸、沼泽化草甸的伴生种。分布于内蒙古呼伦贝尔市(额尔古纳市、牙克石市、扎兰屯市、鄂温克族自治旗、新巴尔虎左旗)、兴安盟(扎赉特旗、科尔沁右翼前旗)、通辽市(科尔沁左翼后旗)、赤峰市(阿鲁科尔沁旗、巴林左旗、巴林右旗、克什克腾旗、敖汉旗、喀喇沁旗、宁城县)、锡林郭勒盟(东乌珠穆沁旗、西乌珠穆沁旗、正镶白旗、正蓝旗、多伦县、太仆寺旗)、阿拉善盟(阿拉善左旗)。

| 资源情况 | 野生资源稀少。药材来源于野生。

| 采收加工 | 夏、秋季采收,晒干或鲜用。

| 功能主治 | 酸、涩,平。祛风除湿,清热解毒。用于风湿关节痛,毒蛇咬伤。

| 用法用量 | 内服煎汤,6 ~ 15 g,鲜品 15 ~ 30 g。外用适量,捣敷。

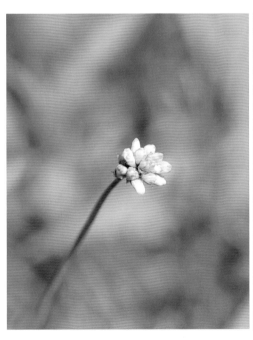
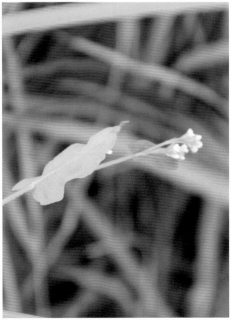

蓼科 Polygonaceae 蓼属 Polygonum

西伯利亚蓼 *Polygonum sibiricum* Laxm.

| 植物别名 | 剪刀股、醋柳、驴耳朵。

| 蒙 文 名 | 西伯日－希没乐得格。

| 药 材 名 | 西伯利亚蓼（药用部位：根茎）。

| 形态特征 | 多年生草本，高6～20 cm，有细长的根茎。茎斜上或近直立，通常自基部分枝。叶互生，有短柄；叶片稍肥厚，近肉质，披针形或长椭圆形，无毛，长5～8 cm，宽0.5～1.5 cm，先端急尖或钝，基部戟形或楔形。花序圆锥状，顶生，长3～5 cm；苞片漏斗状；花梗中上部有关节；花黄绿色，有短梗；花被5深裂，裂片长圆形，长约3 mm；雄蕊7～8；花柱3，甚短，柱头头状。瘦果椭圆形，

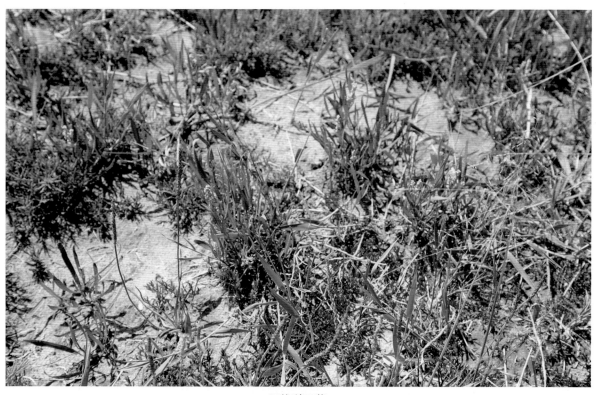

西伯利亚蓼

有 3 棱，黑色，平滑，有光泽。花果期秋季。

| **生境分布** | 生于草原和荒漠地带的盐化草甸，为盐生植物群落的优势种。内蒙古各地均有分布。

| **资源情况** | 野生资源丰富。药材来源于野生。

| **采收加工** | 秋季采挖，除去泥土及杂质，洗净，晾干。

| **功能主治** | 微辛、苦，微寒。归肝、大肠经。疏风清热，利水消肿。用于目赤肿痛，皮肤湿痒，水肿，腹水。

| **用法用量** | 内服研末，3 g。外用适量，煎汤洗。

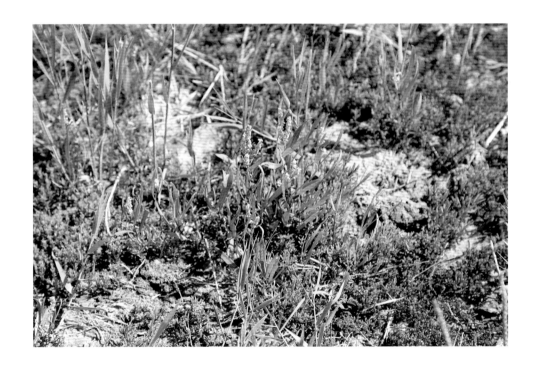

蓼科 Polygonaceae 蓼属 Polygonum

高山蓼 *Polygonum alpinum* All.

| **植物别名** | 华北蓼、兴安蓼。

| **蒙文名** | 塔格音－塔日纳。

| **药材名** | **蒙药** 阿古兰－希没乐得格（药用部位：全草）。

| **形态特征** | 多年生草本，高 50 ~ 120 cm。茎直立，微呈"之"字形曲折，下部常疏生长毛，上部毛较少，淡紫红色或绿色，具纵沟纹，上部常分枝但侧枝较短，通常疏生长毛。叶片卵状披针形至披针形，长 3 ~ 8 cm，宽 1 ~ 2（~ 3）cm，先端渐尖，基部楔形，稀近圆形，全缘，上面深绿色，粗糙或近平滑，下面淡绿色，两面被柔毛，边缘密被缘毛，叶稍具短柄；托叶鞘褐色，具疏长毛。圆锥花序顶生，通常无毛，几乎无叶，有时花序的侧枝下具 1 条状披针形叶片；苞

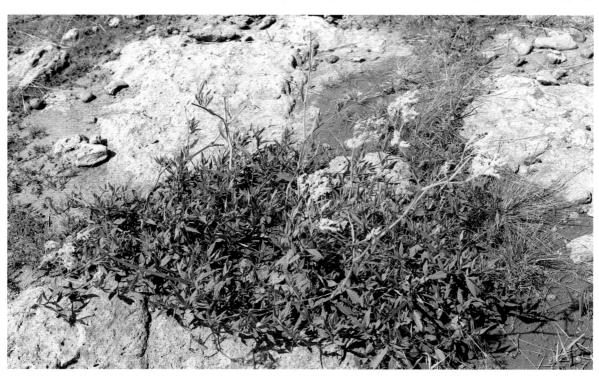

高山蓼

片卵状披针形，背部具褐色龙骨状突起，基部包围花梗，边缘及下部有时微有毛，内含 2 ~ 4 花；花具短梗，顶部具关节；花被乳白色，5 深裂，花被片卵状椭圆形，长 2 ~ 3 mm，果期长 3 ~ 3.5 mm；雄蕊 8；花柱 3，柱头头状。瘦果三棱形，淡褐色，有光泽，常露于花被外，长 3.5 ~ 5 mm。花期 7 ~ 8 月，果期 8 ~ 9 月。

| 生境分布 | 中生草本。生于森林和森林草原带的林缘草甸、山地杂类草草甸。分布于内蒙古呼伦贝尔市（额尔古纳市、牙克石市、鄂温克族自治旗、扎兰屯市、阿荣旗、新巴尔虎左旗、新巴尔虎右旗）、兴安盟（科尔沁右翼前旗）、赤峰市（阿鲁科尔沁旗、巴林右旗、喀喇沁旗、宁城县）、锡林郭勒盟（锡林浩特市、正蓝旗、苏尼特左旗）、乌兰察布市（兴和县、凉城县）、呼和浩特市（武川县）。

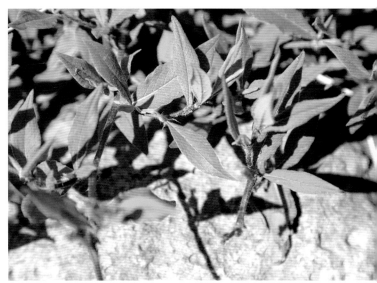

| 资源情况 | 野生资源稀少。药材来源于野生。

| 采收加工 | 蒙药 阿古兰 - 希没乐得格：夏季叶茂盛时采收，除去根和杂质，晒干。

| 功能主治 | 蒙药 阿古兰 - 希没乐得格：止泻，清热。用于肠刺痛，热性泄泻，肠热，口渴，便带脓血。

| 用法用量 | 蒙药 阿古兰 - 希没乐得格：内服研末，3 ~ 5 g；或入丸、散剂。

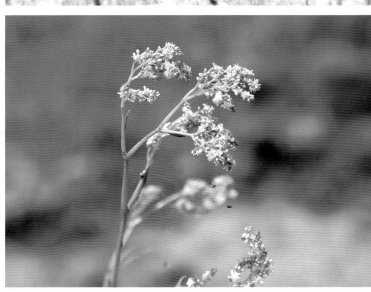

蓼科 Polygonaceae 蓼属 Polygonum

叉分蓼
Polygonum divaricatum Linn.

| 植物别名 | 酸模、酸梗儿、酸不溜。

| 蒙文名 | 希没乐得格。

| 药材名 | **中药** 叉分蓼（药用部位：根）。
蒙药 希没乐得格（药用部位：全草或根）。

| 形态特征 | 多年生草本。茎直立，高 70 ~ 120 cm，无毛，自基部分枝，分枝呈叉状，开展，植株外形呈球形。叶披针形或长圆形，长 5 ~ 12 cm，宽 0.5 ~ 2 cm，先端急尖，基部楔形或狭楔形，边缘通常具短缘毛，两面无毛或被疏柔毛；叶柄长约 0.5 cm；托叶鞘膜质，偏斜，长 1 ~ 2 cm，疏生柔毛或无毛，开裂，脱落。花序圆锥状，分枝开展；

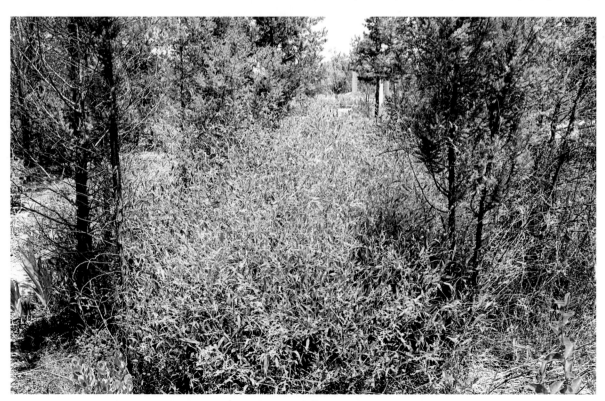

叉分蓼

苞片卵形，边缘膜质，背部具脉，每苞片内具 2 ~ 3 花；花梗长 2 ~ 2.5 mm，与苞片近等长，顶部具关节；花被 5 深裂，白色，花被片椭圆形，长 2.5 ~ 3 mm，大小不相等；雄蕊 7 ~ 8，比花被短；花柱 3，极短，柱头头状。瘦果宽椭圆形，具 3 锐棱，黄褐色，有光泽，长 5 ~ 6 mm，超出宿存花被约 1 倍。花期 7 ~ 8 月，果期 8 ~ 9 月。

| 生境分布 | 生于森林草原、山地草原的草甸或坡地及草原区的固定沙地。分布于内蒙古呼伦贝尔市（额尔古纳市、满洲里市、扎赉诺尔区、阿荣旗、牙克石市、海拉尔区、鄂温克族自治旗、新巴尔虎左旗）、兴安盟（乌兰浩特市、科尔沁右翼中旗、突泉县、科尔沁右翼前旗）、通辽市（科尔沁左翼后旗、霍林郭勒市）、赤峰市（阿鲁科尔沁旗、巴林右旗、巴林左旗、林西县、克什克腾旗、翁牛特旗、敖汉旗、喀喇沁旗、宁城县、元宝山区、松山区、红山区）、锡林郭勒盟（东乌珠穆沁旗、锡林浩特市、阿巴嘎旗、正蓝旗）、乌兰察布市（察哈尔右翼中旗、卓资县、四子王旗）、呼和浩特市（武川县、土默特左旗）、包头市（达尔罕茂明安联合旗、土默特右旗）、鄂尔多斯市（准格尔旗、达拉特旗、乌审旗、鄂托克旗）。

| 资源情况 | 野生资源较丰富。药材来源于野生。

| 采收加工 | **中药** 叉分蓼：秋季采挖，除去茎叶，洗净泥土，晒干。

| 药材性状 | **中药** 叉分蓼：本品呈圆柱形，长 8 ~ 15 cm，直径 5 ~ 8 cm。表皮棕褐色或黑褐色。木质或草质。气微，味涩、微苦、酸。

| 功能主治 | **中药** 叉分蓼：苦、酸、涩，凉。祛寒，温肾，清热止泻。用于寒疝，阴囊出汗，胃炎，大、小肠积热，热泻腹痛，肺热音哑，产后肾腰痛及腹痛。
蒙药 希没乐得格：止泻，清热。用于肠刺痛，热性泄泻，肠热，口渴，便带脓血。

| 用法用量 | **中药** 叉分蓼：内服煎汤，10 ~ 15 g；或入丸、散剂。
蒙药 希没乐得格：内服研末，3 ~ 5 g；或入丸、散剂。

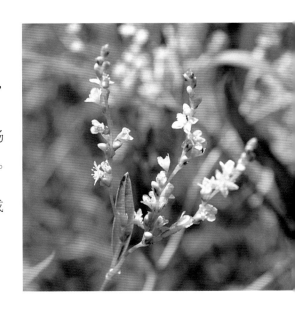

蓼科 Polygonaceae 何首乌属 Fallopia

卷茎蓼

Fallopia convolvulus (L.) A. Love

| **植物别名** | 蔓首乌、卷旋蓼、荞麦蔓。

| **蒙文名** | 额日古－西模特－西莫力。

| **药材名** | 卷茎蓼（药用部位：全草）。

| **形态特征** | 一年生草本。茎缠绕，长 1 ~ 1.5 m，具纵棱，自基部分枝，具小突起。叶卵形或心形，长 2 ~ 6 cm，宽 1.5 ~ 4 cm，先端渐尖，基部心形，两面无毛，下面沿叶脉具小突起，全缘，边缘具小突起；叶柄长 1.5 ~ 5 cm，沿棱具小突起；托叶鞘膜质，长 3 ~ 4 mm，偏斜，无缘毛。花序总状，腋生或顶生；花稀疏，下部间断，有时成花簇，生于叶腋；苞片长卵形，先端尖，每苞具 2 ~ 4 花；花梗细弱，比

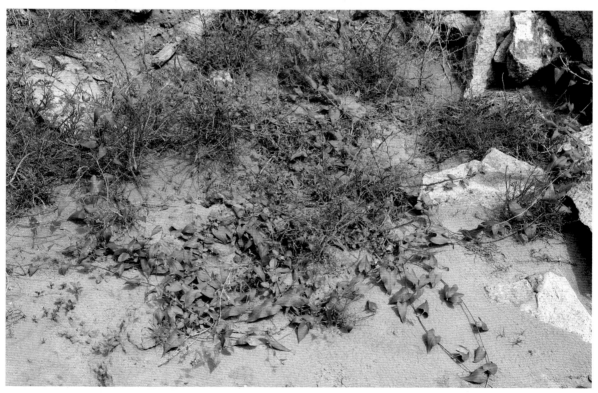

卷茎蓼

苞片长，中上部具关节；花被 5 深裂，淡绿色，边缘白色，花被片长椭圆形，外面 3 背部具龙骨状突起或狭翅，被小突起，果时稍增大；雄蕊 8，比花被短；花柱 3，极短，柱头头状。瘦果椭圆形，具 3 棱，长 3 ~ 3.5 mm，黑色，密被小颗粒，无光泽，包于宿存花被内。花期 5 ~ 8 月，果期 6 ~ 9 月。

| **生境分布** | 生于阔叶林带、森林草原带和草原带的山地、草甸及农田。分布于内蒙古呼伦贝尔市（额尔古纳市、鄂伦春自治旗、莫力达瓦达斡尔族自治旗、根河市、牙克石市、扎兰屯市、陈巴尔虎旗、海拉尔区、鄂温克族自治旗、新巴尔虎左旗、新巴尔虎右旗）、兴安盟(阿尔山市、科尔沁右翼前旗、科尔沁右翼中旗、突泉县)、通辽市（霍林郭勒市）、赤峰市（松山区、红山区、阿鲁科尔沁旗、巴林右旗、克什克腾旗、敖汉旗、喀喇沁旗、宁城县）、通辽市（科尔沁左翼中旗、科尔沁左翼后旗、奈曼旗）、锡林郭勒盟（东乌珠穆沁旗、西乌珠穆沁旗、锡林浩特市、苏尼特右旗、正镶白旗、正蓝旗、多伦县、太仆寺旗）、乌兰察布市（化德县、商都县、察哈尔右翼后旗、察哈尔右翼中旗、卓资县）、呼和浩特市（武川县、土默特左旗）、包头市（达尔罕茂明安联合旗、白云鄂博矿区、固阳县）、鄂尔多斯市(准格尔旗)、巴彦淖尔市（乌拉特前旗、乌拉特中旗、乌拉特后旗）。

| **资源情况** | 野生资源较少。药材来源于野生。

| **采收加工** | 夏、秋季采收，洗净，晒干。

| **功能主治** | 辛，温。健脾消食。用于消化不良，腹泻。

| **用法用量** | 内服煎汤，6 ~ 12 g。

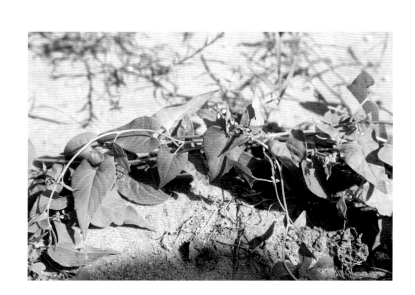

木藤蓼

Fallopia aubertii (L. Henry) Holub

| 植物别名 | 木藤首乌、鹿挂面、血地胆。

| 蒙 文 名 | 奥博日图－西模特－西莫力。

| 药 材 名 | 木藤蓼（药用部位：块根）。

| 形态特征 | 多年生半灌木。茎缠绕，长1～4m，灰褐色，无毛。叶簇生，稀互生，叶片长卵形或卵形，长2.5～5cm，宽1.5～3cm，近革质，先端急尖，基部近心形，两面均无毛；叶柄长1.5～2.5cm；托叶鞘膜质，偏斜，褐色，易破裂。花序圆锥状，少分枝，稀疏，腋生或顶生，花序梗具小突起；苞片膜质，先端急尖，每苞内具3～6花；花梗细，长3～4mm，下部具关节；花被5深裂，淡绿色或白色，花被片外

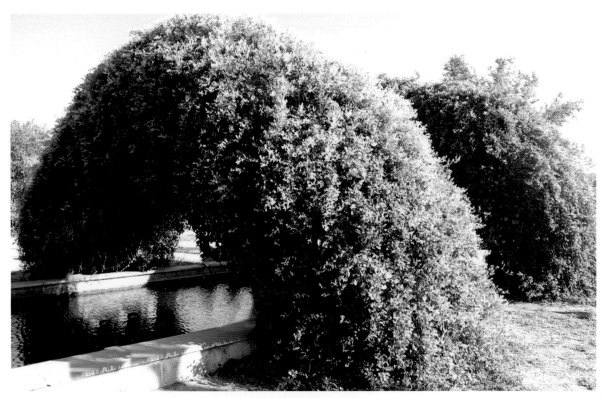

木藤蓼

面 3 较大，背部具翅，果时增大，基部下延；花被果时呈倒卵形，长 6 ~ 7 mm，宽 4 ~ 5 mm；雄蕊 8，比花被短，花丝中下部较宽，基部具柔毛；花柱 3，极短，柱头头状。瘦果卵形，具 3 棱，长 3.5 ~ 4 mm，黑褐色，密被小颗粒，微有光泽，包于宿存花被内。花期 7 ~ 8 月，果期 8 ~ 9 月。

| **生境分布** | 生于荒漠区山地的林缘和灌丛间，为伴生种。分布于内蒙古鄂尔多斯市（准格尔旗）、包头市（东河区）、阿拉善盟（阿拉善左旗）。

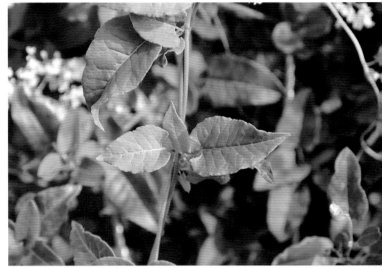

| **资源情况** | 野生资源一般。药材来源于野生。

| **采收加工** | 秋季采挖，除去茎叶，洗净泥沙，晒干。

| **功能主治** | 苦、涩，凉。归心、肝、胃、大肠经。清热解毒，调经止血，行气消积。用于痈肿，月经不调，外伤出血，崩漏，消化不良，痢疾，胃痛。

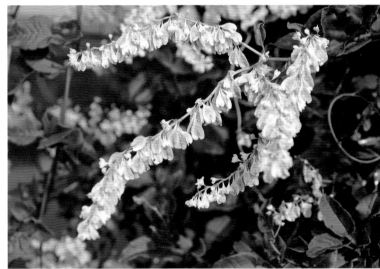

| **用法用量** | 内服煎汤，3 ~ 9 g。外用适量，敷患处。

蓼科 Polygonaceae 荞麦属 *Fagopyrum*

苦荞麦 *Fagopyrum tataricum* (L.) Gaertn.

| **植物别名** | 野兰荞、鞑靼蓼、胡食子。

| **蒙文名** | 虎日－萨嘎得。

| **药材名** | 苦荞头（药用部位：根）。

| **形态特征** | 一年生草本。茎直立，高 30 ~ 70 cm，分枝，绿色或微呈紫色，有细纵棱，一侧具乳头状突起。叶宽三角形，长 2 ~ 7 cm，两面沿叶脉具乳头状突起，下部叶具长叶柄，上部叶较小，具短柄；托叶鞘偏斜，膜质，黄褐色，长约 5 mm。花序总状，顶生或腋生，花排列稀疏；苞片卵形，长 2 ~ 3 mm，每苞内具 2 ~ 4 花；花梗中部具关节；花被 5 深裂，白色或淡红色，花被片椭圆形，长约 2 mm；雄

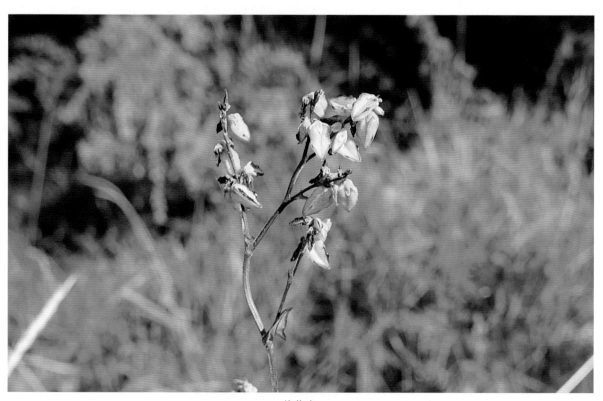

苦荞麦

蕊 8，比花被短；花柱 3，短，柱头头状。瘦果长卵形，长 5 ~ 6 mm，具 3 棱及 3 纵沟，上部棱角锐利，下部圆钝，有时具波状齿，黑褐色，无光泽，比宿存花被长。花期 6 ~ 9 月，果期 8 ~ 10 月。

| 生境分布 | 生于田边、路旁、山坡、河谷村舍附近。分布于内蒙古呼伦贝尔市（额尔古纳市、根河市、鄂伦春自治旗、牙克石市、阿荣旗、海拉尔区、扎兰屯市）、兴安盟（阿尔山市、扎赉特旗、突泉县、科尔沁右翼前旗）、通辽市（科尔沁左翼中旗）、赤峰市（阿鲁科尔沁旗）、锡林郭勒盟（西乌珠穆沁旗、苏尼特右旗、苏尼特左旗、正镶白旗）、乌兰察布市（兴和县、察哈尔右翼前旗、察哈尔右翼中旗、察哈尔右翼后旗、卓资县、四子王旗）、呼和浩特市（武川县、土默特左旗、托克托县）、包头市（固阳县）、乌海市（乌达区）。

| 资源情况 | 野生资源一般，栽培资源丰富。药材来源于野生和栽培。

| 采收加工 | 秋季采挖，洗净，晒干。

| 功能主治 | 苦，平。理气止痛，健脾利湿。用于胃痛，消化不良，腰腿疼痛，跌打损伤。

| 用法用量 | 内服煎汤，10 ~ 30 g；或浸酒；或研末。外用捣敷。

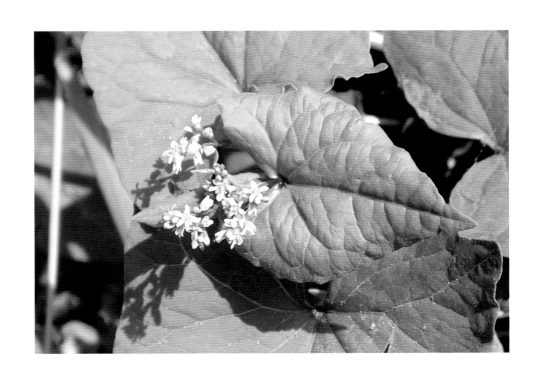

蓼科 Polygonaceae 荞麦属 Fagopyrum

荞麦 *Fagopyrum esculentum* Moench

| 植物别名 | 额耻、花麦、三角麦。

| 蒙 文 名 | 萨嘎得。

| 药 材 名 | **中药** 荞麦（药用部位：种子、茎、叶）。
蒙药 萨嘎得（药用部位：种子）。

| 形态特征 | 一年生草本。茎直立，高 30 ~ 90 cm，上部分枝，绿色或红色，具纵棱，无毛或于一侧沿纵棱具乳头状突起。叶三角形或卵状三角形，长 2.5 ~ 7 cm，宽 2 ~ 5 cm，先端渐尖，基部心形，两面沿叶脉具乳头状突起；下部叶具长叶柄，上部叶较小，近无梗；托叶鞘膜质，短筒状，长约 5 mm，先端偏斜，无缘毛，易破裂脱落。花序总状或

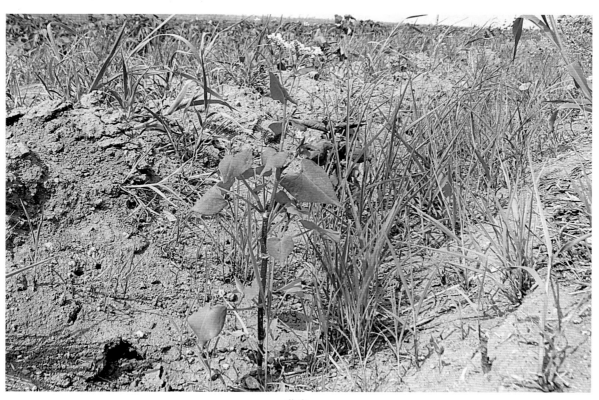

荞麦

伞房状，顶生或腋生，花序梗一侧具小突起；苞片卵形，长约 2.5 mm，绿色，边缘膜质，每苞内具 3 ~ 5 花；花梗比苞片长，无关节；花被 5 深裂，白色或淡红色，花被片椭圆形，长 3 ~ 4 mm；雄蕊 8，比花被短，花药淡红色；花柱 3，柱头头状。瘦果卵形，具 3 锐棱，先端渐尖，长 5 ~ 6 mm，暗褐色，无光泽，比宿存花被长。花期 5 ~ 9 月，果期 6 ~ 10 月。

| 生境分布 | 栽培种。逸生荒地、路边。内蒙古各地均有栽培。

| 资源情况 | 栽培资源丰富。药材来源于栽培。

| 采收加工 | **中药** 荞麦：秋季果实成熟时采收种子，晒干；夏、秋季采收茎、叶，晒干。

| 功能主治 | **中药** 荞麦：甘，凉。归脾、胃、大肠经。种子，健脾消积，下气宽肠，解毒敛疮。用于肠胃积滞泄泻，痢疾，绞肠痧，白浊，带下，自汗，盗汗，疱疹，丹毒，痈疽，瘰疬，烫火伤。茎、叶，降血压，止血。用于高血压，毛细血管脆弱性出血，中风，视网膜出血，肺出血。

蒙药 萨嘎得：祛赫依，消奇哈，治伤。用于奇哈，疮痈，跌打损伤。

| 用法用量 | **中药** 荞麦：内服入丸、散剂；或制面食服。外用适量，研末掺；或调敷。

蒙药 萨嘎得：内服研末，3 ~ 5 g；或入丸、散剂。

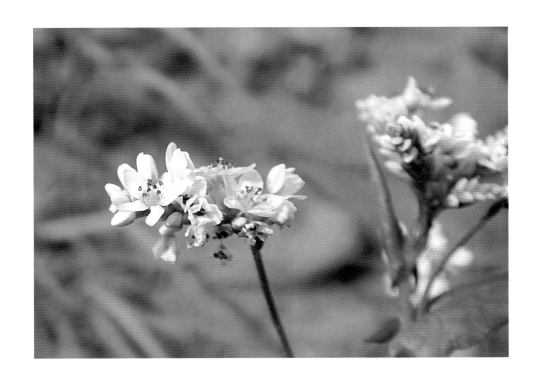

蓼科 Polygonaceae 沙拐枣属 Calligonum

沙拐枣

Calligonum mongolicum Turcz.

| **植物别名** | 山红紫、托尔洛格、头发菜。

| **蒙 文 名** | 淘存 – 淘日乐格。

| **药 材 名** | 沙拐枣（药用部位：带果实全草或根）。

| **形态特征** | 多年生半灌木，高 25 ～ 150 cm。老枝灰白色或淡黄灰色，开展，拐曲；当年生幼枝草质，灰绿色，有关节，节间长 0.6 ～ 3 cm。叶线形，长 2 ～ 4 mm。花白色或淡红色，通常 2 ～ 3，簇生叶腋；花梗细弱，长 1 ～ 2 mm，下部有关节；花被片卵圆形，长约 2 mm，果时水平伸展。果实（包括刺）宽椭圆形，通常长 8 ～ 12 mm，宽 7 ～ 11 mm；瘦果不扭转、微扭转或极扭转，条形、窄椭圆形至宽椭

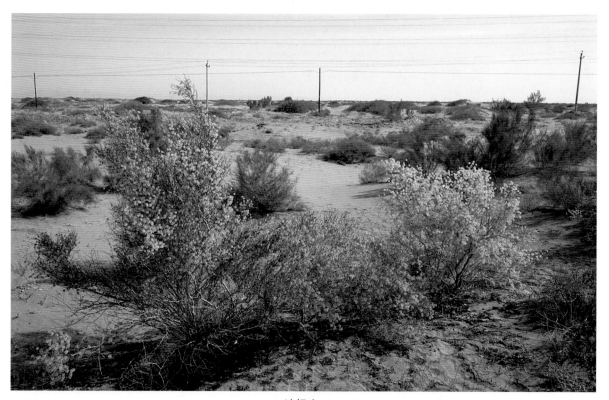

沙拐枣

圆形；果肋凸起或凸起不明显，沟槽稍宽或狭窄，每肋有刺 2 ~ 3 行；刺等长或长于瘦果的宽，细弱，毛发状，质脆，易折断，较密或较稀疏，基部不扩大或稍扩大，中部 2 ~ 3 次 2 ~ 3 分叉。花期 5 ~ 7 月，果期 6 ~ 8 月，在新疆东部，8 月出现第 2 次花果。

| **生境分布** | 生于海拔 500 ~ 1 800 m 的流动沙丘、半固定沙丘、固定沙丘、沙地、砂砾质荒漠和砾质荒漠的粗沙积聚处。分布于内蒙古锡林郭勒盟（苏尼特左旗、二连浩特市）、鄂尔多斯市（乌审旗、鄂托克旗、鄂托克前旗）、巴彦淖尔市（乌拉特后旗、磴口县、杭锦后旗）、乌海市、阿拉善盟（阿拉善右旗）。

| **资源情况** | 野生资源一般。药材来源于野生。

| **采收加工** | 果实成熟时采集全草，夏、秋季采挖根。

| **功能主治** | 苦、涩，温。清热解毒，利尿。用于热淋，尿浊，疮疖疔毒，皮肤皲裂。

| **用法用量** | 内服煎汤，15 ~ 30 g。外用适量，研末调敷；或煎汤洗。

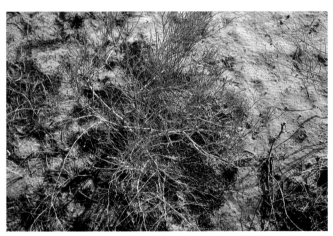

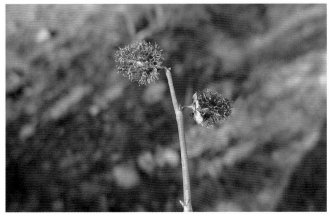

蓼科 Polygonaceae 沙拐枣属 Calligonum

阿拉善沙拐枣

Calligonum alaschanicum A. Los.

| 蒙 文 名 | 阿拉善 – 淘日乐格。

| 药 材 名 | 阿拉善沙拐枣（药用部位：带果实全草或根）。

| 形态特征 | 半灌木，高 1 ~ 3 m。老枝暗灰色，当年生枝黄褐色，嫩枝绿色，节间长 1 ~ 3.5 cm。叶长 2 ~ 4 mm。花淡红色，通常 2 ~ 3 簇生叶腋；花梗细弱，下部具关节；花被片卵形或近圆形；子房椭圆形。瘦果宽卵形或球形，长 20 ~ 25 mm，向右或向左扭曲，具明显的棱和沟槽，每棱肋具刺毛 2 ~ 3 排，刺毛长于瘦果的宽，呈叉状 2 ~ 3 回分枝，顶叉交织，基部微扁，分离或微结合，不易断落。花果期 6 ~ 8 月。

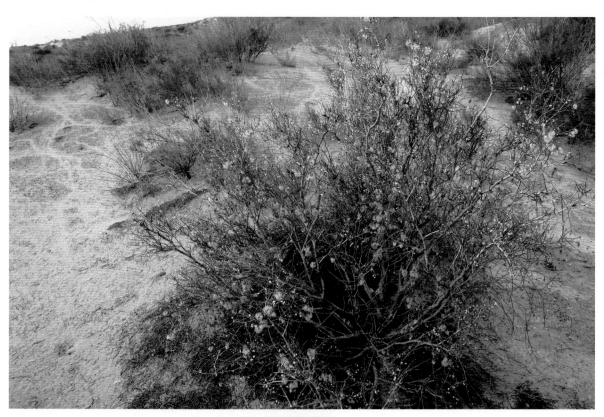

阿拉善沙拐枣

| **生境分布** | 生于典型荒漠带的流动、半流动沙丘和覆沙戈壁上。分布于内蒙古鄂尔多斯市（杭锦旗）、乌海市、阿拉善盟（阿拉善左旗）。

| **资源情况** | 野生资源较少。药材来源于野生。

| **采收加工** | 果熟期采收全草，夏、秋季采挖根，晒干。

| **功能主治** | 苦、涩，微温。清热解毒，利尿。用于热淋，尿浊，疮疖疔毒，皮肤皲裂。

| **用法用量** | 内服煎汤，15 ～ 30 g。外用适量，研末调敷；或煎汤洗。

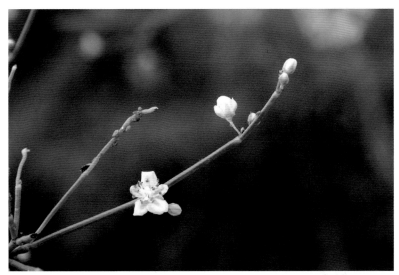

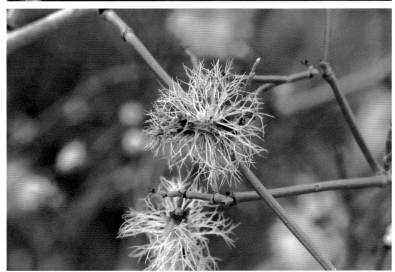

蓼科 Polygonaceae 木蓼属 Atraphaxis

木蓼
Atraphaxis frutescens (L.) Eversm.

| 蒙 文 名 | 索格里格 – 额莫根 – 西里毕。

| 药 材 名 | **蒙药** 毛登 – 希乐得格（药用部位：茎枝）。

| 形态特征 | 多年生灌木，高 20 ~ 70 cm，多分枝。小枝开展或向上，灰白色或灰褐色，木质化，先端具叶和花，无刺；老枝灰褐色，外皮条状剥离。叶互生，无柄或具短柄，狭披针形、披针形、椭圆形或倒卵形，长 10 ~ 20 mm，宽 3 ~ 10 mm，先端尖或钝，有硬骨质短尖，基部楔形或宽楔形，全缘或稍有牙齿，灰蓝绿色，无毛，下面网脉明显；托叶鞘筒状，长 3 ~ 4 mm，膜质，上部白色，下部淡褐色，先端开裂。总状花序顶生于当年生小枝末端；花梗中部具关节；花被玫瑰色或

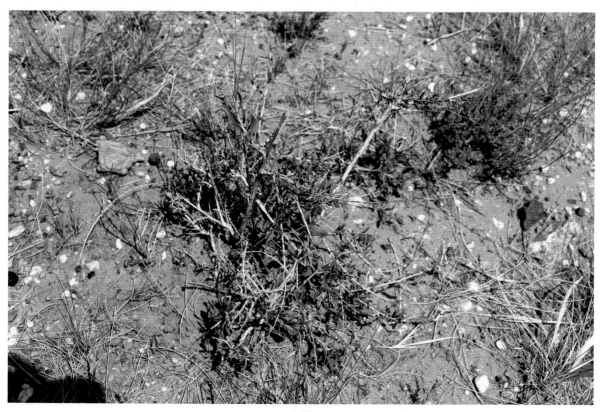

木蓼

白色，内轮花被片果时增大，半圆形或近心形，外轮花被片较小，反折。瘦果卵形，具 3 棱，暗褐色，有光泽。花果期 6 ~ 8 月。

| 生境分布 |　生于荒漠带石质丘陵坡麓、干河床、覆沙戈壁滩上。分布于内蒙古包头市（达尔罕茂明安联合旗）、阿拉善盟（额济纳旗、阿拉善右旗）。

| 资源情况 |　野生资源一般。药材来源于野生。

| 采收加工 |　**蒙药**　毛登 – 希乐得格：夏、秋季枝叶茂盛时采收，晒干。

| 功能主治 |　**蒙药**　毛登 – 希乐得格：化热，调元，燥"协日乌素"，表疹。用于瘟病，感冒发热，痛风，游痛症，麻疹，风湿性关节炎，疮疡。

| 用法用量 |　**蒙药**　毛登 – 希乐得格：内服研末，3 ~ 5 g；或入丸、散剂。

蓼科 Polygonaceae 酸模属 Rumex

小酸模
Rumex acetosella L.

| 蒙 文 名 | 吉吉格－胡日干－其黑。

| 药 材 名 | 小酸模（药用部位：全草）。

| 形态特征 | 多年生草本，高 15 ~ 50 cm。根茎横走。茎单一或多数，直立，细弱，常呈"之"字形曲折，具纵条纹，无毛，一般在花序处分枝。叶片披针形或条状披针形，长 1.5 ~ 6.5 cm，宽 1.5 ~ 6 mm，先端渐尖，基部戟形，两侧耳状裂片较短而狭，外展或向上弯，全缘，无毛；茎下部叶叶柄长 2 ~ 5 cm，茎上部叶无柄或近无柄；托叶鞘白色，撕裂。花序总状，构成疏松的圆锥花序；花单性，雌雄异株，2 ~ 7 簇生在一起；花梗长 2 ~ 2.5 mm，无关节；花被片 6，2 轮。雄花花被片直立，外花被片较狭而呈椭圆形，内花被片宽椭圆形，长约

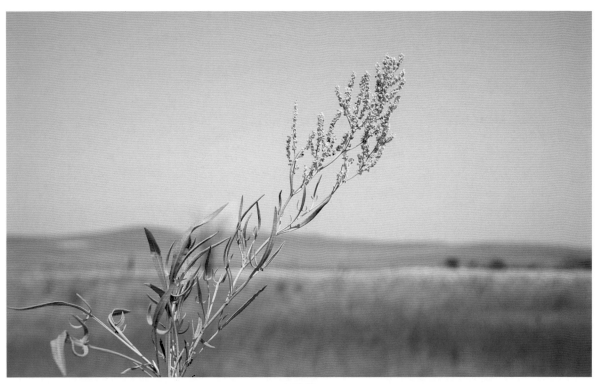

小酸模

1.5 mm，宽约 1 mm；雄蕊 6，花丝极短，花药较大，长约 1 mm。雌花外花被片椭圆形，内花被片菱形或宽卵形，长 1 ～ 2 mm，宽 1 ～ 1.8 mm，有隆起的网脉，果期内花被片不增大或稍增大；子房三棱形，柱头画笔状。瘦果椭圆形，有 3 棱，长不超过 1 mm，淡褐色，有光泽。花期 6 ～ 7 月，果期 7 ～ 8 月。

| **生境分布** | 生于草甸草原及典型草原地带的沙地、丘陵坡地、砾石地、路旁。分布于内蒙古呼伦贝尔市（额尔古纳市、满洲里市、陈巴尔虎旗、海拉尔区、鄂温克族自治旗、新巴尔虎左旗、新巴尔虎右旗、扎兰屯市）、兴安盟（科尔沁右翼中旗）、赤峰市（阿鲁科尔沁旗、巴林左旗、巴林右旗、克什克腾旗）、锡林郭勒盟（东乌珠穆沁旗、锡林浩特市、苏尼特左旗、多伦县）。

| **资源情况** | 野生资源一般。药材来源于野生。

| **采收加工** | 夏季叶茂盛时采收，除去根和杂质，晒干。

| **功能主治** | 酸、苦，寒。清热凉血，利尿通便，解毒杀虫。用于肠炎，痢疾，黄疸，便秘，尿路结石，内出血，维生素 C 缺乏症，发热，目赤肿痛，肺结核，疥癣疮疡，湿疹，神经性皮炎。

| **用法用量** | 内服煎汤，10 ～ 25 g。外用鲜品捣敷；或干品用醋磨汁涂。

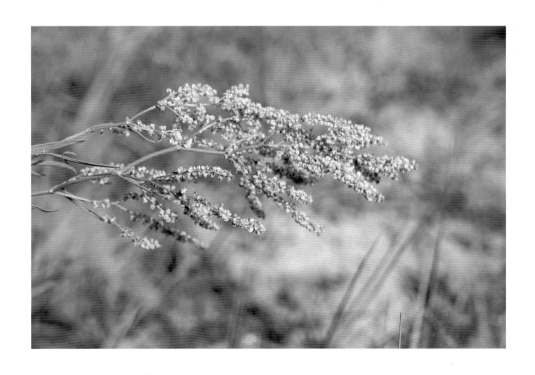

蓼科 Polygonaceae 酸模属 Rumex

酸模
Rumex acetosa L.

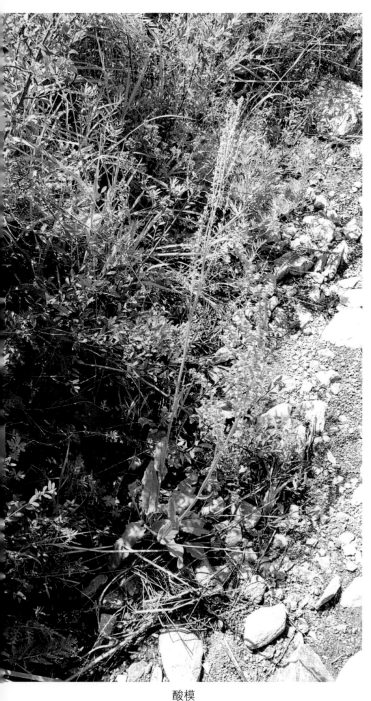

酸模

| 植物别名 |

水牛舌头、山羊蹄、酸不溜。

| 蒙 文 名 |

爱日干纳。

| 药 材 名 |

中药 酸模（药用部位：全草或根）。
蒙药 爱日干纳（药用部位：根）。

| 形态特征 |

多年生草本。根为须根。茎直立，高 40 ~ 100 cm，具深沟槽，通常不分枝。基生叶和茎下部叶箭形，长 3 ~ 12 cm，宽 2 ~ 4 cm，先端急尖或圆钝，基部裂片急尖，全缘或微波状，叶柄长 2 ~ 10 cm；茎上部叶较小，具短柄或无柄；托叶鞘膜质，易破裂。花序狭圆锥状，顶生，分枝稀疏；花单性，雌雄异株；花梗中部具关节；花被片 6，成 2 轮，雄花内花被片椭圆形，长约 3 mm，外花被片较小，雄蕊 6；雌花内花被片果时增大，近圆形，直径 3.5 ~ 4 mm，全缘，基部心形，网脉明显，基部具极小的小瘤，外花被片椭圆形，反折。瘦果椭圆形，具 3 锐棱，两端尖，长约 2 mm，黑褐色，有光泽。

花期 5 ~ 7 月，果期 6 ~ 8 月。

| **生境分布** | 生于森林带和草原带的山地林缘、草甸、路旁。分布于内蒙古呼伦贝尔市（额尔古纳市、鄂伦春自治旗、鄂温克族自治旗、牙克石市、阿荣旗、陈巴尔虎旗、新巴尔虎左旗、新巴尔虎右旗）、兴安盟（扎赉特旗、科尔沁右翼前旗、科尔沁右翼中旗、乌兰浩特市、突泉县）、通辽市（科尔沁左翼后旗）、赤峰市（阿鲁科尔沁旗、巴林右旗、克什克腾旗、喀喇沁旗、宁城县）、锡林郭勒盟（西乌珠穆沁旗、锡林浩特市、阿巴嘎旗）、乌兰察布市（兴和县、察哈尔右翼后旗、卓资县、丰镇市）、呼和浩特市（武川县、土默特左旗、和林格尔县）、包头市（土默特右旗）。

| **资源情况** | 野生资源一般。药材来源于野生。

| **采收加工** | **中药** 酸模：夏、秋季采挖，除去杂质，晒干或鲜用。

| **药材性状** | **中药** 酸模：本品根茎粗短，先端有残留的茎基，常数条根相聚簇生。根稍肥厚，长 3.5 ~ 7 cm，直径 1 ~ 6 mm；表面棕紫色或棕色，有细纵皱纹。质脆，易折断，断面棕黄色，粗糙，纤维性。气微，味微苦、涩。

| **功能主治** | **中药** 酸模：全草，酸、微苦，寒。泻热通便，利尿，凉血止血，解毒。用于便秘，小便不利，内痔出血，疮疡，丹毒，疥癣，湿疹，烫伤。根，酸、苦，寒。凉血，解毒，通便，杀虫。用于内出血，痢疾，便秘，内痔出血，疥癣，疔疮，神经性皮炎，湿疹。

蒙药 爱日干纳：杀黏，泻下，消肿，愈伤。用于黏疫，疹疾，丹毒，乳腺炎，腮腺炎，骨折，金伤。

| **用法用量** | **中药** 酸模：全草，内服煎汤，15 ~ 30 g。外用适量，捣敷；或研末调涂。根，内服煎汤，9 ~ 12 g，或捣汁。外用捣敷。

蒙药 爱日干纳：内服煮散剂，3 ~ 5 g；或入丸、散剂。外用适量，研末调敷。

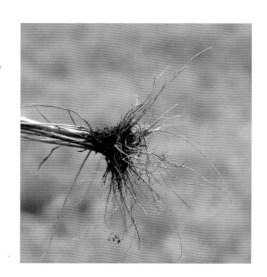

蓼科 Polygonaceae 酸模属 Rumex

毛脉酸模
Rumex gmelinii Turcz. ex Ledeb.

| 蒙 文 名 | 乌苏图－胡日干－其黑。

| 药 材 名 | **中药** 毛脉酸模（药用部位：根及根茎）。
蒙药 霍日根－其赫（药用部位：根及根茎）。

| 形态特征 | 多年生草本。根茎肥厚，多支根。茎高 30 ~ 120 cm，直立，粗壮，具沟槽，无毛，中空，微红色或淡黄色。根生叶与茎下部叶具长柄，柄长可达 30 cm，具沟，叶片三角状卵形或三角状心形，长 8 ~ 14 cm，基部宽 7 ~ 13 cm，叶形变化幅度较大，先端具钝头，基部深心形，裂片圆形，表面无毛，下面脉上被糙硬短毛，全缘或微皱波状；茎上部叶较小，三角状狭卵形或披针形，基部微心形；托叶鞘长筒状，易破裂。花序圆锥状，通常多少具叶；花两性，花具长小梗，中下

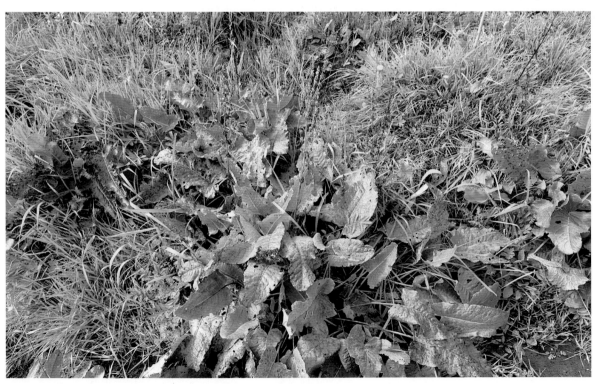

毛脉酸模

部有关节；花被片6，外花被片卵形，长约2mm，内花被片果期椭圆状卵形、广卵形或圆形，长3.5～6mm，宽3～4mm；雄蕊6，花药大，花丝短；花柱3，侧生。小坚果三棱形，深褐色，有光泽。花果期6～8月。

| **生境分布** | 生于灌丛、路旁、河岸及湿地。分布于内蒙古呼伦贝尔市（额尔古纳市、根河市、鄂伦春自治旗、牙克石市、陈巴尔虎旗、海拉尔区、鄂温克族自治旗、阿荣旗、扎兰屯市、新巴尔虎左旗、新巴尔虎右旗）、兴安盟（扎赉特旗、突泉县、科尔沁右翼前旗）、通辽市（科尔沁左翼中旗）、赤峰市（阿鲁科尔沁旗、克什克腾旗）、锡林郭勒盟（西乌珠穆沁旗、锡林浩特市、苏尼特左旗、正镶白旗）、乌兰察布市（兴和县）、呼和浩特市（和林格尔县）、包头市（固阳县）。

| **资源情况** | 野生资源较少。药材来源于野生。

| **采收加工** | **中药** 毛脉酸模：夏、秋季采挖，洗净，鲜用或晒干。

| **功能主治** | **中药** 毛脉酸模：苦，寒。归肺、心经。清热泻下，解毒消肿。用于热结便秘，痈肿疮毒，疥癣等。

蒙药 霍日根－其赫：杀黏，泻下，消肿，愈伤。用于黏疫，痧疾，丹毒，乳腺炎，腮腺炎，骨折，金伤。

| **用法用量** | **中药** 毛脉酸模：内服煎汤，15～30g。外用适量，敷患处。

蒙药 霍日根－其赫：内服煮散剂，3～5g；或入丸、散剂。外用适量，研末调敷。

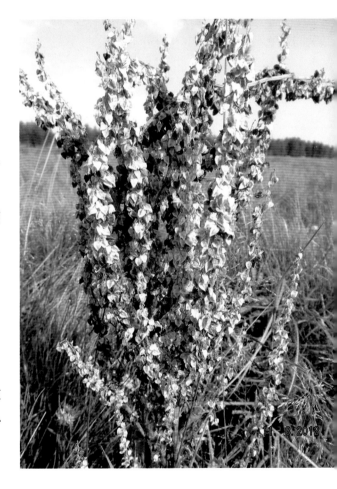

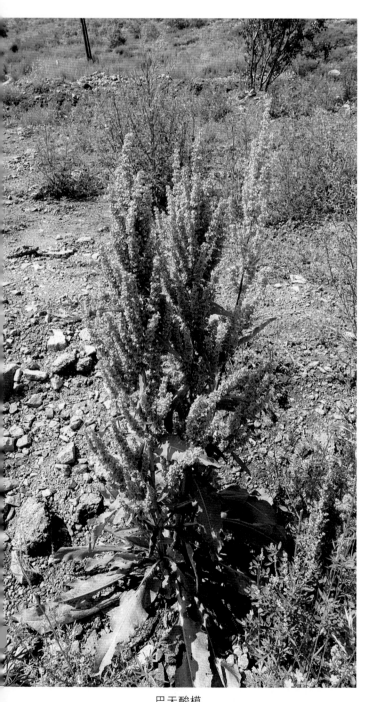

巴天酸模

蓼科 Polygonaceae 酸模属 Rumex

巴天酸模 *Rumex patientia* L.

| 植物别名 |

山荞麦、羊蹄叶、牛西西。

| 蒙 文 名 |

陶如格 – 胡日干 – 其黑。

| 药 材 名 |

中药 巴天酸模（药用部位：根、叶）。
蒙药 乌和日 – 爱日干纳（药用部位：根）。

| 形态特征 |

多年生草本。根肥厚。茎直立，粗壮，高90～
150 cm，上部分枝，具深沟槽。基生叶长
圆形或长圆状披针形，长15～30 cm，宽
5～10 cm，先端急尖，基部圆形或近心形，
边缘波状，叶柄粗壮，长5～15 cm；茎上
部叶披针形，较小，具短叶柄或近无柄；托
叶鞘筒状，膜质，长2～4 cm，易破裂。花
序圆锥状，大型；花两性，花梗细弱，中下
部具关节，关节果时稍膨大；外花被片长圆
形，长约1.5 mm，内花被片果时增大，宽
心形，长6～7 mm，先端圆钝，基部深心
形，近全缘，具网脉，全部或部分具小瘤；
小瘤长卵形，通常不能全部发育。瘦果卵形，
具3锐棱，先端渐尖，褐色，有光泽，长

2.5 ～ 3 mm。花期 5 ～ 6 月，果期 6 ～ 7 月。

| **生境分布** | 生于平原水沟边、路边、田边或荒地上、山区的山沟边或湿地。分布于内蒙古赤峰市（阿鲁科尔沁旗、林西县）、通辽市（库伦旗）、锡林郭勒盟（锡林浩特市、苏尼特左旗、二连浩特市、太仆寺旗）、乌兰察布市（化德县、商都县、察哈尔右翼前旗、察哈尔右翼中旗、集宁区、丰镇市）、呼和浩特市（和林格尔县、清水河县）、包头市（白云鄂博矿区、固阳县、土默特右旗、东河区、昆都仑区）、鄂尔多斯市（准格尔旗、达拉特旗、东胜区、乌审旗、杭锦旗）、巴彦淖尔市（乌拉特中旗、磴口县）、乌海市、阿拉善盟（阿拉善左旗）。

| **资源情况** | 野生资源一般。药材来源于野生。

| **采收加工** | **中药** 巴天酸模：全年均可采挖根，植株生长茂盛时采收叶，鲜用或晒干。

| **药材性状** | **中药** 巴天酸模：本品根呈圆条形或类圆锥形，有少数分枝，长达 20 cm，直径达 5 cm；根头部膨大，先端有残存茎基，周围有棕黑色的鳞片状叶基纤维束与须根痕，其下有密集的横纹；表面棕灰色至棕褐色，具纵皱纹、点状凸起的须根痕及横向延长的皮孔样疤痕；质坚韧，难折断，折断面黄灰色，纤维性甚强。气微，味苦。

| **功能主治** | **中药** 巴天酸模：归心、肺、大肠、小肠经。清热解毒，止血消肿，通便，杀虫。用于吐血，衄血，便血，崩漏，赤白带下，紫癜，痢疾，肝炎，大便秘结，小便不利，痈疮肿毒，疥癣，跌打损伤，烫火伤。

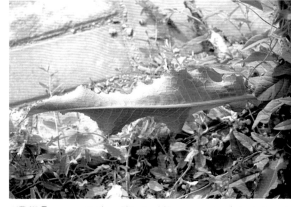

蒙药 乌和日－爱日干纳：杀黏，泻下，消肿，愈伤。用于黏疫，疹疾，丹毒，乳腺炎，腮腺炎，骨折，金伤。

| **用法用量** | **中药** 巴天酸模：内服煎汤，10 ～ 30 g。外用适量，捣敷；或醋磨涂；或研末调敷；或煎汤洗。

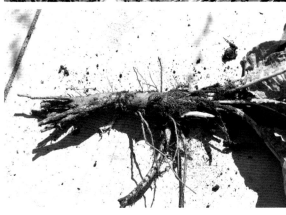

蒙药 乌和日－爱日干纳：内服研末，3 ～ 5 g；或入丸、散剂。

蓼科 Polygonaceae 酸模属 Rumex

皱叶酸模 *Rumex crispus* L.

| 植物别名 | 土大黄、羊舌头、羊蹄。

| 蒙 文 名 | 乌日其格日 – 胡日干 – 其黑。

| 药 材 名 | 皱叶酸模（药用部位：根）。

| 形态特征 | 多年生草本。根粗壮，黄褐色。茎直立，高 50 ~ 120 cm，不分枝或上部分枝，具浅沟槽。基生叶披针形或狭披针形，长 10 ~ 25 cm，宽 2 ~ 5 cm，先端急尖，基部楔形，边缘皱波状；茎生叶较小，狭披针形；叶柄长 3 ~ 10 cm；托叶鞘膜质，易破裂。花序狭圆锥状，花序分枝近直立或上升；花两性，淡绿色；花梗细，中下部具关节，关节果时稍膨大；花被片 6，外花被片椭圆形，长约 1 mm，内花被

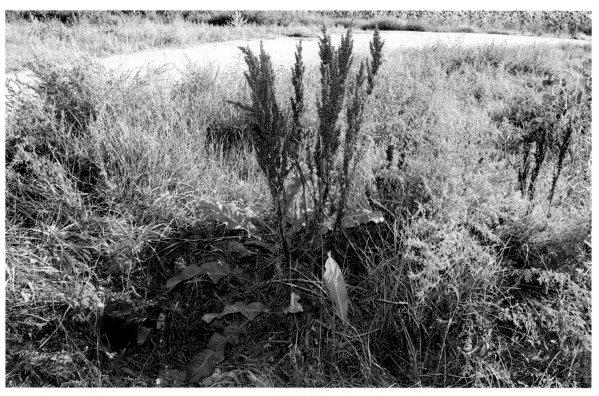

皱叶酸模

片果时增大，宽卵形，长 4 ~ 5 mm，网脉明显，先端稍钝，基部近截形，近全缘，全部具小瘤，稀 1 片具小瘤，小瘤卵形，长 1.5 ~ 2 mm。瘦果卵形，先端急尖，具 3 锐棱，暗褐色，有光泽。花期 5 ~ 6 月，果期 6 ~ 7 月。

| **生境分布** | 生于阔叶林区和草原区的山地、沟谷、河边。分布于内蒙古呼伦贝尔市（额尔古纳市、莫力达瓦达斡尔族自治旗、新巴尔虎左旗、新巴尔虎右旗、牙克石市）、兴安盟（阿尔山市、扎赉特旗、科尔沁右翼前旗、乌兰浩特市、科尔沁右翼中旗）、通辽市（科尔沁左翼后旗、奈曼旗、霍林郭勒市、开鲁县）、赤峰市（巴林右旗、克什克腾旗、敖汉旗、元宝山区、红山区、喀喇沁旗）、锡林郭勒盟（西乌珠穆沁旗、锡林浩特市、阿巴嘎旗、苏尼特左旗、正镶白旗）、乌兰察布市（化德县、集宁区）、呼和浩特市（武川县）、包头市（达尔罕茂明安联合旗）、鄂尔多斯市（准格尔旗、东胜区、伊金霍洛旗、乌审旗、鄂托克旗）、巴彦淖尔市（临河区、乌拉特前旗、乌拉特中旗、磴口县）、阿拉善盟（阿拉善左旗）。

| **资源情况** | 野生资源一般。药材来源于野生。

| **采收加工** | 4 ~ 5 月采挖，洗净，晒干或鲜用。

| **功能主治** | 苦，寒。归心、肝、大肠经。清热解毒，凉血止血，通便杀虫。用于鼻出血，子宫出血，血小板减少性紫癜，大便秘结等；外用于外痔，急性乳腺炎，黄水疮，疖肿，皮癣等。

| **用法用量** | 内服煎汤，10 ~ 15 g。外用适量，捣敷；或研末调搽。

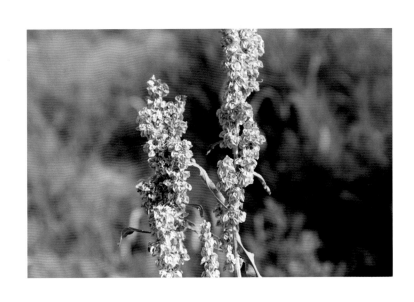

蓼科 Polygonaceae 酸模属 Rumex

羊蹄
Rumex japonicus Houtt.

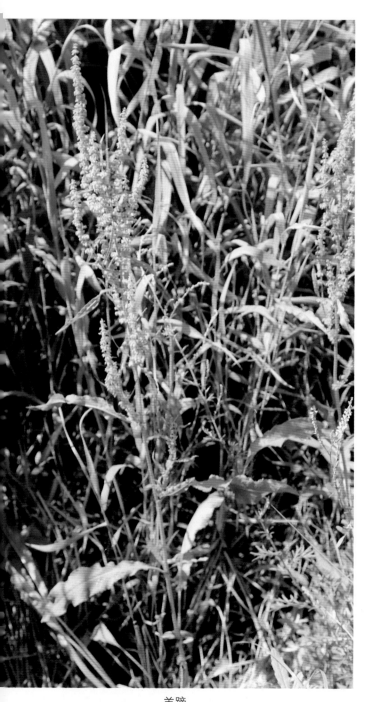

羊蹄

| 植物别名 |

锐齿酸模、刺果酸模。

| 蒙 文 名 |

雅盆－胡日干－其黑。

| 药 材 名 |

羊蹄（药用部位：根、叶、果实）。

| 形态特征 |

多年生草本，高 60 ~ 80 cm。根粗大。茎直立，不分枝或分枝，具纵沟纹，无毛，淡褐色或红褐色。基生叶与茎下部叶披针形或长椭圆形，长 10 ~ 35 cm，宽 3 ~ 5 cm，先端锐尖，基部楔形，全缘或略呈波状，两面无毛，下面脉显著隆起，具粗壮的叶柄，柄上面有沟，长 5 ~ 25 cm；茎上部叶渐小，矩圆形、披针形或条状披针形，先端锐尖，基部渐狭，有时近圆形，具短柄；托叶鞘筒状，常破裂，脱落。圆锥花序大型，顶生或腋生，通常具叶，在植株下部常有腋生的总状花序；花两性，多数花簇状轮生，花簇于上部渐紧接而下部渐疏离；花梗短，果期伸长，近基部具关节；花被片 6，2 轮，外花被片矩圆状卵形，全缘，果期外展或

稍向下反折，内花被片果期增大，宽心形，长 4 ～ 5 mm，宽 6 ～ 7 mm，先端锐尖，基部心形，边缘有多数不整齐的锐尖牙齿，具明显的网纹，各具 1 矩圆状卵形小瘤；小瘤长 1 ～ 1.5 mm，表面具明显网纹；雄蕊 6，比花被片短；花柱 3，柱头画笔状。瘦果三棱形，长约 2 mm，深褐色，两端尖，有光泽。花期 6 ～ 7 月，果期 8 ～ 9 月。

| 生境分布 | 生于草原带的沟渠边、河滩、湿地、田边、路旁等。分布于内蒙古兴安盟（突泉县、科尔沁右翼中旗）、赤峰市（克什克腾旗）、呼和浩特市、鄂尔多斯市（准格尔旗）。

| 资源情况 | 野生资源一般。药材来源于野生。

| 采收加工 | 春、秋季采挖根，洗净，切片，晒干；7 ～ 10 月采收叶，鲜用或晒干；8 ～ 9 月果实成熟时采摘果实，晒干。

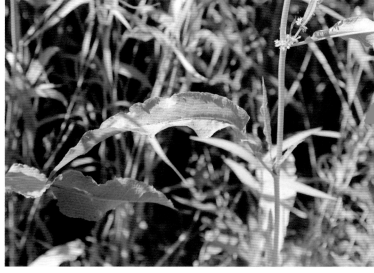

| 功能主治 | 根，苦、酸，寒；有小毒。归心、肝、大肠经。清热通便，凉血止血，杀虫止痒。用于大便秘结，吐血衄血，肠风便血，淋浊，黄疸，痔血，崩漏，疥癣，白秃疮，痈疮肿毒，跌打损伤。叶，甘，寒。用于肠风下血，大便秘结，小儿疳积。果实，苦、涩，平。用于赤白痢。

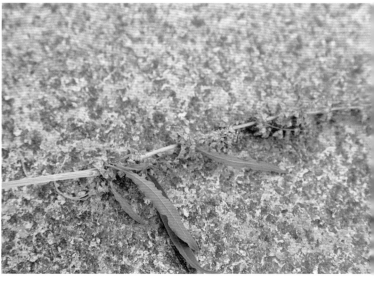

| 用法用量 | 内服煎汤，9 ～ 15 g；或捣汁；或熬膏。外用适量，捣敷；或磨汁涂；或煎汤洗。

蓼科 Polygonaceae 酸模属 Rumex

齿果酸模 *Rumex dentatus* L.

| 植物别名 | 牛舌草、羊蹄、羊蹄大黄。

| 蒙文名 | 纳木格音-爱日干纳。

| 药材名 | 齿果酸模（药用部位：叶、根）。

| 形态特征 | 一年生草本，高10~30cm。茎直立，多由基部分枝。枝斜升，具沟纹，无毛或被微毛。叶片矩圆形或披针状矩圆形，长2~6cm，宽0.5~1.5cm，先端钝或尖，基部圆形或心形，边缘波状或微皱波状，两面无毛；叶柄长1~3cm；托叶鞘短筒状。花序圆锥状，顶生，通常具叶；花两性，多花簇生于叶腋，花簇疏离或上部紧接而下部疏离；花梗长3~5mm，无毛，果期稍伸长且向下弯曲，

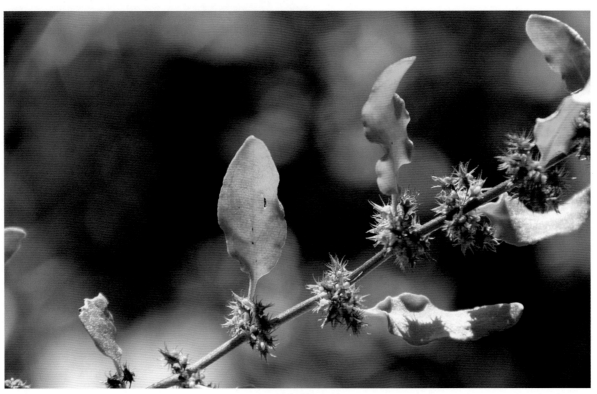

齿果酸模

基部具关节；花被片 6，2 轮，黄绿色，外花被片矩圆形，长 1 ～ 1.5 mm，内花被片果期增大，卵形，长约 4 mm，先端锐尖，边缘具 3 ～ 4 对（稀 5 对）长短不等的针刺状齿；齿较花被片短，直伸或稍弯曲，具明显的网纹；每枚内花被片各具 1 卵状矩圆形小瘤，长约 1.5 mm，有不甚明显的网纹；雄蕊 6；花柱 3，柱头画笔状。瘦果卵状三棱形，具尖锐角棱，长约 2 mm，褐色，光亮。花期 5 ～ 6 月，果期 7 月。

| 生境分布 | 生于草原区的河岸、湖滨低湿地。分布于内蒙古通辽市（霍林郭勒市）、赤峰市（松山区、红山区）、包头市（达尔罕茂明安联合旗）、巴彦淖尔市（乌拉特前旗）、乌海市（乌达区）。

| 资源情况 | 野生资源稀少。药材来源于野生。

| 采收加工 | 4 ～ 5 月采收叶，鲜用或晒干；春、秋季采挖根，洗净，切片，晒干。

| 功能主治 | 苦，寒。清热解毒，杀虫止痒。用于乳痈，疮疡肿毒，疥癣。

| 用法用量 | 内服煎汤，3 ～ 10 g。外用适量，捣敷。

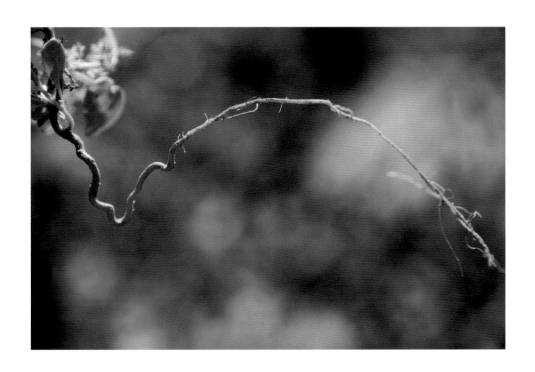

刺酸模 *Rumex maritimus* L.

| **植物别名** | 长刺酸模。

| **蒙文名** | 乌日格苏图 – 胡日干 – 其黑。

| **药材名** | 刺酸模（药用部位：全草）。

| **形态特征** | 一年生草本，高 15 ~ 50 cm。茎直立，分枝，具明显的棱和沟槽，无毛或被短柔毛。基生叶和茎下部叶披针形或狭披针形，长 1.5 ~ 9 cm，宽 0.3 ~ 1.5 cm，先端锐尖或渐尖，基部楔形，全缘，两面无毛，柄长 5 ~ 30 mm；茎下部叶较宽大，有时为长椭圆形；茎上部叶较狭小；托叶鞘通常易破裂。花两性，多花簇状轮生于叶腋，组成顶生具叶的圆锥花序，愈至先端花簇间隔愈小；花梗长

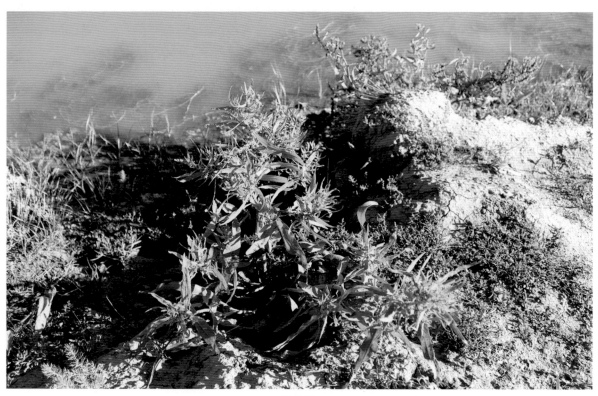

刺酸模

1 ~ 1.5 mm，果期稍伸长且向下弯曲，下部具关节；花被片6，绿色，花期内、外花被片近等长，雄蕊突出花被片外，外花被片狭椭圆形，长约1 mm，果期外展，内花被片卵状矩圆形或三角状卵形，长 2.5 ~ 3 mm，宽 1 ~ 1.3 mm，边缘具2针刺状齿，长近等于或超过内花被片，背面各具1矩圆形或矩圆状卵形小瘤；小瘤长 1 ~ 1.5 mm，且有不甚明显的网纹；雄蕊9；子房三棱状卵形，花柱3，纤细，柱头画笔状。瘦果三棱状宽卵形，长约1.5 mm，尖头，黄褐色，光亮。花果期 6 ~ 9 月。

| 生境分布 | 生于森林带和草原带的河流沿岸、湖滨盐化低地，为草甸或盐化草甸群落的伴生种。分布于内蒙古呼伦贝尔市（额尔古纳市、牙克石市、海拉尔区、鄂温克族自治旗）、兴安盟（科尔沁右翼前旗、科尔沁右翼中旗、乌兰浩特市、突泉县）、呼和浩特市（托克托县）、包头市（达尔罕茂明安联合旗、土默特右旗）、鄂尔多斯市（准格尔旗）、乌海市。

| 资源情况 | 野生资源一般。药材来源于野生。

| 采收加工 | 夏季叶茂盛时采收，晒干。

| 功能主治 | 酸、苦，寒。杀虫，清热，凉血。用于痈疮肿痛，白秃疮，疥癣，跌打肿痛。

| 用法用量 | 内服煎汤，6 ~ 9 g。外用适量，捣汁涂敷。

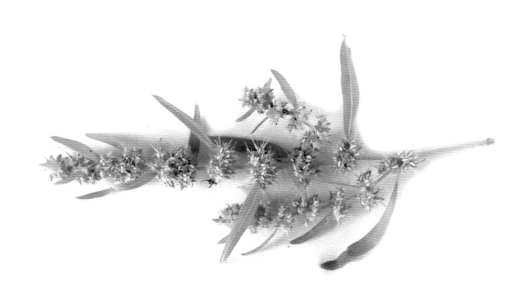

蓼科 Polygonaceae 大黄属 Rheum

波叶大黄 *Rheum undulatum* L.

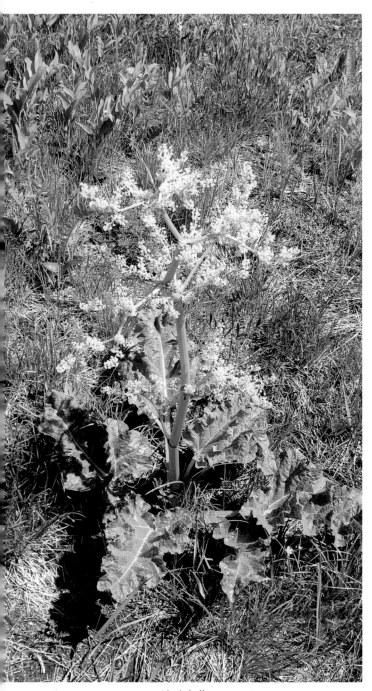

波叶大黄

| 蒙 文 名 |

道乐给彦 – 给西古纳。

| 药 材 名 |

波叶大黄（药用部位：根及根茎）。

| 形 态 特 征 |

多年生草本，高可超过 1 m。根茎肥厚，表面黄褐色。茎粗壮，直立，具细纵沟纹，无毛，通常不分枝，中空。基生叶有长柄，叶片卵形至卵状圆形，长 10 ~ 13 cm，先端钝，基部心形，边缘波状，下面稍有毛；茎生叶较小，具短柄或几无柄；托叶鞘长卵形，暗褐色，抱茎。圆锥花序顶生，花小，多数，白绿色；苞小，肉质，内有花 3 ~ 5；花梗中部以下有 1 关节；花被 6，卵形，2 轮，外轮 3，较厚而小；雄蕊 9；子房三角状卵形，花柱 3。瘦果具 3 棱，有翅，基部心形，具宿存花被。花期夏季。

| 生 境 分 布 |

生于针叶林区、森林草原区的山地石质山坡、碎石坡麓及富含砾石的冲刷沟内，为山地草原群落的伴生种，也零星见于草原地带北部山前地带的草原群落中。分布于内蒙古呼伦贝尔市（额尔古纳市、根河市、满洲里市、牙克石市、陈巴尔虎旗、新巴尔虎右旗、新巴尔虎左旗）、兴安盟（阿尔山市、科尔沁右翼前旗）。

| **资源情况** | 野生资源一般。药材来源于野生。

| **采收加工** | 春、秋季采挖，切片，晒干。

| **药材性状** | 本品呈不规则类圆柱形，上端较粗，下端稍细，长 5 ~ 10 cm，直径 1.5 ~ 5 cm。栓皮多已刮去，表面红褐色而黄，无横纹。质坚而轻，断面无星点，有细密而直的红棕色射线。气微，味苦、涩。

| **功能主治** | 苦，寒。归胃、大肠经。泻热，通便，破积，行瘀。用于湿热黄疸，痢疾，经闭腹痛，吐血，衄血，跌打瘀痛，痈肿疔毒，口舌糜烂，烫火伤。

| **用法用量** | 内服煎汤，3 ~ 9 g；或研末。外用研末撒；或调敷。

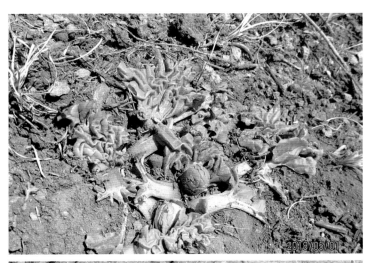

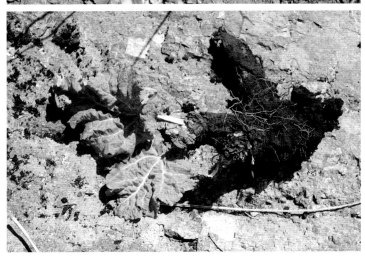

蓼科 Polygonaceae 大黄属 Rheum

华北大黄 *Rheum franzenbachii* Munt.

| **植物别名** | 山大黄、土大黄、峪黄。

| **蒙文名** | 乌麻日啊图－给西古纳。

| **药材名** | **中药** 华北大黄（药用部位：根）。
蒙药 奥木日特音－西古纳（药用部位：根）。

| **形态特征** | 多年生草本，高 30 ~ 85 cm。根肥厚。茎粗壮直立，具细纵沟纹，无毛。基生叶叶柄长 7 ~ 12 cm，半圆柱形，紫红色，被短柔毛，叶片大，心状卵形，长 10 ~ 16 cm，宽 7 ~ 14 cm，先端钝，基部近心形，边缘具皱波，上面无毛，下面稍有短毛，叶脉 3 ~ 5，由

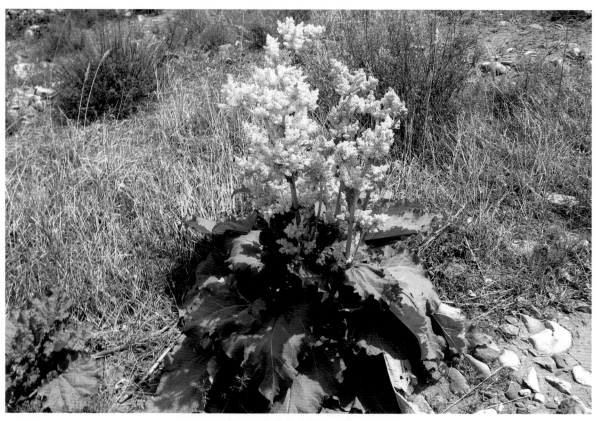

华北大黄

基部射出，并在下面凸起，紫红色；茎生叶较小，有短柄或近无柄；托叶鞘长卵形，暗褐色，下部抱茎，不脱落。圆锥花序直立顶生；苞片小，肉质，通常破裂而不完全，内含 3 ~ 5 花；花梗纤细，中下部有关节；花白色，较小；花被片 6，卵形或近圆形，排成 2 轮，外轮 3，较厚而小；雄蕊 9；子房呈三棱形，花柱 3，向下弯曲，极短，柱头略扩大，稍呈圆片形。瘦果宽椭圆形，具 3 棱，沿棱生翅，具宿存花被。花期 6 ~ 7 月，果期 8 ~ 9 月。

| 生境分布 | 生于阔叶林区和山地森林草原带的石质山坡、砾石质坡地、沟谷及荒漠草原。分布于内蒙古呼伦贝尔市（额尔古纳市、鄂温克族自治旗、陈巴尔虎旗、海拉尔区、新巴尔虎左旗）、赤峰市（阿鲁科尔沁旗、巴林左旗、巴林右旗、克什克腾旗、敖汉旗、红山区、喀喇沁旗）、锡林郭勒盟（西乌珠穆沁旗、锡林浩特市、苏尼特左旗）、呼和浩特市（回民区、武川县、土默特左旗、和林格尔县）、乌兰察布市（卓资县、凉城县）、包头市（土默特右旗、达尔罕茂明安联合旗）、巴彦淖尔市（乌拉特前旗）、鄂尔多斯市（准格尔旗）、阿拉善盟（阿拉善左旗）。

| 资源情况 | 野生资源一般。药材来源于野生。

| 采收加工 | **中药** 华北大黄：春、秋季采挖，除去茎叶，洗净，切片，晒干。

| 功能主治 | **中药** 华北大黄：苦，寒。清热解毒，止血，祛瘀，通便，杀虫。用于便秘，痄腮，痈疖肿毒，跌打损伤，烫火伤，瘀血肿痛，吐血，衄血。

蒙药 奥木日特音 – 西古纳：清热，解毒，缓泻，消食。用于腑热希日热，便秘，经闭，消化不良，疮疡疖肿。

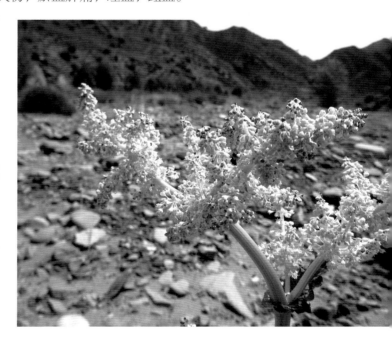

| 用法用量 | **中药** 华北大黄：内服煎汤，6 ~ 12 g；或入丸、散剂。

蒙药 奥木日特音 – 西古纳：内服研末，3 ~ 5 g；或入丸、散剂。

掌叶大黄 *Rheum palmanm L.*

| **植物别名** | 葵叶大黄、北大黄、天水大黄。

| **蒙 文 名** | 阿拉嘎力格－给希古纳。

| **药 材 名** | **中药** 掌叶大黄（药用部位：根及根茎）。
　　　　　　　蒙药 阿拉根－给希古纳（药用部位：根及根茎）。

| **形态特征** | 多年生草本，高 1.5 ~ 2 m。根及根茎粗壮，木质。茎直立，中空。基生叶长、宽近相等，掌状 5 裂，每大裂片又分为近羽状的窄三角形小裂片；茎生叶向上渐小，柄亦渐短；托叶鞘大，内面光滑，外面粗糙。大型圆锥花序，分枝较聚拢，密被粗糙短毛；花小，紫红色，有时黄白色；花梗关节位于中部以下；花被片 6，外轮 3 较窄小，

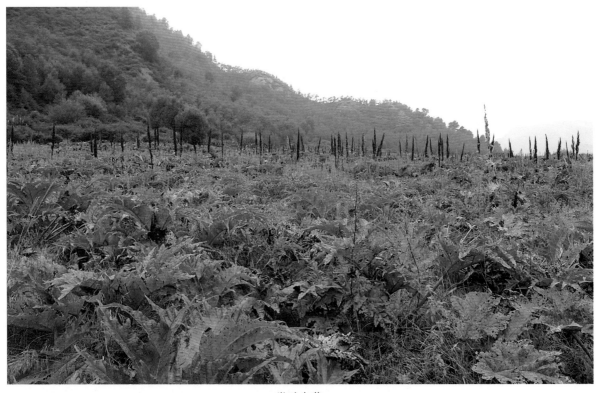

掌叶大黄

内轮 3 较大；雄蕊 9，不外露；花盘薄，与花丝基部粘连；子房菱状宽卵形，花柱略反曲，柱头头状。果实矩圆形，两端均下凹；种子宽卵形，棕黑色。花期 6 月，果期 7 ~ 8 月。

| **生境分布** | 中生植物。生于海拔 1 500 ~ 4 400 m 的山坡或山谷湿地。内蒙古巴彦淖尔市（乌拉特中旗）、阿拉善盟（阿拉善左旗）有少量栽培。

| **资源情况** | 无野生资源。药材来源于栽培。

| **采收加工** | **中药** 掌叶大黄：秋、冬季枝叶枯萎时采挖，除去残茎及细根，刮去粗皮，切瓣或片，烘干或晒干。

| **功能主治** | **中药** 掌叶大黄：泻下攻积，清热泻火，凉血解毒，逐瘀通经，利湿退黄。用于实热积滞便秘，血热吐衄，目赤肿痛，疔疮，肠痈腹痛，瘀血经闭，产后瘀阻，跌打损伤，湿热痢疾，黄疸尿赤，淋证，水肿；外用于烫火伤。
蒙药 阿拉根 – 给希古纳：用于希日热，毒热，腹热，消化不良，便秘，闭经，胎衣不下，外伤，疮疡痈疖。

| **用法用量** | **中药** 掌叶大黄：内服煎汤，3 ~ 15 g；或入丸、散剂。外用适量，研末调敷。用于泻下不宜久服。
蒙药 阿拉根 – 给希古纳：多配方用。

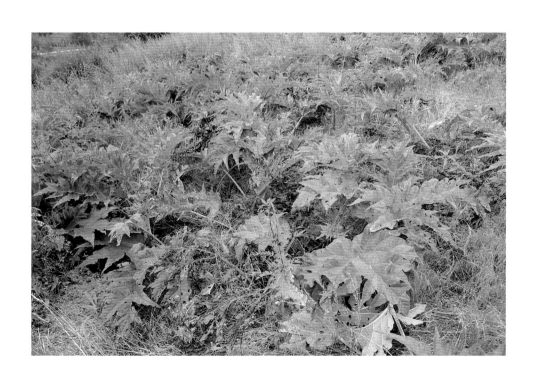

蓼科 Polygonaceae 大黄属 Rheum

单脉大黄
Rheum uninerve Maxim.

| 蒙 文 名 | 当苏得拉图 – 给西古纳。

| 药 材 名 | 单脉大黄（药用部位：根及根茎）。

| 形态特征 | 多年生草本，高 15 ~ 30 cm。根较细长；根茎先端残存有黑褐色
膜质的叶鞘。无茎。基生叶 2 ~ 4，纸质，边缘具较弱的皱波及不
整齐的波状齿，叶脉掌羽状，白绿色，中脉粗壮，侧脉明显；叶柄
短。圆锥花序，2 ~ 5 枝，由根茎生出，花序梗实心或髓腔不明显；
花 2 ~ 4 簇生，花梗细长，关节近基部，光滑无毛；小苞片披针形；
花被片红紫色；雄蕊插生于花盘下，不外露，花丝极短；子房近菱
状椭圆形。果实先端圆或微凹，基部心形；种子深褐色，宿存花被
白色。花期 6 ~ 7 月，果期 8 ~ 9 月。

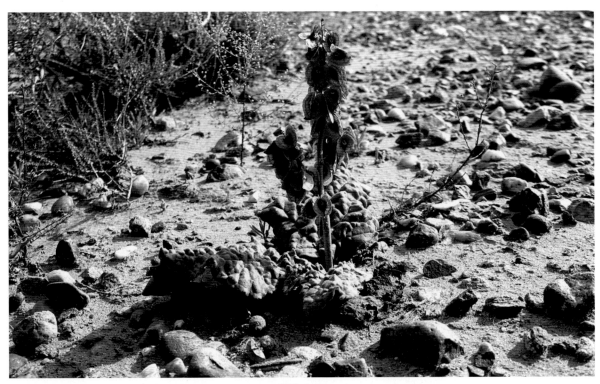

单脉大黄

| 生境分布 | 中旱生植物。生于荒漠草原带和荒漠带的山地石质山坡、岩石缝隙和冲刷沟中。分布于内蒙古阿拉善盟（阿拉善左旗）。

| 资源情况 | 野生资源一般。药材来源于野生。

| 采收加工 | 秋季采挖，洗净，切片，晒干。

| 功能主治 | 泻热通肠，凉血解毒，逐瘀通经。用于实热便秘，积滞腹痛，泻痢不爽，湿热黄疸，血热吐衄，目赤，咽喉肿痛，肠痈腹痛，痈肿疔疮，瘀血经闭，跌打损伤；外用于烫火伤。

| 用法用量 | 内服煎汤，6 ～ 10 g。外用适量，研末调敷。

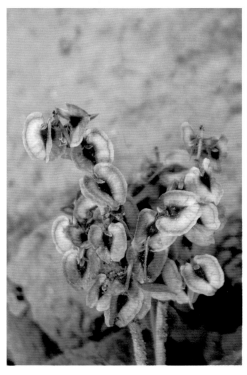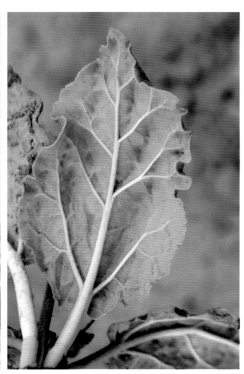

蓼科 Polygonaceae 大黄属 *Rheum*

矮大黄
Rheum nanum Siev. ex Pall.

| 植物别名 | 小大黄、次大黄。

| 蒙 文 名 | 巴吉古纳。

| 药 材 名 | 矮大黄（药用部位：根）。

| 形态特征 | 多年生草本，高 10 ~ 20 cm。根肥厚，直伸，圆锥形；根茎顶部密被暗褐色或棕褐色膜质托叶鞘及枯叶柄。茎由基部分出 2 花葶状枝，不具叶，具纵沟槽。基生叶革质，肾圆形至近圆形，先端圆形，基部浅心形，边缘具不整齐皱波，两面疏生星状瘤，叶脉掌状，主脉 3，在下面凸起，具短柄。圆锥花序顶生，分枝开展，粗壮，具纵沟槽；苞片小，卵形，长约 1 mm，肉质，褐色；花梗基部具关节，花小，

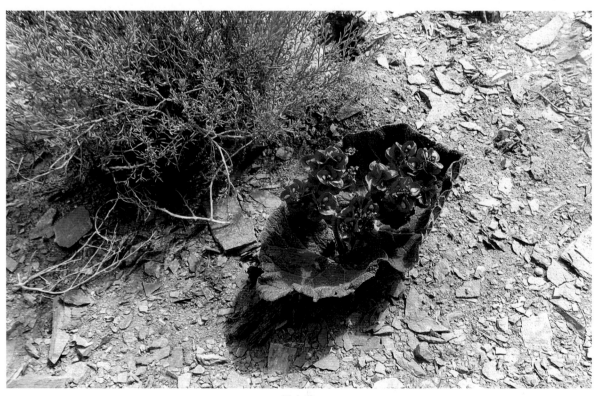

矮大黄

黄色；花被片 6，排成 2 轮，外轮 3 较小，矩圆形，果期向下反折，内轮 3 较大，宽卵形；雄蕊 9，花丝较短；花柱 3，柱头膨大成头状。瘦果肾圆形，宽大于长，具 3 棱，沿棱生宽翅，呈淡红色，具宿存花被。花果期 5 ~ 6 月。

| **生境分布** | 生于草原化荒漠地带的低地，有时也生于荒漠带的石质残丘坡地或沟谷干河床中。分布于内蒙古鄂尔多斯市（鄂托克旗、杭锦旗）、巴彦淖尔市（乌拉特后旗）、乌海市、阿拉善盟。

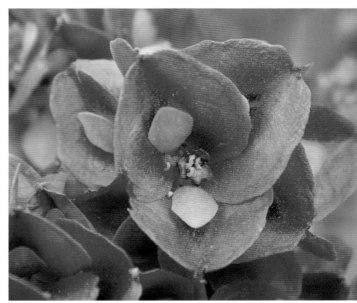

| **资源情况** | 野生资源稀少。药材来源于野生。

| **采收加工** | 秋末采挖，除去地上部分，洗净泥土，晒干。

| **药材性状** | 本品呈类圆锥形，上粗下细。表面黄褐色，长 5 ~ 10 cm，直径 1.5 cm，具纵皱纹。断面灰棕色。味苦、涩。

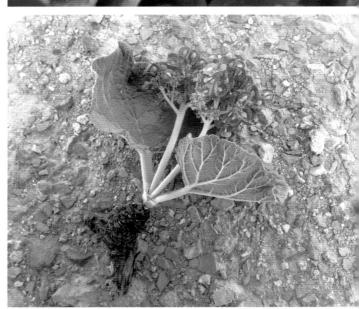

| **功能主治** | 清热缓泻，健胃安中。用于大便秘结，口干，口渴，口臭，脘腹痞满等。

| **用法用量** | 内服煎汤，3 ~ 10 g。外用适量，研末调敷。

藜科 Chenopodiaceae 甜菜属 Beta

甜菜 Beta vulgaris L.

| **植物别名** | 莙菜、红菜头、糖萝卜。

| **蒙 文 名** | 希赫日－曼菁。

| **药 材 名** | 莙菜根（药用部位：根）。

| **形态特征** | 二年生草本。根圆锥状至纺锤状，多汁。茎直立，多少有分枝，具条棱及色条。基生叶矩圆形，长 20 ~ 30 cm，宽 10 ~ 15 cm，具长叶柄，上面皱缩不平，略有光泽，下面有粗壮、凸出的叶脉，全缘或略呈波状，先端钝，基部楔形、截形或略呈心形，叶柄粗壮，下面凸，上面平或具槽；茎生叶互生，较小，卵形或披针状矩圆形，先端渐尖，基部渐狭入短柄。花 2 ~ 3 团集，果时花被基底部彼此

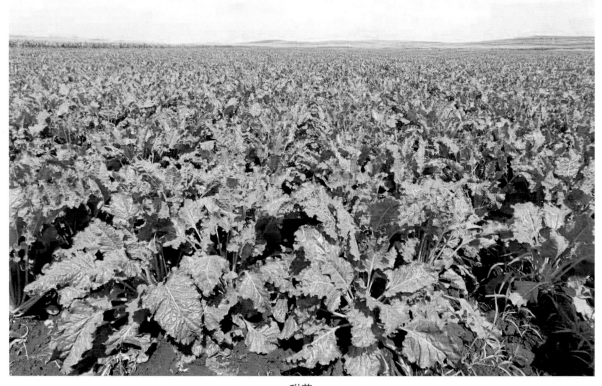

甜菜

合生；花被裂片条形或狭矩圆形，果时变为革质并向内拱曲。胞果下部陷在硬化的花被内，上部稍肉质；种子双凸镜状，直径 2 ~ 3 mm，红褐色，有光泽，胚环形，苍白色，胚乳粉状，白色。花期 5 ~ 6 月，果期 7 月。

| 生境分布 | 内蒙古广泛栽培。

| 资源情况 | 栽培资源较丰富。药材来源于栽培。

| 采收加工 | 秋季采挖，除去茎叶，洗去泥土，晒干。

| 功能主治 | 甘，平。通经脉，宽胞下气。用于胞膈胀闷。

| 用法用量 | 内服煎汤，15 ~ 30 g。

| 附　　注 | （1）本种的根有通经作用，其有效成分为甜菜素（betaine）。
（2）历史上内蒙古曾为甜菜的主产区，甜菜的栽培面积极大，主要为工业制糖提供原料，为养殖业提供青饲料，很少药用。

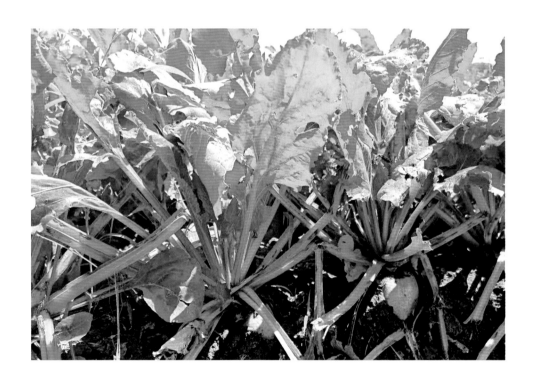

藜科 Chenopodiaceae 甜菜属 Beta

糖萝卜

Beta vulgaris L. var. *saccharifera* Alef.

| 植物别名 | 糖菜、甜菜。

| 蒙文名 | 希和日勒胡－曼菁。

| 药材名 | 甜菜（药用部位：全草）、甜菜根（药用部位：根）。

| 形态特征 | 二年生草本。根纺锤形，肥厚，白色，富含糖。茎直立，多少有分枝，具条棱及色条。基生叶矩圆形，具长叶柄，上面皱缩不平，略有光泽，下面有粗壮、凸出的叶脉；茎生叶互生，较小，卵形或披针状矩圆形。花2～3团集，果时花被基底部彼此合生；花被裂片条形或狭矩圆形，果时变为革质并向内拱曲。胞果下部陷在硬化的花被内，上部稍肉质；种子双凸镜状，红褐色，有光泽。花期5～6月，果期7～8月。

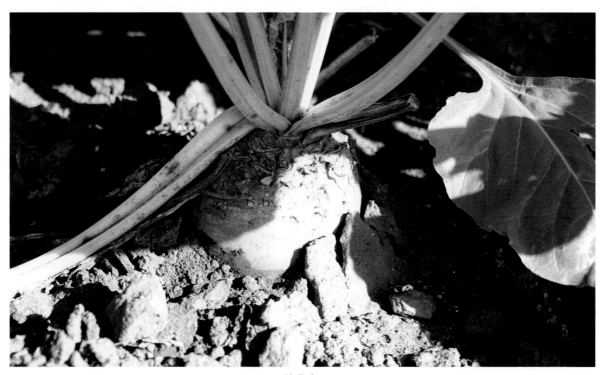

糖萝卜

| 生境分布 | 中生植物。生于盐碱含量较高的土壤中，但对强酸性土壤敏感。内蒙古各地均有栽培。 |

生境分布 中生植物。生于盐碱含量较高的土壤中，但对强酸性土壤敏感。内蒙古各地均有栽培。

资源情况 无野生资源，栽培资源较丰富。药材来源于栽培。

采收加工 甜菜：夏季采收，鲜用或晒干。
甜菜根：秋季采挖，除去茎叶及须根，鲜用或晒干。

功能主治 甜菜：清热解毒，止血生肌。用于热毒痢疾，吐血，疮肿，禽兽咬伤。
甜菜根：通经脉，下气，开胸利膈。用于脘腹痞满，胸闷不舒。

用法用量 甜菜：内服煎汤，10 ~ 15 g；或捣汁服。外用适量，捣敷。
甜菜根：内服煎汤，15 ~ 30 g；或煮食。

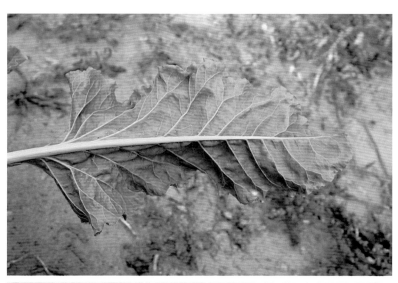

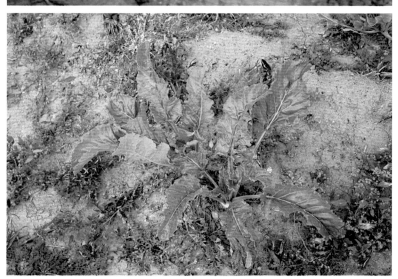

藜科 Chenopodiaceae 盐角草属 Salicornia

盐角草 *Salicornia europaea* L.

| 植物别名 | 海蓬子、草盐角。

| 蒙 文 名 | 希日－和日苏。

| 药 材 名 | 海蓬子（药用部位：全草。别名：海虫草、盐角草）。

| 形态特征 | 一年生草本，高 10 ~ 35 cm。茎直立，多分枝，肉质，灰绿色或紫红色。叶不发达，鳞片状，长 1.5 mm，先端锐尖，基部联合成鞘状，边缘膜质。穗状花序圆柱状，长 1 ~ 5 cm，有短柄；花腋生，每苞片内有 3 花，集成 1 簇，陷入花序轴内，中间花较大，位于上部，两侧花较小，位于下部；花被肉质，倒圆锥状，上部扁平，呈菱形；雄蕊 1 或 2，伸出花被外，花药矩圆形；子房卵形，柱头 2，钻状，

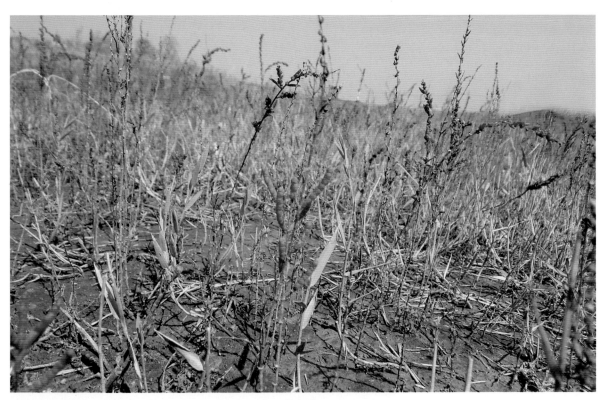

盐角草

有乳头状小突起。胞果卵形，果皮膜质，包于膨胀花被内；种子矩圆状卵形，种皮近革质，有钩状刺毛。花果期 6 ~ 8 月。

| 生境分布 | 生于草原区和荒漠区盐湖或盐渍低地。分布于内蒙古呼伦贝尔市（新巴尔虎左旗、海拉尔区）、锡林郭勒盟（东乌珠穆沁旗、苏尼特左旗）、包头市（达尔罕茂明安联合旗）、呼和浩特市、鄂尔多斯市（准格尔旗、达拉特旗、杭锦旗、鄂托克旗）、巴彦淖尔市（乌拉特前旗、杭锦后旗、磴口县）、乌海市、阿拉善盟。

| 资源情况 | 野生资源一般。药材来源于野生。

| 采收加工 | 夏季采收，洗净，晒干。

| 功能主治 | 平肝，利尿，降血压。用于高血压，头痛。

| 用法用量 | 内服煎汤，9 ~ 15 g。

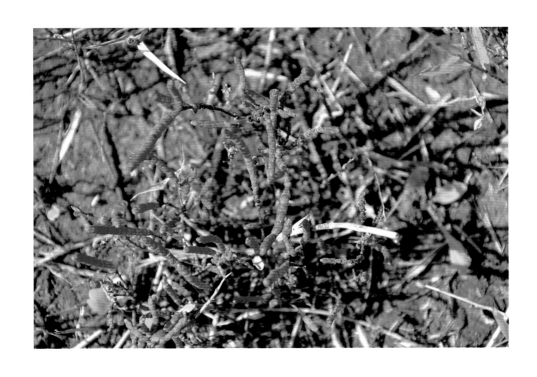

藜科 Chenopodiaceae 轴藜属 Axyris

轴藜

Axyris amaranthoides L.

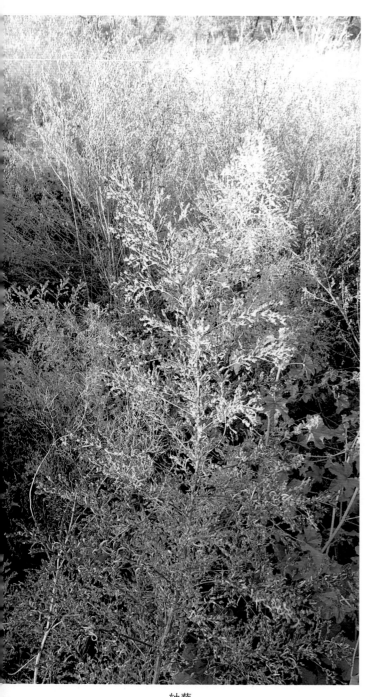

轴藜

| 蒙 文 名 |

查干－图如。

| 药 材 名 |

轴藜（药用部位：果实）。

| 形态特征 |

一年生草本，高 20 ～ 80 cm。茎直立，粗壮，圆柱形，幼时被星状毛，后大部分脱落，多分枝，愈向上愈短。叶具短柄，先端渐尖，具小尖头，下面密被星状毛，后毛脱落。雄花序呈穗状，花被片 3，膜质，雄蕊 3；雌花数朵构成短缩的聚伞花序，位于枝条下部叶腋，花被片 3，膜质，背部密被星状毛，侧生的 2 花被片较大，宽卵形或近圆形，果时均增大，包被果实。胞果长椭圆状倒卵形，侧扁，长 2 ～ 3 mm，灰黑色，先端有一中央微凹的冠状附属物。花果期 8 ～ 9 月。

| 生境分布 |

中生植物。散生于砂质撂荒地和民居周围。分布于内蒙古呼和浩特市（武川县）。

| 资源情况 |

野生资源较少。药材来源于野生。

| **采收加工** | 秋季果实成熟时采收，除去杂质，晒干。

| **功能主治** | 清肝明目，祛风消肿。

| **用法用量** | 内服煎汤，3～9 g。外用适量，煎汤洗。

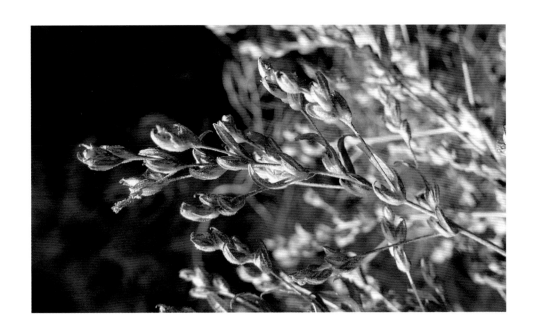

藜科 Chenopodiaceae 轴藜属 Axyris

平卧轴藜 *Axyris prostrata* L.

| 蒙 文 名 | 和布特 – 查干 – 图如。

| 药 材 名 | 平卧轴藜（药用部位：全草）。

| 形态特征 | 一年生草本，高 2 ~ 8 cm。茎枝平卧或上升，密被星状毛，后毛大部分脱落。叶柄与叶片几等长，叶片宽椭圆形、卵圆形或近圆形，先端圆形，具小尖头，基部急缩并下延至叶柄，全缘，两面均被星状毛，中脉不明显。雄花序头状，花被片 3（~ 5），膜质，倒卵形，背部密被星状毛，后毛脱落，雄蕊 3（~ 5），与花被片对生，伸出花被外；雌花花被片 3，膜质，被毛。果实圆形或倒卵圆形，侧扁，两侧面具同心圆状皱纹，先端附属物 2，小，乳头状或有时不明显。花果期 7 ~ 8 月。

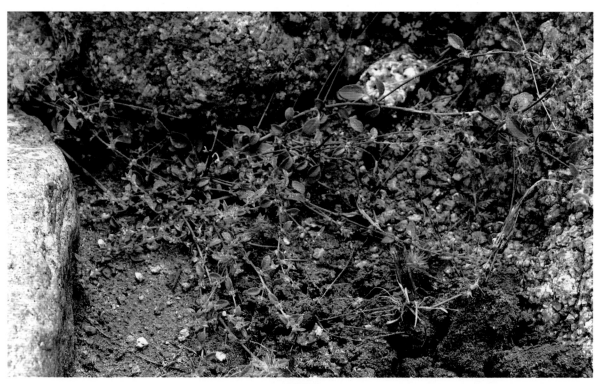

平卧轴藜

| 生境分布 | 中生植物。生于荒漠区的山地或干河床内。分布于内蒙古巴彦淖尔市（乌拉特前旗）。

| 资源情况 | 野生资源一般。药材来源于野生。

| 采收加工 | 夏、秋季采收，除去杂质，洗净泥土，晒干。

| 功能主治 | 祛风止痒。用于皮肤瘙痒。

| 用法用量 | 内服煎汤，15 ~ 30 g。外用适量，煎汤熏洗。

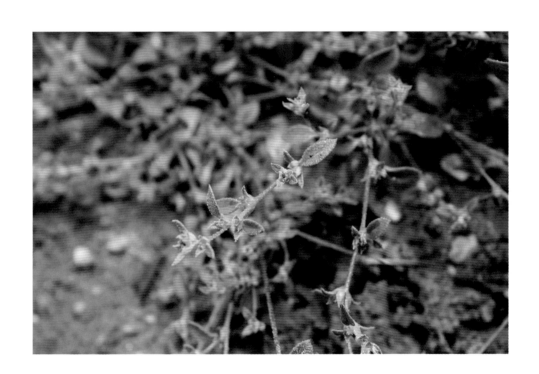

藜科 Chenopodiaceae 驼绒藜属 Ceratoides

驼绒藜
Ceratoides latens (J. F. Gmel.) Reveal et Holmgren

| 植物别名 | 优若藜。

| 蒙 文 名 | 特斯格。

| 药 材 名 | **中药** 驼绒藜（药用部位：花）。
蒙药 特斯格（药用部位：花）。

| 形态特征 | 半灌木，高 30 ~ 100 cm，全株被星状毛。茎分枝多集中于下部。叶较小，条形、条状披针形、披针形或矩圆形，长 1 ~ 2 cm，宽 0.2 ~ 0.5 cm，先端急尖或钝，基部渐狭，楔形或圆形，全缘，具 1 脉，有时近基处有 2 侧脉，极稀为羽状。花单性，雌雄同株；雄花序较短，紧密，长达 4 cm，花被 4，膜质，卵形，雄蕊 4，伸出花被；

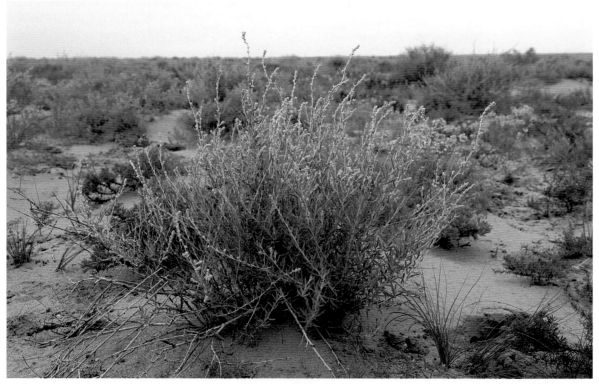

驼绒藜

雌花管椭圆形，长 3 ~ 4 mm，宽约 2 mm，花管裂片角状，较长，长为管长的 1/3 至与管等长，果期管外具 4 束长毛。胞果直立，椭圆形，果皮膜质；种子与果实同形。花果期 6 ~ 9 月。

| **生境分布** | 生于戈壁、荒漠、半荒漠、干旱山坡或草原中。分布于内蒙古通辽市（开鲁县）、锡林郭勒盟（东乌珠穆沁旗、正蓝旗、镶黄旗、苏尼特右旗）、乌兰察布市（化德县、商都县、察哈尔右翼中旗、四子王旗）、包头市（达尔罕茂明安联合旗）、鄂尔多斯市（伊金霍洛旗、杭锦旗、鄂托克旗）、巴彦淖尔市（乌拉特前旗、乌拉特中旗、乌拉特后旗）、阿拉善盟（阿拉善左旗、阿拉善右旗）。

| **资源情况** | 野生资源较多。药材来源于野生。

| **采收加工** | **中药** 驼绒藜：夏、秋季花开时采摘，除去杂质，阴干。

| **功能主治** | **中药** 驼绒藜：淡，平。止咳化痰。用于气管炎，肺痨。
蒙药 特斯格：淡，凉。清肺止咳。用于肺热咳嗽，肺脓肿，肺结核，气管炎。

| **用法用量** | **中药** 驼绒藜：内服煎汤，6 ~ 10 g；或入丸、散剂。
蒙药 特斯格：内服研末，3 ~ 5 g。

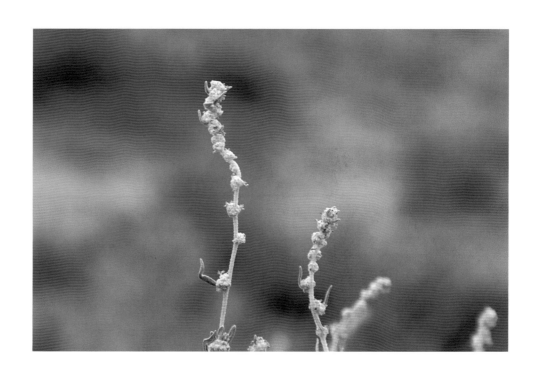

华北驼绒藜 *Ceratoides arborescens* (Losinsk.) Tsien et C. G. Ma

| 植物别名 | 驼绒蒿、白柳、优若藜。

| 蒙 文 名 | 毛仁 – 特斯格。

| 药 材 名 | **中药** 华北驼绒藜（药用部位：花）。
蒙药 特斯格（药用部位：花）。

| 形态特征 | 半灌木，高 35 ～ 80 cm。茎分枝多集中于上部。叶较大，柄短；叶片披针形或矩圆状披针形，长 2 ～ 5(～ 7) cm，宽 0.7 ～ 1(～ 1.5) cm，向上渐狭，先端急尖或钝，基部圆楔形或圆形，全缘，羽状叶脉明显，两面均有星状毛。雄花序细长而柔软，长可达 8 cm；雌花管倒卵形，长约 3 mm，花管裂片粗短，长为管的 1/5 ～ 1/4，先端钝，略向

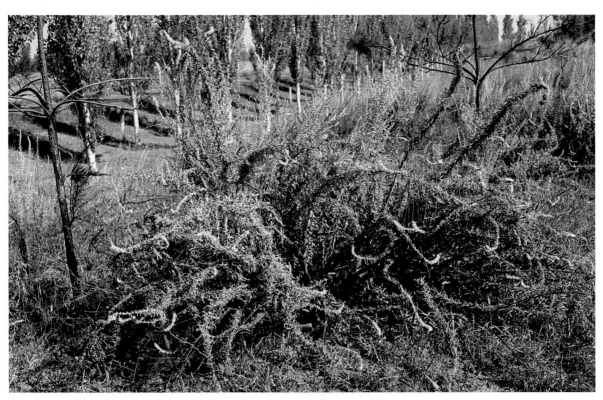

华北驼绒藜

后弯；果时管外中上部具 4 束长毛，下部具短毛。胞果椭圆形或倒卵形，被毛。花果期 7 ~ 9 月。

| 生境分布 | 生于固定沙丘、沙地、荒地或山坡上。分布于内蒙古兴安盟（科尔沁右翼中旗）、赤峰市（阿鲁科尔沁旗、巴林右旗、林西县、克什克腾旗、敖汉旗）、锡林郭勒盟（锡林浩特市、阿巴嘎旗、镶黄旗、正蓝旗、太仆寺旗、苏尼特右旗、苏尼特左旗）、乌兰察布市（四子王旗、察哈尔右翼中旗）、包头市（达尔罕茂明安联合旗、固阳县）、鄂尔多斯市（准格尔旗、伊金霍洛旗、杭锦旗）、阿拉善盟（阿拉善左旗、阿拉善右旗）。

| 资源情况 | 野生资源丰富。药材来源于野生。

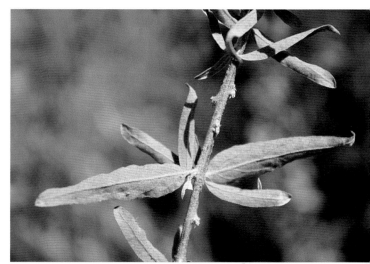

| 采收加工 | **中药** 华北驼绒藜：夏、秋季开花时采摘，阴干。

| 功能主治 | **中药** 华北驼绒藜：淡，平。止咳化痰。用于气管炎，肺痨。

蒙药 特斯格：淡，凉。清肺止咳。用于肺热咳嗽，肺脓肿，肺结核，气管炎。

| 用法用量 | **中药** 华北驼绒藜：内服煎汤，6 ~ 10 g；或入丸、散剂。

蒙药 特斯格：内服研末，3 ~ 5 g。

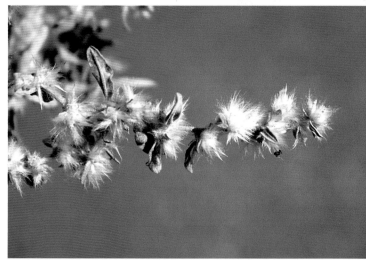

西伯利亚滨藜 *Atriplex sibirica* L.

| **植物别名** | 刺果粉藜、麻落粒。

| **蒙文名** | 西伯日 – 嘎古代。

| **药材名** | 软蒺藜（药用部位：果实）。

| **形态特征** | 一年生草本，高 20 ~ 50 cm。茎常自基部分枝，钝四棱形，被粉粒。单叶互生，叶柄长 3 ~ 6 mm；叶片卵状三角形至菱状卵形，长 3 ~ 5 cm，宽 1.5 ~ 3 cm，先端微钝，基部圆形或宽楔形，边缘具疏锯齿，近基部的 1 对齿较大而呈裂片状，上表面灰绿色，稍有粉粒，下表面灰白色，密被粉粒。团伞花序腋生；雄花被 5，深裂，裂片宽卵形至卵形；雄蕊 5，花丝扁平，基部联合；雌花无花被，

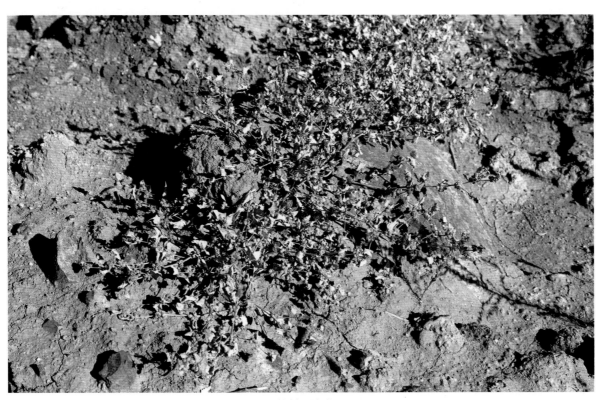

西伯利亚滨藜

苞片联合成筒状，仅顶缘分离，果时膨大，略呈倒卵形，木质化，表面具多数不规则的棘状突起，顶缘薄，牙齿状，基部楔形。胞果扁平，卵形或近圆形；果皮膜质，白色，与种子贴伏；种子直立，红褐色或黄褐色，直径 2 ～ 2.5 mm。花期 6 ～ 7 月，果期 8 ～ 9 月。

| **生境分布** | 生于草原区和荒漠区的盐碱土中，也散生于居民点附近、路旁。分布于内蒙古呼伦贝尔市（鄂温克族自治旗、扎兰屯市、牙克石市、根河市、新巴尔虎左旗、新巴尔虎右旗）、兴安盟（科尔沁右翼中旗）、赤峰市（克什克腾旗）、锡林郭勒盟（苏尼特右旗、苏尼特左旗、正镶白旗、正蓝旗、镶黄旗、二连浩特市、锡林浩特市）、乌兰察布市（四子王旗、卓资县）、呼和浩特市（武川县、土默特左旗）、包头市（固阳县、达尔罕茂明安联合旗、青山区）、鄂尔多斯市（准格尔旗、杭锦旗、鄂托克前旗）、巴彦淖尔市（乌拉特中旗）、阿拉善盟（阿拉善左旗、阿拉善右旗）。

| **资源情况** | 野生资源较丰富。药材来源于野生。

| **采收加工** | 秋季果实成熟后采收，除去杂质，晒干。

| **药材性状** | 本品呈不规则卵圆形，直径 3 ～ 14 mm。表面灰棕色或灰绿色，苞片扁平，上部扇形，边缘波状，有 3 条放射状隆起的主脉和网状细脉，有棘状、软棘状或疣状突起，有短果柄。胞果扁圆形，直径约 3 mm，表面光滑，棕色，一侧有喙状突起。果皮和种皮薄；种仁淡褐色，富油性。气微，味微酸、咸。

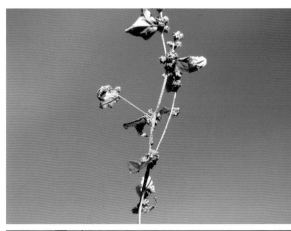

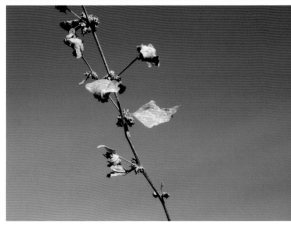

| **功能主治** | 苦，平。归肺、肝经。清肝明目，祛风止痒，活血消肿，通乳。用于目赤肿痛，头痛，喉痹，皮肤瘙痒，乳汁不通。

| **用法用量** | 内服煎汤，3 ～ 9 g。外用适量，煎汤洗。

藜科 Chenopodiaceae 滨藜属 Atriplex

野滨藜
Atriplex fera (L.) Bunge

| 植物别名 | 三齿粉藜、三齿滨藜、咸卜子菜。

| 蒙文名 | 希日棍－绍日乃。

| 药材名 | 粉藜（药用部位：全草）。

| 形态特征 | 一年生草本，高 20 ～ 80 cm。茎直立，常自基部起分枝，四棱形或下部圆柱形，有条棱及绿色色条，稍有粉。单叶互生，叶柄长 6 ～ 12 mm；叶片卵状矩圆形至卵状披针形，长 2 ～ 7 cm，宽 0.8 ～ 2 cm，全缘，先端钝或短渐尖，基部宽楔形至楔形，两面均为灰绿色。团伞花序腋生；雄花 4 基数，早落；每团伞花序具雌花 3 ～ 10 或更多；苞片边缘全部合生，果时两面鼓胀，坚硬，卵形或

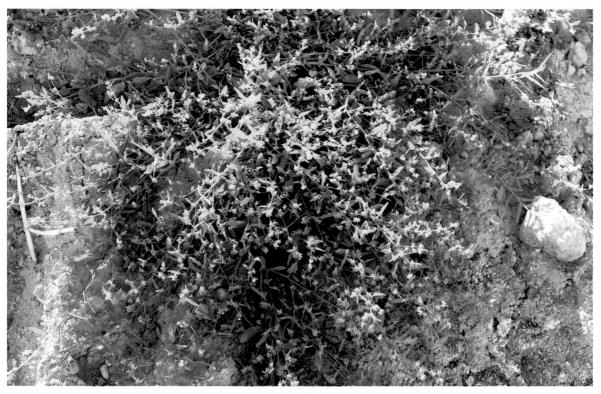

野滨藜

椭圆形，黄绿色，表面有浮凸的网状脉及 1 ~ 2 个不规则的棘状突起，稍有粉，顶缘具 3 短齿。胞果扁平，圆形；果皮膜质，白色，与种子贴伏；种子直立，棕色，直径 1.5 ~ 2 mm。花果期 7 ~ 9 月。

| **生境分布** | 生于草原区的湖滨、河岸、低湿地的盐碱土中，也生于居民点、路旁及沟渠附近。分布于内蒙古呼伦贝尔市（新巴尔虎左旗、新巴尔虎右旗）、兴安盟（科尔沁右翼中旗）、赤峰市（克什克腾旗、林西县、巴林右旗）、锡林郭勒盟（西乌珠穆沁旗、苏尼特左旗、二连浩特市、锡林浩特市）、呼和浩特市（托克托县）、包头市（白云鄂博矿区、九原区、达尔罕茂明安联合旗、土默特右旗）、乌海市。

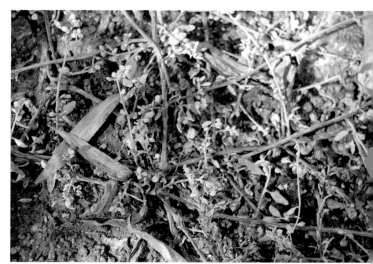

| **资源情况** | 野生资源较少。药材来源于野生。

| **采收加工** | 夏、秋季采收，除去杂质和泥土，鲜用或晒干。

| **功能主治** | 甘、酸，平。利水涩肠。用于腹泻。

| **用法用量** | 内服煎汤，9 ~ 12 g，鲜品 30 ~ 50 g；或研末。

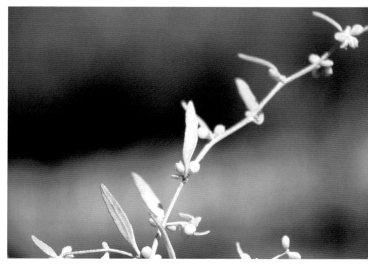

藜科 Chenopodiaceae 滨藜属 Atriplex

中亚滨藜 Atriplex centralasiatica Iljin

| **植物别名** | 中亚粉藜、麻落粒。

| **蒙 文 名** | 阿孜亚 – 嘎古代。

| **药 材 名** | 软蒺藜（药用部位：果实）。

| **形态特征** | 一年生草本，高 15 ～ 30 cm。茎常自基部分枝；枝钝四棱形，有粉或下部近无粉。单叶互生，叶柄短或无；叶片卵状三角形至菱状卵形，长 2 ～ 6 cm，宽 1 ～ 4 cm，中部的 1 对锯齿较大而呈裂片状，边缘具疏锯齿，先端微钝，基部圆形至宽楔形，上面灰绿色，无粉或稍有粉，下面银灰白色，被密粉。花集成腋生团伞花序；雄花花被 5，深裂，裂片宽卵形，雄蕊 5，花丝扁平，基部联合；雌花苞片

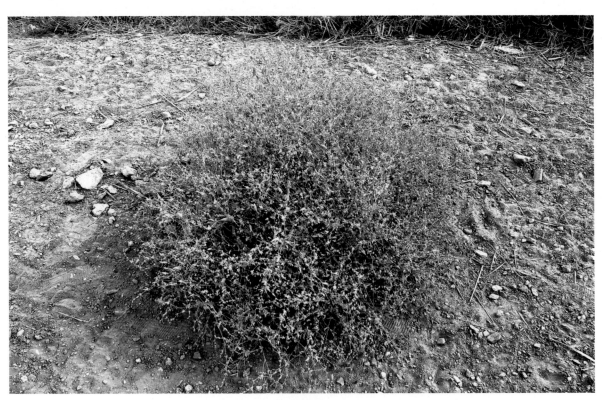

中亚滨藜

近半圆形至平面钟形，边缘近基部以下合生，近基部的中心部鼓胀并木质化，表面具多数疣状或肉棘状附属物，缘部多草质，边缘具不等大的三角形牙齿。胞果扁平，宽卵形或圆形，果皮膜质，白色，与种子贴伏；种子直立，红褐色或黄褐色，直径 2 ~ 3 mm。花期 7 ~ 8 月，果期 8 ~ 9 月。

| **生境分布** | 生于荒漠区和草原区的盐碱土中。分布于内蒙古锡林郭勒盟（西乌珠穆沁旗、苏尼特左旗）、乌兰察布市（化德县、察哈尔右翼前旗）、呼和浩特市（托克托县）、包头市（固阳县、达尔罕茂明安联合旗、白云鄂博矿区）、鄂尔多斯市（准格尔旗、杭锦旗、鄂托克前旗、鄂托克旗、乌审旗）、巴彦淖尔市（临河区、磴口县、杭锦后旗、乌拉特前旗、乌拉特中旗、乌拉特后旗）、乌海市、阿拉善盟（阿拉善左旗、阿拉善右旗）。

| **资源情况** | 野生资源丰富。药材来源于野生。

| **采收加工** | 秋季果实成熟后采收，除去杂质，晒干。

| **药材性状** | 本品呈不规则卵圆形，直径 3 ~ 14 mm，表面灰棕色或灰绿色。苞片扁平，上部扇形，边缘波状，有 3 条放射状隆起的主脉和网状细脉，无棘状突起，有短果柄。胞果扁圆形，直径约 3 mm；表面光滑，棕色，一侧有喙状突起。果皮和种皮薄；种仁淡褐色，富油性。气微，味微酸、咸。

| **功能主治** | 苦，平。归肺、肝经。清肝明目，祛风止痒，活血消肿，通乳。用于目赤肿痛，头痛，喉痹，皮肤瘙痒，乳汁不通。

| **用法用量** | 内服煎汤，3 ~ 9 g。外用适量，煎汤洗。

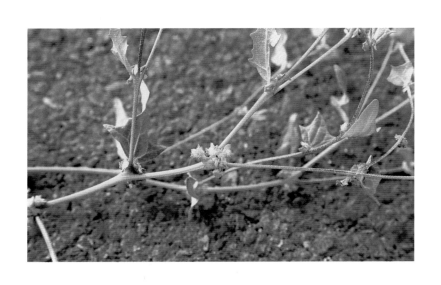

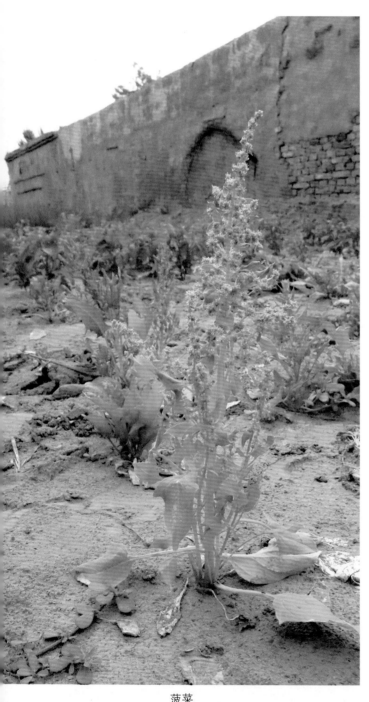

菠菜

藜科 Chenopodiaceae 菠菜属 Spinacia

菠菜 *Spinacia oleracea* L.

| 植物别名 |

波斯菜、赤根菜、鹦鹉菜。

| 蒙 文 名 |

乌日格斯图 – 闹高。

| 药 材 名 |

菠菜（药用部位：地上部分）、菠菜子（药用部位：种子）。

| 形态特征 |

一年生草本，高可达 1 m。根圆锥状，带红色或白色。茎直立，中空，脆弱多汁，不分枝或有少数分枝。叶戟形至卵形，鲜绿色，柔嫩多汁，稍有光泽，全缘或有少数牙齿状裂片。雄花集成球形团伞花序，再于枝和茎的上部排列成有间断的穗状圆锥花序，花被片通常 4，花丝丝形，扁平，花药不具附属物；雌花团集于叶腋，小苞片两侧稍扁，先端残留 2 小齿，背面通常各具 1 棘状附属物，子房球形，柱头 4 或 5，外伸。胞果卵形或近圆形，直径约 2.5 mm，两侧扁；果皮褐色；种子双凸镜状，黑色，有光泽，直径约 1 mm，边缘有棱，表面具六角形细注；胚环形。花果期 5 ~ 6 月。

| 生境分布 | 生于潮湿和疏松的撂荒地、田间、路旁、垃圾堆。内蒙古各地均有栽培。

| 资源情况 | 无野生资源，栽培资源丰富。药材来源于栽培。

| 采收加工 | 菠菜：夏季采割，除去杂质，鲜用或晒干。
菠菜子：7～9月果实成熟时割取全草，打下种子，除去杂质，晒干。

| 药材性状 | 菠菜：本品长达40 cm，黄绿色。茎圆柱形，直径约0.5 cm，中空，具纵条棱。叶片皱缩破碎，展开后完整叶通常3浅裂，裂片具波状锯齿。花序穗状腋生或顶生，花簇细而疏，形成圆锥状花序。气微，味微苦。
菠菜子：本品呈双凸镜状，直径约1 mm，黑色，有光泽。边缘具棱，表面具六角形细洼。气微，味淡。

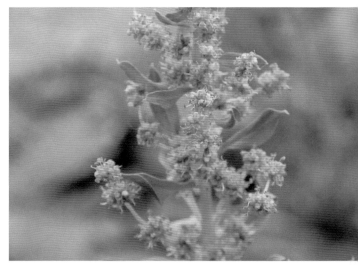

| 功能主治 | 菠菜：甘，凉。归肝、胃、大肠、小肠经。滋阴平肝，止咳润肠。用于高血压，头痛，目眩，风火赤眼，糖尿病，便秘。
菠菜子：微辛、甜，微温。归脾、肺经。清肝明目，止咳平喘。用于风火目赤肿痛，咳喘。

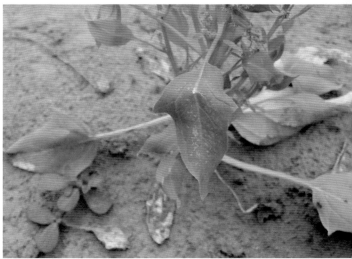

| 用法用量 | 菠菜：内服煮食，鲜品100～200 g；或捣汁。
菠菜子：内服煎汤，9～15 g；或研末。

藜科 Chenopodiaceae 沙蓬属 Agriophyllum

沙蓬
Agriophyllum squarrosum (L.) Moq.

| **植物别名** | 沙米、登相子。

| **蒙 文 名** | 楚力格日。

| **药 材 名** | **中药** 沙蓬（药用部位：种子）。
　　　　　　　蒙药 曲里赫勒（药用部位：地上部分）。

| **形态特征** | 一年生草本，高 14 ~ 60 cm。茎直立，坚硬，浅绿色，具不明显的条棱，幼时具分枝状毛，基部分枝，最下层分枝通常对生或轮生，平卧，上部枝条互生，斜展。叶无柄，叶片披针形、披针状条形或条形，长 1.3 ~ 7 cm，宽 0.1 ~ 1 cm，先端渐尖，具小尖头，基部渐狭，叶脉 3 ~ 9，纵行。穗状花序紧密，卵圆状或椭圆状，无梗，

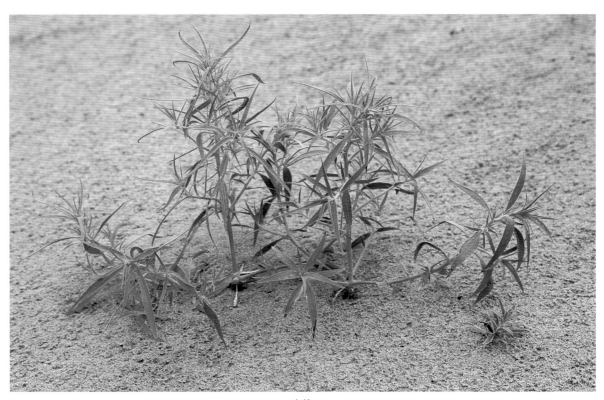

沙蓬

腋生；苞片宽卵形，先端急缩，具小尖头，后期反折，背部密被分枝毛；花被片 1 ~ 3，膜质；雄蕊 2 ~ 3，花丝锥形，膜质，花药卵圆形；子房扁卵形，被毛，柱头 2。胞果卵圆形或椭圆形，两面扁平，幼时在背部被毛，上部具翅；果喙深裂为 2 条状小喙，小喙先端外侧各具 1 小齿突；种子近圆形，光滑。花果期 8 ~ 10 月。

| 生境分布 | 生于沙丘或流动沙丘的背风坡上。分布于内蒙古兴安盟（科尔沁右翼中旗）、通辽市（科尔沁左翼中旗、奈曼旗、库伦旗、科尔沁区、开鲁县）、赤峰市（翁牛特旗、巴林右旗）、锡林郭勒盟（苏尼特右旗、苏尼特左旗、二连浩特市、正镶白旗、西乌珠穆沁旗）、乌兰察布市（四子王旗）、呼和浩特市（托克托县）、包头市（达尔罕茂明安联合旗）、鄂尔多斯市（达拉特旗、康巴什区、杭锦旗、鄂托克前旗、鄂托克旗、乌审旗）、巴彦淖尔市（临河区、磴口县、杭锦后旗、乌拉特中旗、乌拉特后旗）、乌海市、阿拉善盟（阿拉善左旗、阿拉善右旗）。

| 资源情况 | 野生资源一般。药材来源于野生。

| 采收加工 | **中药** 沙蓬：秋季果实成熟时采收植株，打下果实，除去杂质，收集种子，晒干。
蒙药 曲里赫勒：夏、秋季采割，除去杂质，晒干。

| 药材性状 | **蒙药** 曲里赫勒：本品长达 50 cm。茎呈圆柱形，直径 1 ~ 7 mm；表面黄绿色，具条棱，节部稍膨大；质坚硬，断面髓部白色。叶多破碎，完整者无柄，披针形至条形，长 1.3 ~ 7 cm，宽 0.4 ~ 1 cm，黄绿色，先端渐尖，具小刺尖，基部渐狭，全缘，叶脉 3 ~ 9，纵行。花序穗状，紧密，卵圆状或椭圆状；苞片宽卵形，先端急缩，具小尖头，反折。胞果卵圆形或椭圆形，两面扁平，上部周围具翅。种子近圆形，光滑。气微，味淡。

| 功能主治 | **中药** 沙蓬：甘，凉。发表解热。用于感冒发热，肾炎。
蒙药 曲里赫勒：苦、涩，平，糙。祛疫，清热，解毒，利尿。用于疫热增盛，头痛，赤眼，黄疸，口糜，齿龈溃烂，肾热，尿道灼痛。

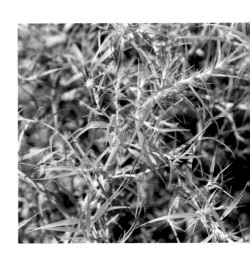

| 用法用量 | **中药** 沙蓬：内服煎汤，9 ~ 15 g；或入丸、散剂。
蒙药 曲里赫勒：内服煮散剂，3 ~ 5 g；或入丸、散剂。

藜科 Chenopodiaceae 虫实属 Corispermum

绳虫实

Corispermum decllinatum Steph. ex Stev.

| 蒙 文 名 | 那林－哈麻哈格。

| 药 材 名 | 绳虫实（药用部位：全草）。

| 形态特征 | 一年生草本。茎直立，高 15 ～ 50 cm，分枝较多，最下部者较长，上升，其余较短，斜展。叶条形，先端渐尖且具小尖头，基部渐狭，脉 1。穗状花序顶生和侧生，细长，稀疏；花被片 1，稀 3，近轴花被片宽椭圆形，先端全缘或啮蚀状；雄蕊 1 ～ 3，花丝长为花被片的 2 倍。果实无毛，倒卵状矩圆形，先端急尖，背面凸出，中央稍扁平，腹面扁平或稍凹入；果核狭倒卵形，平滑或具瘤状突起；喙尖长为喙的 1/3，直立果翅窄或近无翅，全缘或具不规则的细齿。花果期 6 ～ 9 月。

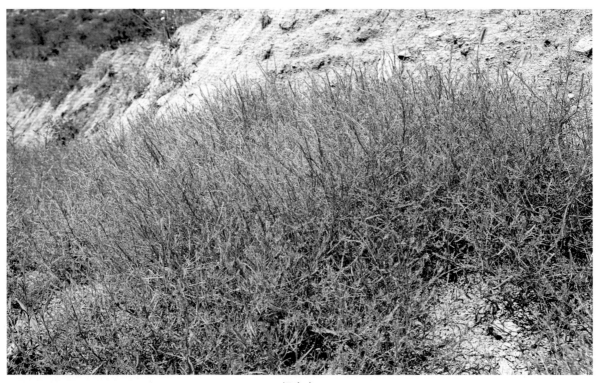

绳虫实

| **生境分布** | 沙生旱生植物。生于草原区的砂质土和固定沙丘上。分布于内蒙古乌兰察布市（察哈尔右翼后旗、察哈尔右翼前旗、四子王旗）、包头市（达尔罕茂明安联合旗、固阳县）。

| **资源情况** | 野生资源一般。药材来源于野生。

| **采收加工** | 夏、秋季采收，晒干。

| **功能主治** | 清湿热，利小便。用于小便不利、热涩疼痛，黄疸。

| **用法用量** | 内服煎汤，9～12 g。

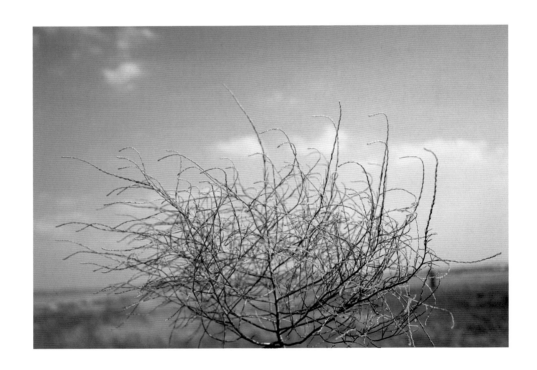

藜科 Chenopodiaceae 虫实属 Corispermum

兴安虫实
Corispermum chinganicum Iljin

| **植物别名** | 绵蓬、红蓬草。

| **蒙 文 名** | 兴安－哈麻哈格。

| **药 材 名** | 虫实（药用部位：全草）。

| **形态特征** | 一年生草本。茎直立，圆柱形，高 10 ~ 50 cm，直径约 2.5 mm，绿色或紫红色，由基部分枝。叶条形，长 2 ~ 5 cm，宽约 0.2 cm，先端渐尖，具小尖头，基部渐狭，脉 1。穗状花序顶生和侧生，细圆柱形；苞片披针形、卵形和卵圆形，先端渐尖或骤尖，具较宽的膜质边缘；花两性；花被片 3，近轴 1，宽椭圆形，先端具不规则细齿，远轴 2，小，近三角形；雄蕊 5，稍长于花被片；子房卵形，花柱短，

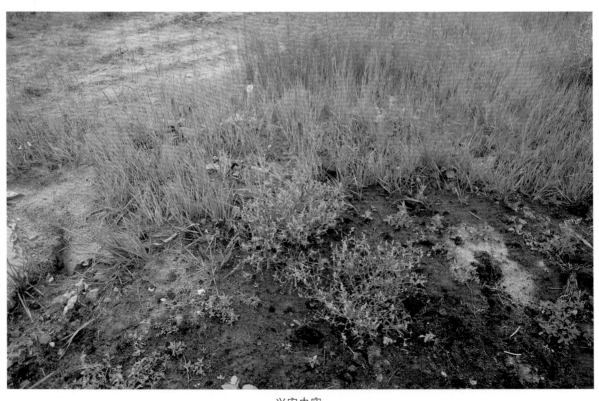

兴安虫实

柱头 2 裂。果实矩圆状倒卵形或宽椭圆形，长 2 ~ 4 mm，宽 1.5 ~ 2 mm，先端圆形，基部心形，背面凸起，腹面扁平，无毛；果核椭圆形，黄绿色或米黄色，光亮，有时具少数深褐色斑点；喙尖粗短；果翅明显，浅黄色，不透明，全缘。花果期 6 ~ 8 月。

| 生境分布 | 生于草原区的砂壤土上。分布于内蒙古呼伦贝尔市（陈巴尔虎旗、海拉尔区、扎赉诺尔区、新巴尔虎右旗）、兴安盟（科尔沁右翼前旗、科尔沁右翼中旗、突泉县）、通辽市（奈曼旗、开鲁县）、赤峰市（翁牛特旗、巴林右旗、克什克腾旗、红山区）、锡林郭勒盟（东乌珠穆沁旗、西乌珠穆沁旗、锡林浩特市、苏尼特左旗、多伦县、正蓝旗、镶黄旗）、呼和浩特市（武川县）、包头市（达尔罕茂明安联合旗）、鄂尔多斯市（准格尔旗、达拉特旗、东胜区、乌审旗、杭锦旗、鄂托克前旗）、巴彦淖尔市（磴口县）。

| 资源情况 | 野生资源丰富。药材来源于野生。

| 采收加工 | 夏、秋季采收，除去杂质，晒干。

| 功能主治 | 淡、微苦，凉。清湿热，利小便。用于小便不利、热涩疼痛，黄疸。

| 用法用量 | 内服煎汤，9 ~ 12 g；或入丸、散剂。

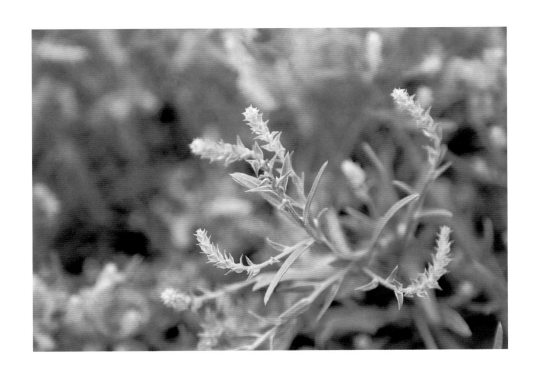

藜科 Chenopodiaceae 藜属 Chenopodium

刺藜
Chenopodium aristatum L.

| 植物别名 | 野鸡冠子花、红小扫帚苗、刺穗藜。

| 蒙文名 | 塔黑彦－希乐毕－闹高。

| 药材名 | 刺藜（药用部位：全草）。

| 形态特征 | 一年生草本。直根。茎直立，圆柱形，高 10 ～ 40 cm，多分枝，有纵条棱，具色条，无毛或稍有毛，秋后常带紫红色。叶条形至狭披针形，长达 7 cm，宽约 1 cm，全缘，先端渐尖，基部收缩成短柄，中脉黄白色，秋季变红色。复二歧聚伞花序生于枝端及叶腋，最末端的分枝针刺状；花两性，几无柄；花被裂片 5，狭椭圆形，先端钝或骤尖，背面稍肥厚，边缘膜质，果时开展；雄蕊 5；胞果顶基扁，

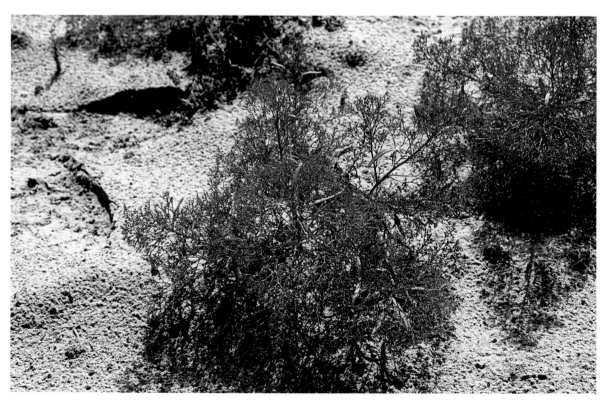

刺藜

圆形；果皮透明，与种子贴生；种子横生，顶基扁，周边截平或具棱，直径约
0.5 mm，黑褐色，有光泽。花期 8 ~ 9 月，果期 10 月。

| 生境分布 | 生于森林区和草原区的砂质地或固定沙地，为农田杂草。分布于内蒙古呼伦贝尔市（鄂温克族自治旗、鄂伦春自治旗、根河市、海拉尔区、扎兰屯市、牙克石市、额尔古纳市、陈巴尔虎旗、新巴尔虎左旗、新巴尔虎右旗）、兴安盟（科尔沁右翼前旗、科尔沁右翼中旗、突泉县）、通辽市（科尔沁左翼中旗、霍林郭勒市、开鲁县）、赤峰市（元宝山区、松山区、红山区、巴林右旗、林西县、克什克腾旗、敖汉旗）、锡林郭勒盟（苏尼特右旗、苏尼特左旗、正镶白旗、正蓝旗、阿巴嘎旗、西乌珠穆沁旗、镶黄旗、多伦县、太仆寺旗、二连浩特市、锡林浩特市）、乌兰察布市（四子王旗、察哈尔右翼中旗、察哈尔右翼前旗、商都县、化德县、兴和县、丰镇市、凉城县、卓资县）、呼和浩特市（回民区、武川县、土默特左旗、和林格尔县、清水河县）、包头市（固阳县、达尔罕茂明安联合旗、土默特右旗）、鄂尔多斯市（达拉特旗、准格尔旗、康巴什区、伊金霍洛旗、乌审旗、鄂托克旗、杭锦旗、鄂托克前旗）、巴彦淖尔市（乌拉特中旗、磴口县、杭锦后旗）、乌海市（乌达区）。 |

| 资源情况 | 野生资源丰富。药材来源于野生。 |

| 采收加工 | 夏、秋季采收，除去杂质，晒干。 |

| 药材性状 | 本品长达 30 cm，黄绿色或棕红色。茎圆柱形，有细纵棱和色条。叶皱缩破碎，完整者呈条形至狭披针形，长达 7 cm，宽约 1 cm，全缘，先端渐尖。花序生于枝端及叶腋，最末端的分枝呈针刺状。胞果顶扁圆形，果皮透明，膜质。种子圆形，直径约 0.5 mm，黑褐色，有光泽。气微，味微苦。 |

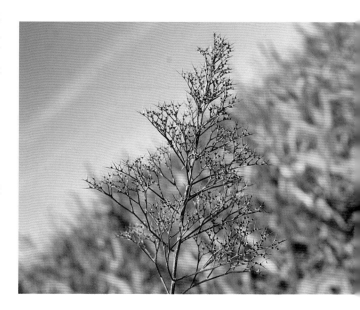

| 功能主治 | 淡，平。活血调经，祛风止痒。用于痛经，闭经，风疹，荨麻疹，过敏性皮炎。 |

| 用法用量 | 内服煎汤，6 ~ 9 g。外用适量，煎汤洗。 |

藜科 Chenopodiaceae 藜属 Chenopodium

菊叶香藜
Chenopodium foetidum Schrad.

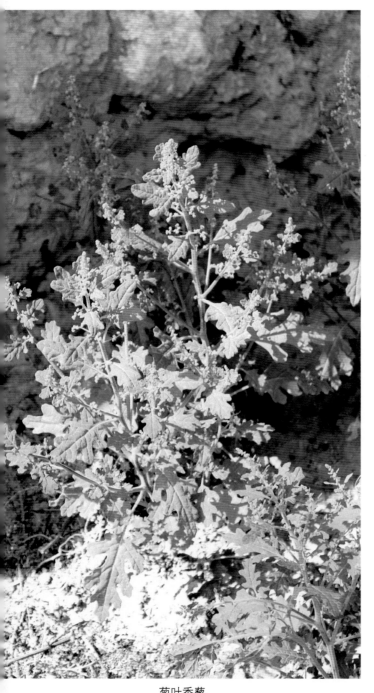

菊叶香藜

| 植物别名 |

菊叶刺藜、总状花藜。

| 蒙 文 名 |

乌努日特 – 诺衣乐。

| 药 材 名 |

中药 菊叶香藜（药用部位：全草）。
蒙药 乌努日特 – 诺衣乐（药用部位：全草）。

| 形态特征 |

一年生草本，高 20 ~ 60 cm，全体有腺体及腺毛，有强烈气味。茎直立，分枝，具黄绿色条纹，老时变为红色。叶柄长 2 ~ 10 mm；叶片矩圆形，长 2 ~ 6 cm，宽 1.5 ~ 3.5 cm，羽状浅裂至羽状深裂，先端钝，基部渐狭，两面具短柔毛及黄色颗粒状腺体。二歧聚伞花序腋生或顶生；花两性，直径 1 ~ 1.5 mm；花被 5，卵形至狭卵形，边缘狭膜质，白色，背面具刺状凸起的纵隆脊，被短柔毛和颗粒状腺体；雄蕊 5，花丝扁平，花药近球形。胞果扁球形，果皮膜质；种子横生，直径 0.5 ~ 0.8 mm，红褐色或黑色，有光泽，具细网纹。花期 7 ~ 9 月，果期 9 ~ 10 月。

| 生境分布 | 生于林缘草地、沟岸、河边、居民点附近，有时也为农田杂草。分布于内蒙古通辽市（库伦旗）、赤峰市（阿鲁科尔沁旗、克什克腾旗、喀喇沁旗）、锡林郭勒盟（太仆寺旗、苏尼特右旗）、乌兰察布市（四子王旗、察哈尔右翼前旗、察哈尔右翼中旗、商都县、丰镇市、凉城县、卓资县）、呼和浩特市（玉泉区、武川县、土默特左旗、和林格尔县、清水河县）、包头市（固阳县、白云鄂博矿区）、鄂尔多斯市（达拉特旗、准格尔旗、乌审旗、鄂托克旗、鄂托克前旗）、巴彦淖尔市（磴口县）。

| 资源情况 | 野生资源较丰富。药材来源于野生。

| 采收加工 | **中药** 菊叶香藜：夏、秋季采收，除去杂质，晒干。

| 功能主治 | **中药** 菊叶香藜：微甘，平。平喘解痉，止痛。用于喘息，痉挛，偏头痛等。
蒙药 乌努日特 - 诺衣乐：甘、微辛，平。解表，解毒，治伤，止痒。用于哮喘，麻疹不透，金疮，皮肤瘙痒。

| 用法用量 | **中药** 菊叶香藜：内服煎汤，9 ～ 15 g。
蒙药 乌努日特 - 诺衣乐：配方用。

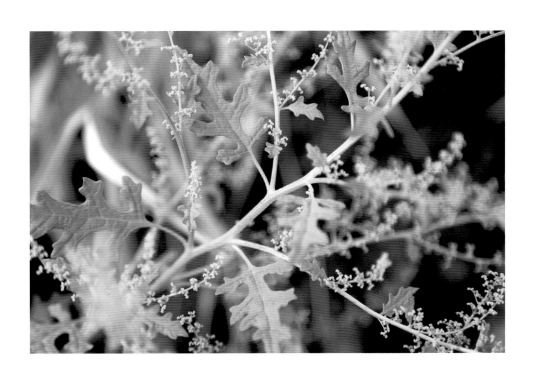

藜科 Chenopodiaceae 藜属 Chenopodium

灰绿藜 *Chenopodium glaucum* L.

| 植物别名 | 水灰菜、盐灰菜。

| 蒙 文 名 | 呼和－诺干－诺衣乐。

| 药 材 名 | **中药** 灰绿藜（药用部位：全草）。
蒙药 呼和－诺干－诺衣乐（药用部位：全草）。

| 形态特征 | 一年生草本，高 20 ~ 40 cm。茎平卧或斜升，具条棱及绿色或紫红色条纹。叶柄长 5 ~ 10 mm；叶片矩圆状卵形或披针形，长 2 ~ 4 cm，宽 0.6 ~ 2 cm，肥厚，稍肉质，先端急尖或钝，基部渐狭，边缘具波状牙齿，下表面被粉粒而呈灰绿色，稍带紫红色；中脉明显黄绿色。团伞状花序穗状或圆锥状，顶生或腋生，花被 3 ~ 4，浅绿色，稍

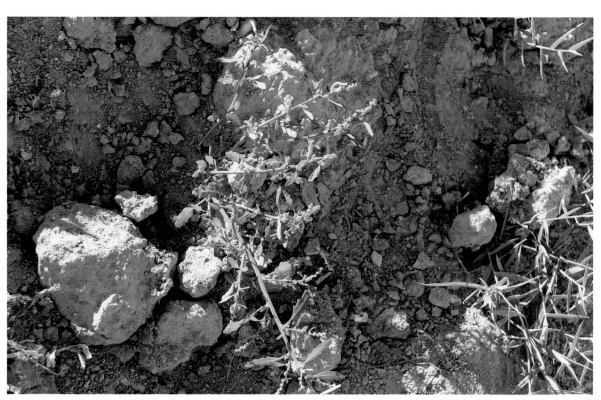

灰绿藜

肥厚，狭矩圆形或倒卵状披针形，先端钝，边缘白色，膜质；雄蕊 3 或 4，花丝短，花药球形；柱头 2，极短。胞果不完全包于花被内，果皮膜质，黄白色；种子扁球形，直径约 1 mm，多横生，暗褐色或红褐色，边缘钝，表面有细点纹。花期 6 ~ 9 月，果期 8 ~ 10 月。

| **生境分布** | 生于草原区和森林草原区的居民点附近、轻度盐渍化农田。内蒙古各地均有分布。

| **资源情况** | 野生资源较丰富。药材来源于野生。

| **采收加工** | **中药** 灰绿藜：夏、秋季采收，除去杂质，鲜用或晒干。

| **功能主治** | **中药** 灰绿藜：甘，平；有小毒。清热，利湿，杀虫。用于痢疾，腹泻，湿疮痒疹，毒虫咬伤。

蒙药 呼和 - 诺干 - 诺衣乐：甘、微辛；有小毒。解表，止痒，治伤，解毒。用于赫依热，金伤，心热，皮肤瘙痒。

| **用法用量** | **中药** 灰绿藜：内服煎汤，5 ~ 15 g。外用适量，煎汤漱口；或煎汤熏洗；或捣敷。

蒙药 呼和 - 诺干 - 诺衣乐：配方用。

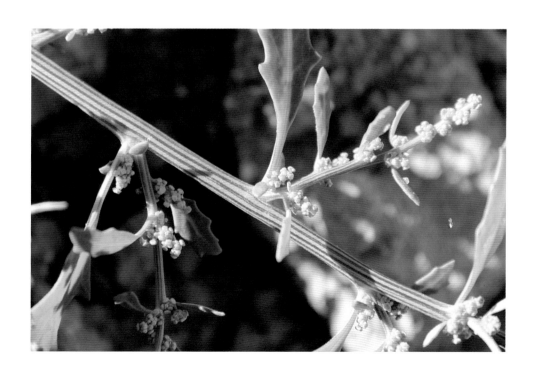

藜科 Chenopodiaceae 藜属 Chenopodium

红叶藜
Chenopodium rubrum L.

| 蒙 文 名 | 乌兰 – 诺衣乐。

| 药 材 名 | 红叶藜（药用部位：地上部分）。

| 形态特征 | 一年生草本，高 30 ～ 80 cm。茎直立或斜升，平滑，淡绿色或带红色，具条棱，但无明显的色条，通常上部有长 2 ～ 8 cm 的分枝。叶片卵形至菱状卵形，肉质，长 4 ～ 8 cm，宽 2 ～ 6 cm（分枝上的叶较小），两面均呈浅绿色或有时带红色，下面稍有粉，先端渐尖，基部楔形，边缘锯齿状浅裂，有时不裂，裂齿 3 ～ 5 对，三角形，不等大，通常稍向上弯，先端微钝；叶柄长为叶片的 1/5 ～ 1/3。果皮膜质，带白色，不与种子贴生；种子稍扁，球形或宽卵形，直立、斜生及横生，红黑色至黑色，直径 0.75 ～ 1 mm，边缘钝，表面具明显的

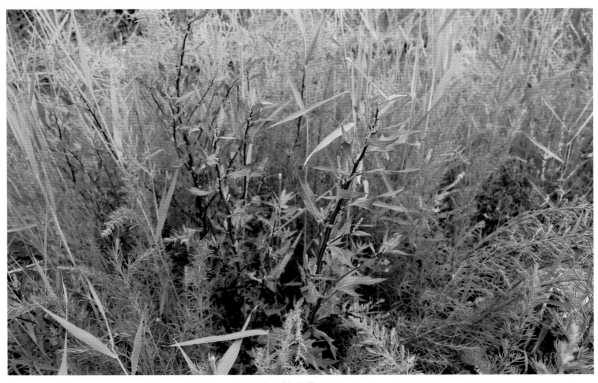

红叶藜

矩圆形点纹。花果期 8 ~ 10 月。

| 生境分布 | 生于路旁、田边及轻度盐碱地。分布于内蒙古锡林郭勒盟。

| 资源情况 | 野生资源一般。药材来源于野生。

| 采收加工 | 春、夏季采收，除去杂质，鲜用或晒干。

| 功能主治 | 用于创伤。

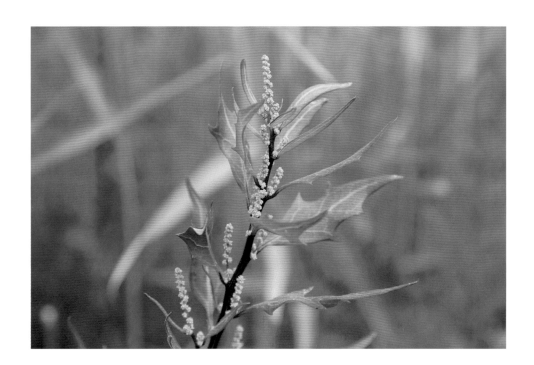

藜科 Chenopodiaceae 藜属 Chenopodium

杂配藜 *Chenopodium hybridum* L.

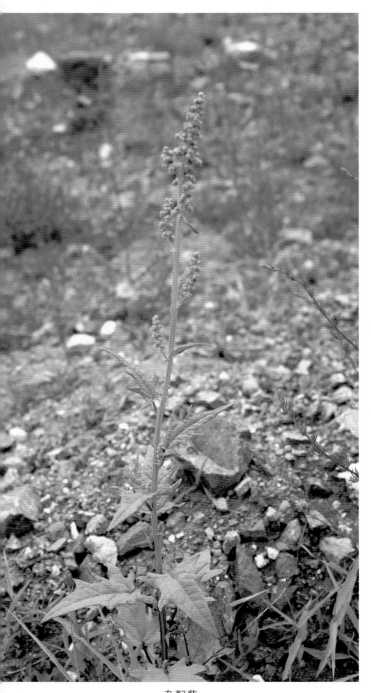

杂配藜

| 植物别名 |

大叶藜、血见愁。

| 蒙 文 名 |

额日力斯－诺衣乐。

| 药 材 名 |

血见愁（药用部位：全草）。

| 形态特征 |

一年生草本，高 40 ～ 90 cm。茎直立，粗壮，具淡黄色或紫色条棱。单叶互生，叶柄长 2 ～ 7 cm；叶片宽卵形至卵状三角形，长 6 ～ 15 cm，宽 5 ～ 13 cm，两面均呈亮绿色，先端急尖或渐尖，基部圆形、截形或略呈心形，边缘掌状浅裂，裂片 2 ～ 3 对，先端通常锐尖。花两性，兼有雌性，成团，在枝上排列成圆锥状花序；花被基部合生，裂片 5，狭卵形，先端钝，背面具纵脊并稍有粉粒，边缘膜质；雄蕊 5。胞果双凸镜状；果皮膜质，有白色斑点，与种子贴生；种子横生，直径通常 2 ～ 3 mm，黑色，无光泽，表面具明显的圆形深洼点，胚环形。花期 8 ～ 9 月，果期 9 ～ 10 月。

| **生境分布** | 生于林缘、山坡灌丛间、沟沿等。分布于内蒙古呼伦贝尔市（额尔古纳市、根河市、鄂伦春自治旗、莫力达瓦达斡尔族自治旗、鄂温克族自治旗、新巴尔虎左旗、牙克石市、扎兰屯市）、兴安盟（科尔沁右翼前旗、科尔沁右翼中旗、阿尔山市）、通辽市（科尔沁左翼中旗、科尔沁左翼后旗）、赤峰市（阿鲁科尔沁旗、翁牛特旗、喀喇沁旗、宁城县、敖汉旗、巴林右旗、林西县、克什克腾旗）、锡林郭勒盟（锡林浩特市、正镶白旗、苏尼特左旗）、呼和浩特市、包头市、鄂尔多斯市（准格尔旗、乌审旗、东胜区）、巴彦淖尔市（乌拉特中旗）。

资源情况 野生资源丰富。药材来源于野生。

采收加工 夏、秋季采收，除去杂质，鲜用或晒干。

药材性状 本品长达 80 cm，黄绿色。茎圆柱形，有 5 深纵棱。叶皱缩破碎，完整者宽卵形至卵状三角形，长 5 ～ 9 cm，宽 4 ～ 6 cm，先端锐尖，基部圆形、截形，叶缘浅裂。花小，成团。胞果宿存花被灰绿色，先端 5 裂；果皮膜质，有白色斑点。种子扁圆形，直径 2 ～ 3 mm，黑色，无光泽，表面具明显的凹点。气微，味微苦。

功能主治 甘，平。调经止血，解毒消肿。用于月经不调，崩漏，吐血，咯血，尿血，血痢，疮疡肿毒，毒虫咬伤。

用法用量 内服煎汤，3 ～ 9 g；或熬膏。外用适量，捣敷。

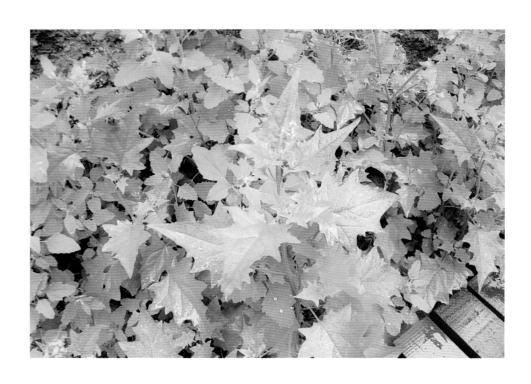

藜科 Chenopodiaceae 藜属 Chenopodium

小藜

Chenopodium serotinum L.

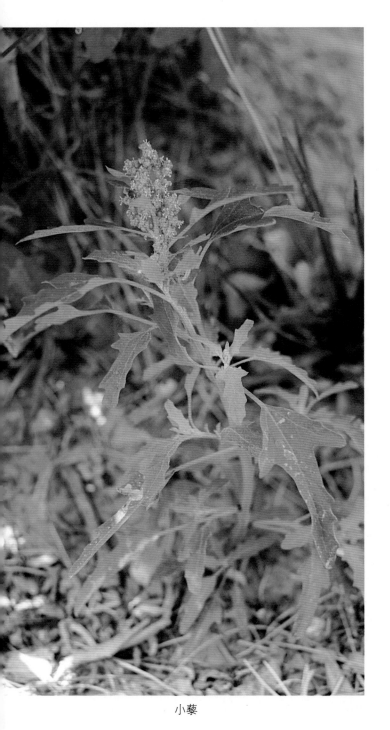

小藜

| 植物别名 |

苦落藜、灰条。

| 蒙 文 名 |

吉吉格－诺衣乐。

| 药 材 名 |

灰藋（药用部位：全草）、灰藋子（药用部位：种子）。

| 形态特征 |

一年生草本，高 20 ～ 50 cm。茎直立，具条棱及绿色条纹。叶互生，叶柄细，长 1 ～ 3 cm；叶片卵状矩圆形，长 2.5 ～ 5 cm，宽 1 ～ 3.5 cm，下部叶通常 3 浅裂，中裂片两边近平行，先端钝，全缘或具波状锯齿，2 侧裂片位于中部以下，通常各具 2 浅裂齿，上部叶较小，矩圆形。花两性，团集，穗状，腋生或顶生成圆锥状花序；花被 5，宽卵形，不开展，淡绿色，背面具微纵隆脊和密粉粒；雄蕊 5，开花时外伸；柱头 2，条形。胞果包在花被内，果皮膜质，具蜂窝状网纹；种子双凸镜状，黑色，有光泽，直径约 1 mm，边缘有棱，表面具六角形细洼，胚环形。花期 6 ～ 7 月，果期 7 ～ 9 月。

| **生境分布** | 生于潮湿疏松的撂荒地、田间、路旁、垃圾堆。分布于内蒙古通辽市（开鲁县）、乌兰察布市（商都县、察哈尔右翼中旗、兴和县、丰镇市）、呼和浩特市（新城区、和林格尔县）、包头市（固阳县、土默特右旗、九原区、东河区）、鄂尔多斯市（准格尔旗、康巴什区、鄂托克旗）、巴彦淖尔市（临河区、乌拉特后旗、杭锦后旗）、阿拉善盟（阿拉善左旗）。 |

| **资源情况** | 野生资源稀少。药材来源于野生。 |

| **采收加工** | 灰藋：夏季采收，除去杂质，鲜用或晒干。
灰藋子：7～9月果实成熟时割取全草，打下种子，除去杂质，晒干。 |

| **药材性状** | 灰藋子：本品边缘具棱，直径约 1 mm，黑色，有光泽。表面具六角形细洼。 |

| **功能主治** | 灰藋：甘、苦，凉。祛湿止泻，清热解毒。用于风热感冒，肺热咳嗽，腹泻，痢疾，湿疹，荨麻疹，毒虫咬伤。
灰藋子：杀三虫。 |

| **用法用量** | 灰藋：内服煎汤，3～9 g；或熬膏。外用适量，捣敷。
灰藋子：内服煎汤，9～15 g。 |

| **附　注** | 在 FOC 中，本种的拉丁学名已被修订为 *Chenopodium ficifolium* Smith。 |

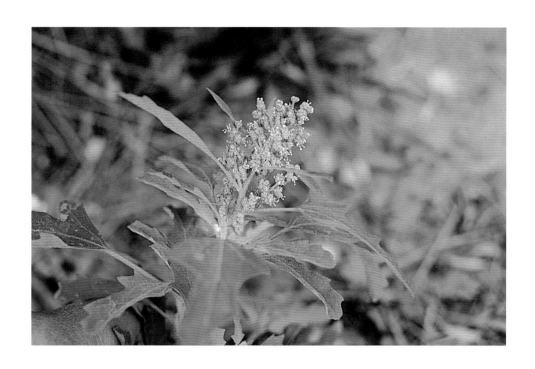

藜科 Chenopodiaceae 藜属 Chenopodium

藜

Chenopodium album L.

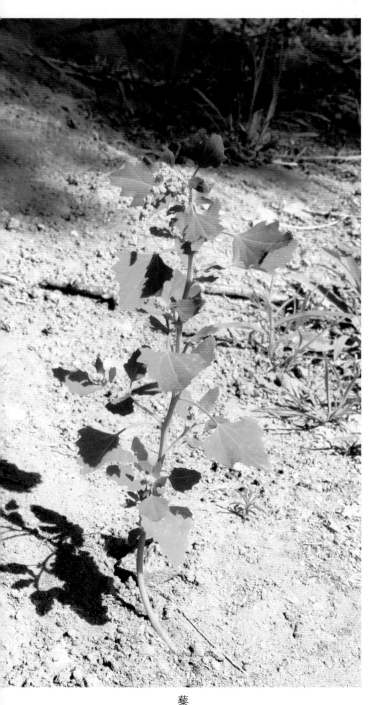

藜

| 植物别名 |

灰菜、灰条藜、白藜。

| 蒙 文 名 |

诺衣乐。

| 药 材 名 |

中药 藜（药用部位：全草）。
蒙药 诺衣乐（药用部位：全草）。

| 形态特征 |

一年生草本。茎直立，粗壮，高 30 ~ 150 cm，具条棱及绿色或紫红色条纹，多分枝。叶互生，叶柄长；叶片菱状卵形至宽披针形，长 3 ~ 6 cm，宽 2.5 ~ 5 cm，先端急尖或微钝，基部楔形至宽楔形，边缘具不整齐锯齿，下面多少有粉粒。花两性，小，黄绿色，簇生枝上部，排列成圆锥状花序；花被裂片 5，宽卵形至椭圆形，背面具纵隆脊，有粉粒，先端钝或微凹，边缘膜质；雄蕊 5，花药伸出花被；柱头 2。胞果扁圆形，包于花被内；种子双凸镜状，直径 1.2 ~ 1.5 mm，边缘钝，黑色，有光泽，表面具浅沟纹。花期 8 ~ 9 月，果期 9 ~ 10 月。

| 生境分布 | 生于田间、路旁、荒地、居民点附近和河岸湿地。内蒙古各地均有分布。

| 资源情况 | 野生资源丰富。药材来源于野生。

| 采收加工 | **中药** 藜：夏、秋季采收，除去杂质，鲜用或晒干。

| 药材性状 | **中药** 藜：本品长达 100 cm，黄绿色。茎圆柱形，有纵条棱，有的具紫红色条纹。叶皱缩破碎，完整者菱状卵形至宽披针形，长 3 ~ 6 cm，宽 2.5 ~ 5 cm，边缘具波状齿，基部楔形，下面多少有粉粒；圆锥花序腋生或顶生。气微，味淡。

| 功能主治 | **中药** 藜：甘，平；有小毒。清热，利湿，杀虫。用于痢疾，腹泻，湿疮痒疹，毒虫咬伤。

蒙药 诺衣乐：甘、微辛，平；有小毒。解表，止痒，治伤，解毒。用于赫依热，金伤，心热，皮肤瘙痒。

| 用法用量 | **中药** 藜：内服煎汤，5 ~ 15 g。外用适量，煎汤漱口；或煎汤熏洗；或捣敷。
蒙药 诺衣乐：配方用。

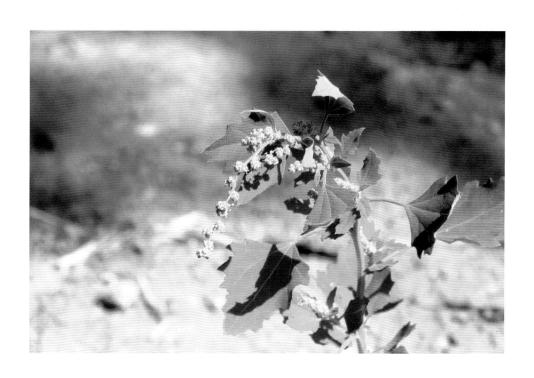

藜科 Chenopodiaceae 地肤属 Kochia

木地肤
Kochia prostrata (L.) Schrad.

| 植物别名 | 伏地肤。

| 蒙 文 名 | 道格特日嘎纳。

| 药 材 名 | 木地肤（药用部位：全草）。

| 形态特征 | 半灌木，高达 20 ~ 80 cm。木质茎高不及 10 cm，黄褐色或带黑褐色。当年生枝淡黄褐色或带淡紫红色，常密生柔毛，分枝疏。叶线形，稍扁平，常数个簇生短枝，长 0.8 ~ 1 cm，宽 1 ~ 1.5 mm，基部稍窄，无柄，脉不明显。花被球形，有毛，花被裂片卵形或长圆形，先端钝，内弯；翅状附属物扇形或倒卵形，膜质，具紫红色或黑褐色细脉，边缘具不整齐圆锯齿或呈啮蚀状；柱头 2，丝状，紫褐色。胞果扁球形，果皮厚膜质，灰褐色；种子近圆形，直径约

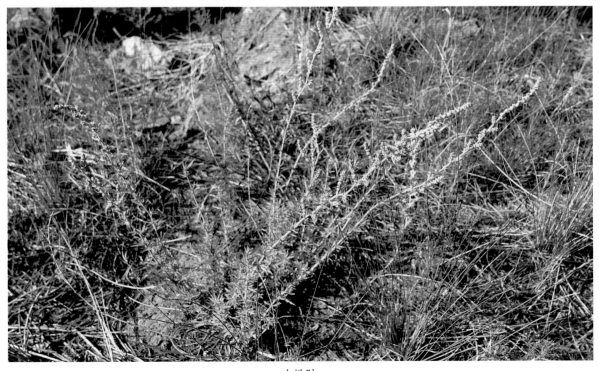

木地肤

1.5 mm。花果期 6 ~ 9 月。

| **生境分布** | 生于小针茅草 – 葱类草原、草原化荒漠。分布于内蒙古锡林郭勒盟（西乌珠穆沁旗、锡林浩特市、苏尼特左旗、正蓝旗、太仆寺旗）。

| **资源情况** | 野生资源较丰富。药材来源于野生。

| **采收加工** | 夏、秋季采收，晒干。

| **功能主治** | 解热。

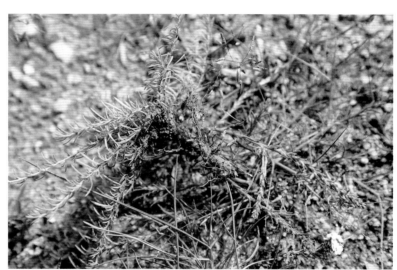

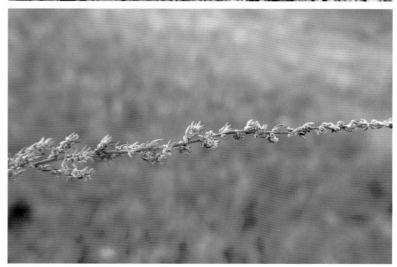

藜科 Chenopodiaceae 地肤属 Kochia

地肤
Kochia scoparia (L.) Schrad.

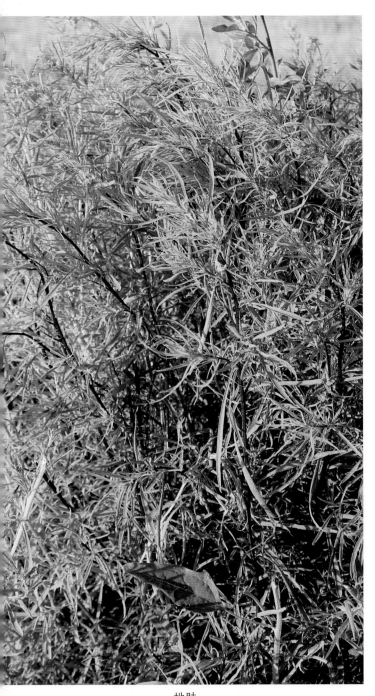

地肤

| 植物别名 |

扫帚菜、观音菜。

| 蒙 文 名 |

疏日 – 诺高。

| 药 材 名 |

地肤子（药用部位：果实。别名：帚菜子、扫帚子）、地肤苗（药用部位：嫩茎、叶）。

| 形态特征 |

一年生草本。根略呈纺锤形。茎直立，圆柱状，高 50 ～ 100 cm，淡绿色或带紫红色，有多数条棱。叶为平面叶，披针形或条状披针形，长 2 ～ 5 cm，宽 0.3 ～ 0.7 cm，先端短渐尖，基部渐狭入短柄，通常有 3 明显的主脉，边缘疏生锈色绢状缘毛；茎上部叶较小，无柄，脉 1。花两性或雌性，通常 1 ～ 3 生于上部叶腋，构成疏穗状圆锥状花序，花下有时有锈色长柔毛；花被 5，淡绿色，近球形，花被裂片近三角形，无毛或先端稍有毛，背面具隆脊和突起，果期发育为短翅，三角形至倒卵形，膜质，脉纹不明显，边缘微波状；花丝丝状，花药淡黄色；柱头 2，丝状，紫褐色，花柱极短。胞果扁球形，果皮膜质,与种子离生;种子卵形,黑褐色,长 1.5 ～ 2 mm,稍有光泽。花期 6 ～ 9 月,果期 7 ～ 10 月。

| 生境分布 | 生于落叶阔叶林区和草原区的撂荒地、路旁、村边,散生或群生,为常见的农田杂草。内蒙古各地均有分布。

| 资源情况 | 野生资源丰富。药材来源于野生。

| 采收加工 | 地肤子:秋季果实成熟时采收植株,晒干,打下果实,除去杂质。
地肤苗:夏季采收嫩茎、叶,鲜用或晒干。

| 药材性状 | 地肤子:本品呈扁球状五角星形,直径 1 ～ 3 mm,外被宿存花被。表面灰绿色或浅棕色,周围具 5 膜质小翅,背面中心有微凸起的点状果柄痕及 5 ～ 10 放射状脉纹;剥离花被,可见膜质果皮,半透明。种子扁卵形,长约 1 mm,黑色。气微,味微苦。

| 功能主治 | 地肤子:辛、苦,寒。归肾、膀胱经。清热利湿,祛风止痒。用于小便涩痛,阴痒带下,风疹,湿疹,皮肤瘙痒。
地肤苗:苦,寒。清热解毒,利尿通淋。用于痢疾,泄泻,小便不利,淋病,皮肤风热丹肿,眼热昏暗,涩痛雀盲。

| 用法用量 | 地肤子:内服煎汤,9 ～ 15 g;或入丸、散剂。外用适量,捣汁涂;或煎汤熏洗。
地肤苗:内服煎汤,30 ～ 60 g。外用适量,捣汁涂;或煎汤洗。

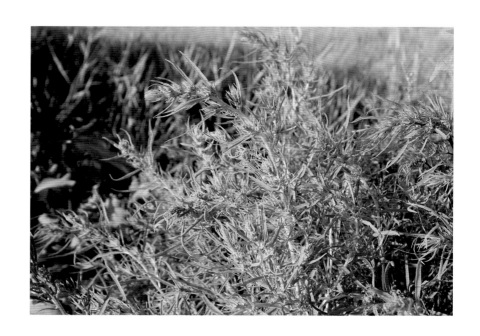

藜科 Chenopodiaceae 地肤属 Kochia

碱地肤
Kochia scoparia (L.) Schrad. var. *sieversiana* (Pall.) Ulbr. ex Aschers. et Graebn.

| 植物别名 | 秃扫儿。

| 蒙 文 名 | 胡吉日萨格 – 道格特日嘎纳。

| 药 材 名 | 碱地肤子（药用部位：果实）、碱地肤苗（药用部位：嫩茎、叶）。

| 形态特征 | 一年生草本。根木质化。茎直立，圆柱状，高50～100 cm，基部分枝，
淡绿色或带紫红色，有多数条棱，上端密被白色或黄褐色卷毛。叶
互生，下部茎生叶长圆状倒卵形或倒披针形，先端稍钝，基部渐狭
入短柄，叶缘有长茸毛；上部茎生叶较小，长圆形、披针形或线形。
花杂性，通常1～2生于上部叶腋的白色长束毛中，构成紧密穗状
圆锥花序，使整个花序呈绵毛状；花被5，淡绿色，卵形，背面具

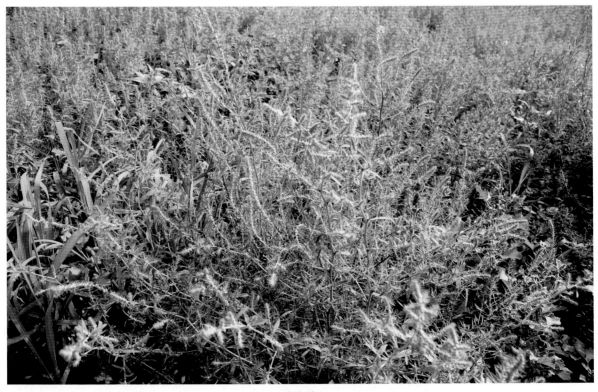

碱地肤

隆脊和龙骨状突起，果期突起发育成5短翅；翅短厚，近圆形，有圆齿，具脉纹；花丝丝状，花药淡黄色；柱头2，丝状，花柱极短。胞果扁球形，包于花被内，果皮膜质，与种子离生；种子卵形，黑褐色，稍有光泽。花期6～9月，果期8～10月。

| 生境分布 | 生于草原带和荒漠带的盐渍化低湿地、质地疏松的撂荒地上，亦生于居民点附近，为常见的农田杂草。内蒙古各地均有分布。

| 资源情况 | 野生资源丰富。药材来源于野生。

| 采收加工 | 碱地肤子：秋季果实成熟时采收植株，晒干，打下果实，除去杂质。
碱地肤苗：夏季采收嫩茎、叶，鲜用或晒干。

| 功能主治 | 碱地肤子：辛、苦，寒。归肾、膀胱经。清热利湿，祛风止痒。用于小便涩痛，阴痒带下，风疹，湿疹，皮肤瘙痒。
碱地肤苗：苦，寒。清热解毒，利尿通淋。用于痢疾，泄泻，小便不利，淋病，皮肤风热丹肿，眼热昏暗，涩痛雀盲。

| 用法用量 | 碱地肤子：内服煎汤，9～15 g；或入丸、散剂。外用适量，煎汤熏洗。
碱地肤苗：内服煎汤，30～60 g。外用适量，煎汤洗。

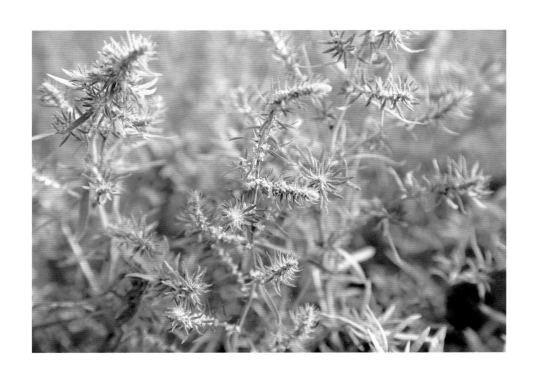

藜科 Chenopodiaceae 雾冰藜属 Bassia

雾冰藜 *Bassia dasyphylla* (Fisch. et Mey.) Kuntze

| 植物别名 | 巴西藜、肯诺藜、五星蒿。

| 蒙 文 名 | 玛能 – 哈麻哈格。

| 药 材 名 | 五星蒿（药用部位：全草）。

| 形态特征 | 一年生草本，高 30 ~ 50 cm。全株被灰白色长毛。茎直立，具条纹，黄绿色或浅红色，分枝多，开展，细弱，与茎夹角大于 45°。叶互生，肉质，圆柱形或半圆柱形，长 3 ~ 15 mm，宽 1 ~ 1.5 mm，先端钝，基部渐狭。花两性，单生或 2 腋生，仅 1 发育；花被球状壶形，5 浅裂，果期花被背面中部生 5 锥形附属物，呈五角形；雄蕊 5，伸出花被外；子房卵形，花柱短，柱头 2，较长。胞果卵圆形；种子近圆形，直

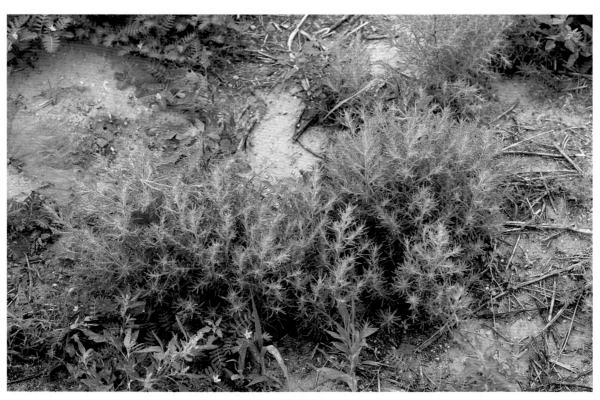

雾冰藜

径 1 ～ 2 mm，光滑。花果期 8 ～ 10 月。

| 生境分布 | 生于戈壁、盐碱地、沙丘、草地、河滩及洪积扇上。分布于内蒙古呼伦贝尔市（新巴尔虎右旗、新巴尔虎左旗）、通辽市（科尔沁左翼后旗、科尔沁左翼中旗、奈曼旗、库伦旗、开鲁县）、赤峰市（阿鲁科尔沁旗、巴林右旗、克什克腾旗、红山区）、锡林郭勒盟（锡林浩特市、阿巴嘎旗、正蓝旗、镶黄旗、苏尼特右旗、苏尼特左旗、二连浩特市、正镶白旗、西乌珠穆沁旗）、乌兰察布市（兴和县、察哈尔右翼前旗、化德县、四子王旗）、呼和浩特市（新城区、清水河县、托克托县）、包头市（达尔罕茂明安联合旗、固阳县、白云鄂博矿区）、鄂尔多斯市（准格尔旗、达拉特旗、康巴什区、杭锦旗、鄂托克前旗、鄂托克旗）、巴彦淖尔市（临河区、乌拉特前旗、乌拉特中旗、乌拉特后旗、磴口县、杭锦后旗）、乌海市、阿拉善盟（阿拉善左旗、阿拉善右旗）。

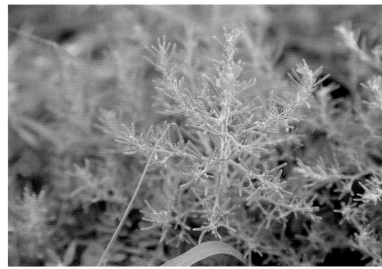
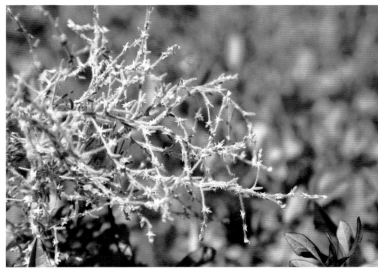

| 资源情况 | 野生资源较丰富。药材来源于野生。

| 采收加工 | 夏、秋季采收，除去杂质，晒干。

| 功能主治 | 甘、淡，微寒。清热祛湿。用于头皮屑多，脂溢性皮炎。

| 用法用量 | 外用适量，煎汤洗。

藜科 Chenopodiaceae 碱蓬属 Suaeda

碱蓬
Suaeda glauca (Bunge) Bunge

| 植物别名 | 灰绿碱蓬、盐蒿、猪尾巴草。

| 蒙 文 名 | 和日斯。

| 药 材 名 | 碱蓬（药用部位：全草）。

| 形态特征 | 一年生草本，高可达 1 m。茎直立，粗壮，圆柱状，浅绿色，有条棱，上部多分枝，枝细长，上升或斜伸。叶条形，半圆柱状，长 1.5 ~ 5 cm，宽约 1.5 mm，灰绿色，光滑或被粉粒，稍向上弯曲，先端微尖。花两性，单生或 2 ~ 5 簇生叶腋，着生于叶的短柄上，与叶共柄；小苞片短于花被，卵形，锐尖；花被 5，矩圆形，长 1 ~ 1.5 mm，向内包卷，黄绿色，果时增厚，具隆脊，略呈五角星状；雄蕊 5，花

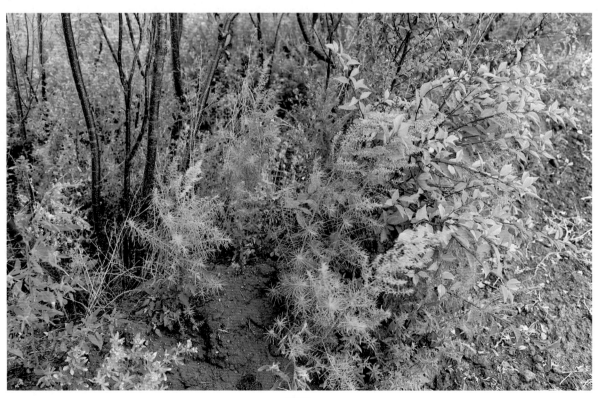

碱蓬

药宽卵形至矩圆形，长约 0.9 mm；柱头 2，黑褐色，稍外弯。胞果包在花被内，果皮膜质；种子近圆形，黑色，直径约 2 mm，表面具颗粒状点纹，稍有光泽。花期 7 ~ 8 月，果期 8 ~ 9 月。

| 生境分布 | 生于草原区和荒漠区的湿润的盐渍化土壤上。分布于内蒙古呼伦贝尔市（鄂温克族自治旗、新巴尔虎左旗、新巴尔虎右旗）、兴安盟（科尔沁右翼中旗）、通辽市（奈曼旗、霍林郭勒市）、赤峰市（阿鲁科尔沁旗）、锡林郭勒盟（苏尼特左旗、正镶白旗、太仆寺旗、苏尼特右旗、西乌珠穆沁旗、二连浩特市）、乌兰察布市（四子王旗、商都县、兴和县、察哈尔右翼后旗）、呼和浩特市（赛罕区、玉泉区、托克托县）、包头市（白云鄂博矿区、达尔罕茂明安联合旗）、鄂尔多斯市（达拉特旗、乌审旗、鄂托克旗、鄂托克前旗、杭锦旗）、巴彦淖尔市（临河区、乌拉特前旗、五原县、乌拉特中旗、乌拉特后旗、磴口县、杭锦后旗）、乌海市、阿拉善盟（阿拉善左旗、额济纳旗）。

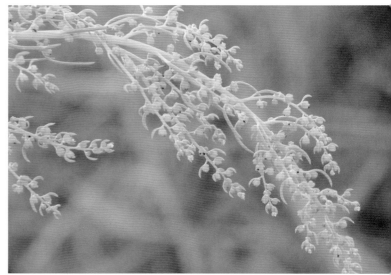

| 资源情况 | 野生资源较丰富。药材来源于野生。

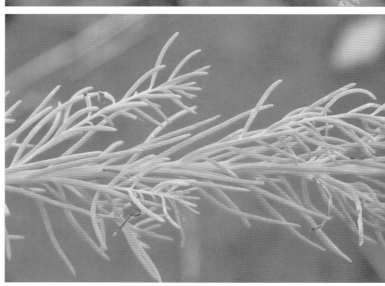

| 采收加工 | 夏、秋季采收，除去杂质，晒干。

| 功能主治 | 微咸，凉。归肾经。清热，消积。用于食积停滞，腹胀，发热，瘰疬。

| 用法用量 | 内服煎汤，6 ~ 9 g，鲜品 15 ~ 30 g。

藜科 Chenopodiaceae 碱蓬属 Suaeda

平卧碱蓬 Suaeda prostrata Pall.

| 蒙 文 名 | 和布特 - 和日斯。

| 药 材 名 | 平卧碱蓬（药用部位：全草）。

| 形态特征 | 一年生草本，高 20 ~ 50 cm，无毛。茎平卧或斜升，具微条棱，上部的分枝近平展并几等长。叶条形、半圆柱形，灰绿色，先端急尖或微钝，基部稍收缩并稍压扁；侧枝上的叶较短，等长或稍长于花被。团伞花序 2 至数花，腋生；小苞片短于花被，卵形或椭圆形，膜质，白色；花两性，花被稍肉质，5 深裂，果时花被裂片增厚成兜状，基部向外延伸出不规则的翅状或舌状突起；雄蕊 5，花药宽矩圆形或近圆形；柱头 2，花柱不明显。胞果果皮膜质，淡黄褐色；种子双凸镜形或扁卵形，黑色，表面具清晰的蜂窝状点纹，稍有光泽。

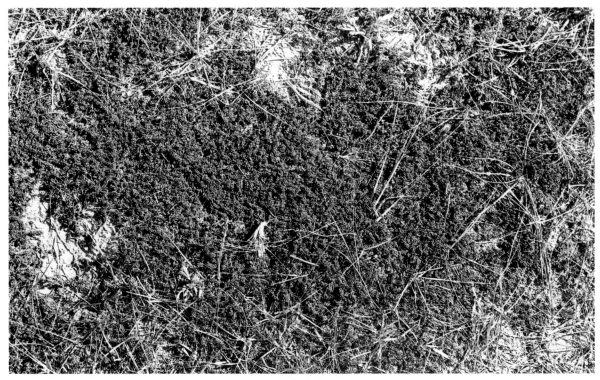

平卧碱蓬

花期 6 ~ 9 月，果期 8 ~ 10 月。

| 生境分布 | 生于草原区或荒漠区的盐渍化的湖边、河岸和洼地。分布于内蒙古呼和浩特市（托克托县）、鄂尔多斯市（准格尔旗、达拉特旗、杭锦旗）、巴彦淖尔市（磴口县）、阿拉善盟。

| 资源情况 | 野生资源一般。药材来源于野生。

| 采收加工 | 夏、秋季采收，除去杂质，晒干。

| 功能主治 | 微咸，凉。归肾经。清热，消积。用于食积停滞，腹胀，发热，瘰疬。

| 用法用量 | 内服煎汤，6 ~ 9 g，鲜品 15 ~ 30 g。

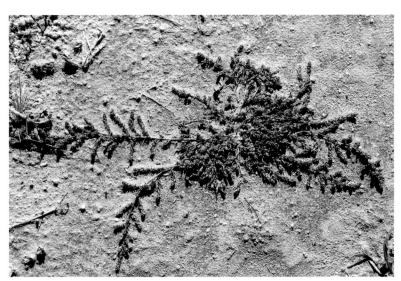

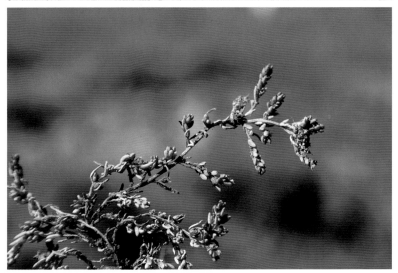

藜科 Chenopodiaceae 碱蓬属 Suaeda

盐地碱蓬 Suaeda salsa (L.) Pall.

| **植物别名** | 黄须菜、翅碱蓬、碱葱。

| **蒙 文 名** | 胡吉日色格－和日斯。

| **药 材 名** | 盐地碱蓬（药用部位：全草）。

| **形态特征** | 一年生草本，高 10 ～ 50 cm，绿色，晚秋变红紫色或墨绿色。茎直立，圆柱形，无毛，有红紫色条纹，上部多分枝或由基部分枝，枝细弱，有时茎不分枝。叶条形，半圆柱状，长 1 ～ 3 mm，宽 1 ～ 2 mm，先端尖或急尖，枝上部的叶较短。团伞花序通常含 3 ～ 5 花，腋生，在分枝上排列成间断的穗状花序；花两性或兼有雌性；小苞片短于花被，卵形或椭圆形，膜质，白色；花被半球形，花被片基

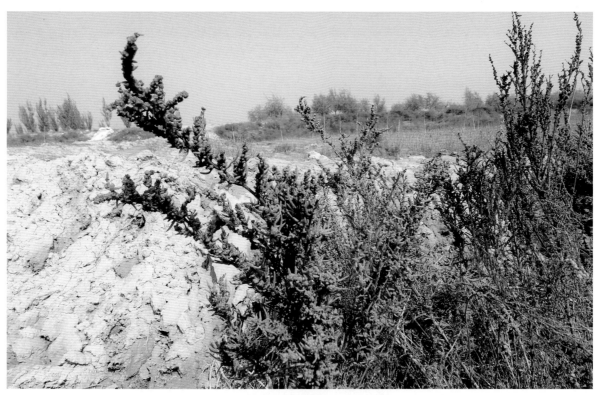

盐地碱蓬

部合生，果时各花被片背面显著隆起，呈兜状或龙骨状，基部具大小不等的翅状突起；雄蕊5，花药卵形或椭圆形；柱头2，丝状，有乳头，花柱不明显。种子横生，双凸镜形或斜卵形，直径 0.8 ～ 1.5 mm，黑色，表面有光泽，网点纹不清晰或仅边缘较清晰。花果期 8 ～ 10 月。

| **生境分布** | 生于盐渍化的湖滨、河岸、洼地。除大兴安岭外，内蒙古各地均有分布。

| **资源情况** | 野生资源丰富。药材来源于野生。

| **采收加工** | 夏、秋季采收，除去泥沙、杂质，晒干或鲜用。

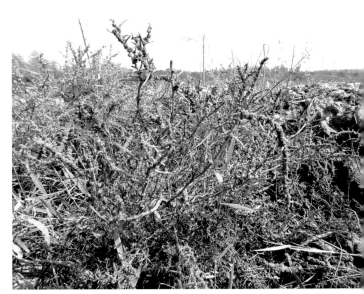

| **药材性状** | 本品呈灰黄色。叶多破碎，完整者丝状条形，无毛。花多着生于叶基部。果实包在宿存的花被内，果皮膜质。种子黑色，直径约 1.5 mm，表面具清晰的颗粒状点纹，稍有光泽。

| **功能主治** | 微咸，凉。清热，消积，降血糖，降血压，扩张血管，增强免疫力。用于心脏病。

| **用法用量** | 内服煎汤，6 ～ 9 g，鲜品 15 ～ 30 g。

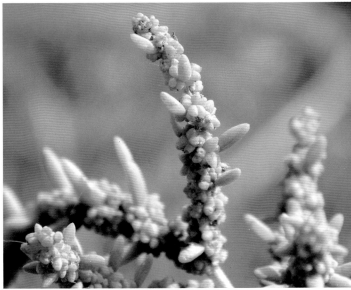

藜科 Chenopodiaceae 梭梭属 Haloxylon

梭梭

Haloxylon ammodendron (C. A. Mey.) Bunge

| **植物别名** | 琐琐、梭梭柴。

| **蒙 文 名** | 札格 – 毛杜。

| **药 材 名** | 梭梭（药用部位：全株）。

| **形态特征** | 小乔木，高 1 ~ 4 m。树皮灰白黄色，老枝灰褐色或淡黄褐色，通常具环状裂隙；当年生枝细长，蓝色，斜升或弯垂，节间长 4 ~ 10 mm，直径约 1.5 mm。叶退化为鳞片状，宽三角形，稍开展，先端钝，腋间具绵毛。花着生于二年生枝的侧生短枝叶腋；小苞片宽卵形，与花被近等长，边缘膜质；花被片 5，矩圆形，先端钝，背面先端下 1/3 处生翅状附属物，翅状附属物肾形至近圆形，宽 5 ~ 8 mm，斜伸或平展，边缘波状或缺刻状，基部心形至楔形；花

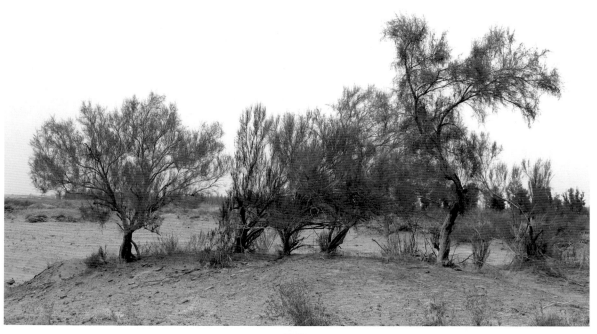

梭梭

被片在翅以上部分稍内曲并围抱果实；花盘不明显。胞果黄褐色，果皮不与种子贴生；种子黑色，扁圆形，直径约 2.5 mm。花期 5 ~ 7 月，果期 9 ~ 10 月。

| **生境分布** | 生于沙丘、盐渍土荒漠、河边沙地等。分布于内蒙古鄂尔多斯市（杭锦旗）、巴彦淖尔市（乌拉特后旗、磴口县）、乌海市、阿拉善盟。

| **资源情况** | 野生资源一般，栽培资源丰富。药材来源于野生和栽培。

| **采收加工** | 秋季或冬初采收。

| **功能主治** | 清肺化痰，降血脂，降血压，杀菌。用于肺脓肿，肺结核，高血压，高脂血症。

| **用法用量** | 内服煎汤，5 ~ 10 g。

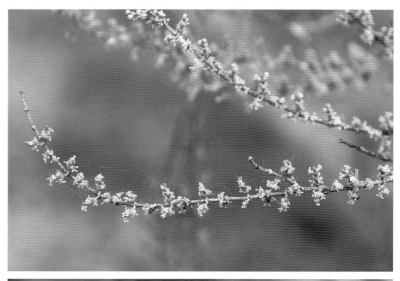

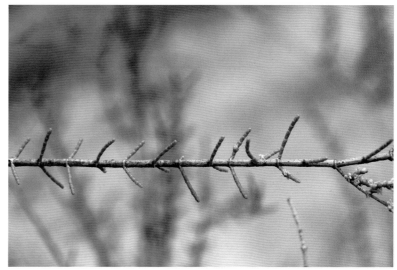

藜科 Chenopodiaceae 假木贼属 Anabasis

短叶假木贼 *Anabasis brevifolia* C. A. Mey.

| **植物别名** | 鸡爪柴。

| **蒙 文 名** | 巴嘎乐乌日。

| **药 材 名** | 短叶假木贼(药用部位:嫩枝)。

| **形态特征** | 半灌木。木质茎极多分枝,呈丛生状;小枝灰白色,常具环状裂隙;当年生枝黄绿色,大多成对生于小枝先端,具 4 ~ 8 节间,不分枝或稍分枝。叶半圆柱状,长 3 ~ 8 mm,开展并向下弧曲,先端有半透明刺尖。花单生叶腋,有时 2 ~ 4 花簇生短枝;小苞片短于叶,腹面凹,具膜质边缘;花被片卵形,长约 2.5 mm,翅状附属物杏黄色或紫红色,稀暗褐色,外轮 3 花被片的翅肾形或近圆形,内轮 2

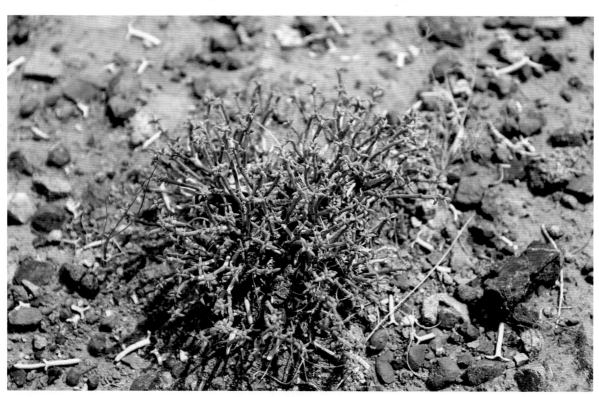

短叶假木贼

花被片的翅圆形或倒卵形；花盘裂片半圆形，带橙黄色；花药长 0.6 ~ 0.9 mm，内侧有乳头。胞果黄褐色；种子卵形或宽卵形，长 1.5 ~ 2 mm。花期 7 ~ 8 月，果期 9 月。

| **生境分布** | 生于荒漠区和荒漠草原带的石质残丘、砾石质戈壁、黏质或黏壤质微碱化的山丘间谷地和山麓地带。分布于内蒙古锡林郭勒盟（苏尼特左旗、苏尼特右旗、二连浩特市）。

| **资源情况** | 野生资源一般。药材来源于野生。

| **采收加工** | 春、夏季割取，洗净，鲜用或晒干。

| **功能主治** | 杀虫。

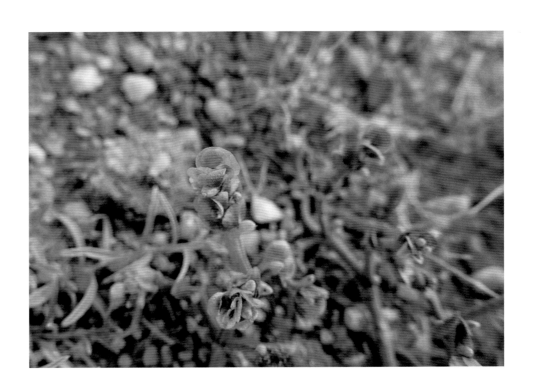

藜科 Chenopodiaceae 猪毛菜属 Salsola

木本猪毛菜 *Salsola arbuscula* Pall.

| 植物别名 | 白木猪毛菜、灌木猪毛菜。

| 蒙 文 名 | 查干 - 保得日干纳。

| 药 材 名 | 木本猪毛菜（药用部位：幼枝叶）。

| 形态特征 | 小灌木，高 40 ~ 100 cm。茎多分枝，老枝淡灰褐色，有纵裂纹；幼枝平滑，乳白色；二年生以上茎枝先端多硬化成刺。叶互生，狭条形，长 1 ~ 3 cm，宽 1 ~ 2 mm，淡绿色，具棱条，无毛，疏生乳头状突起，先端具刺尖，基部扩展，扩展处上部缢缩，断面三角形。花序穗状；苞片条形；小苞片卵形，先端尖，基部稍扩展；花被片 5，矩圆形，果时自背面中下部生干膜质翅，翅黄色或无色，较大 3 翅

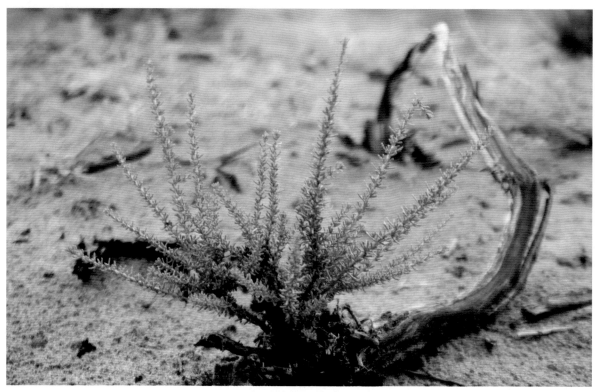

木本猪毛菜

半圆形，另 2 较狭窄，矩圆形，花被果时直径 8 ～ 12 mm，花被片在翅以上部分膜质，向中央聚集，包被果实，稍反折；雄蕊 5，花药先端附属物狭披针形；柱头钻状。胞果倒圆锥形，果皮膜质，灰褐色；种子直径约 2 mm。花期 7 ～ 8 月，果期 9 ～ 10 月。

| **生境分布** | 生于山麓、砾质荒漠或戈壁滩上。分布于内蒙古巴彦淖尔市（乌拉特后旗）、阿拉善盟。

| **资源情况** | 野生资源较少。药材来源于野生。

| **采收加工** | 全年均可采收，晒干。

| **功能主治** | 淡，凉。归肝经。平肝，镇惊，降血压。用于高血压。

| **用法用量** | 内服煎汤，15 ～ 60 g。

珍珠猪毛菜 *Salsola passerina* Bunge

| 植物别名 | 珍珠柴、雀猪毛菜。

| 蒙文名 | 保日－保得日干纳。

| 药材名 | 珍珠猪毛菜（药用部位：全株）。

| 形态特征 | 半灌木，高 5 ~ 30 cm。根粗壮，木质化，外皮暗褐色或灰褐色，不规则剥裂。茎弯曲，树皮灰色或灰褐色，不规则剥裂，老枝灰褐色，嫩枝黄褐色，常弧形弯曲，密被鳞片状"丁"字形毛。叶互生，锥形或三角形，长 2.5 ~ 3 mm，宽约 2 mm，肉质，密被鳞片状"丁"字形毛；叶腋和短枝着生球状芽，亦密被毛。花穗状，着生于枝条上部；苞片卵形或锥形，肉质；小苞片宽卵形，长于花被；花直径

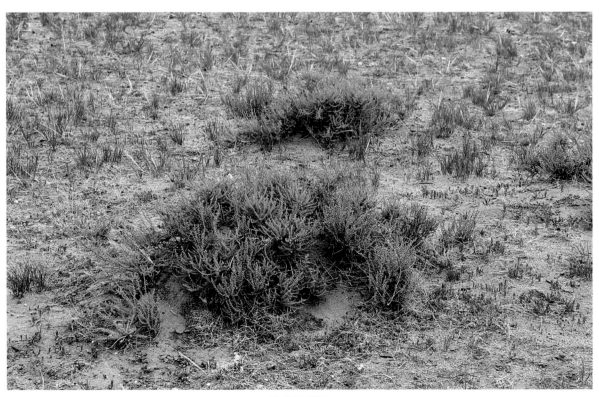

珍珠猪毛菜

8 ～ 10 mm；花被片 5，长卵形，有"丁"字形毛，果时自背侧中部横生干膜质翅，翅黄褐色或淡紫红色，其中 3 翅较大，肾形或宽倒卵形，具多数扇状脉纹，另 2 翅较小，倒卵形；雄蕊 5，花药条形，自基部分离至近顶部，先端有附属物；柱头锥形。胞果倒卵形；种子圆形，横生或直立。花果期 6 ～ 10 月。

| 生境分布 | 生于荒漠区的砾石质、砂砾质戈壁或黏壤土中及荒漠草原带的盐碱湖盆地。分布于内蒙古锡林郭勒盟（苏尼特左旗、苏尼特右旗）、乌兰察布市（四子王旗）、包头市（达尔罕茂明安联合旗）、巴彦淖尔市（乌拉特中旗、乌拉特后旗）、鄂尔多斯市（杭锦旗、鄂托克旗）、乌海市、阿拉善盟（阿拉善左旗、阿拉善右旗）。

| 资源情况 | 野生资源丰富。药材来源于野生。

| 采收加工 | 夏、秋季开花时采收，晒干。

| 功能主治 | 降血压。用于高血压，头痛。

| 用法用量 | 内服煎汤，5 ～ 10 g。

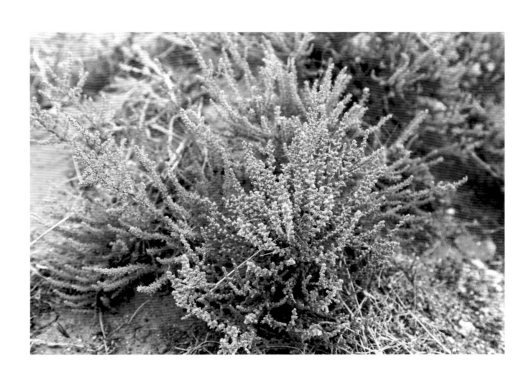

藜科 Chenopodiaceae 猪毛菜属 Salsola

猪毛菜 *Salsola collina* Pall.

| **植物别名** | 山叉明棵、札蓬棵、沙蓬。

| **蒙 文 名** | 哈玛呼乐。

| **药 材 名** | 猪毛菜（药用部位：全草）。

| **形态特征** | 一年生草本，高 20 ~ 60 cm。茎自基部分枝，伸展，绿色，有白色
或紫红色条纹，生短硬毛或近无毛。叶片丝状圆柱形，长 2 ~ 5 cm，
宽 0.5 ~ 1.5 mm，近肉质，被短硬毛，先端有刺状尖，基部稍扩展
而下延。花序穗状，生于茎枝上端；苞片卵形，顶部延伸，有刺状
尖，边缘膜质，背部有白色隆脊，花后变硬；小苞片狭披针形，先
端有刺状尖，苞片及小苞片与花序轴紧贴；花被片卵状披针形，长

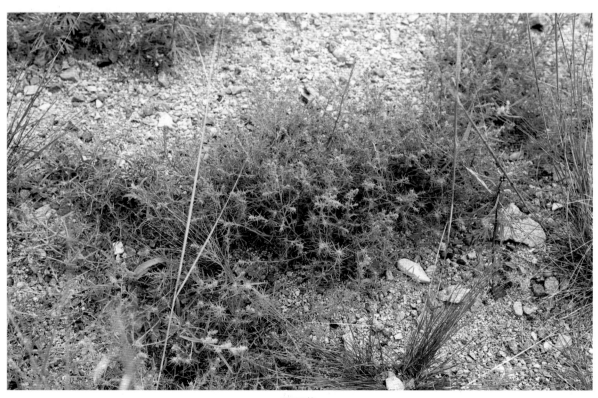

猪毛菜

约 2 mm，膜质，透明，先端尖，果时自背面中上部生鸡冠状革质突起，花被片在突起以上部分近革质，先端为膜质，向中央折曲成平面，紧贴果实，有时在中央聚集成小圆锥体；雄蕊 5，花药长 1 ～ 1.5 mm；柱头丝状，长为花柱的 1.5 ～ 2 倍。胞果倒卵形，果皮膜质；种子横生或斜生，倒卵形，先端截形。花期 7 ～ 9 月，果期 8 ～ 10 月。

| 生境分布 | 生于村边、路边及荒芜场所。内蒙古各地均有分布。

| 资源情况 | 野生资源丰富。药材来源于野生。

| 采收加工 | 夏、秋季采割，除去杂质，晒干。

| 药材性状 | 本品长达 60 cm。茎圆柱形，直径 1 ～ 2 mm；表面黄白色，具条棱。叶多破碎，完整者丝状圆柱形，长 2 ～ 5 cm，宽 0.5 ～ 1 mm；黄绿色，先端具硬针刺。花序穗状，生于枝顶；苞片卵形，先端延伸成刺尖，质硬，背部有白色隆脊；花被向中央折曲成平面，紧贴果实，在中央聚集成小圆锥体。种子倒卵形，直径 1.5 mm，先端平。气微，味微苦。

| 功能主治 | 淡，凉。归肝经。平肝潜阳，润肠通便。用于高血压，头痛，眩晕，肠燥便秘。

| 用法用量 | 内服煎汤，15 ～ 30 g；或代茶饮。

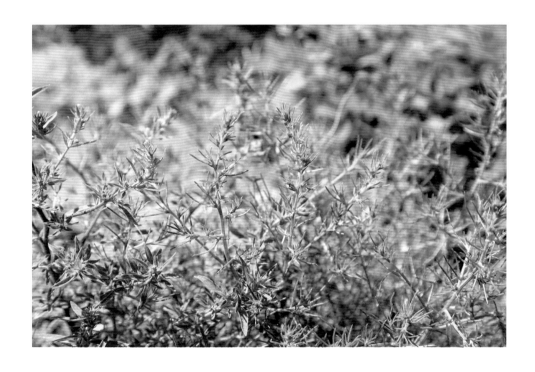

藜科 Chenopodiaceae 猪毛菜属 Salsola

蒙古猪毛菜 Salsola ikonnikovii Iljin

| **植物别名** | 展苞猪毛菜、蒙古沙蓬。

| **蒙 文 名** | 布古日乐 – 哈玛呼乐。

| **药 材 名** | 蒙古猪毛菜（药用部位：全草）。

| **形态特征** | 一年生草本。茎由基部分枝，下部枝伸长，斜升，灰蓝绿色，干后黄白色或淡紫色，具白色条纹。叶互生，中下部叶条状圆柱形，肉质，先端具硬刺尖，基部扩展，边缘干膜质，主脉明显粗壮，白色，两面无毛，上部叶多反折，较短，扁平。花单生苞腋，通常在茎及枝的上端排列成密集的穗状花序；苞片由下向上逐渐变短，中脉白色，边缘干膜质并具缘毛，先端具刺尖，小苞片与苞片近似但较长，

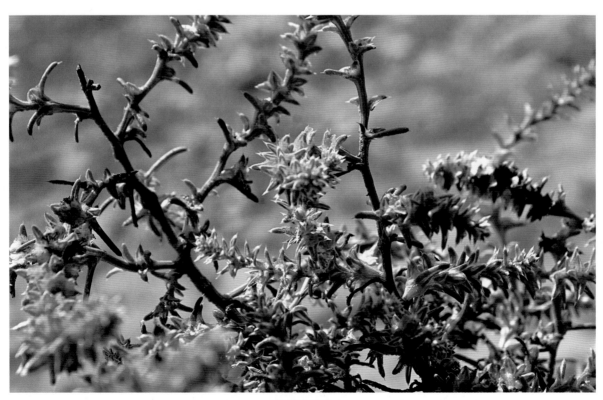

蒙古猪毛菜

两者强烈向下反折；花被片5，透明，膜质，无毛，果时于背侧横生干膜质翅，肾形或宽倒卵形，3较大，矩圆状卵形，具数条粗壮脉，先端边缘有不规则锯齿，另2不发达，锥状，革质；雄蕊5，花药矩圆形，先端具点状附属物；柱头2裂，丝形。胞果倒卵形，果皮膜质；种子横生。花果期7～10月。

| 生境分布 | 生于荒漠区沙地上。分布于内蒙古锡林郭勒盟（苏尼特左旗）、包头市（达尔罕茂明安联合旗）、鄂尔多斯市（准格尔旗、鄂托克旗）、巴彦淖尔市（乌拉特后旗）、阿拉善盟（阿拉善左旗）。

| 资源情况 | 野生资源稀少。药材来源于野生。

| 采收加工 | 夏、秋季花开时采收，洗净泥土，晒干。

| 功能主治 | 淡，凉。归肝经。平肝潜阳，润肠通便。用于高血压，头痛，眩晕，肠燥便秘。

| 用法用量 | 内服煎汤，15～30 g；或代茶饮。

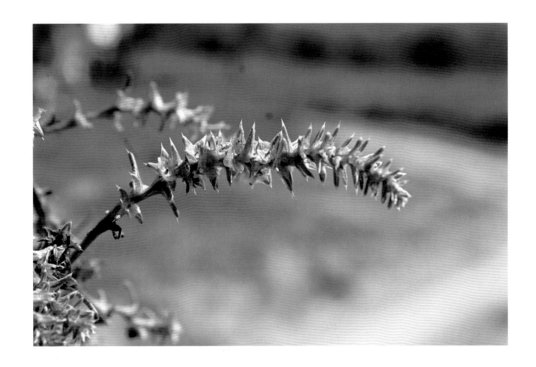

藜科 Chenopodiaceae 猪毛菜属 Salsola

刺沙蓬 *Salsola ruthenica* Iljin

| 植物别名 | 沙蓬、苏联猪毛菜。

| 蒙 文 名 | 乌日格斯图－哈玛呼乐。

| 药 材 名 | 刺沙蓬（药用部位：全草）。

| 形态特征 | 一年生草本，高 15 ~ 50 cm。茎直立，自基部分枝，被短硬毛或近无毛，有白色或紫红色条纹。叶片半圆柱形或圆柱形，无毛或有短硬毛，长 1.5 ~ 4 cm，宽 1 ~ 1.5 mm，先端有刺状尖，基部扩展，扩展处边缘膜质。花序穗状，生于枝条上部；苞片长卵形，先端有刺状尖，基部边缘膜质；小苞片卵形，先端有刺状尖；花被片长卵形，膜质，背面有 1 脉；花被片果时变硬，自背面中部生翅，3 翅较大，

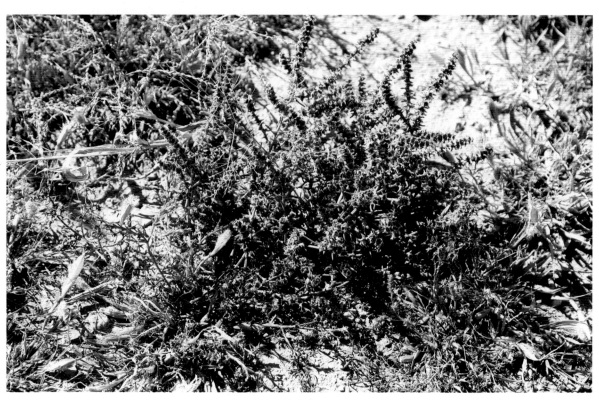

刺沙蓬

肾形或倒卵形，膜质，无色或淡紫红色，有数条粗壮而稀疏的脉，2 翅较狭窄，花被果时直径 7 ～ 10 mm，花被片在翅以上部分近革质，先端薄膜质，向中央聚集，包覆果实；柱头丝状。种子横生，直径约 2 mm。花期 8 ～ 9 月，果期 9 ～ 10 月。

| **生境分布** | 生于砂质和砂砾质土壤的荒漠草原、石质山坡及农田中。内蒙古各地均有分布。

| **资源情况** | 野生资源一般。药材来源于野生。

| **采收加工** | 夏季开花时采收，除去杂质，晒干。

| **药材性状** | 本品长达 50 cm。茎圆柱形；表面黄白色，具条棱和硬短毛。叶多破碎，完整者丝状圆柱形，黄绿色，先端尖刺状，基部扩大，边缘膜质。花序穗状，生于枝顶；苞片及小苞片先端有刺状尖；花被片质硬，背部中部有 5 翅，3 宽 2 窄，向中央聚集，包于果实外，直径 7 ～ 10 mm。种子倒卵形，直径 2 mm。气微，味微苦。

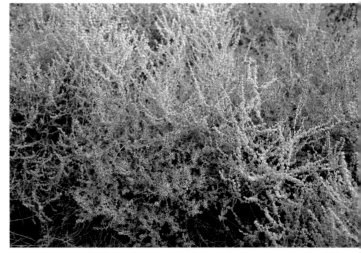

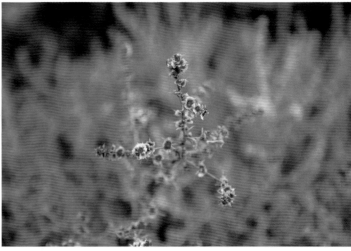

| **功能主治** | 苦，凉。归肝、肾经。平肝，降血压。用于高血压，头痛，眩晕。

| **用法用量** | 内服煎汤，15 ～ 30 g；或经沸水烫后作菜食。